i-wish…ママになりたい　special edition

赤ちゃんがほしいご夫婦のための

不妊治療バイブル

不妊治療から妊娠、出産まで

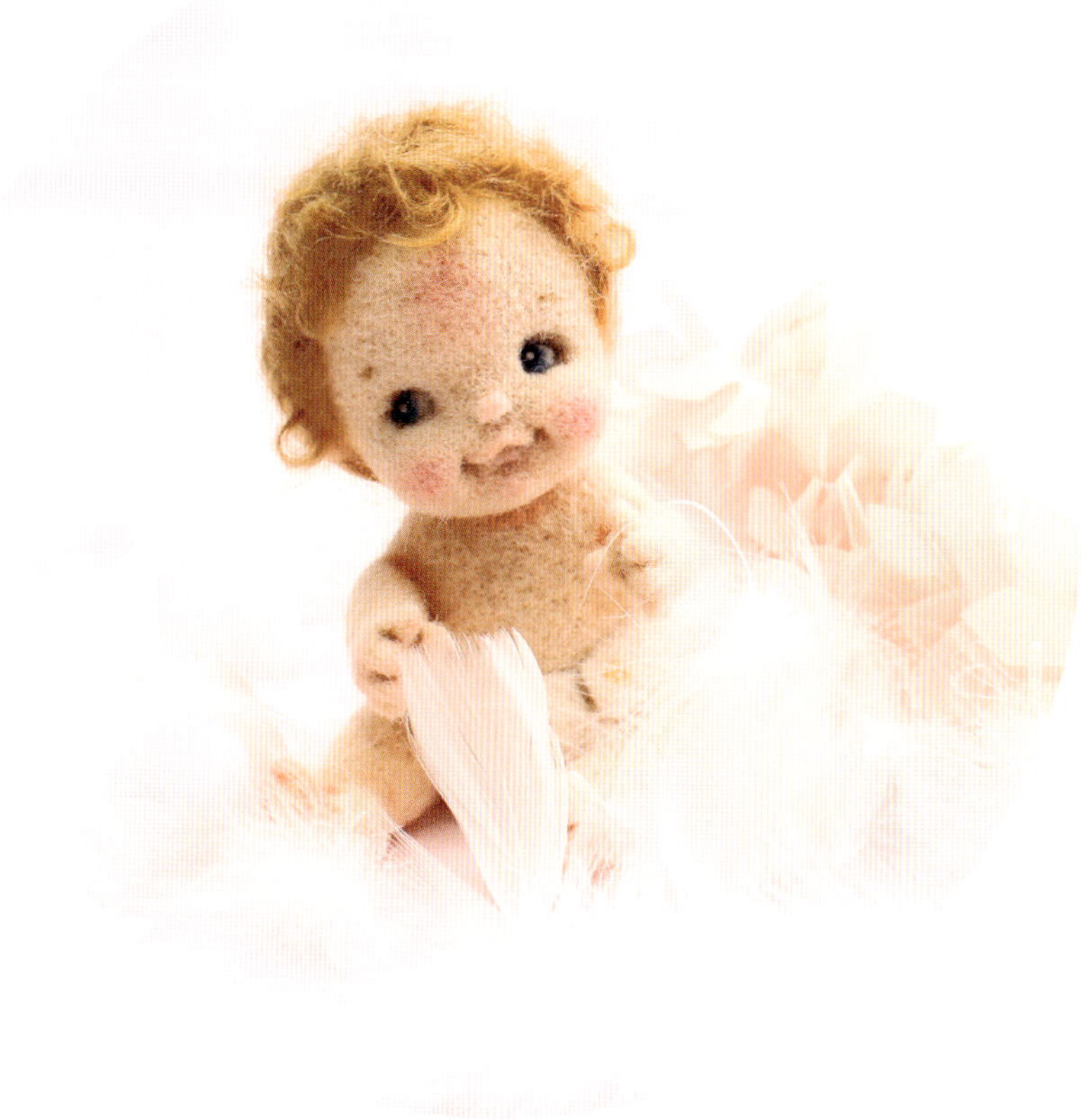

保存版

不妊治療情報センター・funin.info

CION

はじめに

赤ちゃんは結婚したらできるもの。そう考えていたのに、なかなかできない夫婦がいます。

多くの夫婦に赤ちゃんができるなか、自分たち夫婦には、不妊治療が必要で、生活スタイルが変化したり思い悩んだりすることもでてきます。それは難なく赤ちゃんができた人には、わからないかもしれません。

不妊治療は、これまでの病気治療と違って健康体でどこも痛くも痒くもないのに治療が必要となるなど、これまで経験したことのないストレスや悩みを抱えることがあります。けれど、得るものもあります。それは、命の尊さと自分が生まれてきたことへの感謝ではないかと思います。

幸いにも今の時代、不妊治療の発展とともに多くの夫婦にコウノトリがやってくるようになりました。一般社会でも不妊に関することは注目を集めています。

私たちが2003年にi-wish ママになりたいシリーズをスタートした頃に比べても、生殖医療の技術は進歩し、新しい薬が登場したり新しい医療機器が開発されたりしています。また、夫婦ごとの最適な治療法を決めるためにさまざまな工夫がされるようになり、治療は細分化、個別化されています。そして、多くのメディアが不妊の情報を取り上げるようになりましたが、中には困惑するような内容もあり、注意が必要です。

そこで私たちは、今回、50冊目の節目の発行を迎え、不妊治療で大切になることを総編集しました。まずは、しっかりと妊娠、出産を知ること、そして、なぜ赤ちゃんが授からないのか、どうしたら赤ちゃんが授かるのかなどの基本的なことを知ることが、よりよい治療につながると考えています。不妊治療は、赤ちゃんがほしいと願う夫婦が、赤ちゃんを授かるためにあります。そのヒントが見つかり、願いが叶うことを切に祈っています。

本編では、専門的な用語も出てくるために難しく思われるかもしれませんが、基本的な妊娠のしくみや男女の体のしくみ、不妊やその治療がわかっていただけると思います。

これら知識や情報を基に、実際の治療ではさまざまな選択をするときの1つの情報源として、ご活用ください。

不妊治療のゴールは妊娠ではなく、子育てまで続く大きな通過目標です。ですから、この本も不妊治療のことばかりではなく、その後に続く、妊娠生活から出産、そして育児のはじまりまでを1冊にまとめています。生まれてくる赤ちゃんは、不妊治療で授かっても、性生活で授かっても、同じ大事な命であることに何も変わりはありません。

私たちの願いは、赤ちゃんができないと悩み、困っているご夫婦に赤ちゃんが授かること。そして、幸せに暮らしていけること。

また、医療者が本来すべき『患者のための不妊治療』であり続けることも願ってやみません。これからも私たちは、赤ちゃんがほしいと願い不妊治療に臨む夫婦と治療を提供する医療者との架け橋になれるよう、皆さまとともに歩んでいきたいと考えています。

編集長　谷高哲也

本書の流れとポイント

1st
セルフチェック
赤ちゃんがどうして
授からないのかを
考えてみましょう

Point 1
自分と
不妊状況の
確認

2nd
妊娠するために
妊娠の仕組の大切な
ポイントを知って
おきましょう

Point 2
妊娠のしくみ
を確認

3rd
自分たちに合った治療を探ろう
妊娠への道を
考えましょう

Point 3
今の自分たちに
考えられる
妊娠への道

4th
病院＆医師選び

実際の取材記事や巻末の
病院リストなどを参考に
知識を広げよう

**治療が必要な
時のために
病院情報を
チェック**

Point 4

5th
妊娠までのこと

治療方法や治療中に
起こることの確認を
しておきましょう

**治療で変わる
ライフスタイルも
チェック**

Point 5

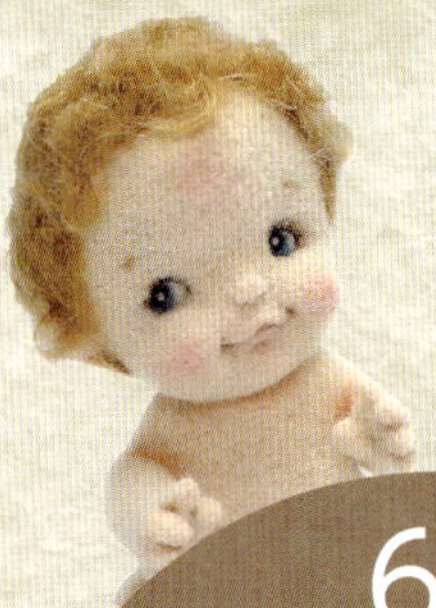

6th
妊娠後のこと

不妊治療と妊娠・出産
育児のスタート
…妊活の終了

**妊娠すれば、
その後に出産、
育児が続きます**

Point 6

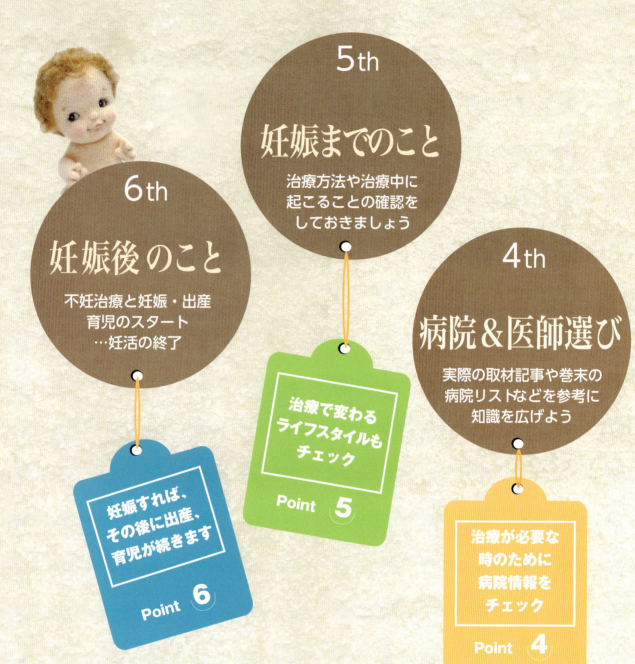

ご夫婦にお子さまがやってくることを願って
本書をつくりました。ぜひ、お読みください。

1章 私たちに赤ちゃんが授からないわけ

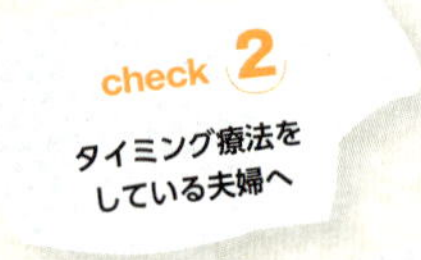

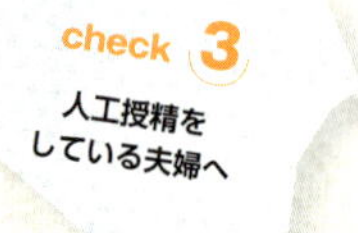

2章 知っておきたい妊娠するための大事なこと

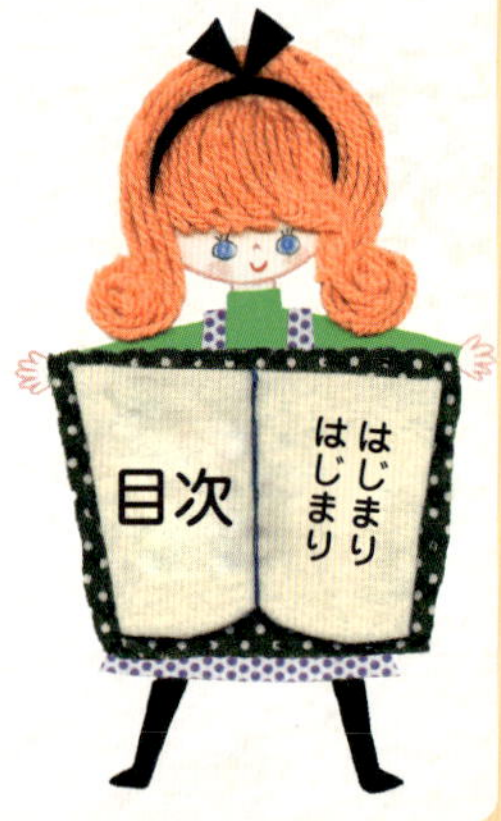

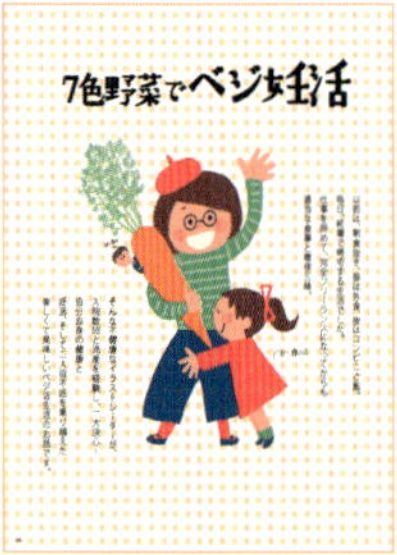

7色野菜でベジ妊活

MENU

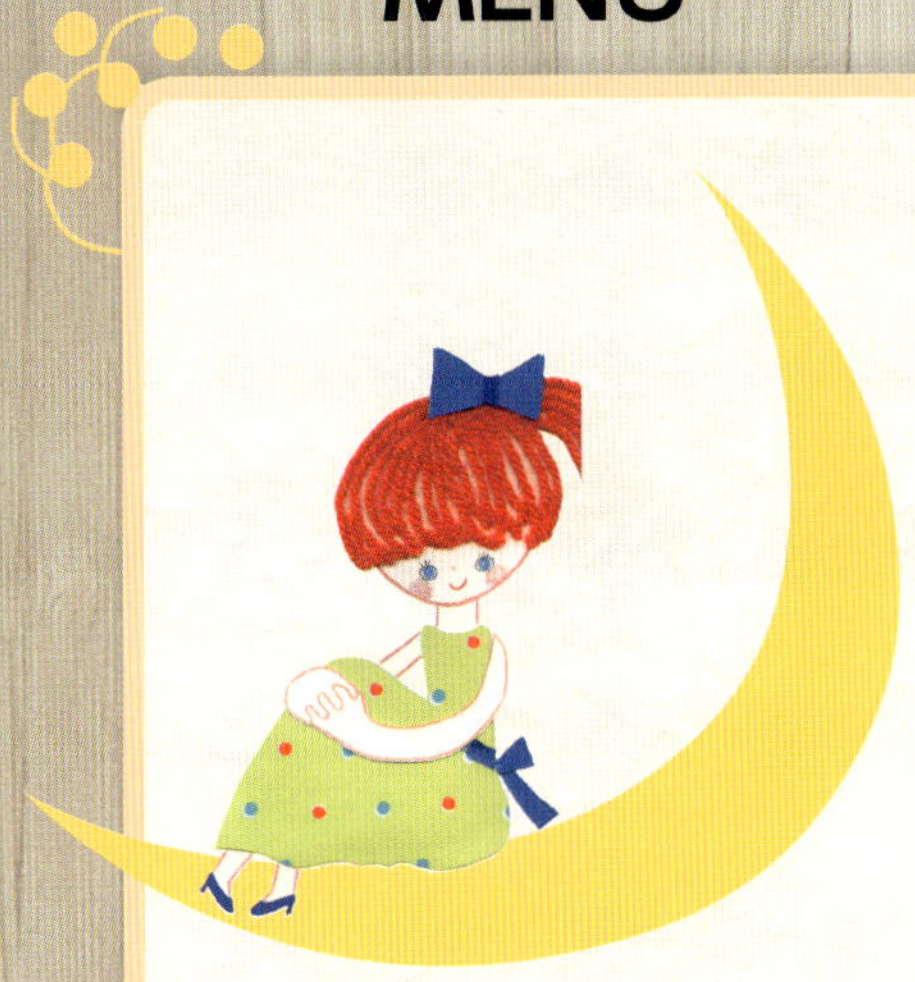

MENU

実際のクリニックをみておきましょう！

病院情報はこちらをご覧ください

全 875 施設

www.funin.info

CION

1 章

私たちに赤ちゃんが授からないわけ

i-wish…ママになりたい
Special Edition

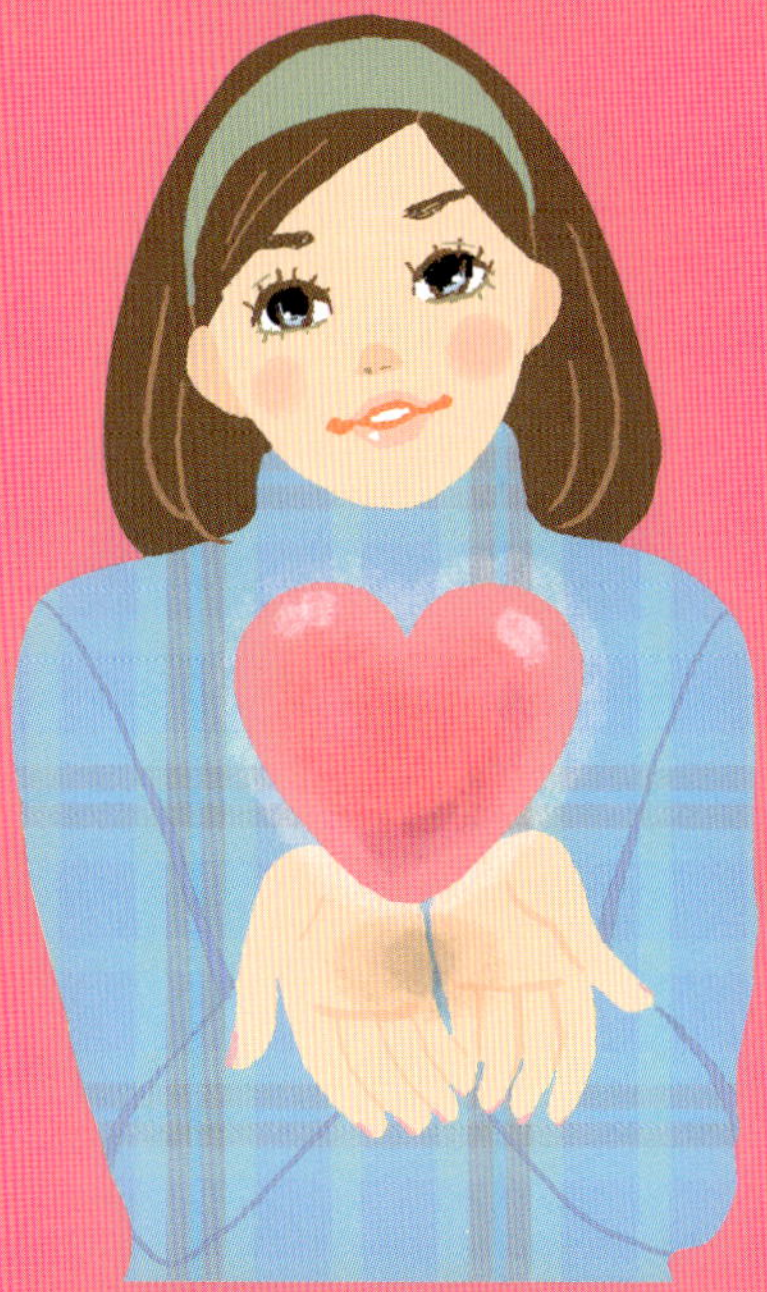

chapter 1

どうして、私たちに赤ちゃんができないのかな?

セルフチェックをしてみましょう!

結婚したら、赤ちゃんは夫婦ふたりの力でできるもの! と思っていた方は多いことでしょう。

確かに、世の中の夫婦の多くは、性生活を重ねることで妊娠、出産して赤ちゃんを授かっています。でも、なかには思うように妊娠が叶わない夫婦もいます。

この本を手に取っているあなたも「なかなか赤ちゃんが授からない…」と悩んでいる一人かもしれません。

はじめに、なぜこれまであなたが妊娠できなかったのか、また赤ちゃんが授からなかったのかを簡単にチェックしてみましょう。

そして、今後、自分たち夫婦がどのように妊娠にチャレンジしていったらよいか、また、どこに注目して不妊治療を進めていけばよいかの参考にしましょう。

SELF CHECK

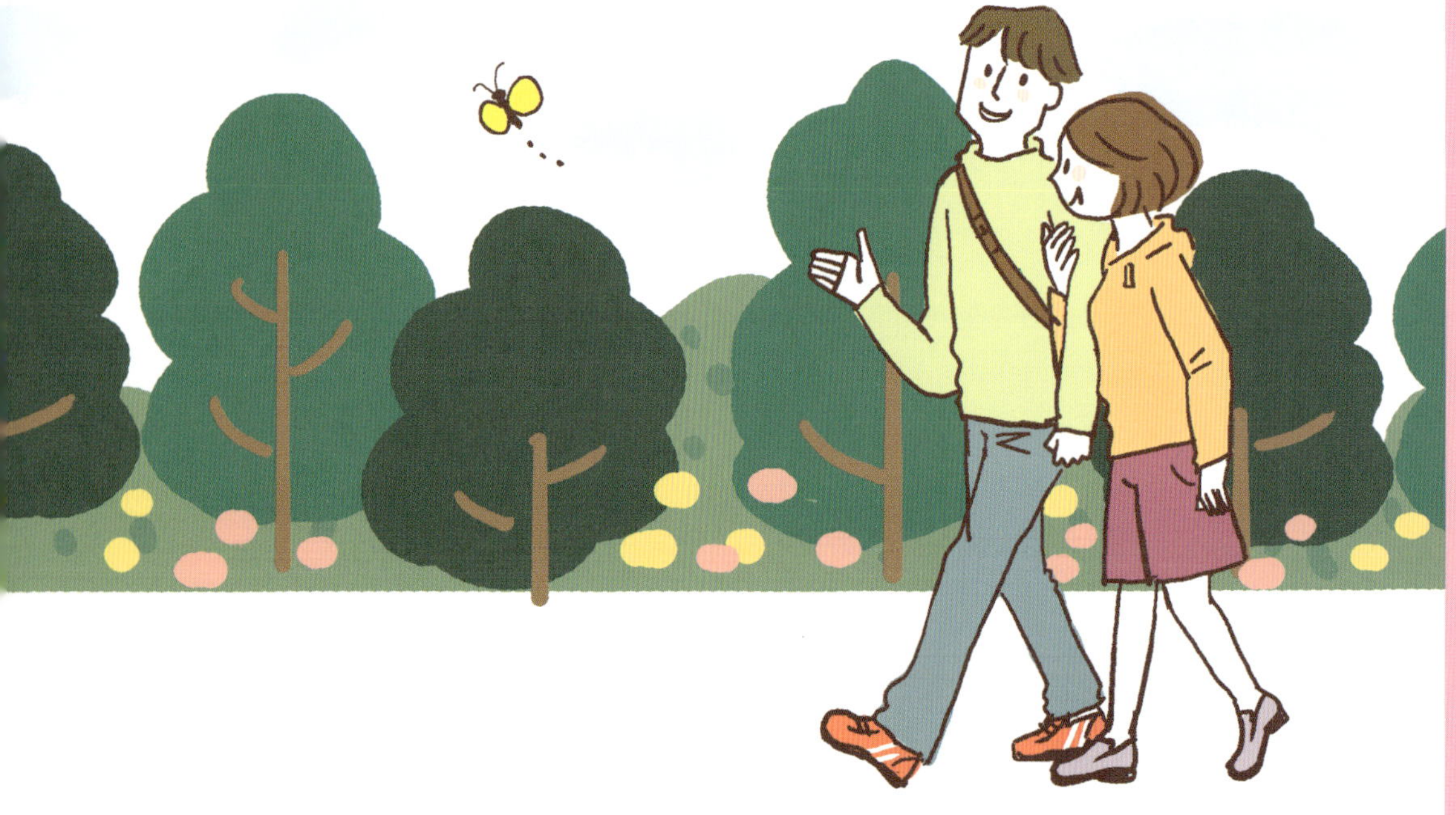

check 1
これから不妊治療をはじめる夫婦へ

check 2
タイミング療法をしている夫婦へ

check 3
人工授精をしている夫婦へ

check 4
体外受精をしている夫婦へ

4パターンのチェックシートを用意しました。

チェックシートは４パターンあります。

私たち不妊なのかな？ 不妊治療をしてみようかな？ と考えている夫婦向けの『①これから不妊治療をはじめる夫婦へ』。
すでに不妊治療を始められている夫婦は、治療段階によって『②タイミング療法をしている夫婦へ』『③人工授精をしている夫婦へ』『④体外受精をしている夫婦へ』があります。

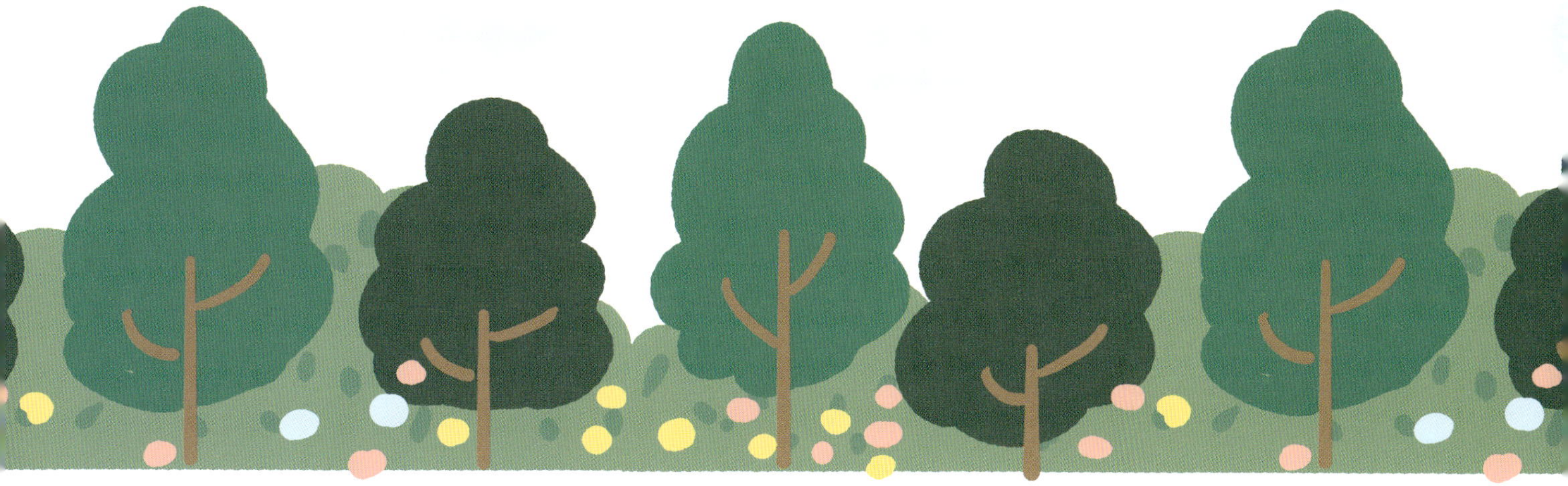

check 1

これから不妊治療をはじめる夫婦へ

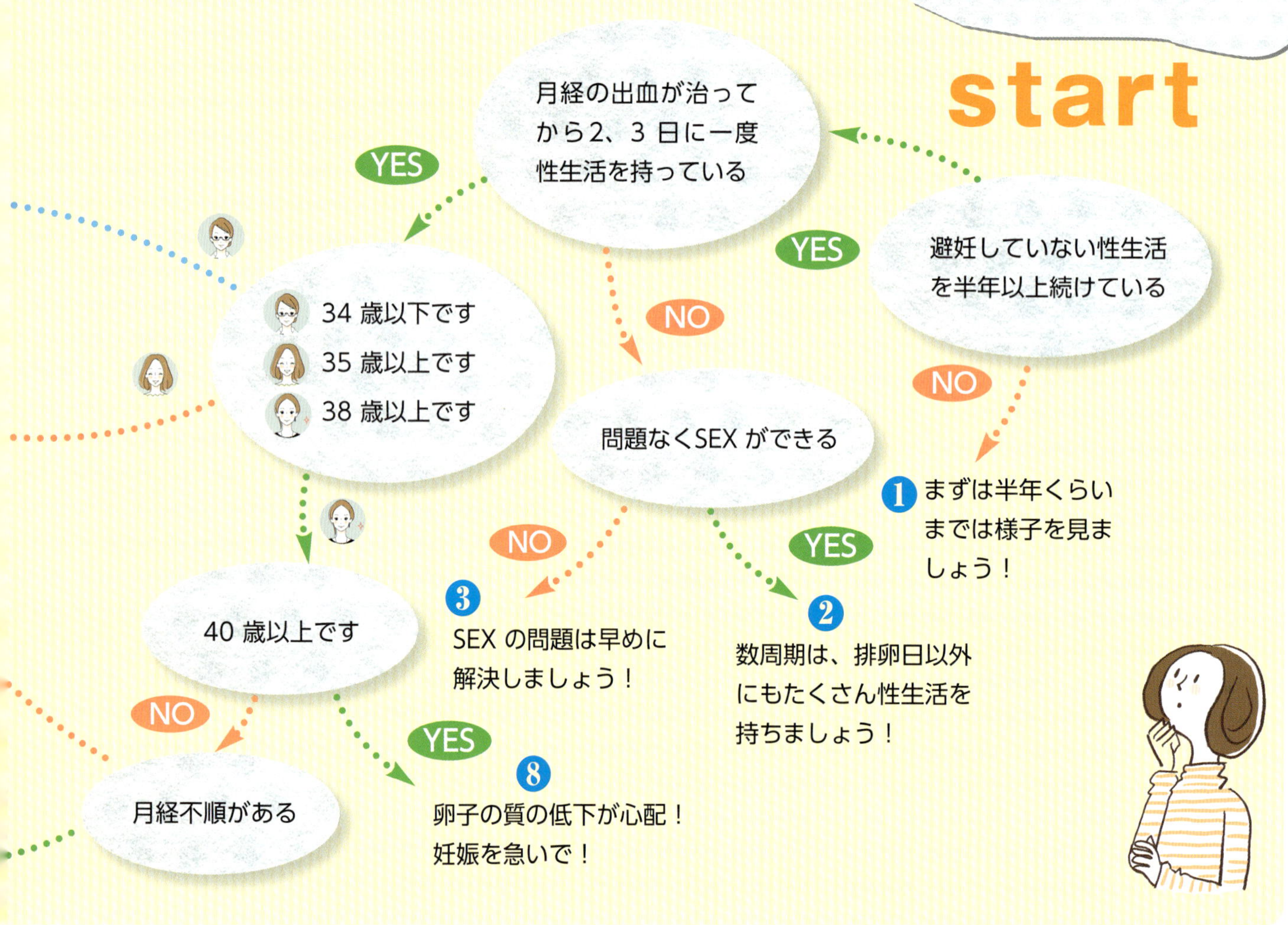

どうして、性生活で赤ちゃんができないの?

これから不妊治療をはじめるご夫婦へ

夫婦でがんばる! 性生活は 2、3日に一度持つのがポイント

赤ちゃんを望む夫婦にとって、性生活はなくてはならない必要なこと。また、排卵日と性生活のタイミングが合っているかどうかも大切になってきます。

基礎体温や排卵日検査薬などから、排卵日に性生活を持っているという夫婦は多いことでしょう。ただ、月経周期が順調な方は排卵が伴っている月経であることが多く、その場合には、月経の出血が治まってから、2、3日に一度、性生活を持っていれば基礎体温や排卵日検査薬に頼らなくても、排卵日を逃すことはないでしょう。

このような性生活を1年以上送っても妊娠しない場合には、排卵日と性生活のタイミングがあっていないから妊娠しないのではなく、他の理由があるのかもしれません。

そこで自分たちの状況をチャートから探って今

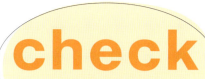

check

チャートの結果から考えると…

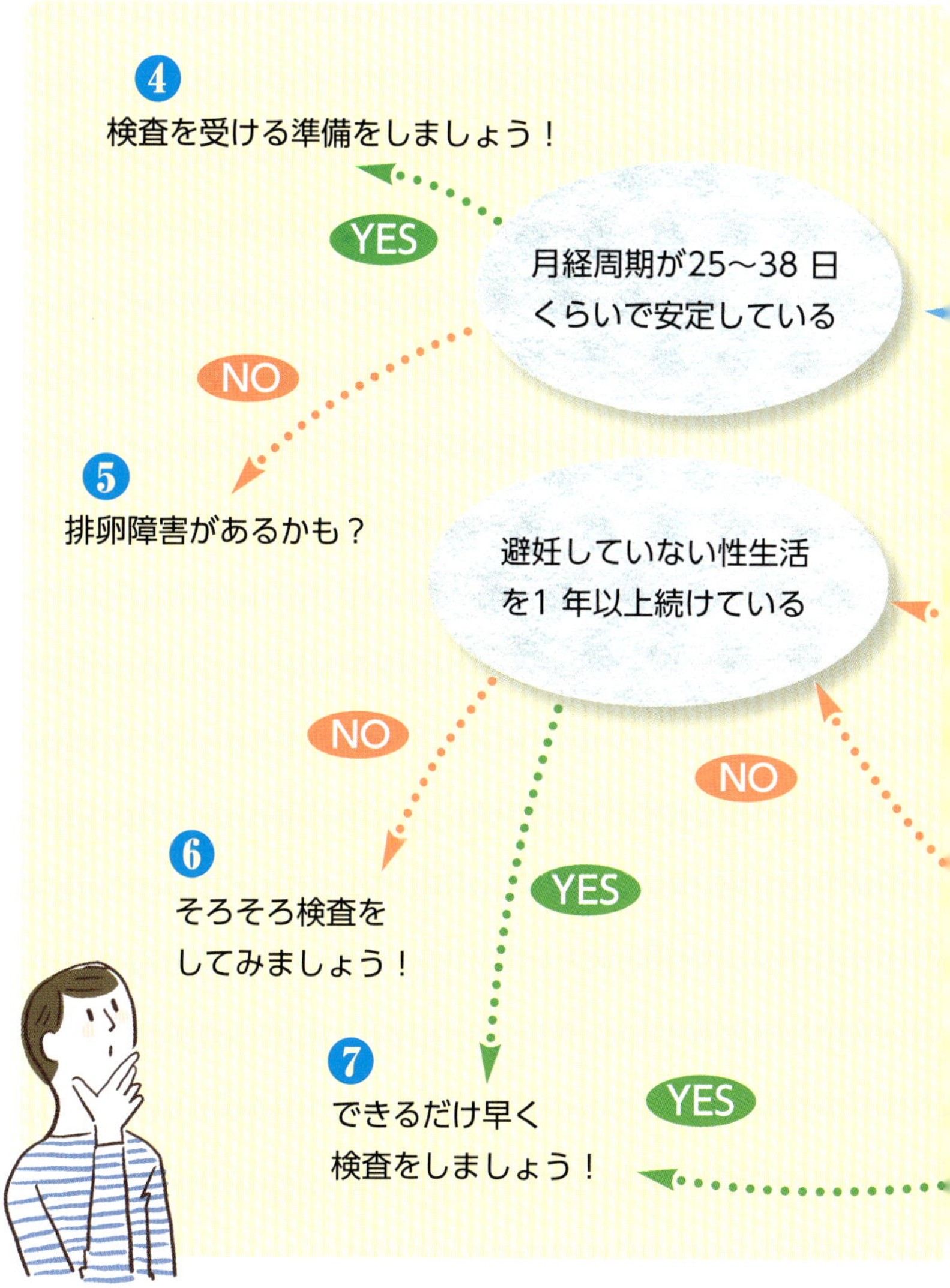

❶ 半年くらいまでは様子を見ましょう！

避妊しない性生活をまずは半年くらい持ってみましょう。性生活から妊娠する夫婦の半分以上は半年以内に成立しています。年齢のことも考えながら、まずは半年くらい様子を見てみましょう。

❷ 数周期は、排卵日以外にもたくさん性生活を持ちましょう！

半年以上、自分で特定した排卵日以外は性生活をしていない場合には、その日以外にも性生活を持つようにしてみましょう。だいたい１年くらいを目安にするといいですが、35歳以上であれば、そろそろ検査を視野に入れてみましょう。

❸ SEXの問題は早めに解決しましょう！

性生活で妊娠を目指す夫婦にとって、セックスに問題があると妊娠が望めず苦しい思いをしてしまいます。男性側の問題か、女性側の問題かによっても対応に違いがありますが、セックスレスであれば、その改善をするか、人工授精へのトライも視野に入れて専門医に相談しましょう。

❹ 検査を受ける準備をしましょう！

年齢が34歳と若く、これまでコンスタントに性生活を送ってきているのであれば、妊娠していてもおかしくはありません。何か原因があるのかも？ 検査を受ける準備をしましょう

❺ 排卵障害があるかも？

月経周期が正常範囲内で訪れないことが多い場合には、排卵に問題があるのかもしれません。排卵を助けるためにも病院へ行って検査を受けてみましょう

❻ そろそろ検査をしてみましょう！

30代も後半になってくると、卵子の質の低下も心配になってきます。不妊原因がなければ１年以内に約80％が妊娠していますので、そろそろ検査をしてみましょう。

❼ できるだけ早く検査をしましょう！

できるだけ早めに検査を受け、妊娠を妨げる問題がないかを調べましょう。卵管に詰まっている箇所や狭くなっている箇所があったり、精子の数が少なかったりするかもしれません。また、女性には妊娠にチャレンジできる期間があります。卵子の質の低下を考えると早めの検査が必要でしょう。

❽ 卵子の質の低下が心配！妊娠を急いで！

40歳以上になると、卵子の質の低下から妊娠が難しくなってきます。ほかに妊娠を妨げるような問題があれば、なおさら難しくなりますので、妊娠を急ぐためにも病院へ行って相談をしましょう。

※参考としてお読みください。

後の参考にしてみましょう。

check 2

タイミング療法をしている夫婦へ

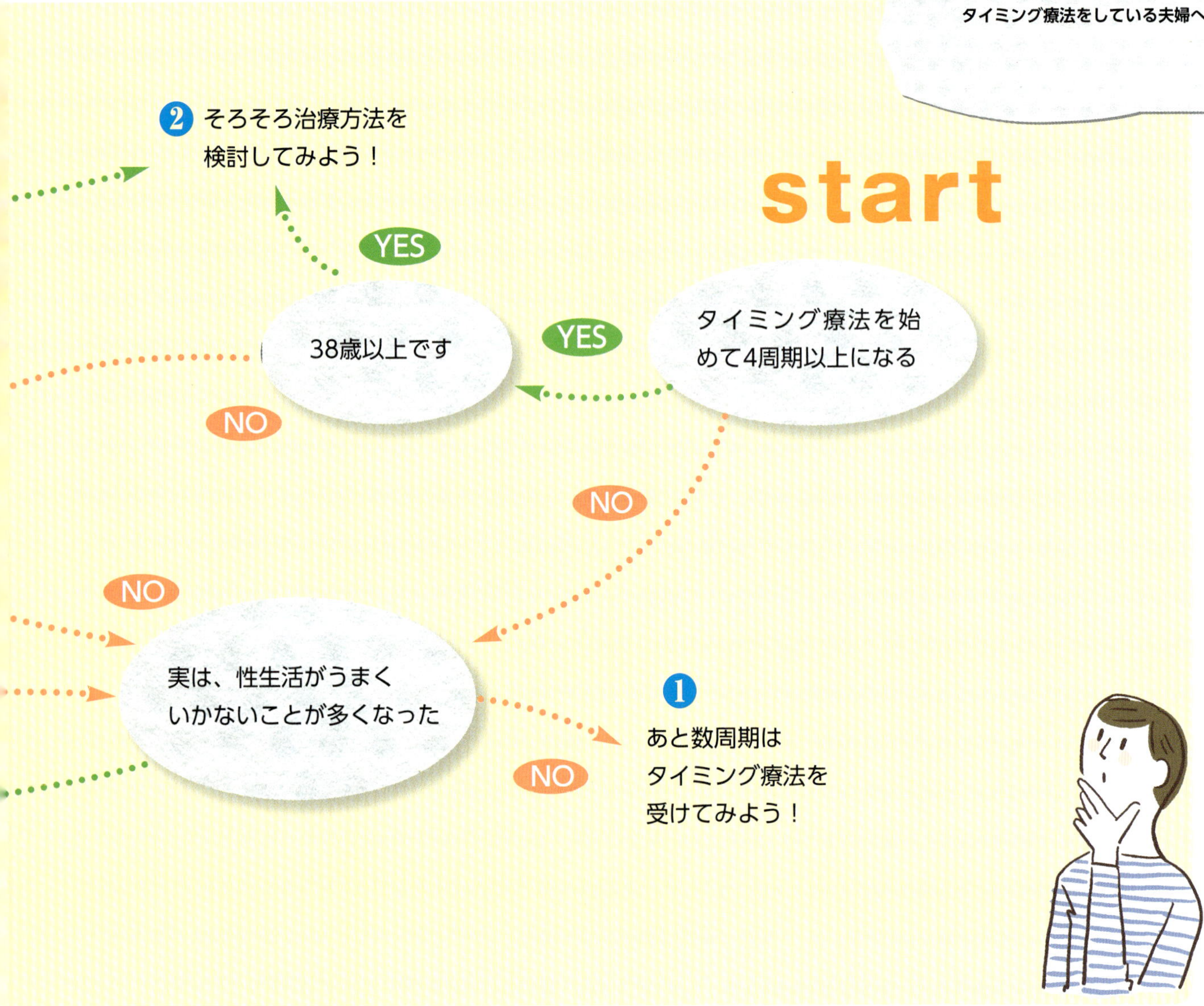

どうして、タイミング療法で赤ちゃんができないの？

タイミング療法をしているご夫婦へ

タイミング療法で妊娠を目指すには？

　タイミング療法への挑戦は、これまでの基礎体温表や排卵日検査薬で自分たちで図ってきたタイミングと違って期待も膨らみます。

　タイミング療法が治療の対象となるのは、一般検査で問題がないか、軽い排卵障害がある場合になります。医師は超音波検査やホルモン検査などから排卵日を予測し、性生活のタイミングを伝え、夫婦はそのタイミングに従って性生活を持ち、妊娠を目指します。軽い排卵障害がある場合には、飲み薬の排卵誘発剤で卵胞を育て排卵を助けます。このとき、排卵をコントロールする注射剤を使うこともあります。

　ただ、タイミング療法での妊娠率は、自然妊娠の周期あたり約25%よりも低いとされていますので、どれくらいの周期、

check
チャートの結果から考えると…

❶ あと数周期はタイミング療法を受けてみよう！

タイミング療法は、６周期ほどを目安に行うことが多くあります。一般的な検査を行っても問題が見つからなかったわけですから、より詳しく排卵日を診てもらい、性生活のタイミングを合わせることで妊娠する可能性があります。
ただ、タイミング療法を行う以前に避妊しない性生活を６カ月以上持っていた場合には、そろそろ治療方法を検討したほうがいいかもしれません。

❷ そろそろ治療方法を検討してみよう！

年齢を考えると、そろそろタイミング療法では難しいことも出てきます。タイミング療法を受けているということは、一般不妊検査で妊娠を妨げる原因が見つからなかったということでもあり、治療方法の切り替えを検討する必要があるかもしれません。この場合、人工授精ではなく体外受精を勧められるご夫婦もいるでしょう。

❸ 膣内精子注入法や人工授精も視野に入れて！

タイミング療法を受けていると、最初の数周期はいいのですが、だんだんと夫婦関係がギクシャクしてしまうことがあります。赤ちゃんを授かりたいと願ってタイミング療法に挑戦していることが、逆に夫婦仲をギクシャクさせてしまうのなら、性生活は自由に考えて、赤ちゃんを授かる方法は、少し医療に手助けしてもらうというのも１つの手段です。膣内精子注入法は、病院から滅菌したシリンジと精液を採取するカップをもらい、マスターベーションや性生活にてカップに精液を射精します。その精液をシリンジに吸い上げて、病院で予測してもらった排卵日に、妻の膣へ注入する方法です。膣内で射精できない夫婦などにも適応します。

※参考としてお読みください。

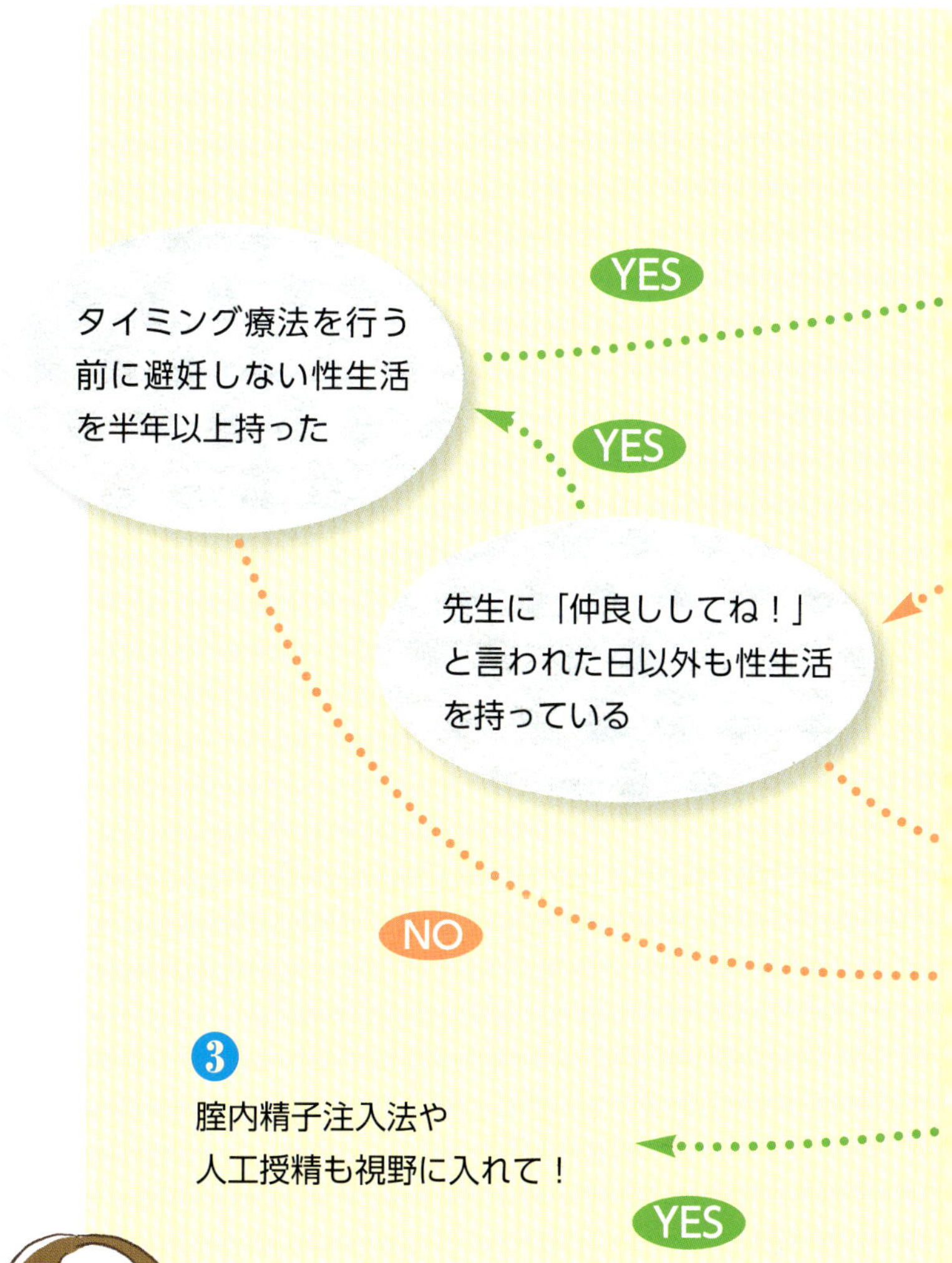

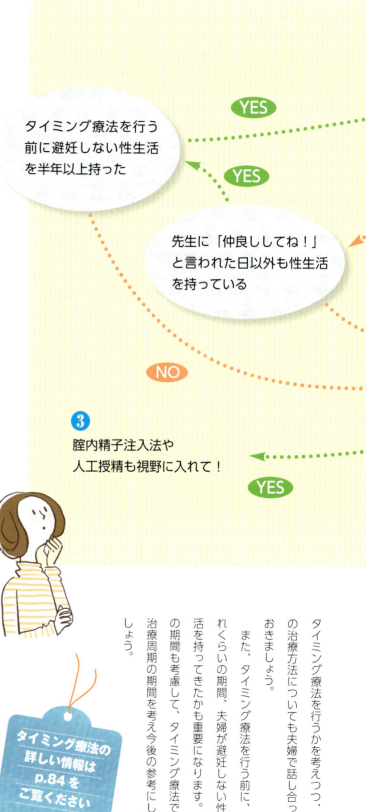

タイミング療法を行うかを考えつつ、次の治療方法についても夫婦で話し合っておきましょう。
また、タイミング療法を行う前に、どれくらいの期間、夫婦が避妊しない性生活を持ってきたかも重要になります。その期間も考慮して、タイミング療法での治療周期の期間を考え今後の参考にしましょう。

タイミング療法の詳しい情報はp.84をご覧ください
check 2

check 3

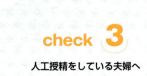

人工授精をしている夫婦へ

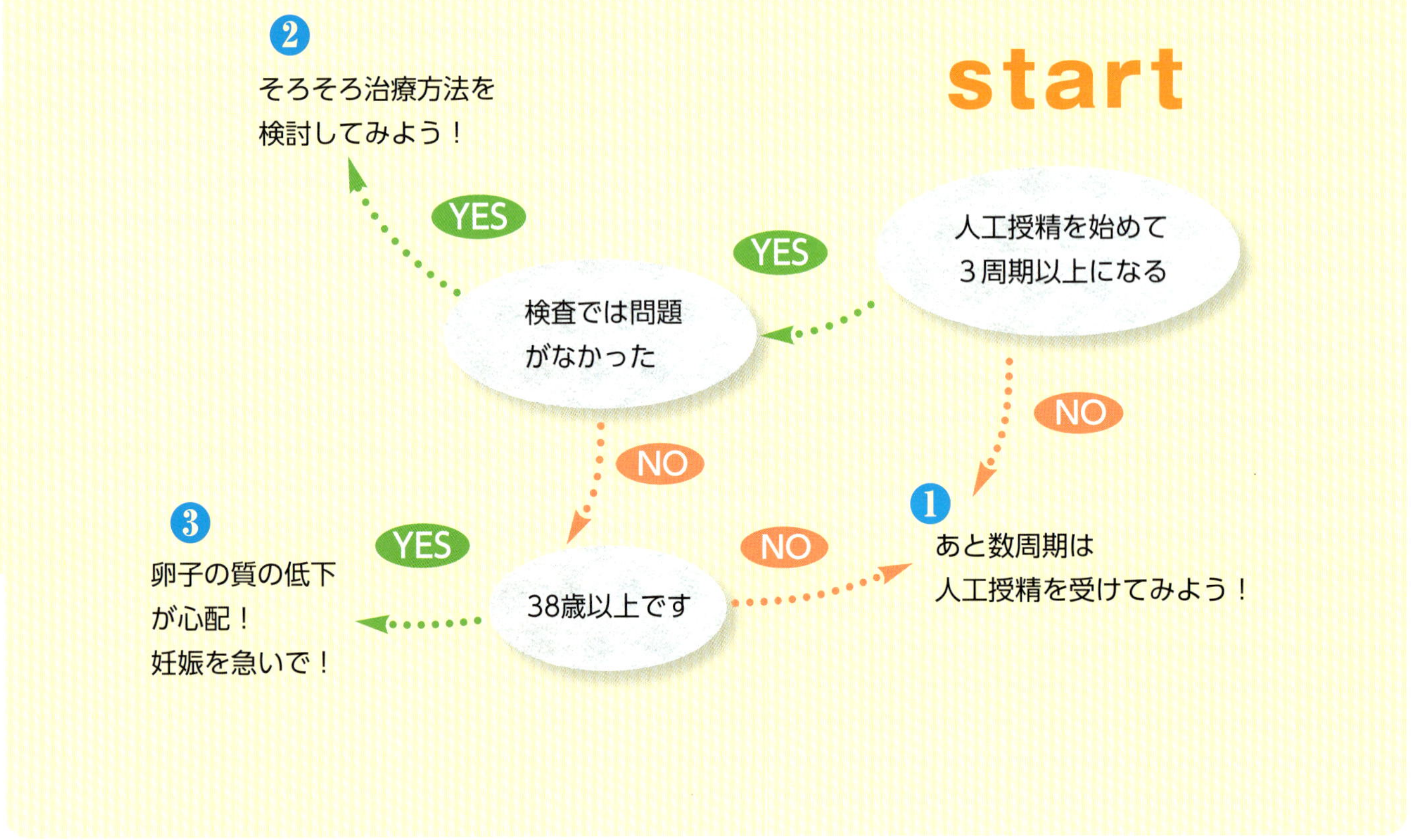

どうして、人工授精で赤ちゃんができないの?

人工授精をしているご夫婦へ

人工授精の適応範囲は意外と狭い?

人工授精の適応は、性生活では妊娠が難しい場合で、それには精子が少ないことや、子宮頚管粘液が少ないなどの理由から精子が子宮内腔に上がっていけないことなどがあげられます。そのため、人工授精の主な目的は精子の泳ぐ距離を縮めることにあります。しかし、これらに問題がないにも関わらず、性生活で今まで妊娠ができなかったという場合は、人工授精でも妊娠は難しいと判断する医師もいます。

逆に、検査で何も問題が見つからないということは、タイミング療法を含め性生活で妊娠できているはずだとも考えられます。

それにも関わらず、タイミング療法や人工授精で妊娠が成立しないのは、卵管采が卵子を取り込めないピックアップ障害があり、これにより卵子と精子が出会えていない、また出会っているけれど卵子に精子が進入できていないか、多くの精子が卵子に進入してしまう受精障害などが考えられ、

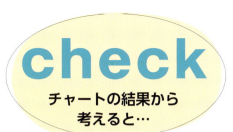

check
チャートの結果から考えると…

❶ あと数周期は人工授精を受けてみよう！

人工授精で妊娠をした夫婦の多くは３周期以内に成立しているという統計があります。それを考慮して人工授精の治療周期は、３周期を１つの目安に、次は５周期を目安にして受けてみましょう。

排卵誘発剤で卵胞を育てたり、排卵をコントロールする薬を使うことで、より人工授精を行う日を限定することもできるでしょう。同じ方法を繰り返すのではなく、少しずつ工夫をしながら人工授精を行うことができるように医師とも良く相談をしましょう。

❷ そろそろ治療方法を検討してみよう！

検査で何も問題がないのに、人工授精を始めて３周期以上を行っても妊娠しない場合、そろそろ治療方法を検討したほうがいいでしょう。

検査では明らかにならない場合、卵管采に問題があって、卵子を取り込めないピックアップ障害によって卵子と精子が出会えていないことや、受精障害があり精子が卵子に進入できなかったり、多精子受精で多くの精子が卵子に進入してしまったりすることなどが考えられます。

❸ 卵子の質の低下が心配！妊娠を急いで！

女性の年齢が38歳以上になると、卵子の質の低下が心配になってきます。人工授精での妊娠率はあまり高くないので、不妊原因が見つからなかった場合には特に、今後の治療方針について医師とよく相談をしましょう。

※参考としてお読みください。

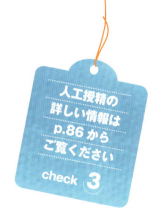

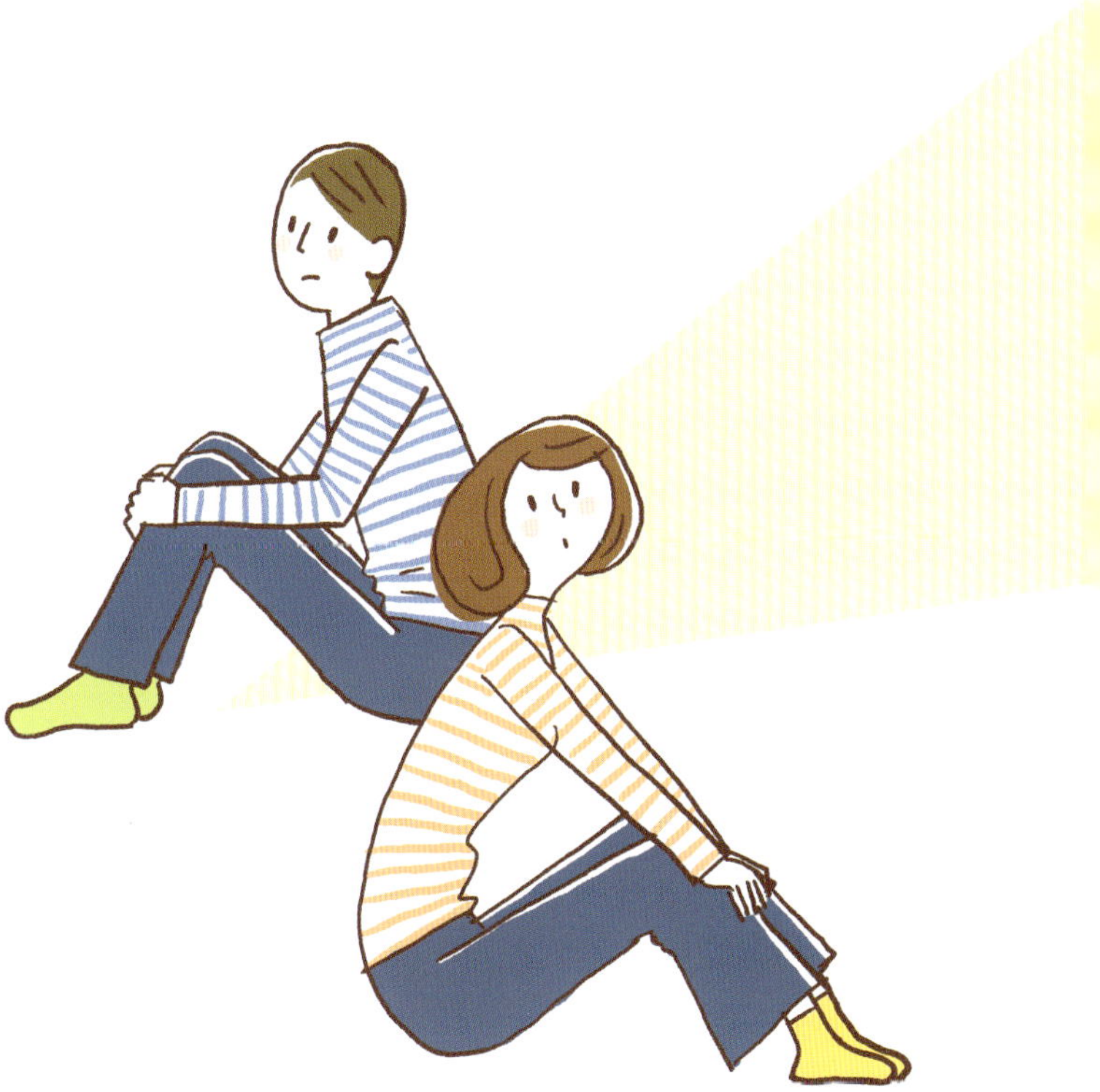

体外受精が適応と判断されることもあります。

人工授精の詳しい情報は p.86 から ご覧ください
check 3

どうして、体外受精で赤ちゃんができないの?

体外受精をしているご夫婦へ

排卵誘発方法を変えてみる

- ★ 自然周期法
- ★ 低刺激周期法
- ★ 調節卵巣刺激法
  - ・アンタゴニスト法
  - ・ショート法
  - ・ロング法
- ★ 使う薬を変える
  - ・飲み薬の種類
  - ・注射薬の種類

受精方法を検討する

- ★ コンベンショナル IVF → ICSI
- ★ ICSI → コンベンショナル IVF
- ★ コンベンショナル IVF → スプリット ICSI

移植胚と方法を検討する

- ★ 新鮮胚移植 → 凍結融解胚移植
- ★ 初期胚移植 → 胚盤胞移植
- ★ 単一胚移植 → 複数胚移植
- ★ 単一胚移植 → SEET 法

凍結胚移植周期を検討する

- ★ 自然周期凍結融解胚移植
- ★ 排卵誘発による凍結融解胚移植
- ★ ホルモン補充周期胚移植

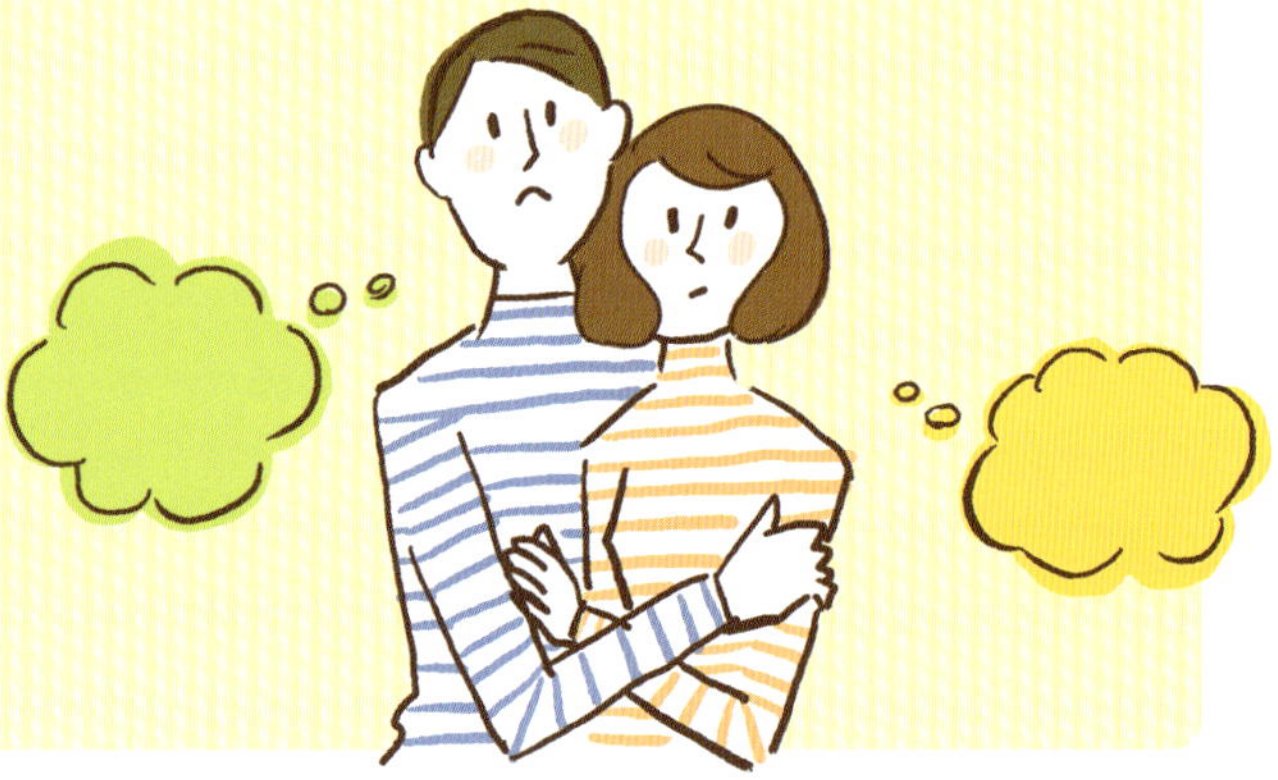

体外受精は、どの方法が自分に合っているのかを探すことが大事!

体外受精の治療周期では、採卵に向けてどのような排卵誘発方法がよいのかを考える必要があり、その選択が第1のポイントになります。薬の種類やその量、使う期間など、自分に合った選択で治療周期に臨みましょう。

同じ排卵誘発方法でも違いがある

同じ排卵誘発方法でも、患者個々に合わせて細かな違いがあります。同じ薬を同じだけ使っても、卵巣の反応の仕方も一人ひとり違いがあるからです。また、個人の月経周期ごとの違いもあり、排卵誘発を行う月経周期のホルモン環境と確認できた胞状卵胞数の違いから、実際に採卵できる卵子の数も周期によって違いがあります。

そのため、医師は患者さんそれぞれのクセや卵巣の反応の仕方などを見極め、判断して排卵誘発方法を決め、治療を進めます。

培養と胚移植について

次に、採卵した卵子をどのように精子と受精させるか、胚をどこまで培養して移植するか、凍結胚移植の場合には、どのような方法で移植周期を送り胚を移植するかなど、その都度、卵子や精子、胚と子宮内膜の状況を見極め、判断していきます。

こうして選択した体外受精の方法で妊娠が叶わなかった時は、排卵誘発方法、受精方法、移植する胚の選択、凍結胚移植周期など治療に直接関わることを医師とよく相談、検討するために、上の例にあげた項目を見ながら考えてみましょう。

治療以外にできること

治療以外でできることにも、目を向けてみましょう。食生活や運動など日頃の生活の中で工夫できること。適正体重については、肥満だけでなくやせ過ぎも問題です。タバコについては、これから生まれてくる赤ちゃんのためにもやめましょう。

そして、妊娠することの基本的な知識を得て、きちんと理解しておきましょう。

☺ 妊娠しやすいからだづくりを目指す

- ★ 血流を良くする
- ★ 食生活を見直す（低糖質＆高たんぱく食）
- ★ 日常的に運動をする
- ★ 適正体重に近づける（BMI 値 22 ~24）
- ★ 禁煙する。副流煙を吸わない
- ★ お酒を飲み過ぎない

☺ 年齢と妊娠の関係を理解する

- ★ 年齢とともに卵子の質が低下する
- ★ 年齢とともに卵胞の数が減る
- ★ 卵子の質の低下とともに妊娠が難しくなる
- ★ 年齢が高くなると流産率が上がる

☺ 精液と精子について理解する

- ★ 精液量と精子数は大きく変動する
- ★ 精液検査は一度で決めない
- ★ 精液検査が常時問題ある場合は泌尿器科もしくは男性不妊専門医を受診する

☺ ストレスを溜め込まない

- ★ 夫婦で不妊治療や妊娠の情報を共有する
- ★ 夫婦が協力しあって生活する
- ★ 治療の疑問は、不安や不満に変わらないよう医師に聞く
- ★ 人は人、自分は自分。周りの人と自分を比べない
- ★ 不妊治療をしていることは不幸ではない。命を考える尊いこ

ストレスは夫婦で乗り越えよう

最後に、ストレスについてです。

ストレスを溜めすぎると妊娠が難しくなると考えるより、不妊治療はストレスが溜まりやすく、なかなか解消しづらい面を持っていることを理解しておきましょう。

そして、まずは夫婦が情報を共有し、協力しあうことが大切です。また、治療の疑問や質問、不安は医師にきちんと尋ね、不満を残さないようにしましょう。

今回行った体外受精治療周期を振り返って、どの方法でトライをしてきたのかをチェックし、なぜ妊娠しなかったのかを医師に相談しながら、次の周期にはどのような方法で臨めばいいのか、その検討材料にしてください。

体外受精の詳しい情報は p.88 からご覧ください check 4

チェックをしたら、考えよう！

これから治療をはじめる夫婦、すでに治療を始めている夫婦とさまざまいます。

まず大切なのは、ふたりが「赤ちゃんが欲しい！」「パパになりたい！」「ママになりたい！」と願って始める治療だということと、その治療については「ふたりが決める」ということです。どのような治療がしたいかは、夫婦が決めること。医師が決めたレールに乗っていればいいのではないのです。

なぜ、今の治療でママとパパになれていないのか

治療周期数には目安があります

タイミング療法や人工授精では、治療回数に目安があります。タイミング療法では6周期が目安となり、人工授精では、妊娠が成立した夫婦の多くは治療周期３回程度だったことから、３～６周期が目安となります。この目安となる治療周期数で妊娠が成立しない場合、検査で明らかにならないところに問題があると考えられます。

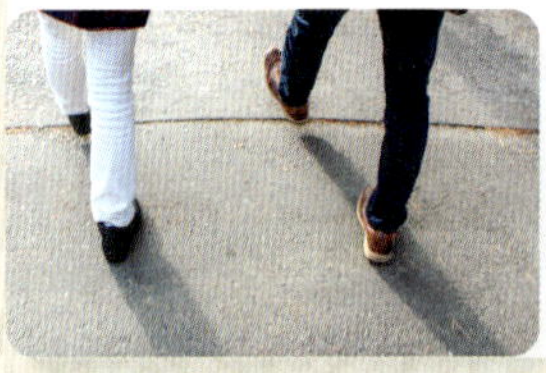

例えば、ピックアップ障害や受精障害などが考えられ、治療を体外受精などに切り替える検討を勧められるでしょう。

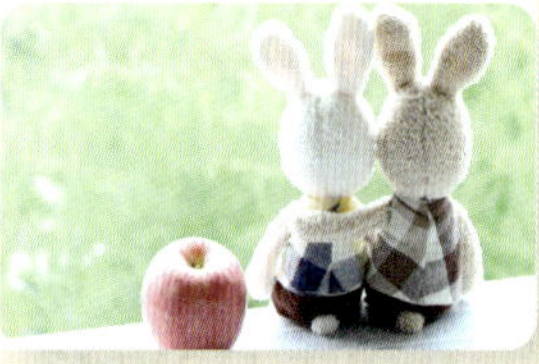

ママの年齢が大きく関係します

妊娠の要は、卵子の質にあるといわれています。この卵子の質は、ママの年齢と関係しています。年齢が高くなれば、卵子の質は低下し妊娠が難しくなってしまいます。35歳を過ぎた頃から卵子の質の低下によって妊娠が難しくなり始め、38歳を過ぎ、40歳を過ぎると本当に難しくなっていきます。

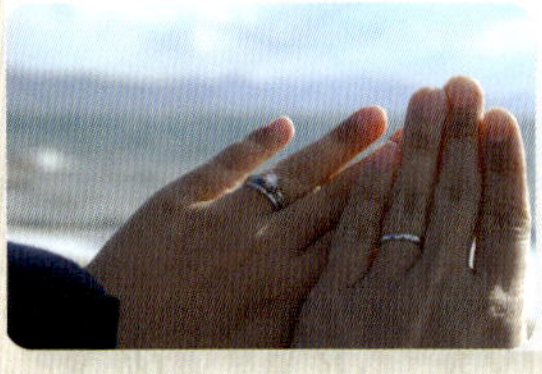

ただ、卵巣にあるすべての卵子の質が良くないのではなく、なかには赤ちゃんにつながる卵子もあるでしょう。その卵子が排卵される周期は、いつなのかはわかりませんが、チャンスを逃さないようチャレンジすることも大切です。

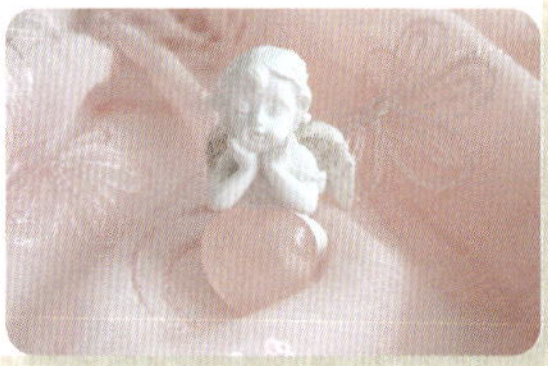

夫婦にあった、治療周期にあった方法で

治療が、タイミング療法、人工授精、体外受精と、どの方法であっても、夫婦にあった、治療周期にあった方法でチャレンジすることが大切です。ママのホルモン環境は、月経周期ごとに違いもありますので、治療周期に入るときのホルモン環境をよく検討することが大切です。また、パパの精液量、精子数も検査する日、治療周期に必要な日によって大きく変動することもあります。その周期ごと、最適な方法でママの卵子とパパの精子が出会い、妊娠できるように医師とよく話し合い、ママとパパが理解し、納得して治療を進めましょう。

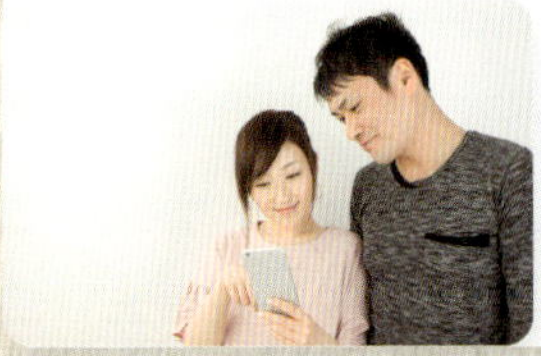

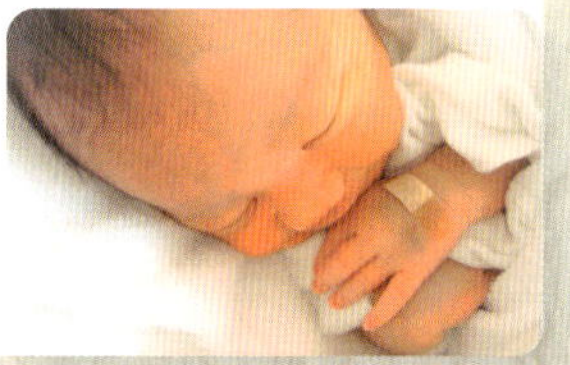

2
章

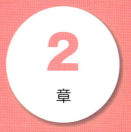

知っておきたい
妊娠するための大事なこと

i-wish...ママになりたい
Special Edition

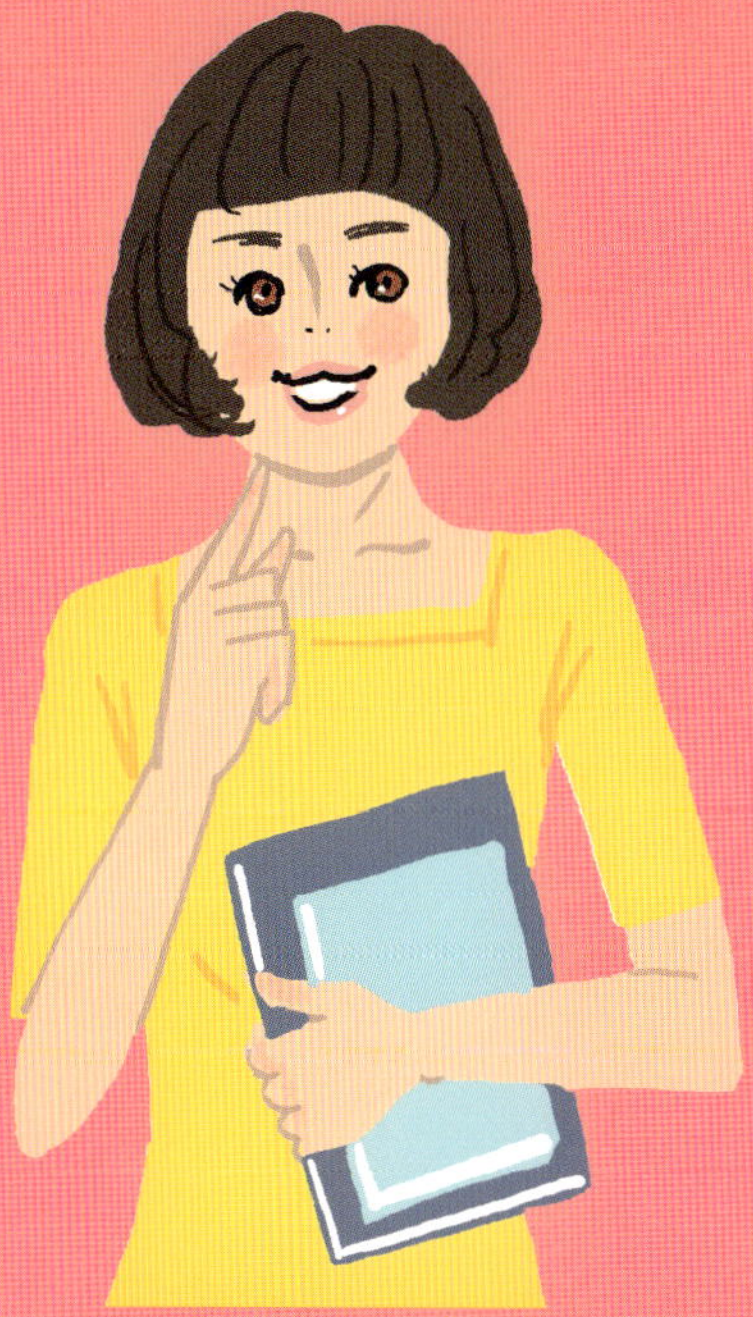

chapter 2-①

妊娠が成立するまでに起こること

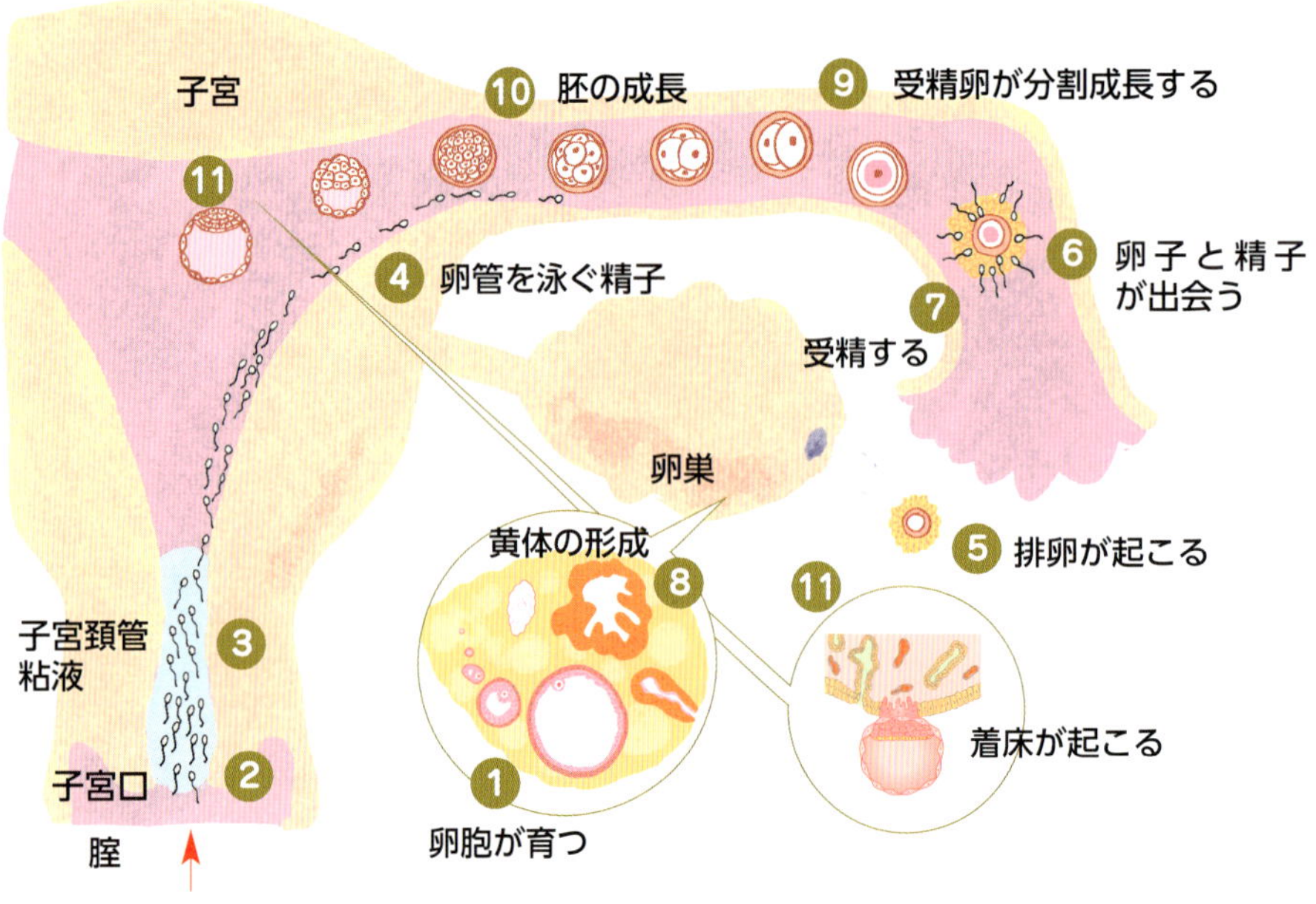

妊娠するまでの11のポイント

妊娠するためには、大きな４つのポイントがあります。それは、射精・排卵・受精・着床です。さらにこれらを細かく見ていくと11のポイントが見えてきます。そして、この11のポイントが問題なく、次々とスムーズに起こることで妊娠は成立します。

① 卵胞が順調に育つ

まずは月経があり、卵胞が順調に育つことが必要です。卵胞は左右の卵巣に10個ぐらいずつ育ち、その中の1つが主席卵胞となって大きく成長し、成熟して排卵に向います。卵胞を成長させるためには、月経周期中にタイミングよく必要なホルモンが十分に分泌され、働くことが重要です。

② 腟内に十分な精子が射精される

次は射精です。射精では、妊娠させることができる量と質の精子を含んだ精液が女性の腟内に放たれる必要があります。

男性の役割は射精までと考えがちですが、精子にはその後に卵子と出会って受精していくための重要な役割があり、いくつもの役目が続いていくことを知っておきましょう。

③ 精子が子宮頸管へ進入する

精子の次の役割は、子宮頸管への進入・通過です。女性が排卵期になると、それまで雑菌やウイルスなどから精子に至るまで子宮腔内へ上がれないよう守っていた頸管粘液の性状が変わり、精子は子宮頸管を通過することができるようになります。

4 精子が卵管を泳ぐ

子宮頚管に進入した精子は、卵管膨大部までたどり着かなくてはなりません。そのためには、射出精液の中に十分な数の運動精子があること、また受精の場である卵管膨大部まで泳ぎ着く力を持っている運動精子数が多いことが重要となります。

5 排卵が起こる

十分に成長した卵胞が破裂し、卵巣から卵子が排卵されます。排卵された卵子は、卵管采が卵巣を覆うようにピックアップして卵管内に取り込み、卵管膨大部へと運ばれます。

6 卵子と精子が出会う

卵管膨大部へと泳ぎ着いた精子は、ここで卵子と出会います。タイミング的には精子が卵子を待つのがいいといわれています。なぜなら精子の寿命は卵子よりも長いこと、また、卵子の受精可能な時間は8～12時間程度であるといわれているからです。

7 精子と卵子が受精する

受精は、ここまでたどり着いた数百個の精子が頭にある酵素で、少しずつ卵子の透明帯を溶かすことから始まります。

射精時には1～3億個もいる精子ですが、卵子にたどり着くのは数百個で、そのうち卵子にくっつくことができる精子は数十個ほどではないかといわれています。また、受精に挑む間にも力尽きて死んでいく精子も少なくありません。その中で透明帯を破り、運良くグイっと頭を入れることのできた精子と卵子は受精します。

8 正常な黄体が形成される

排卵後、卵巣に残った卵胞は、黄体に変化します。黄体は、黄体ホルモンを活発に分泌して、子宮内膜を着床しやすい環境に整えます。妊娠するためには、正常な黄体が形成される必要があり、黄体が正常に形成されるためには、卵胞が十分に育ち成熟することが大切です。

9 受精卵(胚)が順調に分割する

精子が卵子の細胞質に入り込むと、第二極体が放出され、細胞質には父方と母方の前核が現れます。しばらくするとこの2つの前核は融合し、受精は完了します。この後、胚は分割を繰り返し成長していきます。

10 胚が子宮に運ばれる

胚は、2細胞、4細胞、8細胞と細胞数を増やし、成長しながら卵管の中を子宮へと運ばれていきます。

受精から約5日目には胚盤胞へと成長し、子宮に到着して着床へと進みます。胚が順調に発育、成長するためには、卵子と精子の染色体に異常がないことも重要です。

11 胚が着床して妊娠が成立する

胚盤胞には、将来赤ちゃんになる細胞と胎盤になる細胞があります。胚盤胞は次第に大きくなり、透明帯から脱出し、将来赤ちゃんとなる細胞側を子宮内膜にくっつけ、内膜を侵食するように潜り込んでいきます。完全に潜り込むと、その潜り込んだ部分を修復しながら蓋をするようにして着床は完了します。この時、妊娠反応は陽性になります。その後、胎嚢が確認でき、胎児心拍が確認できたら妊娠が成立したと判断できます。

妊娠して赤ちゃんが生まれるということは、これら11のことが滞りなく起こった結果です。妊娠するまでのことがわかれば、不妊の要因を知ることにもつながります。

女性のからだ

性別と女性のからだ

人の性別が決まるのは、受精の瞬間です。あなたが女性なら、お母さんの卵子とお父さんのX精子が受精しています。この時にY精子と受精していたら男の子になっていたことでしょう。

X精子と出会った胚の性染色体はXXとなり、胎児が育つ間に卵巣がつくられ、子宮や卵管、腟などができてきます。さらに卵巣ではのちに卵子のもととなる卵祖細胞がつくられ始め、女の子は生まれる前から、自分が産む赤ちゃんの準備をしています。男の子も胎児期に精巣や陰茎などがつくられます。

このように生まれながらにして持っている男女の性器の差を第一次性徴と呼んでいます。

女の子は、第二次性徴により女性へと成長します。思春期頃、約10～14歳頃から始まることが多く、その大きな特徴は初経（月経が始まる）です。これは、卵巣が発達して女性ホルモンの分泌量が増えること、下垂体から分泌されるＦＳＨ（卵胞刺激ホルモン）に対して卵巣が正常に反応することから起こります。また順調な排卵を伴う月経周期になるまでには初経から5年がかかるとされています。正常に反応すること、順調であることは妊娠を臨む上では重要なことです。見た目では、乳房が膨らんで大きくなり、陰毛などが生えてきたり、骨盤が広くなり、皮下脂肪が増え、女性らしく丸みを帯びた体つきに変化していきます。

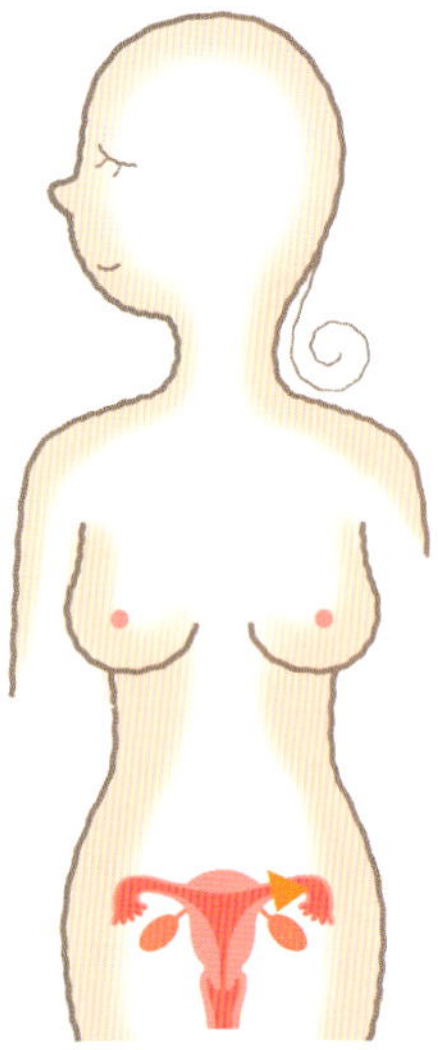

第二次性徴で女性のからだに起こる変化

●卵巣が発達し、女性ホルモン分泌量が増える
●乳房が大きくなる
●陰毛、体毛が生えてくる
●骨盤が広くなり、皮下脂肪が増え、丸みを帯びたからだつきになる
●月経が開始される

女性の内性器

卵　巣

およそ親指大（3〜4cm）の楕円形で子宮上端、左右の卵管の下方にある卵巣固有の靭帯で吊り下げられたように位置する。卵巣は、卵子を育てる器官で、多くの原始卵胞を持ち、これを成熟させ排卵させる。また女性ホルモンを分泌する内分泌器官でもある。

卵　管

子宮の左右両側上端から卵巣を取り囲むようにあり、長さは約10cmの長細い管。その先端にはイソギンチャクの触手のような卵管采があり、卵巣から排卵される卵子を卵管内に取り込み誘導する働きを持つ。

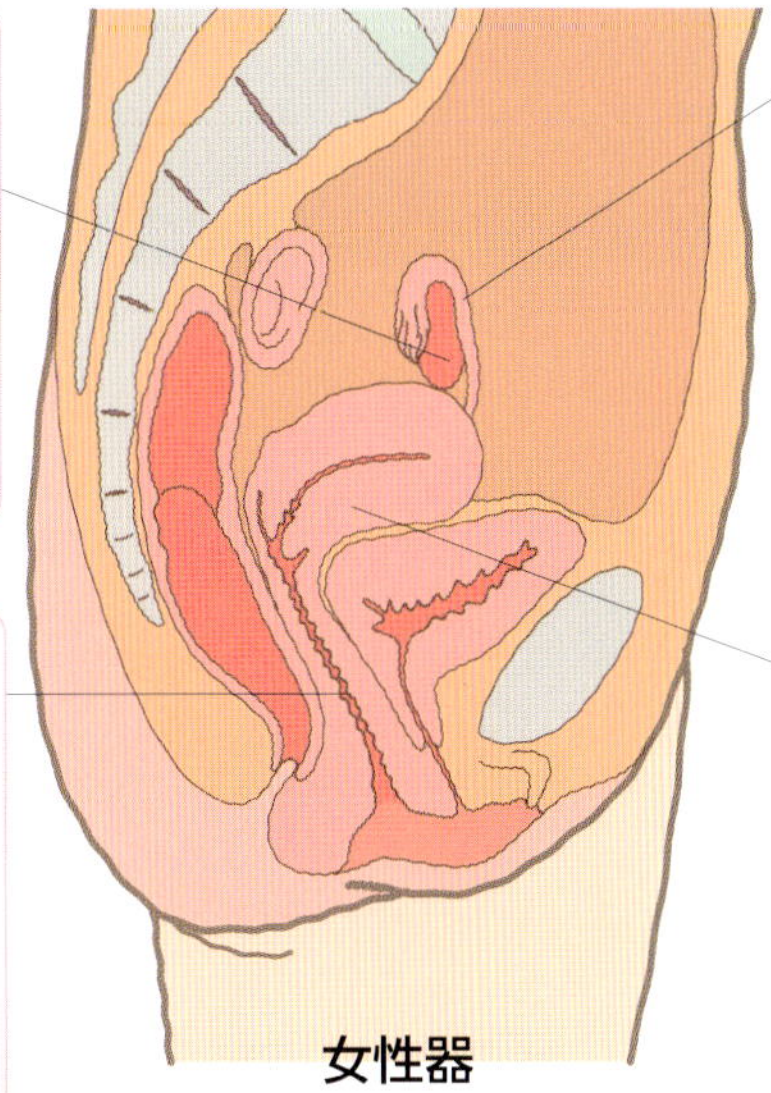

膣

膣口から子宮へつながる約8cmの管状の器官で、性交の際には陰茎を受け入れ、出産時には産道となる。伸縮性のある筋肉でできていて、デーテルライン桿菌(細菌の侵入を防ぐ善玉菌)が常在し、膣内を酸性に保ち、細菌などの侵入や増殖を防いでいる。

子　宮

筋肉の壁でできた約8.5cm（握りこぶしより小さい）の大きさで骨盤内に膣の上端とつながって位置する。子宮壁の厚さは約2cmで、最内層は子宮内膜と呼ばれる粘膜層で月経周期に伴い変化する。

女性の外性器

大陰唇

外陰部にある左右一対の脂肪組織で形成された壁で、内部にある生殖器と尿道口を保護する役割を持つ。

陰　核

小さな突起で、発生は男性の陰茎に同じ。海綿体組織である細長い陰核体と亀頭から形成され、性的興奮により勃起をする。別名をクリトリスという。

小陰唇

陰核から膣口まであるひだ状の薄い肉びらで、普段は閉じて尿道口や膣を守る役割を果たす。
性的興奮時には、血流がよくなることにより肉びらが膨張し、左右に大きく開き膣壁からの分泌液もあり陰茎の挿入を容易にする。

膣　口

小陰唇の間に開く膣の入り口のことで、陰核の下部にある膣前庭と呼ばれる部分には尿道口があり、その下側に膣口は位置する。膣口の左右には、バルトリン腺があり、性的興奮により粘液が分泌され陰茎の挿入を容易にする。

女性の生殖器

生殖器には、体内にある内性器と、体外にある外性器があります。外性器は、男性を受け入れ、精子を受け入れ、内性器は胚が胎児へと成長するために必要な構造になっています。

外性器には、大陰唇、小陰唇、陰核などがあり、小陰唇は雑菌などが膣内に入らないように防ぎ、大陰唇はこれを覆って防ぎます。小陰唇は、ふだんは閉じていますが、性的な刺激を受けることで充血して膨らみ、自然と開くようになります。こうして内性器へと続く子宮や卵巣を守っています。

内性器で代表的なものの1つに卵巣があり、卵子のもととなる原始卵胞を生まれながらにして蓄えています。卵巣はその保管庫の役割を持っています。

もう1つの役割は、女性ホルモンである卵胞ホルモン（エストロゲン）や黄体ホルモン（プロゲステロン）を分泌する内分泌器官としての役割です。卵胞の成長と成熟のために、また胚の着床環境と妊娠初期を支える重要なホルモンです。

chapter
2-③
月経のこと

月経周期と排卵

1回の月経周期は、月経が始まった日を1日目とし、次の月経が始まる前日までをいいます。その正常範囲は25～38日で、毎周期同じ日数でなくても、正常範囲内であれば問題はありません。

月経周期は、排卵までにかかる日数（卵胞期）で変動します。排卵後、卵巣に残った卵胞は黄体に変化しますが、この黄体の寿命は、誰でもほぼ14日間であることから、卵胞の成長がゆっくりで、排卵までの日数がかかれば月経周期は長くなり、その逆では短くなる傾向にあります。

また、卵胞の成長、成熟が不十分だった場合には、黄体ホルモンも十分に分泌されにくいことから黄体期が短くなることがあります。これを黄体機能不全と呼ぶこともありますが、もともとは卵胞の成長と成熟に問題があることが要因になっていることもあります。

月経は、基本的に排卵があることから起こります。つまり順調な月経周期があるということは、順調な排卵が起こっているということにつながります。卵胞を成長させるホルモンが分泌され、そのホルモンに対して、卵巣が正常に反応し、卵胞が順調に成長、成熟して卵子が排卵されているという一連の流れが、問題なく起こっているということの現れと考えます。

しかし、なかには排卵しない無排卵の周期が起こることもあります。

月経周期と基礎体温の変化

月経周期を、卵胞期、排卵期、黄体期、月経期の大きく4つにわけてホルモン変化や卵胞、卵巣の変化などと合わせて基礎体温の変化を見ていきましょう。

●卵胞期

排卵に向け卵胞が育つ時期です。左右の卵巣で10～20個の排卵に向かう卵胞がエントリーされ、一斉に成長を始めます。中でも一番ホルモンに対して反応のよかった1個が主席卵胞として大きく育ち、その他は退縮していきます。このときの基礎体温は低温相です。

●排卵期

卵胞が十分に成長すると、黄体化ホルモン（LH）が一過性に大量に分泌され卵胞は成熟

卵巣の様子

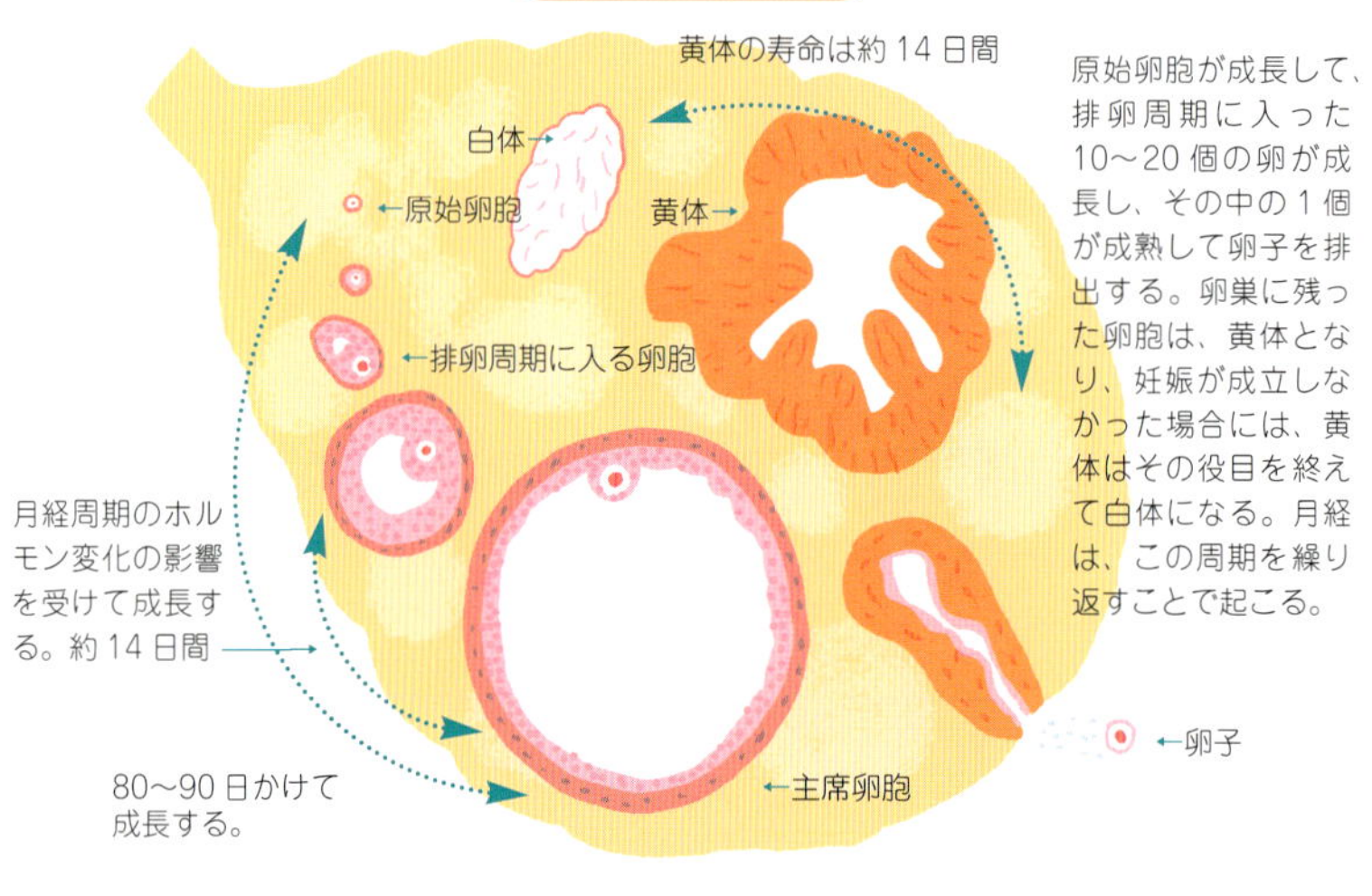

月経周期のホルモン変化の影響を受けて成長する。約14日間
80～90日かけて成長する。
原始卵胞が成長して、排卵周期に入った10～20個の卵が成長し、その中の1個が成熟して卵子を排出する。卵巣に残った卵胞は、黄体となり、妊娠が成立しなかった場合には、黄体はその役目を終えて白体になる。月経は、この周期を繰り返すことで起こる。

月経周期と基礎体温の変化

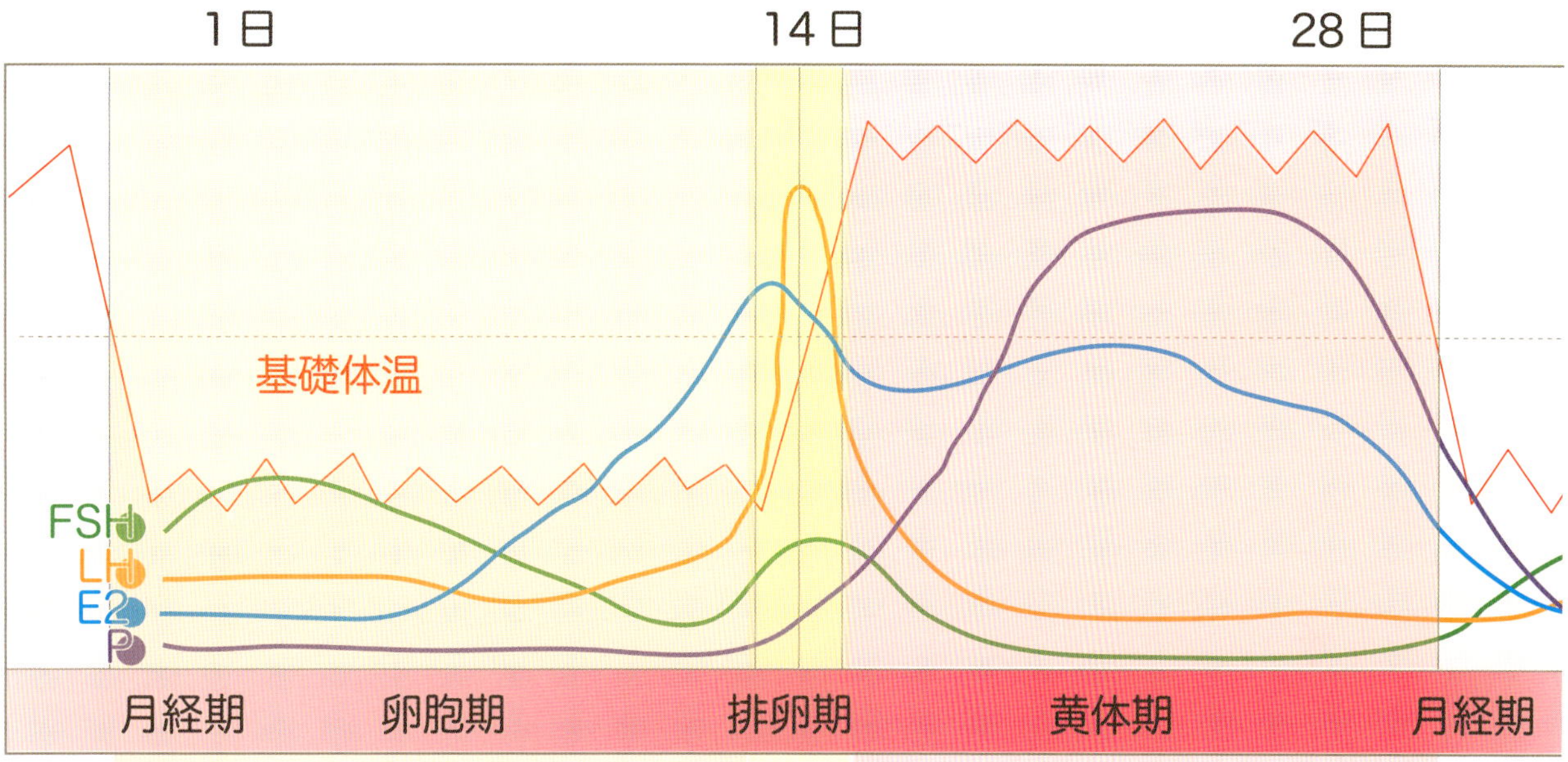

月経期
子宮内膜がはがれ体外に排出される時期
●基礎体温は低温相へ
●肌は、不安定、水分や栄養素などが不足がち
●気分にムラがあり、神経過敏になる人も
●黄体ホルモンの分泌が低下

卵胞期
卵胞が成長する時期
●基礎体温は低温相
●肌は、皮膚の水分量が高まり、状態が安定
●心身ともに安定、活動期
●卵胞から「卵胞ホルモン（エストロゲン）」が分泌される
●おりものが徐々に増える

排卵期
卵子が排出される時期
●基礎体温は低温相から高温相へ移行
●肌は､肌荒れを起こす人も
●腹痛や不正出血、下痢症状を起こす場合も
●大量の黄体化ホルモンが分泌
●おりものがさらに増える

黄体期
胚が着床していく時期
●基礎体温は高温相
●肌は、不安定で肌荒れを起こす人も
●腹痛、腰痛や乳房のはり、眠気やイライラ、体重増加、むくみ、便秘などを起こす人も
●黄体ホルモンが分泌

一般的に基礎体温は、排卵前は低温期、排卵後は高温期の２相に分かれます。基礎体温はこの変化を捉えるもので、排卵日を知るためによく用いられますが、特定することはできません。

し、これが排卵への引き金となります。これをLHサージといい、この約36時間後に排卵が起こります。排卵期には基礎体温は高温相へと移行します。

●黄体期

排卵後、卵巣に残った卵胞は黄体へと変化し、黄体ホルモン（プロゲステロン）を分泌し、胚が子宮へ着床しやすい状態へと整えます。排卵期の頃、基礎体温が高温相へ移行するのは、プロゲステロンに体温を上昇させる作用があるためです。

妊娠が成立すると黄体は妊娠黄体となり、妊娠初期の不安定な時期を支えるために働きます。そのため着床し妊娠が成立してもしばらくは基礎体温は高温相を保ち、胎盤ができる頃に、その役目を終え、基礎体温も下がります。妊娠中は排卵が起こらないため、基礎体温は特に変化はありません。

●月経期

妊娠が成立しなかった場合には、黄体は徐々に白体へと変化し、黄体の分泌するプロゲステロンによって支えられていた子宮内膜は剥がれ血液とともに体外へ排出されます。これが月経です。

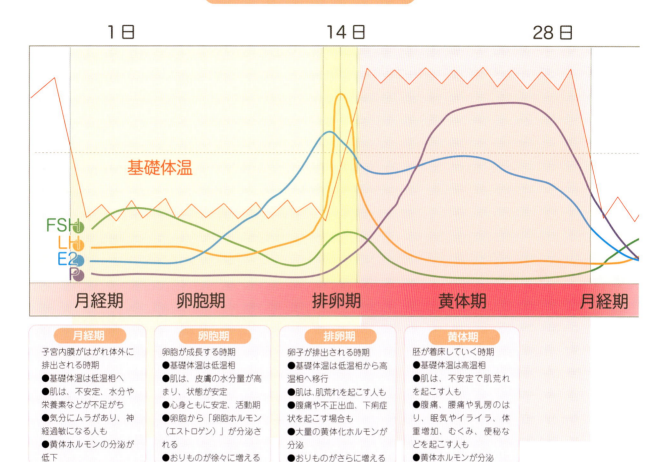

卵子の数と卵子の質

卵祖細胞と原始卵胞

妊娠の要となる大切な卵子は、どのように育つのでしょう。卵子のもととなる卵祖細胞は、妊娠が成立した胎児期に、卵巣がつくられるのと同じ頃からつくられ始めます。卵祖細胞は、細胞分裂を繰り返してその数を増やし、ピーク時には約500～700万個といわれ、その後は自然に減少します。そして、生まれる前に原始卵胞へと成長して、約200万個を卵巣に蓄えて生まれてきます。あなたになった卵子も、あなたのお母さんが、あなたのおばあちゃんの子宮に宿った時につくられた卵祖細胞がもととなっています。このように、次の世代、次の世代を産むために、女性は、母親の子宮で、自分が産む赤ちゃんの準備をして生まれてきます。

原始卵胞は増えない

女性は、出生時に約200万個の原始卵胞を卵巣に蓄えていますが、この原始卵胞の数は増えることはありません。

その逆に出生後は自然に減少し、7歳くらいには約50万個、初経が起こる頃には約20～30万個になっています。

原始卵胞の自然な減少は、月経の有無に関わらず、また本人の行いに関わらず起こり、そのスピードは1カ月に約1000個といわれています。ただし、性染色体異常のターナー症候群の場合には、減少スピードは速く、早期に原始卵胞がなくなってしまうことが多いようです。日本人の平均閉経年齢は50歳くらいですが、閉経頃の卵巣には約1000個の原始卵胞が残っているといわれています。

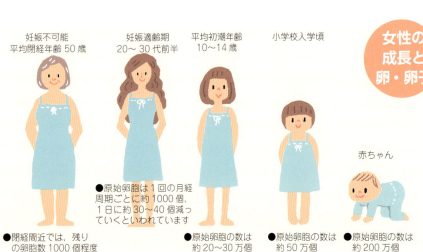

●原始卵胞は1回の月経周期ごとに約 1000 個、1日に約 30～40 個減っていくといわれています
●閉経周近では、残りの卵胞数 1000 個程度
●原始卵胞の数は約 20～30 万個
●原始卵胞の数は約 50 万個
●原始卵胞の数は約 200 万個

女性の成長と卵・卵子
妊娠不可能
平均閉経年齢 50 歳
妊娠適齢期
20～ 30 代前半
平均初潮年齢
10～14 歳
小学校入学頃

卵子もいっしょに歳を重ねる

卵子は、生まれた時にはすでに原始卵胞として卵巣の中にあり、持ち主の女性と同じように年を重ねていく長生きできる細胞です。中には平均閉経年齢である50歳まで、50年も生きる原始卵胞もあるのです。

つまり、あなたとあなたの卵子は同い年と考えていいでしょう。ですから、あなたが妊娠に臨む年齢の時、卵子も同じ年齢ということになります。

そして、あなたに老化現象があるように卵子にも老化現象があり、これを卵子の質ととらえて考えています。

卵子は、年齢に関係なくもともと減数分裂の失敗も多く、染色体異常を持つ卵子が排卵されることもあります。この染色体異常率が38歳くらいからだんだんと高くなることから、妊娠率が低くなり、逆に流産率が高くなっていきます。

いくら外見が若くても、卵子は正直に歳を重ねていると考えたほうがいいでしょう。

卵子の構造

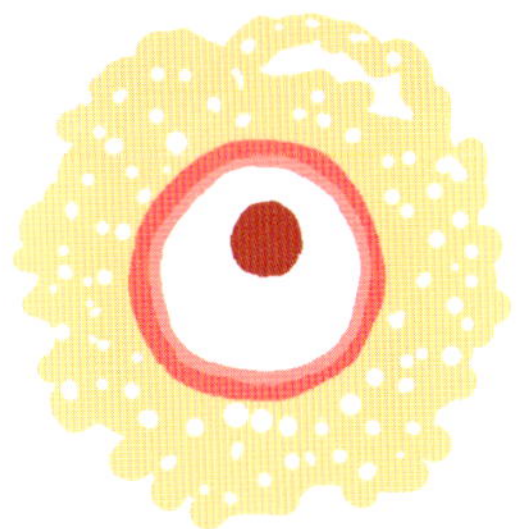

卵子は、透明帯で守られ、その周りを卵丘細胞が覆う。卵子には、細胞質内に1個の核、細胞質の外に1個の極体がある。

卵子の質と染色体異常

長い時間をかけて卵胞は成長し、排卵周期に入ると月経周期のホルモンの影響を受けて育ちます。FSHによって成長し、LHによって成熟した卵子は、第一減数分裂（生殖細胞にのみ起こる細胞の数を半分に減らす分裂で2回起こる）を完了させ、卵子が排卵されます。第一減数分裂が完了した卵子には、卵子の細胞質内に1つの核と、細胞質の外、透明帯の内側に1つの極体（細胞質を持たない核のみ）があります。つまり、1つの核と1つの極体を持つ卵子が受精できる卵子ということになります。

この卵子の核に染色体異常がないこと、特に高年齢になると現れやすい染色体数に問題がないことが重要です。

染色体は、遺伝情報を伝えるDNAがたんぱく質と一緒になったひも状のもので、常染色体はXのような形をしていて、性染色体はXまたはYのような形をしたものがあります。

卵子には常染色体22本と性染色体であるXが1本ありますが、このどこかが2本あったり、1本もなかったり、また染色体の一部が欠けていたりすることがあります。そのため、受精して2本が1対になるところに対して、染色体が3本あったり、1本しかなかったりなどの過不足ができます。

例えば、年齢とともに多くなる染色体異常としてよく知られている、21トリソミー型の「ダウン症候群」は、21番目の染色体が3本になっています。

性染色体異常では、性染色体が1本しかないターナー症候群は女性に起こり、逆にXが過剰にあるのがクラインフェルター症候群で、男性に起こります。

元気のいい卵子とは？

質のいい卵子とは、染色体異常がないことのほかに、いわゆる元気のいい卵子であることもあげられます。これはエネルギーとなるミトコンドリアも関係しています。年齢とともにミトコンドリアの数が減り、受精後の胚の成長に影響するといわれています。

chapter 2-⑤

男性のからだ

男性のからだ

あなたが男性なら、受精の瞬間にお父さんのY精子がお母さんの卵子と受精しています。Y精子には、精巣決定因子であるTDFと、この因子にスイッチを入れるSRY遺伝子があり、これらの働きから胎児期に精巣がつくられます。

そして、精巣上体、精管、精嚢などの男性内性器がつくられ、陰茎、陰嚢などの外性器がつくられます。また、精子の大もととなる精祖細胞は胎児期の精巣でつくられ、思春期になるまで休眠します。

男性の第二次性徴も、思春期を迎える頃ですが、女性よりも若干遅く12歳前後から始まります。男性性器が成長し、精巣容量や陰茎が大きくなり、精通（初めての射精）が起こります。精通は、一気に射精するというよりも漏れ出るという感じで、寝ている間に精液が漏れ出ることから夢精と呼ぶこともあります。

精通が起こったということは、ホルモンに対して精巣が正常に反応し、精子がつくられたことの証です。この後、精巣では生涯にわたって精子をつくり続けます。精巣でつくられた精子は、射精までの間、精巣上体や精管付近にいますが、つくられ続けられるため、体外に射精されなかった精子は、体内に吸収されてしまいます。

また、この時期、心にも変化が生じてきます。好きな人に触れたい、愛されたいという欲求が起こり、男性の場合は、射精の欲求が高まるために、性的欲求は女性よりも強いといわれています。

そのほかでは、筋肉や骨格が発達し、男性らしくがっしりとした体格になります。陰毛や体毛が生えてきて、声変わりが起こり喉仏が出てきます。

ただし、性染色体に異常のあるクラインフェルター症候群では、これら二次性徴が現れにくく、精子をつくる能力も低い、またはない場合もあります。

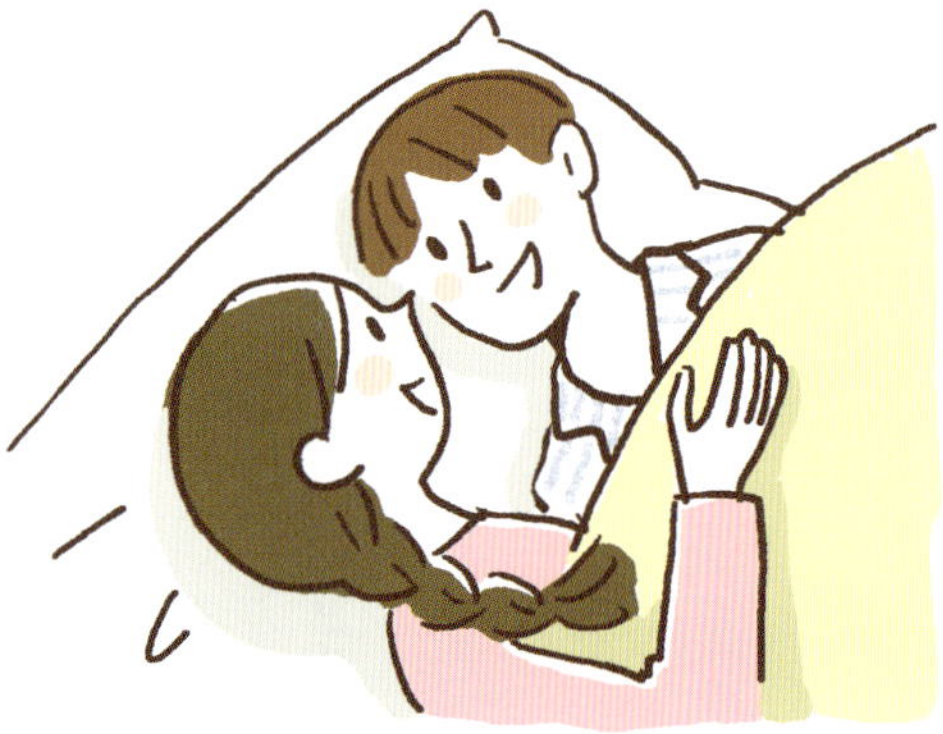

男性の内性器

精管
精巣上体で蓄えられた精子を尿道まで運ぶ長さ約40cmの細長い管。膀胱の後側で前立腺に入る部分は精管膨大部と呼ばれ、その先は射精管となっている。

精巣
長径4～5cmほどの卵形で、下腹部にある陰嚢の中に白膜と呼ばれる膜で包まれ、別名を睾丸という。精子をつくりだす生殖器官であるとともに、男性ホルモンを分泌する内分泌器官でもある。

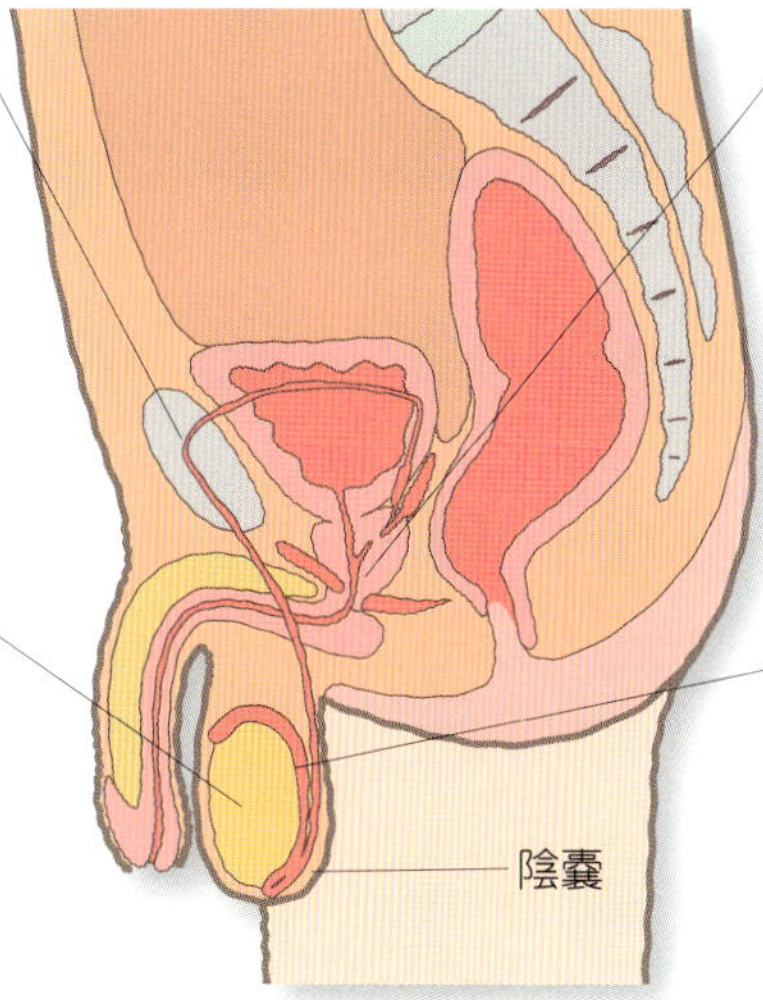

男性器

前立腺
恥骨の後側にある長さ約5cmの袋状の器官で開口部は精管膨大部と合流し、射精管へと続いている。内皮からは、アルカリ性の精嚢液が分泌され、これは精子に運動エネルギーを与えると考えられている。

精巣上体
精巣の上にあり、精管へとつながる管状の器官で、その長さは約7mある。「精細管でつくられた精子を精管へ送る」「精子を成熟させる」「蓄える」などの働きを持つ。

男性の外性器

陰茎
陰茎体と亀頭からなる精巣の上部から突き出た器官で、精子を女性の体内に直接送り込むことのできる性器でもあり、泌尿器でもある。尿道が通り、精液と尿を排出させ（2つを同時に排出させることは基本的にはない）、性行為の際には海綿体が充血し勃起することによって挿入可能になる。ペニスとも呼ばれる。

陰嚢
精巣や、精巣上体が入っている袋で、皮膚はひだが多く、伸縮性があり、皮脂腺、汗腺が多くある。精巣を包んで保護し、熱に弱い精子を守るために陰嚢内は、腹腔内よりも約2℃低いといわれ、冷却器の役割をする。

男性の生殖器

男性の内性器で代表的なものは精巣です。精巣には精祖細胞があり、これは精子の大もとの細胞で、細胞分裂により数を増やすことができます。基本的に精祖細胞はなくなることはないので、男性は、生涯、精子をつくり続けることができます。つまり精巣は、精子をつくる製造所なのです。

また、男性ホルモンであるテストステロンを分泌する内分泌器官でもあります。

男性の内性器には、精子を成熟させたり精子を蓄えたりする働きを持つ精巣上体や、精子にエネルギーを与える精嚢液を分泌する前立腺などがあります。

男性の外性器は、精子を女性の腟内に効率よく送り込むための構造を持っています。

これは、陰茎体と亀頭からなる器官で、外気に触れることなく、また外界の雑菌に冒されることなく女性の体内に精子を直接送り込むことができます。

陰嚢は精巣上体や精巣が入っている袋で、精巣を包んで保護する役割があります。

chapter

2-⑥ 精子ができるまで

精子ができるまでに起こること

思春期になると、ホルモン活動が活発化し、精巣では精子がつくられるようになります。

精巣には精子の大もととなる精祖細胞があり、細胞分裂をすることで同じ細胞を作り出すことができるため、なくなることはありません。また、精祖細胞から精子になるまでは、約80日かかるといわれ、日々5000万~1億個の精子がつくられるとされています。

精祖細胞は、44本の常染色体Xと2本の性染色体XYの合計46本の染色体を持っています。この精祖細胞が、細胞分裂をして、同じ細胞をつくり、一次精母細胞になります。

一次精母細胞は、1回目の減数分裂で常染色体数を半分の22本にし、性染色体をXとYに分け、約半分の大きさの2つの二次精母細胞となります。このとき、細胞は女の子になる23・Xと男の子になる23・Yに分かれます。

二次精母細胞は、2回目の減数分裂で約半分の大きさの2つの精子細胞になります。

こうして、1つの精祖細胞から2回の減数分裂を経て、4つの精子細胞ができます。

精子細胞は丸い細胞で、少しずつ成長してしっぽができてきます。十分に成長し、一人前になると精細管から精巣上体へと集められ、射精されるまでの間は精巣上体や精管付近にいます。

精子をつくるホルモン

精子がつくられるときにもFSH（卵胞刺激ホルモン）やLH（黄体化ホルモン）が働きます。

脳の視床下部はGnRH（性腺刺激ホルモ

男性ホルモンの流れ

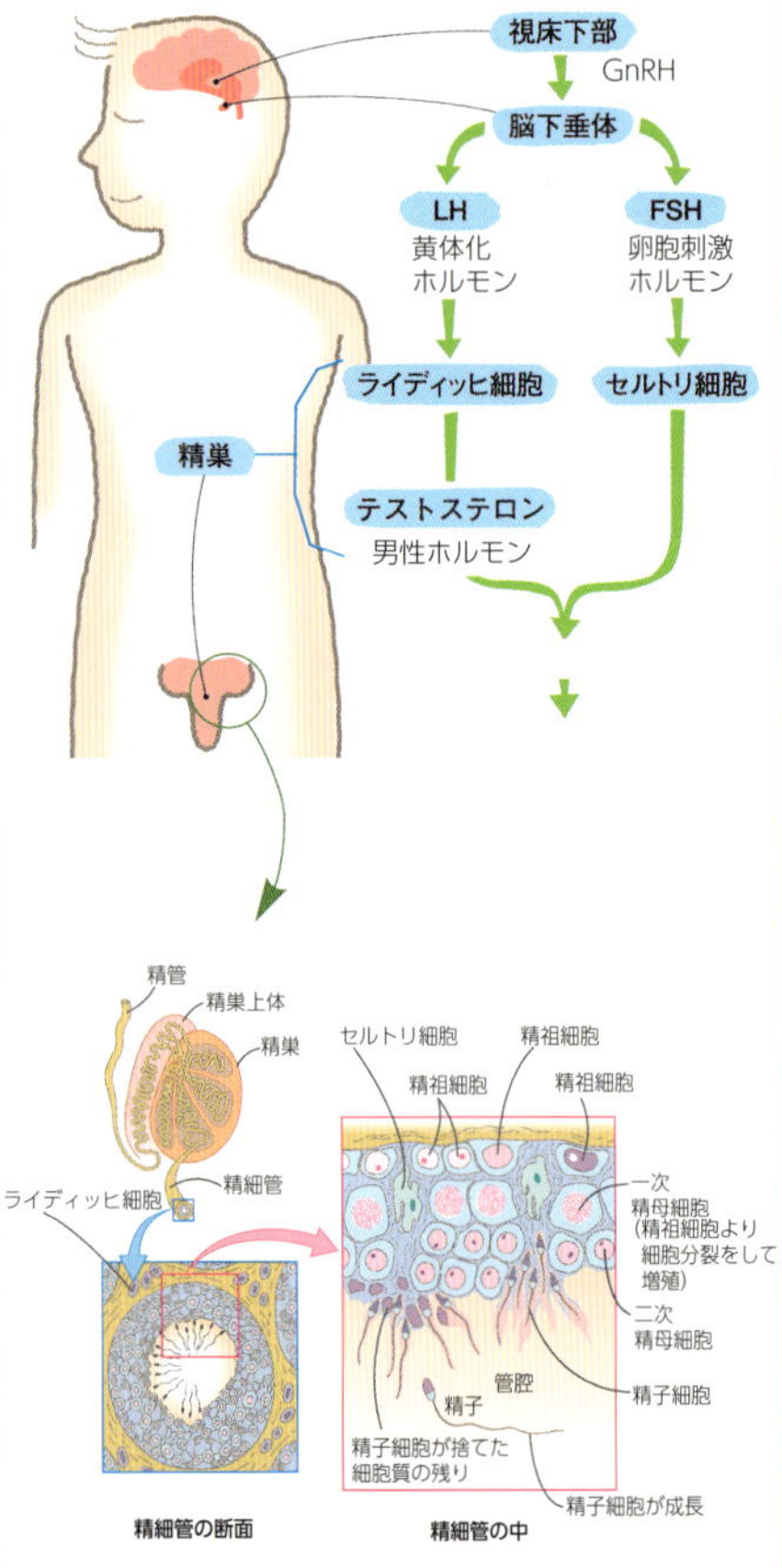

ン放出ホルモン）を分泌し、下垂体にＦＳＨとＬＨの分泌を促します。

ＦＳＨは、精巣の曲精細管の壁にあるセルトリ細胞を刺激し、精祖細胞から精子になるまでの間、栄養を与えます。ＬＨは、精巣の間質にあるライディッヒ細胞を刺激し、男性ホルモン（テストステロンなど）を分泌させます。高齢になるとホルモン活動が低下するため造精能力が落ちることから精子の数は減りますが、生涯精子をつくり続けます。

精巣と卵巣の違い

精巣は、精祖細胞から精子をつくり出す器官です。思春期を迎えると、ホルモン分泌の作用により精祖細胞が分裂し、増殖するため精子が年齢を重ねることはありません。しかし最近では、年齢による質的低下が起こるといわれています。一方、卵巣は、卵子を保管する器官です。卵巣にある原始卵胞は、精祖細胞のように細胞分裂によって増殖することができないため、使い切ったら終わりです。

また、生まれてから原始卵胞のまま年を重ね、質的低下も起こります。

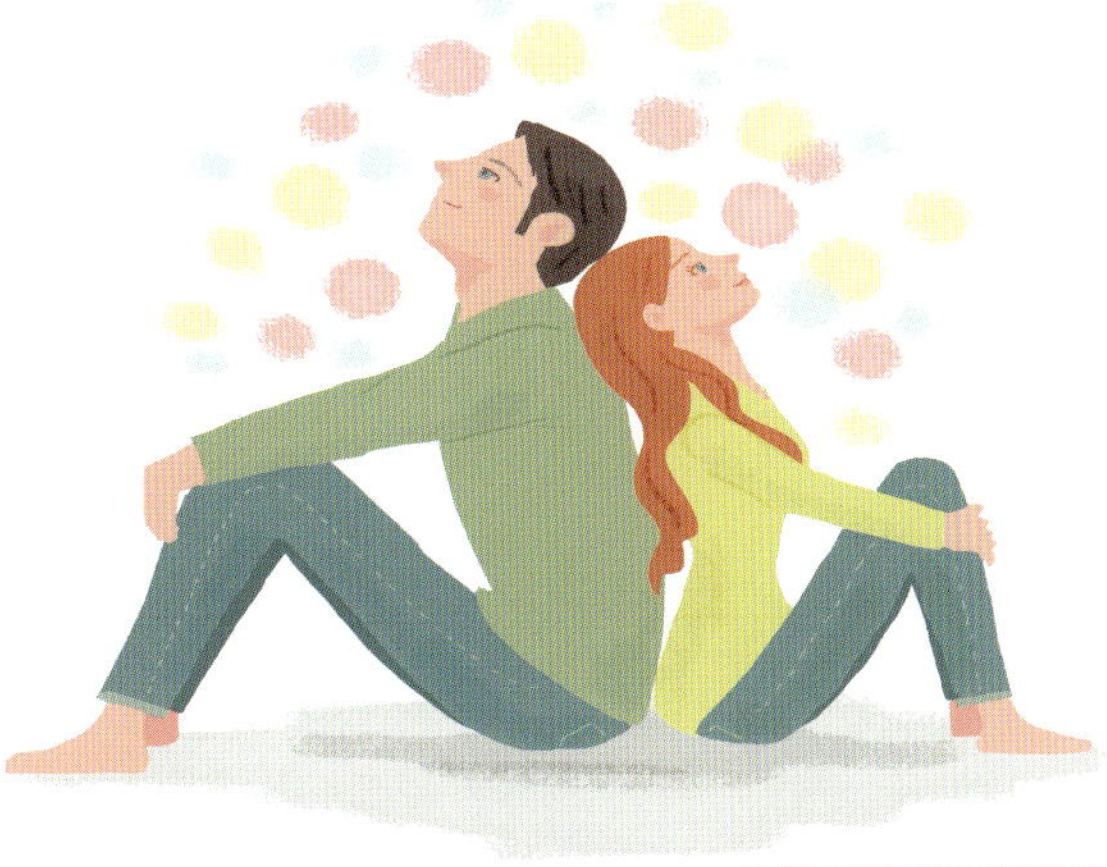

	精巣	卵巣
	精子をつくり出す	卵子を保管する
生殖細胞のおおもとの細胞	精祖細胞（細胞分裂できる）	原始卵胞（細胞分裂できない）
精子と卵子ができるまで	思春期を迎えると精祖細胞がホルモンに反応し、分裂・増殖する	出生時に原始卵胞を蓄えているが、細胞分裂できないため減少するだけ
年齢による精子と卵子の質的な変化	精子が年齢を重ねることはないが、男性自身の年齢による質的な低下は起こる	卵子は女性と同じだけ年齢を重ねるため、老化現象が起こる

chapter

2-⑦

男性の役割と精子の構造

男性の役割

妊娠の成立は、性行為によって、十分な精液が女性の腟内に射精されることから始まります。妊娠するために、射精、排卵、受精、着床の４つのポイントのうち、どこか１つでもクリアできなければ次に進むことなく妊娠は叶いません。このうち最初のポイントとなる射精に至るまでにも、いくつものことが複雑に、また無駄なく起こります。

まず、性的興奮が高まり陰茎が勃起すると、精子は前立腺や精嚢でできた分泌液である精漿と合わさり、精液ができます。そして、尿道側と膀胱側、それぞれの括約筋が締まり、その間にできた空間に精液は集められます。

性的興奮が最高潮に達すると尿道側の括約筋が緩み、精液は尿道を通って一気に体外へと射出されます。

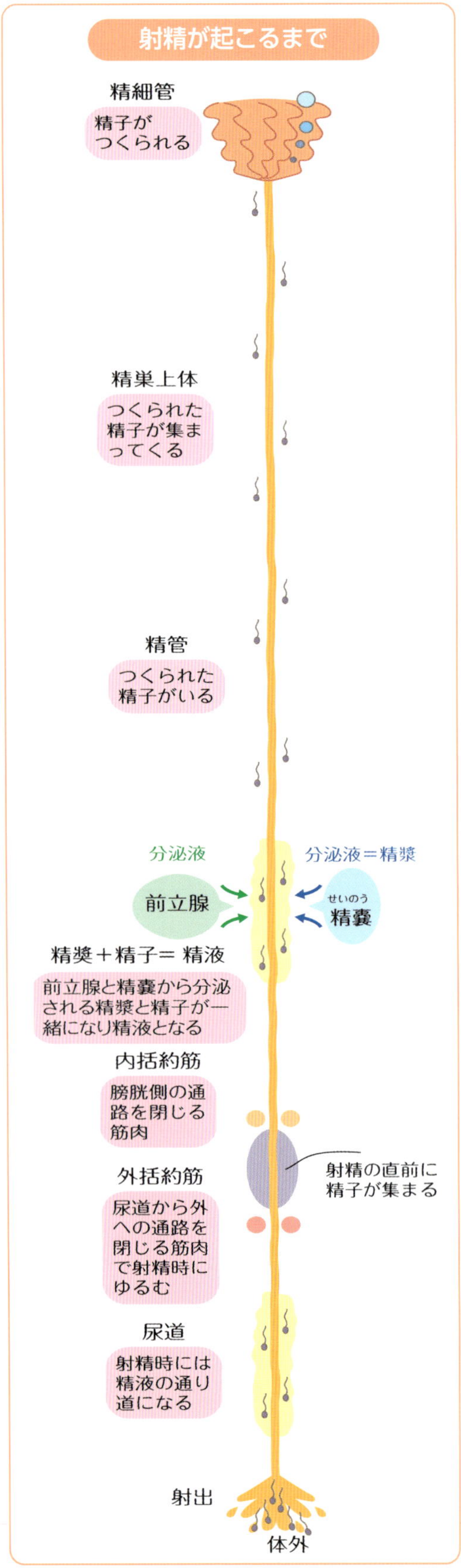

精液は、精漿と精子で構成され、精漿のうちの1~2%が精子です。

ただし、射精ができたからといっても精液の中に妊娠させられるほどの十分な精子があるかどうかはわかりません。

妊娠しない原因の約半数は男性にもあるわけですから、妊娠を希望する場合には、健康診断の1つとして精液検査を受けましょう。射精できるだけでなく、精子の数、運動する精子の数、そして精子の質も卵子の質と同じように重要です。あまりストレスを溜めないこと、また精子の質を下げるタバコは今すぐやめましょう。

精子の構造

精子は、大変特殊な細胞です。なぜなら、持ち主となる男性の体を離れて、子孫を残すために重要な役割を果たすからです。その構造は、頭部、中間部、尾部と3つに大別できます。

頭部には核があり、遺伝子が詰め込まれ、極少ない細胞質があります。頭部は核を取り囲むように先体という酵素を出す器官があり、卵子とくっつくと先体から酵素を出し、卵子の透明帯を溶かしていきます。

頭部の下にある中間部にはミトコンドリアがあり、精子が泳ぐためのエネルギーをつくります。卵子のミトコンドリアは、受精後、胚の成長のために働きますが、精子のミトコンドリアは受精するまでの働き分しかありません。そのため、父性のミトコンドリアは子どもには引き継がれません。

中間部の下にあるのが尾部で、中間部でつくられたエネルギーによって尻尾を振って前進します。

このように、精子は卵子に人となる遺伝子の半分を届けるために、必要最小限のもので構成された、細胞の中でも一番小さな細胞なのです。

精子の構造

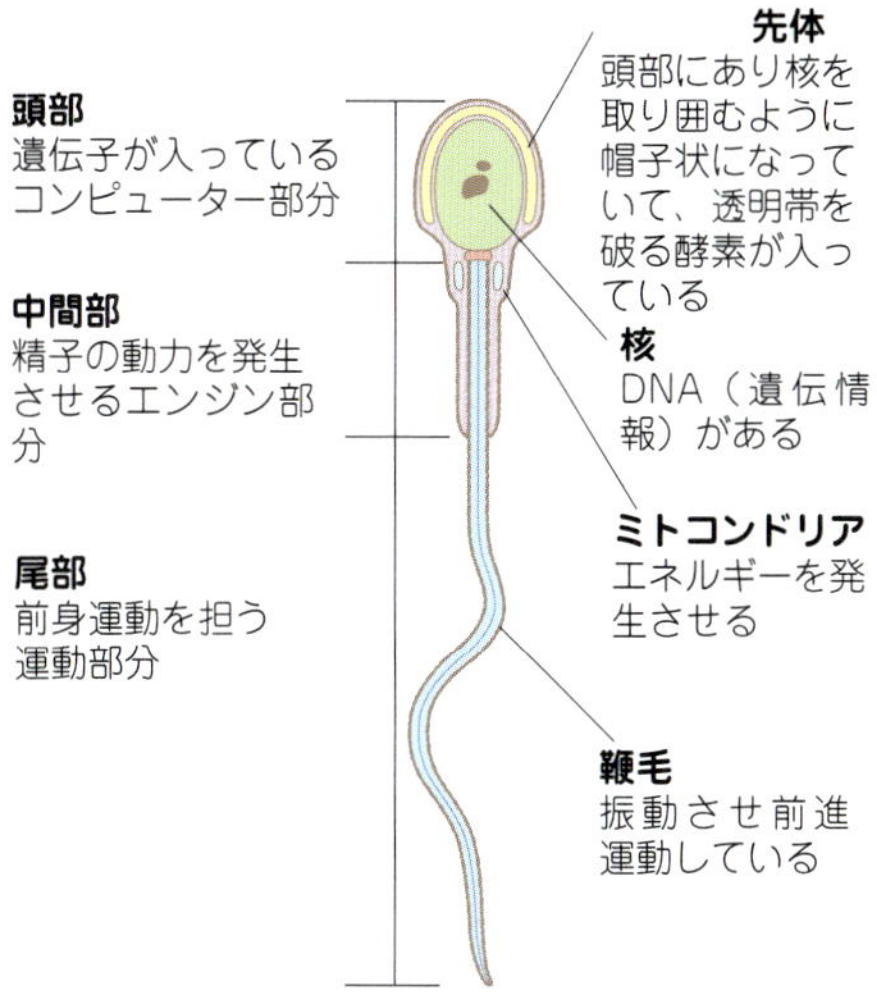

精液は、精漿98~99%と精子1~2%でできている

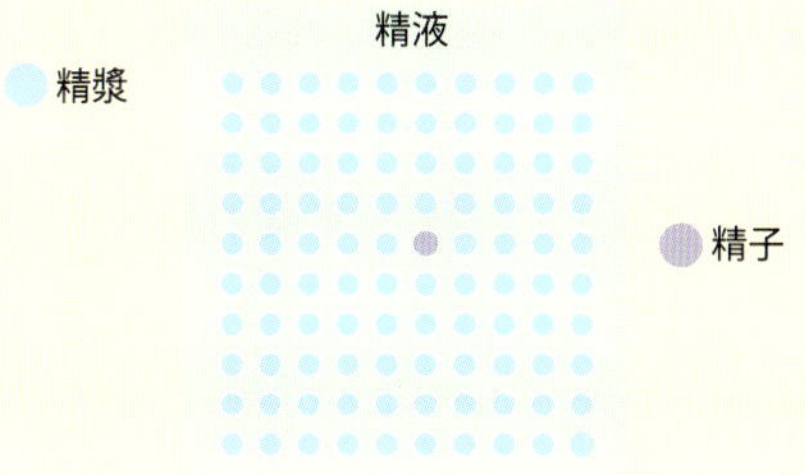

精子は精液中に膨大な量で存在するような印象に思われていますが、実際には1～2％の割合です。
1％としたその比較のイメージです。
精漿の1～2％が1億～3億個の精子となります。

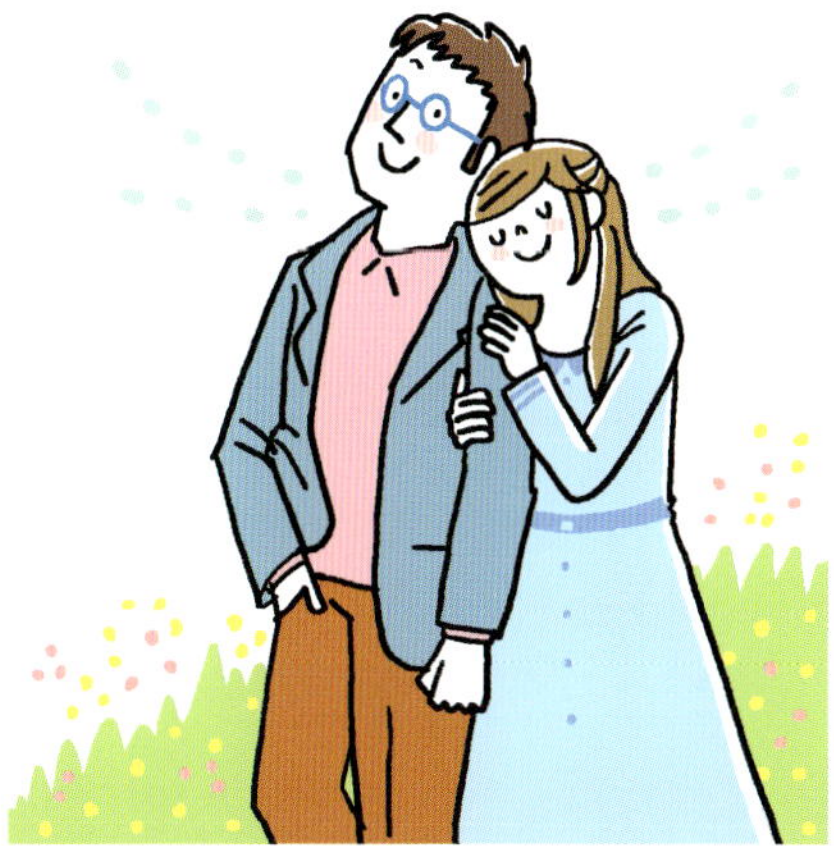

chapter 2-⑧

男性の年齢と精子の質

年齢と精子の質

精子は、何歳になってもつくられます。ただ、年齢を重ね、いわゆる男性の更年期（55～65歳とされる）くらいになると、ホルモン分泌の関係からつくられる精子の数が減ります。そして、質に関してはそれ以前から低下するといわれています。

その状況は「精液所見が低下する」「性ホルモンの分泌が低下する」「精子の遺伝子変異が増加する」などが起こることがわかっていて、最近では男性も35歳くらいから精子の質が低下し、ＤＮＡに傷のある精子が増える傾向にあるといわれています。

また、加齢に従ってメチル化した（メチル基という修飾部分がついた）精子が多くなるともいわれています。

ＤＮＡがメチル化すると、その遺伝子は働かなくなります。卵子や精子にも、メチル化した遺伝子が含まれていますが、受精することでそれが一旦ゼロに戻り、リプログラミングされます。そして、胚が成長するに従ってあらためてメチル化が起こり、働かない遺伝子ができ、特定の遺伝子が働くようになるわけです。つまり、両親から遺伝したものが子どもに受け継がれても、ＤＮＡがメチル化することで、見た目や体質など似ている部分と、似ていない部分がみられるようになるわけです。加齢によってメチル化した精子が多くなると、受精によって一旦ゼロになっても、メチル化パターンに異常をきたしやすくなることから、子どもの遺伝子疾患へとつながると考えられています。

受精と精子の質

妊娠の要は卵子にあり、卵子の質が妊娠を大きく左右しています。そしてもちろん、精子の質も大変重要です。

精子は、次々とつくられますが、頭が大きかったり、小さかったり、しっぽが短かったり、2本あったりなどの形がよくないもの、運動性を持たないものも多く、またＤＮＡに傷のある精子も多くあります。このＤＮＡ損傷精子は、射精精液にも含まれています。ただ、この精子は受精できない精子ではなく、受精することもできます。

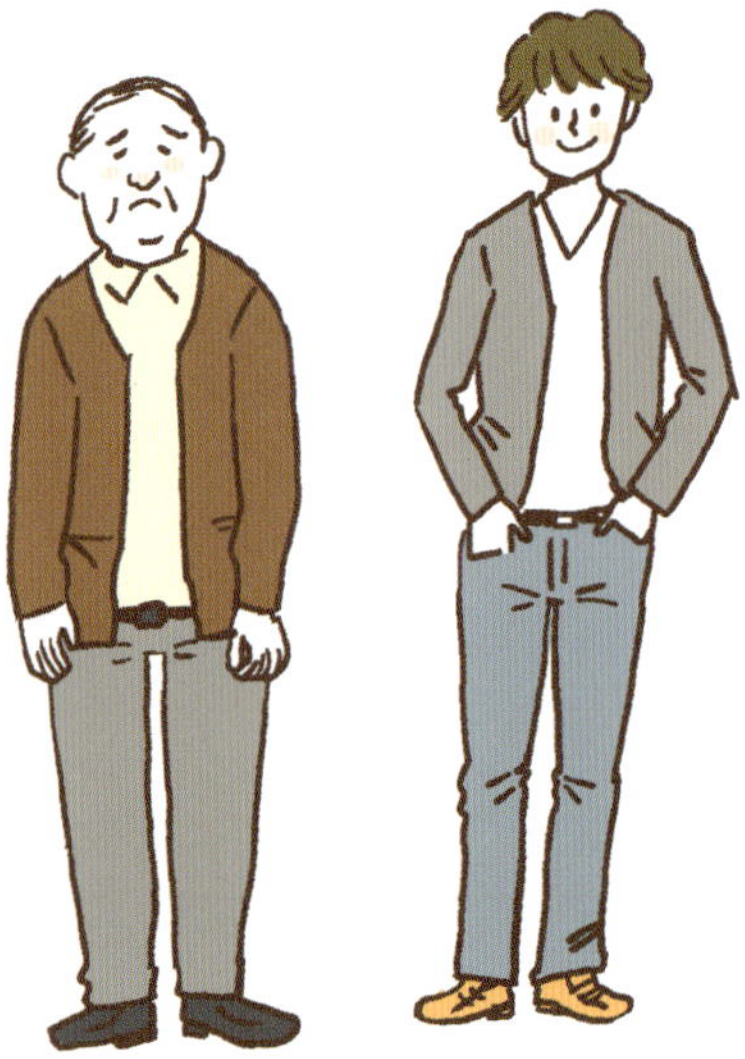

通常の細胞は、DNAに損傷が起こった場合、それを修復する酵素を持っていますが、精子は染色体の数を減らす細胞分裂の過程で、この修復酵素が欠落するといわれています。精子自身がこのDNA修復酵素を持たないため、DNAに傷のある精子と卵子が受精した場合、その傷は卵子のDNA修復酵素が補い修復し、胚は育ちます。

なぜ、質の良い卵子であるかが大切かという理由の1つは、このように卵子が精子の持つ傷を修復する必要があるからです。

いくら卵子の質が良くても、精子に問題が多ければ、その問題を修復しきれず卵子は疲弊してしまいます。受精後、胚は細胞分裂を起こす際にも大きなエネルギーが必要で、その成長の初期段階となる8細胞期（初期胚：8つの細胞を持つ）までは卵子の力で育つといわれています。つまり、8細胞期までは卵子が持っているエネルギーによって成長するわけですが、精子のDNAの傷を修復することにエネルギーを多く使って疲弊してしまうと、受精が完了しないことも起こるでしょう。また、受精が完了しても、その後の成長のためのエネルギーが残っていなければ、胚は十分に育つことができず、成長が止まってしまうことにもつながります。

このように受精後の胚の成長にも、精子の質は大きく関わっているのです。

コラム

男のコト タマタマは外〜！

ヒトだけでなく、多くの哺乳類のタマタマ（精巣）は、体の外にぶら下がっています。大切な臓器は、体の中に大切にしまってあるのに、タマタマだけなぜ！？と思うかもしれませんが、タマタマは大事だから体の外にあるのです。

精巣の中で精子は日々つくられていますが、この精巣内の温度は体温よりも2℃ほど低く35℃くらいです。精巣は熱に弱く、温度が上がると精子を作る機能が弱まってしまいます。だから、ブラブラと体の外にぶら下がっているわけです。

精巣を包む陰嚢は、ラジエーターのような役割をしていて、寒くなると縮んで熱を逃がさないようにし、暑くなると伸びて熱を逃しています。

「タマタマは外〜！！」

ですから、快適にタマタマが外に居られるように工夫することが妊活男性には大切になってきます。

なので、パンツもボクサーパンツやブリーフのようなピッタリしているものよりヒラヒラしているトランクスがオススメです。

ピッタリしていると精巣に熱がこもってしまうため、パンツはトランクス！ボトムスでは、スキニーのジーンズなどもオススメできません。

インナーもボトムスも、タマタマが風通しのいい状態にして過ごしましょう。

そして、もう1つ注意があります。

外出時にノートパソコンを膝の上に置いている男性を見たことはありませんか？

長時間、パソコンを使っているとだんだんと熱くなってきます。寒い日は、暖がとれていい♪と思うかもしれませんが、タマタマにとっては、とんだ迷惑です。

パソコンの熱が精巣に伝わり、それが長時間にわたり、また毎日のように続けられていたら…。精巣機能は弱り、精子がつくられにくくなってしまいます。

パソコンはテーブルの上で！

お膝に乗せるのは、奥さんだけにしましょう！

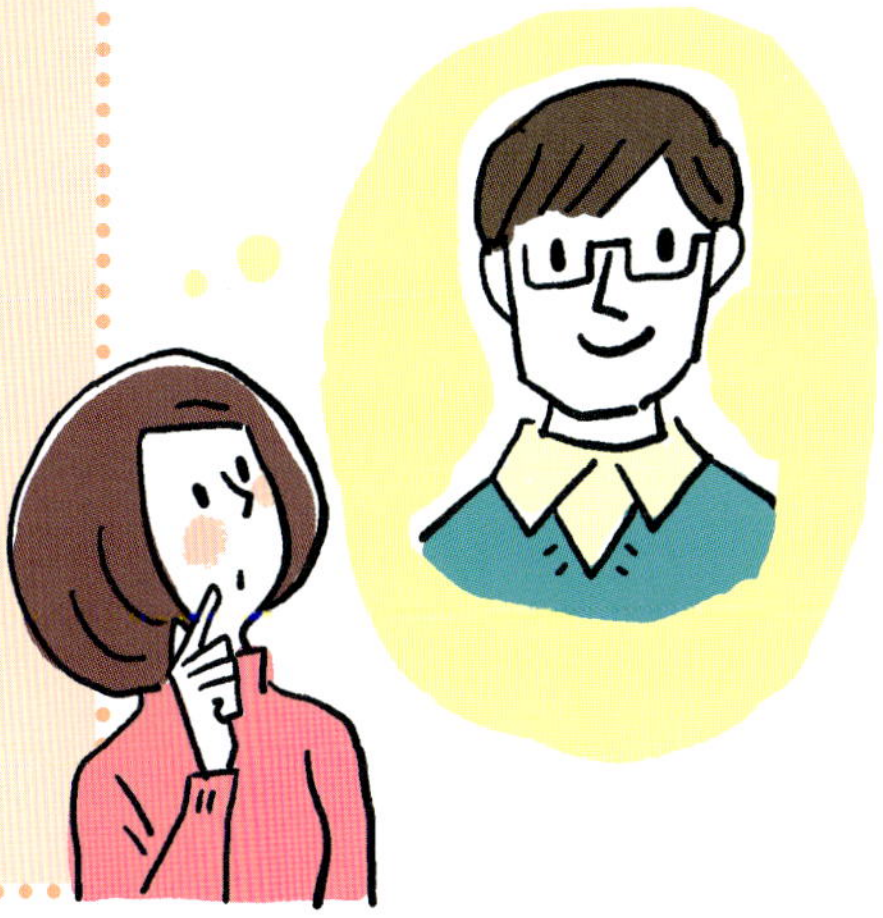

chapter 2-⑨

胚のこと

胚の成長

受精が完了すると、父方の前核、母方の前核は1つになり、夫婦の遺伝子が融合して胚になります。1つになった核は、2つに分割し、順調に成長すれば2日後には4個の細胞を持つようになり、3日目には8個の細胞、16個の細胞と、細胞数を倍々に増やしていきます。そして、4日目には桑の実のように細胞がたくさん見える桑実胚になり、5日目には将来赤ちゃんになる内部細胞塊と赤ちゃんに栄養を送る胎盤になる栄養外胚葉を持つ胚盤胞に成長します。

細胞が分割する際には、卵割溝といわれる溝が出現し、それに沿って割球が2つに分裂します。

また、分割する際にできる卵割溝に沿って細胞の断片（フラグメント）が発生し、しばらくするとこのフラグメントは、細胞に吸収され消えていくものもあることがわかってきています。このフラグメントが多いものは、胚の発育の妨げになりやすいといわれています。これら胚の成長は、体外受精における胚の発育、成長からわかってきています。

胚が成長する際に必要とする栄養は、卵管に満たされている卵管液から吸収します。また酸素をもらい、老廃物を出しながら成長し、卵管上皮の線毛と卵管液の流れによって子宮へと送られていきます。

胚は、8細胞期まで卵子の力でタンパク質を合成し、ピルビン酸と乳酸を主なエネルギー源として成長します。しかし、8細胞期以降は胚の力でタンパク質が合成されるようになり、グルコースが主なエネルギー源に変化するといわれています。

このことから、卵管でも卵巣に近いところ、子宮に近いところ、またその中間では卵管液の組成にも違いがあるのではないかとされていますが、卵管液は未だ、全てを解明するには至っていないようです。

こうして胚盤胞に成長する頃には子宮へ到達し、さらに成長して大きくなり、着床の準備となる孵化（ハッチング）が始まります。

孵化をする際は、これまで分割して増えていく細胞が、バラバラにならないように胚を守っていた透明帯という殻から、脱出する必要があります。自然妊娠の場合、子宮内の酵素により透明帯がだんだんと薄くなり、一部が破れて胚盤胞が一気に脱出すると考えられています。

体外受精により培養された胚は、一部が破れることで、そこから押し出されるように胚が出てくることが知られています。また、凍結胚の場合、透明帯が固く、孵化しづらい胚

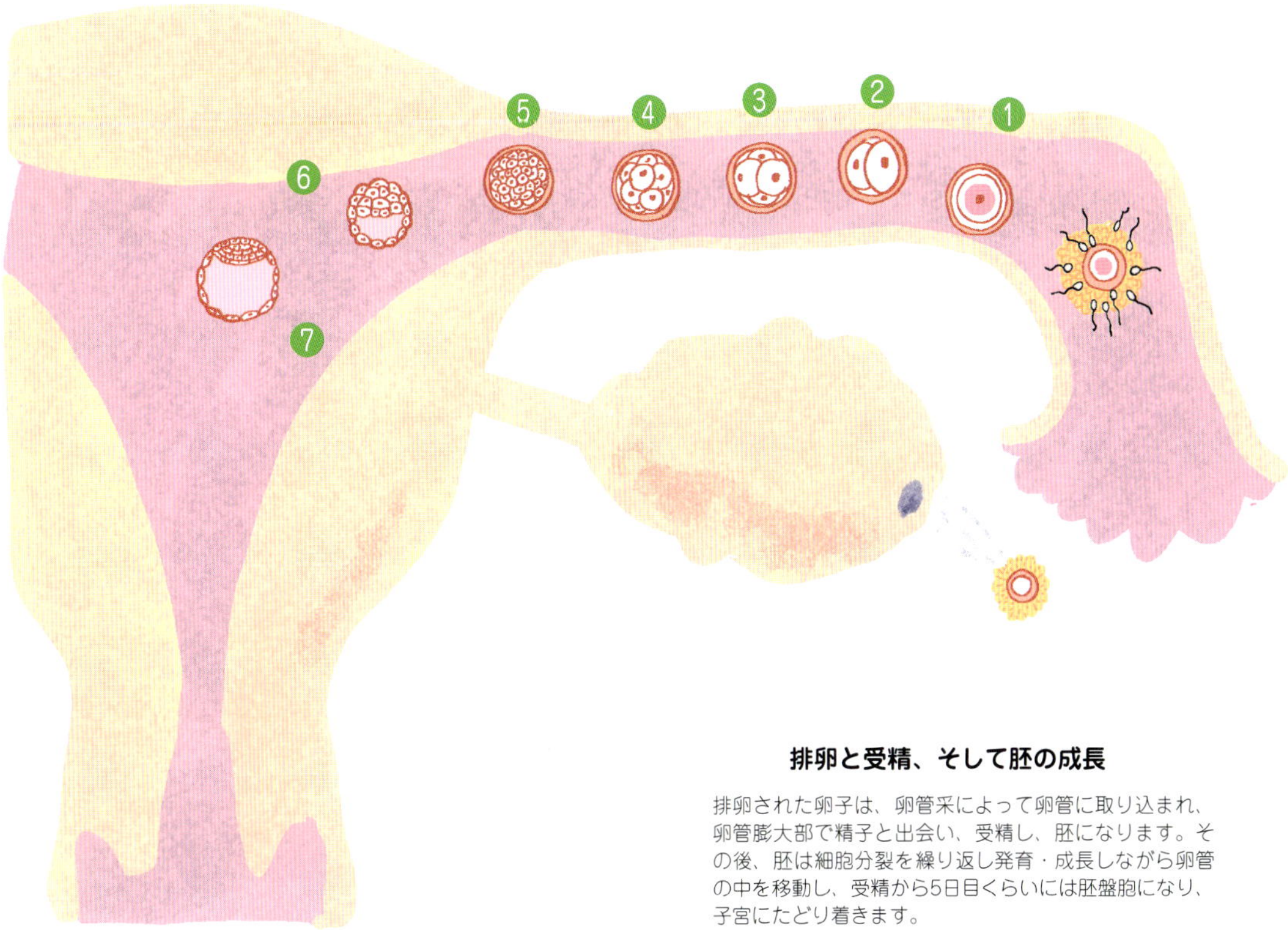

排卵と受精、そして胚の成長

排卵された卵子は、卵管采によって卵管に取り込まれ、卵管膨大部で精子と出会い、受精し、胚になります。その後、胚は細胞分裂を繰り返し発育・成長しながら卵管の中を移動し、受精から5日目くらいには胚盤胞になり、子宮にたどり着きます。

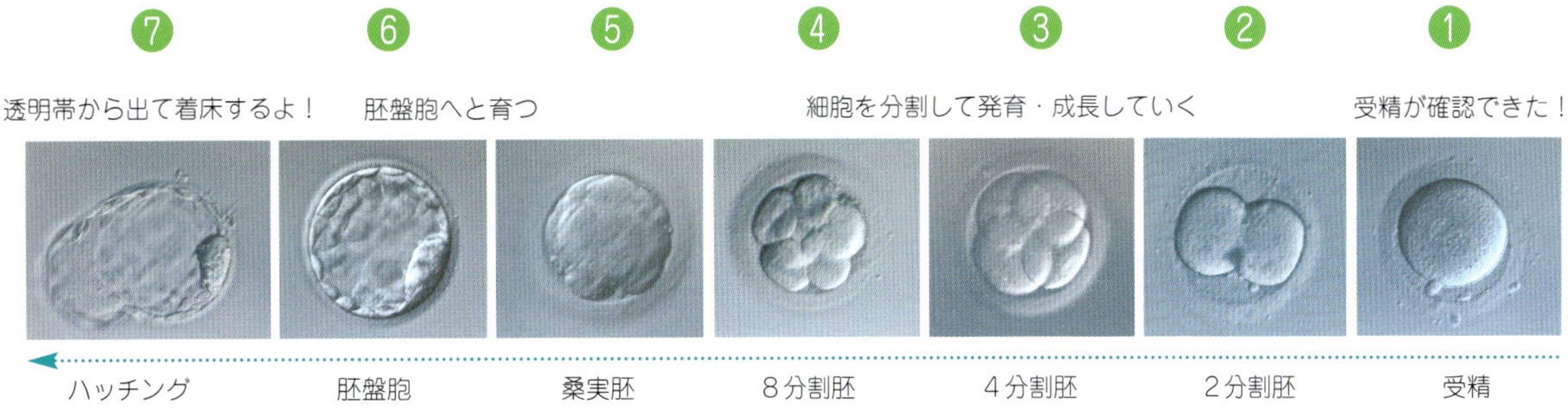

写真：はなおかIVFクリニック品川

もあり、これを助けるために透明帯の一部をレーザーで照射するなどして助けるアシステッドハッチングを行うことがあります。

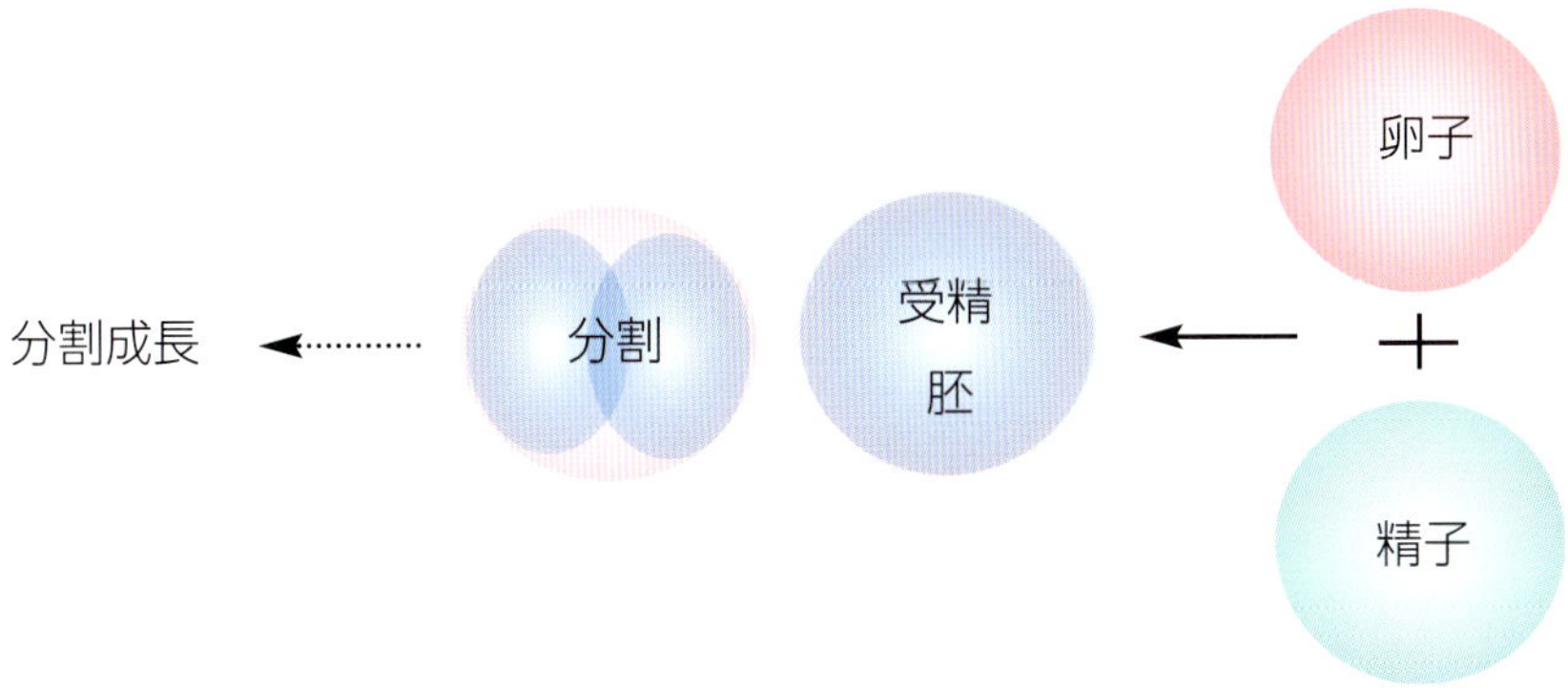

chapter

2-⑩ 着床と妊娠

着床の完了から妊娠の成立

　着床の完了は、胚が子宮内膜に潜り込んだことをいいます。ふだんの生活の中では、市販の妊娠検査薬で妊娠反応が陽性と出たことでもわかります。

　不妊治療では、一般不妊治療となるタイミング療法や人工授精では、尿検査で行うことが多くあります。この場合、予定する月経が1週間経ってもこないようであれば妊娠の可能性があり、尿検査で陽性反応が出る頃には、胎嚢（赤ちゃんを包んでいる袋）が確認できる方もいるでしょう。

　体外受精では、血液検査からHCG（ヒト絨毛性ゴナドトロピン）の値を測定することでわかります。着床していない場合には、HCGは検出されないホルモン（ただし絨毛ガンでは検出される）なので、この値から着床の判定とともに、今後の妊娠継続の可能性などをみることができます。

　初期胚を移植した場合と胚盤胞を移植した場合では、妊娠判定日が違うこともあります。初期胚の場合には胚移植から2週間程度、胚盤胞の場合には胚移植から1週間程度で判定をすることが多いようです。

　妊娠反応が陽性になったのちに、1週間程度で行う経腟エコー検査で胎嚢が確認でき、さらに1週間程度で心拍が確認できるようになって、臨床的妊娠となります。この臨床的妊娠が妊娠の成立となります。

　妊娠反応は陽性になったけれど、その後、妊娠が継続しなかった場合を、生化学的妊娠（化学流産）といいます。

妊娠５週のはじめ、正常妊娠であれば遅くても妊娠６週末には確認できるようになります。
　心拍が確認できれば、その後の妊娠継続の可能性が高くなり、一安心です。
　その後、順調に発育、成長し、最終月経から２８０日後の出産予定日を目安にして、赤ちゃんは生まれてくるでしょう。
　体外受精の場合、受精日から２６６日後が出産予定日です。また、移植した胚が受精から何日目の胚であったかを考えて計算してみましょう。

妊娠の確定

胎嚢が確認できる

経腟エコーで赤ちゃんを包んでいる袋が確認できる（妊娠４週終り頃〜妊娠５週くらい）

胎児心拍が確認できる

経腟エコーで赤ちゃんの心臓が動いているのがわかる（妊娠５週のはじめ〜妊娠６週末くらい）

胎嚢が確認できた

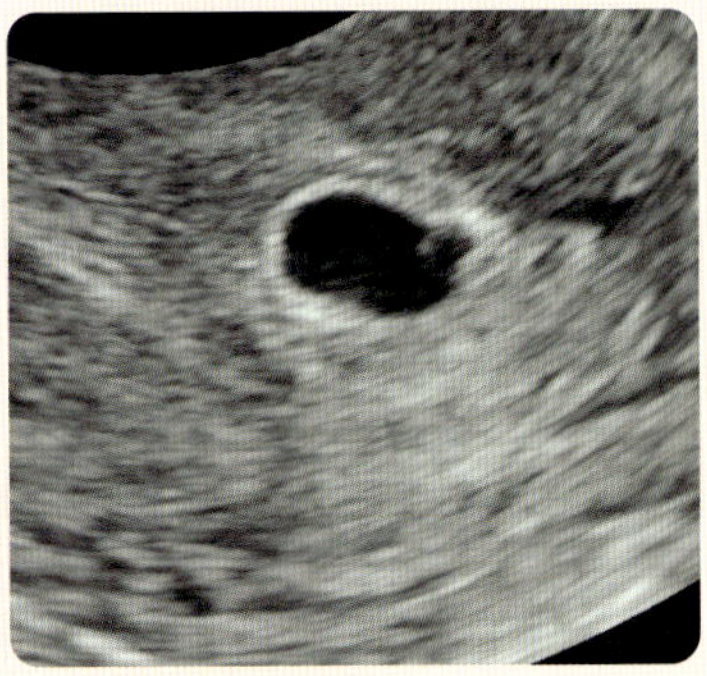

画像：はなおか IVF クリニック品川

妊娠５週のエコー写真です。

経腟エコーで赤ちゃんを包んでいる袋が確認できます。

黒く見えるのが胎嚢で、その大きさは 9.9mm です。

胎嚢の右横に少し突き出して見えるのが胎芽で、大きさは 2.9mm です。

とても小さいと思いますよね。でも、胚盤胞はだいたい 200μm（0.2mm）ほどですから、本当に大きくなりました。そして、生まれる頃には 50cm ほどになるわけですから、その成長率に驚きます。

がんばったね、大きくなったね。だから小さいなんて言わないで♪

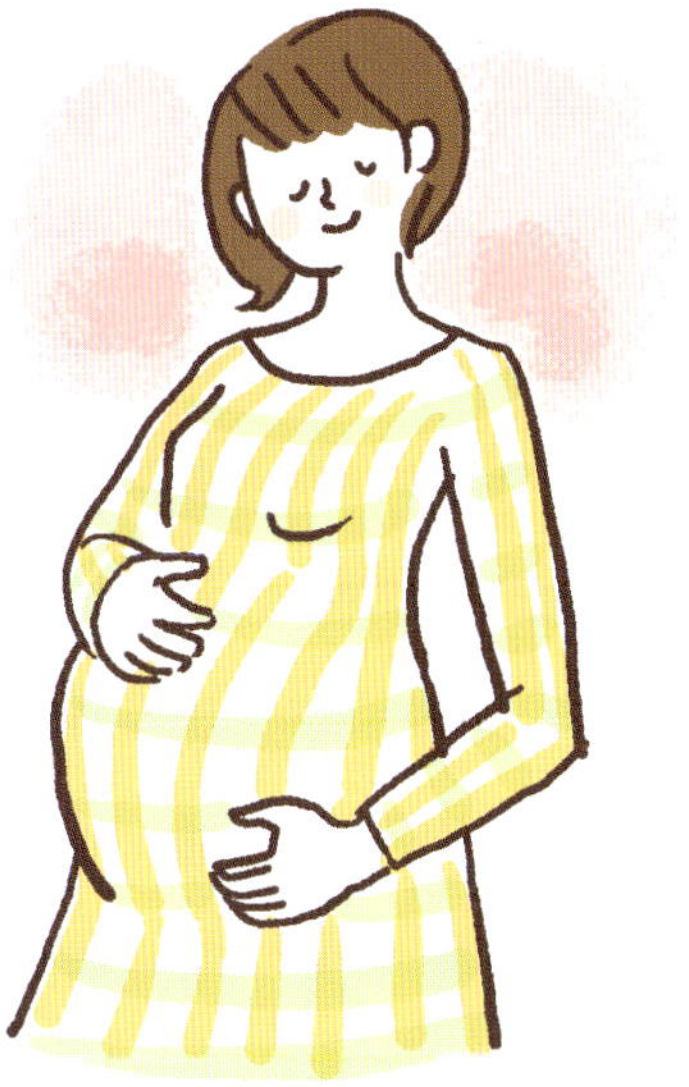

コラム

妊娠した！ と一安心していいのは、いつから？

胎嚢が確認できるようになるのは、妊娠４週の終わり頃から妊娠５週くらいです。胎嚢は、経腟エコー検査で確認することができ、妊娠５週０日で５ミリ程度あり、これが子宮内に認められれば子宮外妊娠の心配はないと考えていいでしょう。

このとき、胎嚢の大きさとともに形や数、位置、卵黄嚢（赤ちゃんが成長するための栄養）なども確認します。また、妊娠６週頃になると、胎嚢の中に胎芽（赤ちゃんになる芽）が確認できるようになります。心拍は、経腟エコー検査で早ければ

パパとママから、赤ちゃんが生まれる

不妊治療は、ほかの病気治療とは違います。なぜなら、不妊治療は、ほかの治療と違って、自分の体の痛いところや痒いところを治すのではなく、新しい命を生むための治療だからです。赤ちゃんは、パパとママのからだから生まれてきます。だから、パパとママは、自分たちのからだをよく知って、そして元気で健康でいてください。男性として、女性として健康で元気であることは、精子や卵子の健康と元気につながります。

ママの卵子とパパの精子

卵子はどんどん数が減ります

卵巣は、卵子の保管庫。
生まれた時から持っている原始卵胞を、順に育てて卵子を排卵します。
使い切ったら閉経がきます。

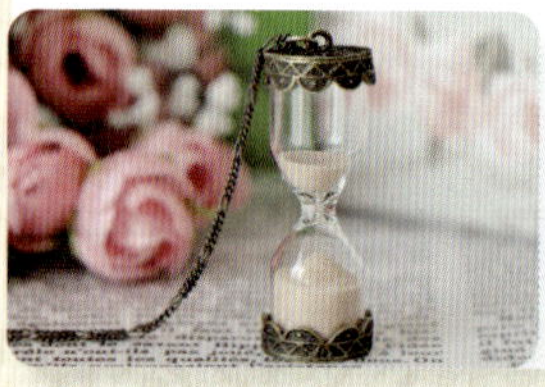

精子はなくなりません

精巣は、精子の造精所。
元になる精祖細胞から精子を造り続けます。
元になる精祖細胞はなくなりません。

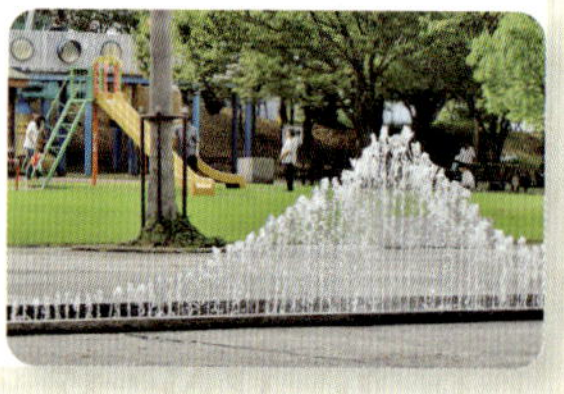

卵子とママは同い年

生まれた時から卵子はあります。だからママと同じだけ年を重ねます。そして老化現象も起こります。

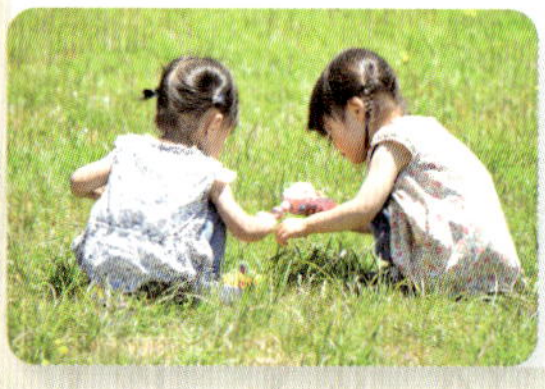

精子はいつも生まれたて

元になる精祖細胞から精子は造られるので、精子は０歳。
ただ、パパの年齢が上がると精子を造る力が弱くなり、質的変化も起こります。

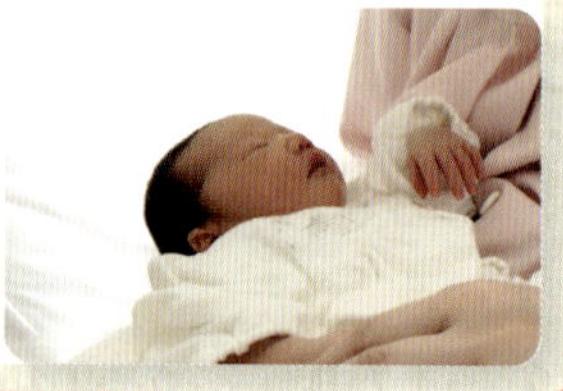

ママは赤ちゃんを育てる

ママのからだは、赤ちゃんを育てて、産むためにつくられています。子宮は赤ちゃんを育てる部屋。膣は赤ちゃんを産む通り道になります。

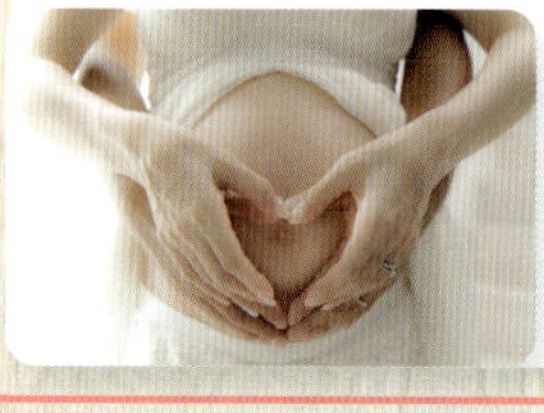

パパは命を預ける

パパは、ママのからだに精子を送って、新しい命につなげます。精子は、パパのからだを離れて、ママのからだで活躍します。

陰茎は、ママのからだに効率よく精子を届ける大事な器官です。

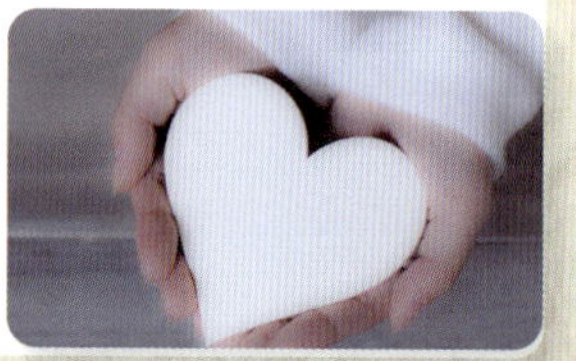

3
章

赤ちゃんが授からない原因はなに？

i-wish...ママになりたい
Special Edition

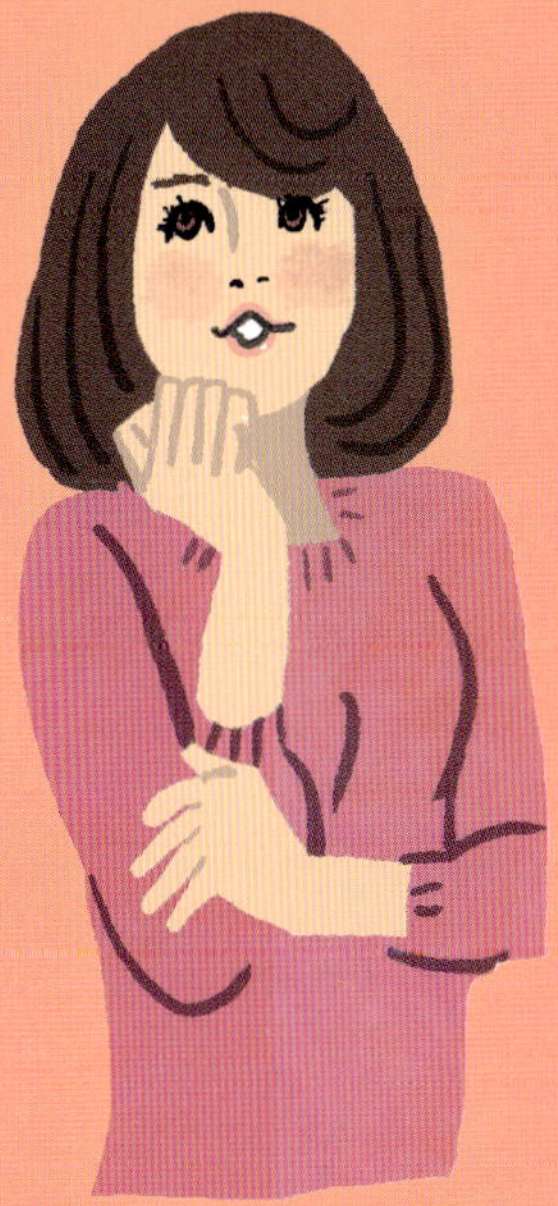

chapter

3-①

不妊とは、どういうことをいうのでしょう?

不妊の定義とは?

妊娠を希望して、避妊をしないで性生活を送っているにも関わらず、1年以上妊娠しないことを、日本産科婦人科学会では不妊症と定義しています。

実は、2014年までこの期間を日本は2年としていました。それを1年に変更した理由としてはいくつかあります。平均初婚年齢が上がってきていること、それにつれて第一子の出産平均年齢も上がっていること。また、妊娠を望む多くの夫婦は、避妊しない性生活の期間が1年あれば、約8割が妊娠している現状などから早期に適切な不妊治療を受けることにつなげようと期待してのことです。

そして、世界保健機関・WHO、並びに、国際ART監視機関（ICMART）、アメリカ生殖医学会（ASRM）、ヨーロッパ生殖医学会（ESHRE）なども不妊症を「1年間、妊娠しない夫婦」と定めていることも変更理由にしたと発表しています。

諸外国では、10年以上も前から1年というのが一般的な定義とされており、日本は少し対応が遅くなりました。

自然妊娠の場合、排卵1回あたりの妊娠率は25～30%といわれています。この妊娠率は、生殖適齢期（妊娠適齢期）である20代～30代前半でのことです。30代後半になると妊娠率は低下し始め、38歳くらいになるとさらに低下し、40歳を過ぎる頃にはいっそう低下してしまいます。

以上のことから、夫婦が子供を欲しいと望むのであれば、目安としては30代前半までは半年から1年、30代後半からは半年まで妊娠にチャレンジし、それを経過した場合には、一度検査を受けてみるのがよいでしょう。

不妊といわれると、精神的にダメージを受ける方もいらっしゃるかもしれませんが、検査は妊娠を難しくしている理由や妊娠を妨げる原因を探り、妊娠するためにどうしたらいいのかを見つけるために行います。

妊娠や不妊への意識を高めるひとつのきっかけと捉えれば、気持ちも楽になり、歩みやすくなるでしょう。

不妊の原因の男女比は、約半々!!

不妊原因の男女比は、約半々といわれています。近年、出産や妊娠に関する情報が増え、子育てにも積極的に参加する男性が多くなりました。このように育児への意識が変わりつつある中、男性不妊に関する情報は未だ不足し、浸透していないのが現状です。

不妊の原因は女性側にあると考えられがち

出産年齢の推移

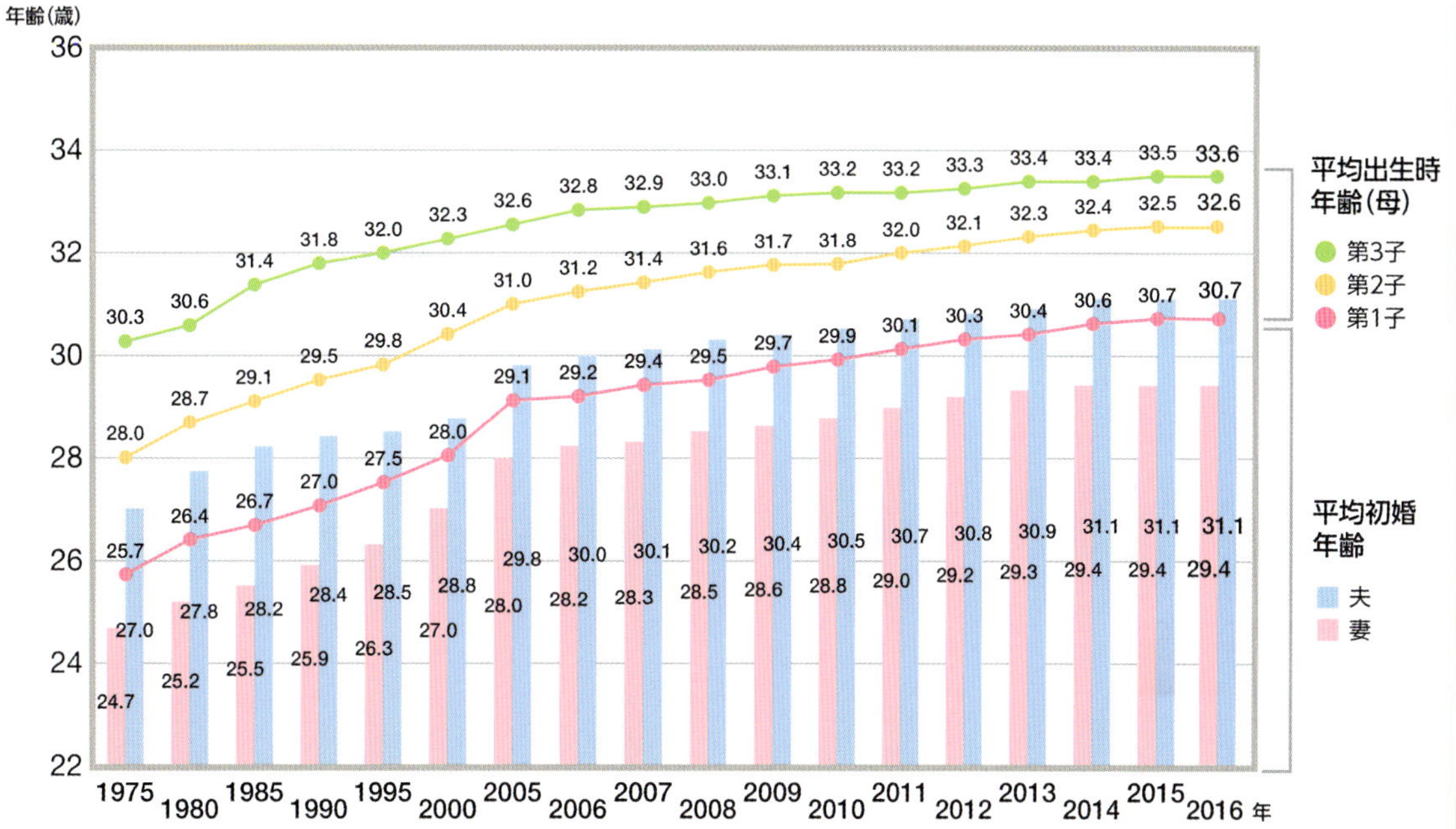

内閣府 少子化社会対策白書
資料：厚生労働省「人口動態統計」

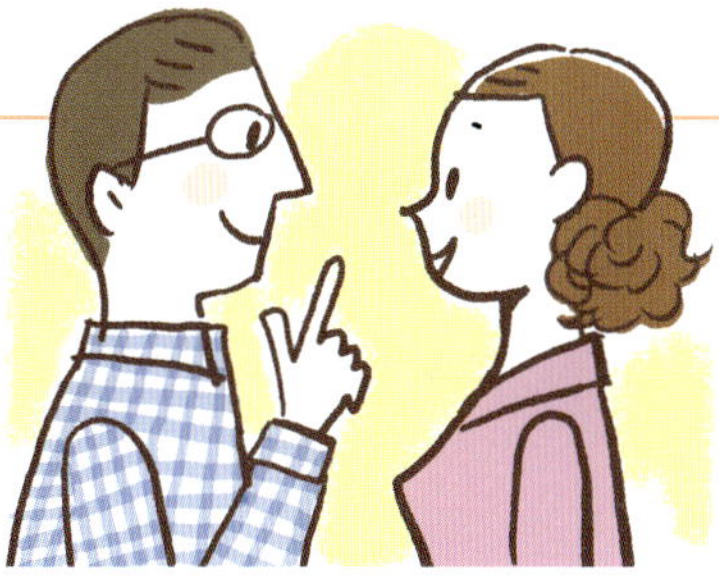

男女の不妊原因

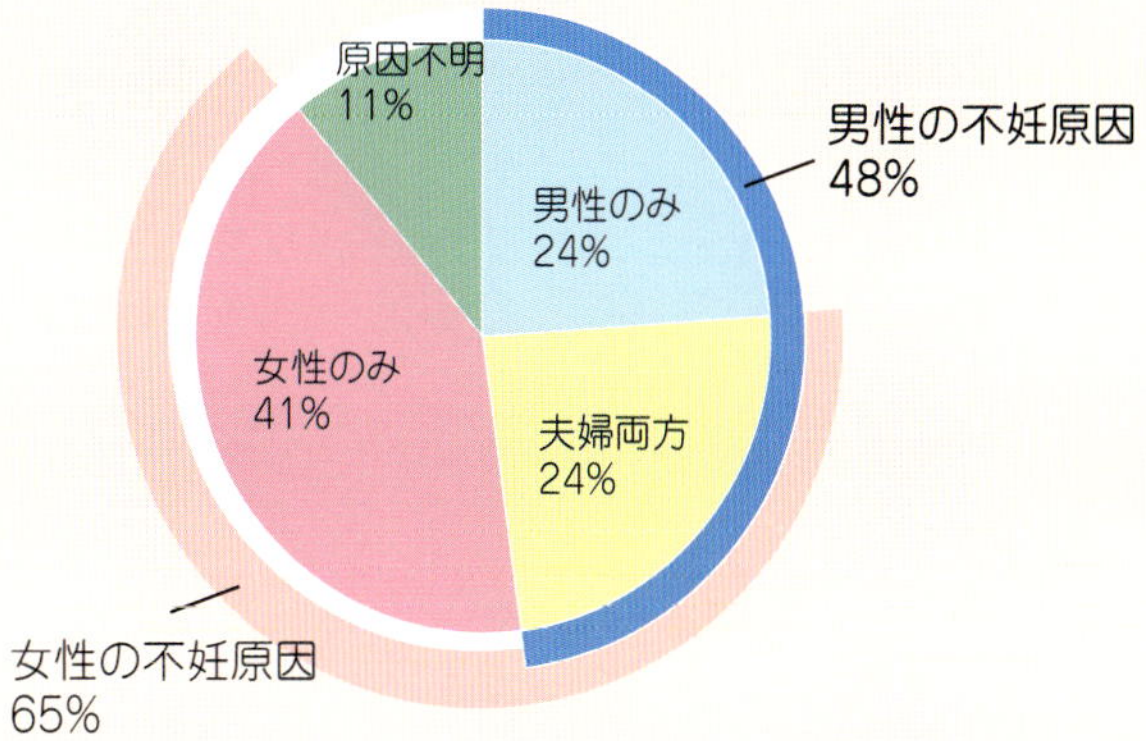

WHO 1996年

ですが、その実、半分は男性側によるものです。また夫婦双方に原因がある場合も少なくありません。ストレス社会といわれる現代において、夫婦の性生活に問題のあるケースも増え、不妊の一因となっています。

赤ちゃんを授かるためには、夫婦ふたりの協力が必要不可欠です。妊娠、出産、そして不妊を女性の問題と捉えず、ふたりの問題だと考えましょう。そして不妊治療に臨む際は、夫婦揃って検査を受けてみましょう。

女性の不妊原因

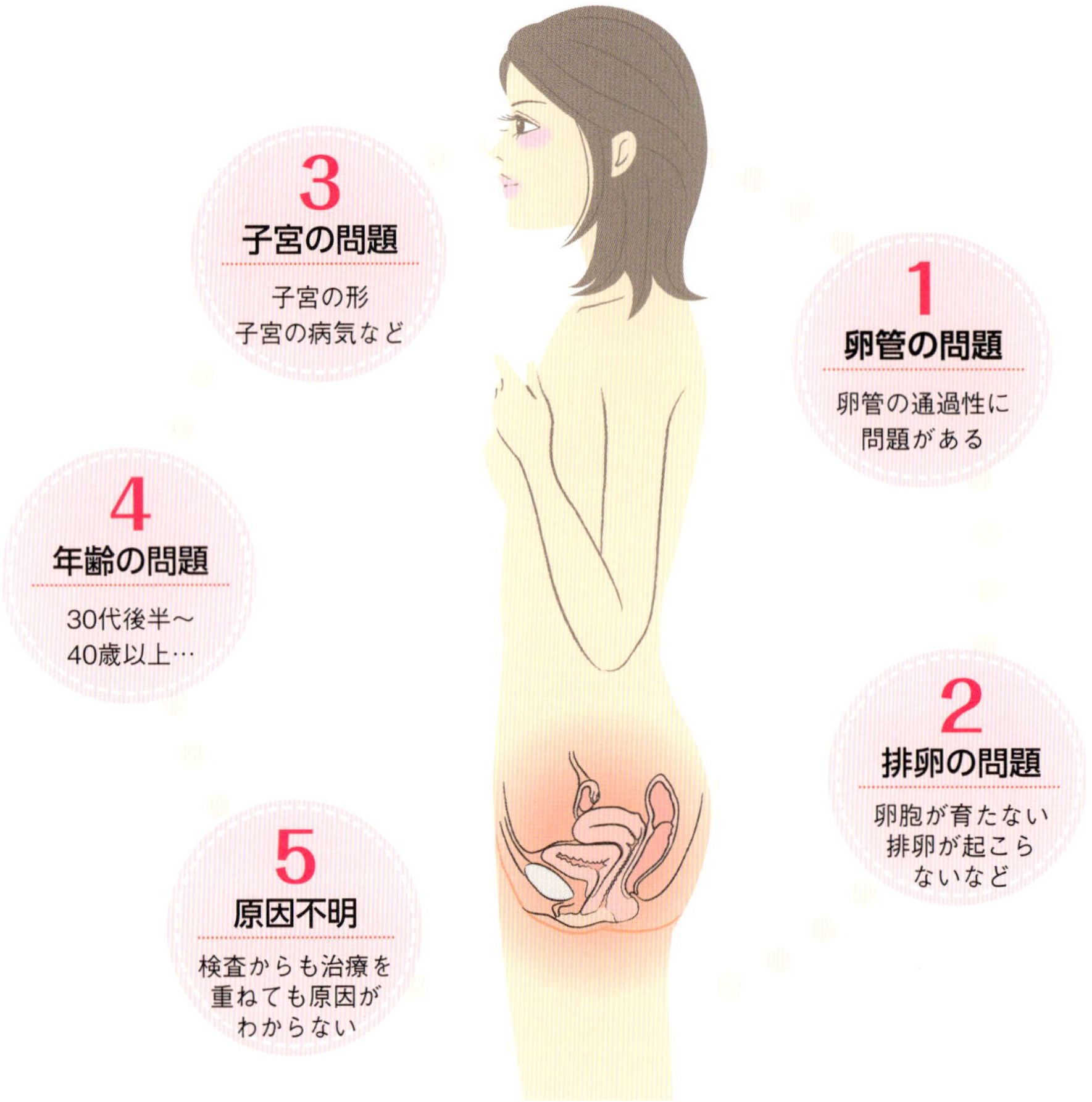

大きくわけて５つある 女性の不妊原因

女性側の不妊原因として一番多いのは、年齢に関係して起こることといわれています。

この年齢の問題を含め、女性の不妊原因は大きく分けて5つあります。それを見てみましょう。

1 卵管の問題

卵管は、受精の場として、また胚が育つ場所として大切な役割を担う器官です。それが途中でとても狭くなっていたり（卵管狭窄）、塞がっていたり（卵管閉塞）して通過性に問題のあるケースがあります。

起こる原因として、クラミジア感染症、子宮内膜症、腹膜内の炎症（虫垂炎や開腹手術後の炎症等）などがあげられますが、はっきりとわからないこともあります。

これら卵管の問題の有無については、卵管通過検査で確認できます。

★詳しくは、72ページ

2 排卵の問題

排卵に関する問題として、卵胞が育たない、排卵が起こらないといったケースがあります。原因としては、卵巣機能自体に問題がある場合と脳の視床下部や下垂体に問題がある場合などが考えられます。

妊娠までにかかった期間

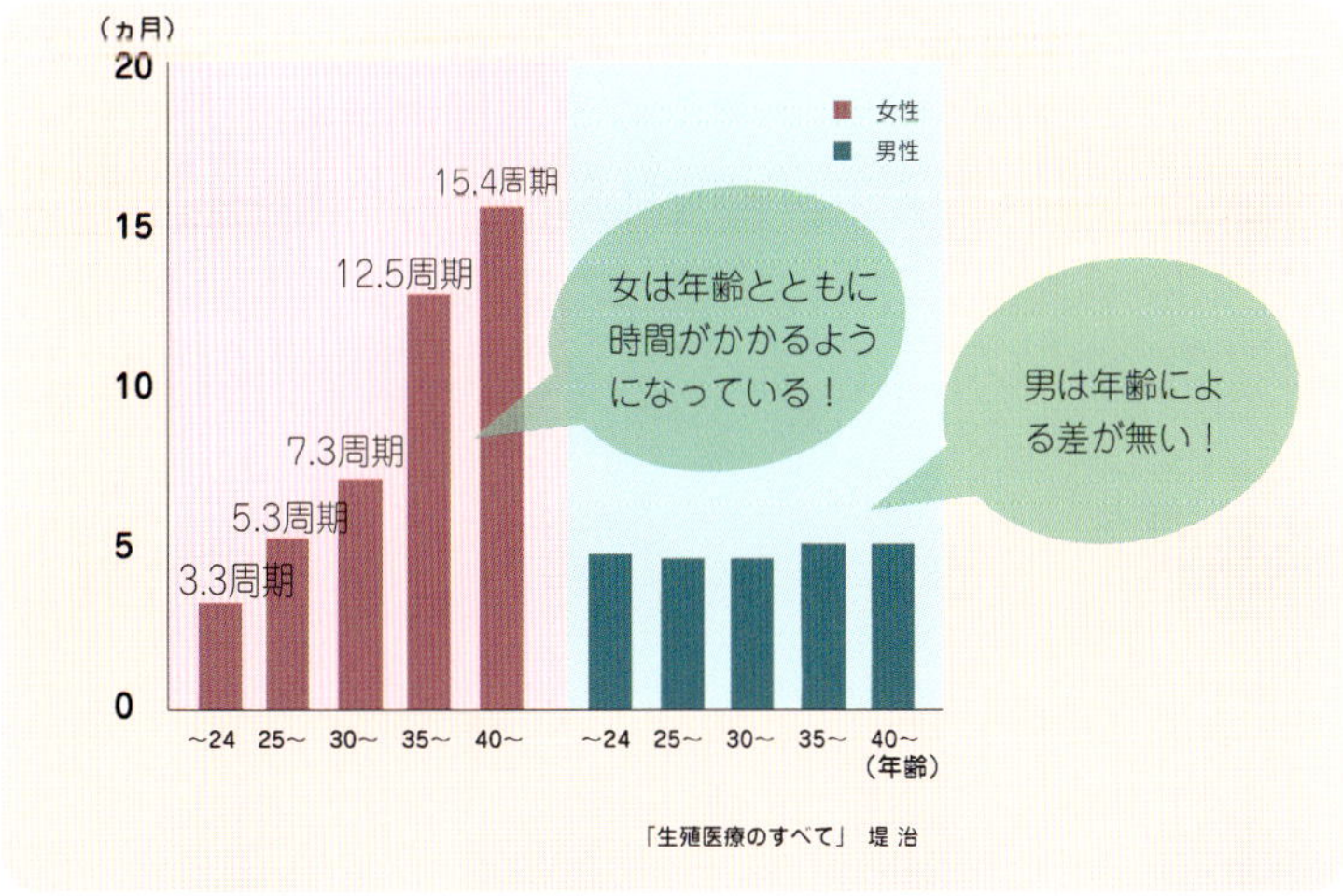

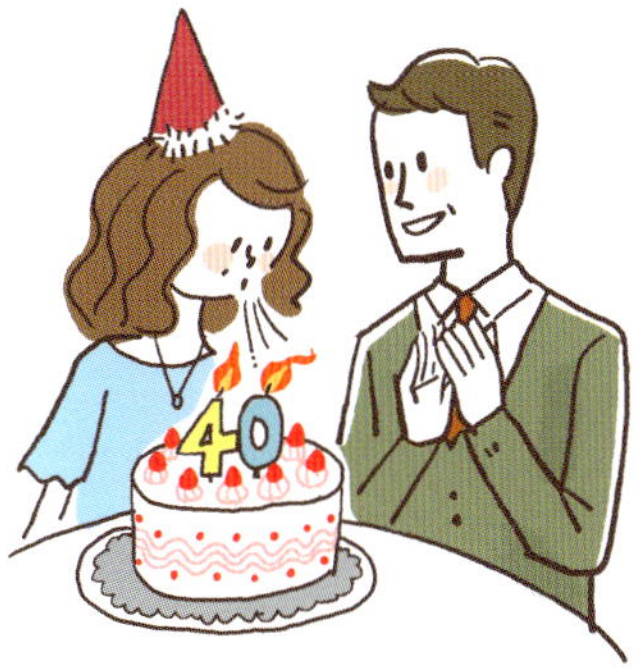

これらはホルモン検査をすることでわかります。

★詳しくは、68ページ

3 子宮の問題

子宮筋腫や子宮内膜症などで、着床がうまくできずに不妊になることがあります。

子宮筋腫については、子宮卵管造影検査やレントゲン検査をすることで子宮の様子がわかり、エコー検査をすることで筋腫のあるなし、また場所や大きさがわかります。

子宮内膜症については、卵巣嚢胞と大きくなった子宮腺筋症はわかりますが、それ以外はエコーではなかなかわかりません。また血液検査から判断することもできます。

★詳しくは、71ページ

4 年齢の問題

女性は年齢を重ねると妊娠が難しくなり、妊娠するまでに時間がかかるようになってきます。その理由として、卵子の質が低下することがあげられます。30代後半からだんだんと卵子の質の低下が現れ始め、40歳を過ぎる頃には顕著になります。これには、卵子の染色体異常率が高くなることも関係しています。そのため、妊娠しにくい、妊娠しても流産することが多くなってきます。

また、卵巣機能が低下することもあげられます。40歳を過ぎる頃から卵巣機能がだんだんと低下し、卵巣周期と月経周期にズレが起こることから、月経周期が以前よりも短くなる傾向が出てきます。成熟卵胞が育ちにくく、排卵された卵子が妊娠に適さないことも多くなってきます。

このように、女性が妊娠するには時間的なリミットがあります。

5 原因がわからない

検査で原因がわからないこともあります。その理由のひとつに検査が万全でないことがあげられます。例えば、ピックアップ障害に関係する卵管采は、卵管通過検査ではわかりません。これまでの治療方法（タイミング療法や人工授精など）でどの過程に問題があるのかを推測し、検討することで原因が明らかになることもあります。

★詳しくは、74ページ

その他、性交障害、セックスレスなども原因となっています。

chapter 3-③

男性の不妊原因

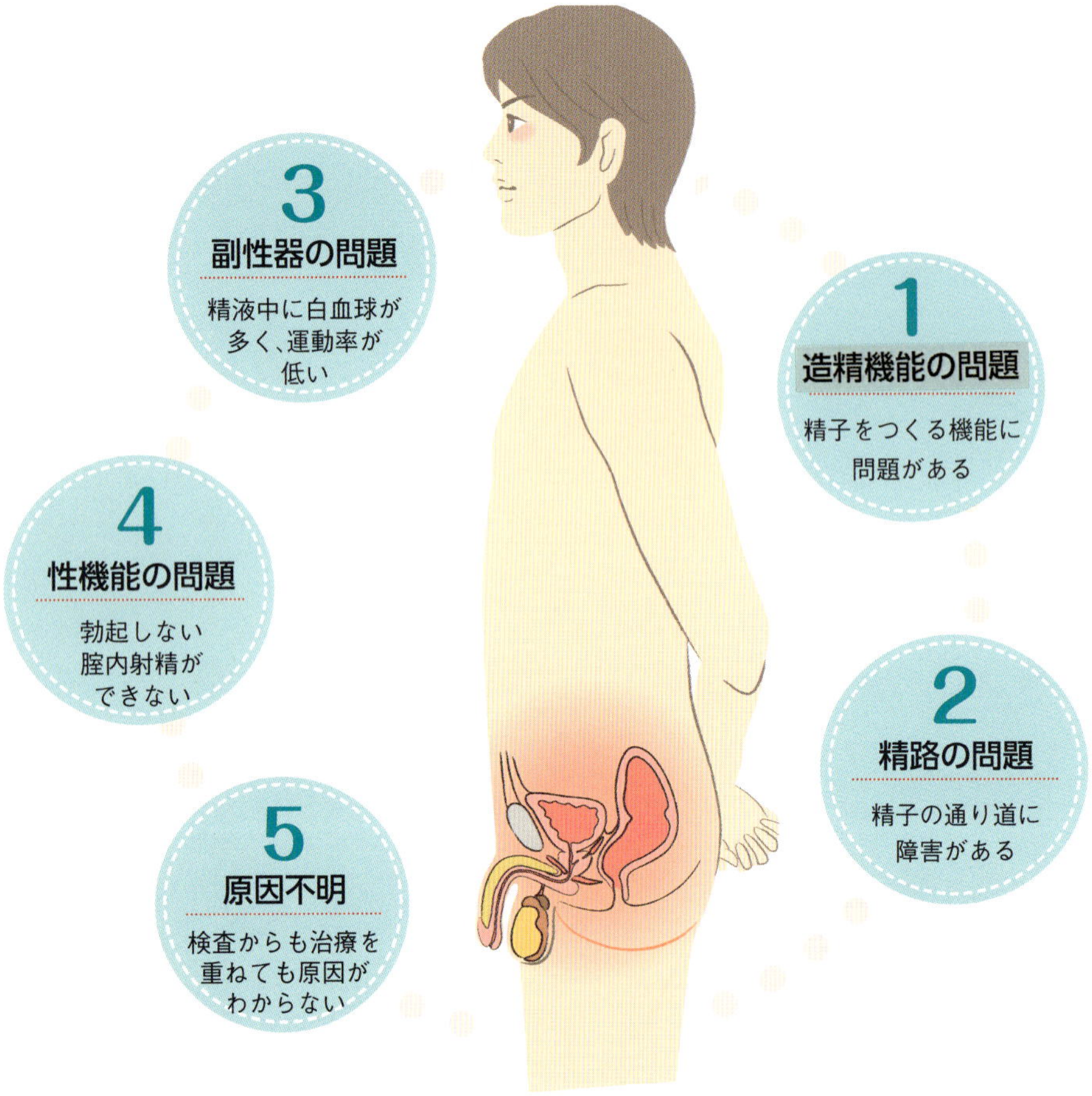

大きく分けて４つある 男性の不妊原因

妊娠の要は卵子にあるといわれていますが、それも精子があってのこと。精子がなければ妊娠はおろか、受精することさえできません。その大事な精子に絡む男性の不妊原因にはどのようなものがあるのでしょう？

1 造精機能の問題

精子をつくる機能に問題のあるケースで、精液中の精子がとても少ない、または見つからないという場合があります。よく耳にする**乏精子症**や**無精子症**の大半は、この造精機能に問題があるもので、このような無精子症を非閉塞性無精子症といいます。

造精機能障害の大半は、はっきりと原因の特定ができない特発性無精子症といわれています。原因の分かるものには、クラインフェルター症候群など染色体異常が先天性理由にあるものや、**精索静脈瘤**などの後天的理由によるもの、低ゴナドトロピン性性腺機能低下症のように先天的理由、後天的理由そのどちらも考えられるケースもあります。

静脈が逆流して瘤状に肥大する病気、**精索静脈瘤**は、後天性理由による原因で最も多く、男性不妊の患者の約40％に見られます。

また、小児の病気で、1歳までにはほとん

どが自然に改善されますが、精巣が陰嚢にない場合があり、これを停留精巣といいます。陰嚢が小さく、触っても中身が何も触れないことで判断でき、手術での治療を行った場合、後遺症で精子数が少なくなることがあります。

　その他には、大人になってから高熱を出し、精巣炎になったことから造精機能に問題が起こることもごく稀にあります。症状が片方であれば影響は少ないといわれています。

★詳しくは、78ページ

2 精路の問題

　精子をつくる機能に問題がない場合でも、精子の通り道のどこかに問題や障害があることで、乏精子症や無精子症になることがあります。この場合の無精子症のことを閉塞性無精子症といいます。

　精巣で造られた精子は、精巣状態、精管などを通って射精に至りますが、この通り道が詰まっていたり、または細くなっていることにより、閉塞性無精子症や乏精子症となるのが精路通過障害です。

　原因としては、精管が生まれつきないことや過去に尿路感染を起こしたこと、精巣上体炎や性感染症、鼡径ヘルニアの手術、パイプカット手術をしたことなどがあげられます。

　精液検査で精子が見つからない場合に、ホルモン検査、陰嚢の触診などをし、そのホルモン値や精巣容量もほぼ正常の場合、造精機能ではなく、精路に問題があると判断できます。

★詳しくは、80ページ

3 副性器機能の問題

　副性器とは、精巣以外の性器のことで、精管、精嚢、前立腺などのことを指します。この精巣以外の機能に問題があることで起こる障害を副性器機能障害といいます。例えば、精嚢や前立腺が炎症を起こすことで、精子の動きが悪くなったり、運動率が低下して受精しにくくなります。

　これらは、精液中の白血球が基準値よりも多く検出されることでわかります。精嚢や前立腺の炎症の原因の多くは、クラミジア感染が疑われますが、マイコプラズマ、結核菌などによる精路感染など様々なことが考えられます。

★詳しくは、81ページ

4 性機能の問題

　勃起障害（ED）や射精障害など性機能に問題があるのが性機能障害です。近年増えつつある不妊原因です。

　性交ができない、性交時に勃起しない、または勃起が維持できない勃起障害は、ストレスなどが原因で起こる心因性によるものと、糖尿病や下半身不随、血管性などの器質性によるものがあります。また、これらを併せ持つケースもあります。

　また、マスターベーションによる射精はできても、女性の膣内で射精することができない膣内射精障害も増えています。中でも多いのは、「妊娠させることができなかったら」というプレッシャーから起こるもので、性欲が妻に向かなくなってしまうこともあるようです。

　また、射精後、膀胱へ精液が逆流してしまう逆行性射精障害も、性機能の問題から起こります。

★詳しくは、82ページ

妊娠を難しくする原因は、パパにもママにもある

不妊治療は、自然妊娠では赤ちゃんを授かるのが難しいパパとママのためにあります。パパとママのどこかに妊娠を難しくさせるところがある、何かが難しくさせている状態で、その原因となることをしっかり知っておくことが、不妊治療を受けるうえで大切になってきます。不妊原因といわれると、ちょっと辛いと思うかもしれませんが、赤ちゃんを授かるために何が問題なのかをしっかり知っておきましょう。

ママとパパの不妊原因

赤ちゃんが授からない原因は、パパにもママにもある

ママだけに原因があるのが41％で、パパだけに原因があるのが24％です。夫婦に問題がある24％を考慮して、ママに原因がある場合は65％、パパに原因があるが48％になり、約半々の割合です。

妊娠も出産も、ママの体に起こるので、原因の比率としてはパパに比べて若干高いけれど、パパとママがいなければ赤ちゃんは生まれてきません。だから、原因がどちらにあっても夫婦ふたりの問題です。ふたりで支え合って、赤ちゃんを授かるよう治療に臨みましょう。

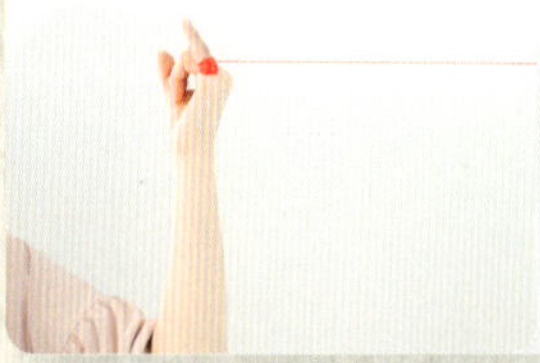

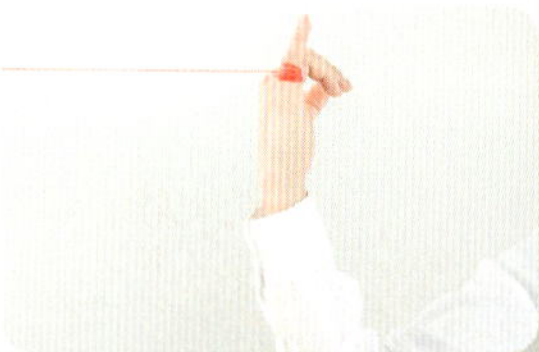

不妊原因は大きく５つ

妊娠が難しくさせるのは、年齢、卵管、排卵、子宮と原因不明の５つがあります。

これらの原因が、複雑に絡み合っていることもあります。

自分たち夫婦にあった方法で治療するために知っておきましょう。

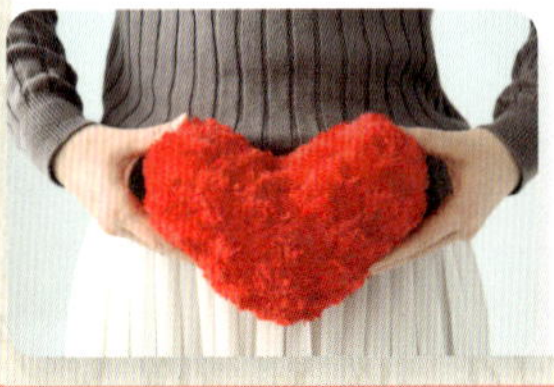

不妊原因は大きく５つ

妊娠を難しくさせるのは、造精機能、精路通過、副性器機能、性機能、原因不明の５つがあります。精子の数が少なくても、造精機能と精路通過では意味が違いますので、しっかり理解しておきましょう。

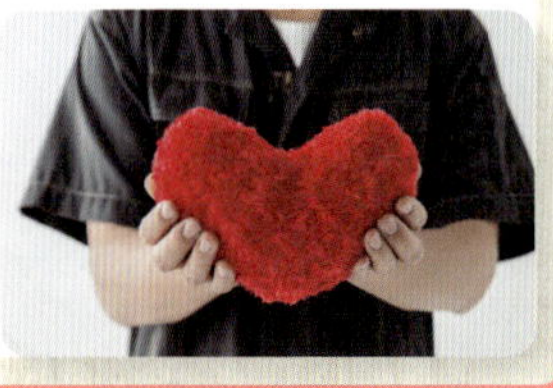

女性の不妊原因の一番は、年齢

妊娠が難しくなるのは、ママの年齢が高くなってきてからです。

それには卵子の質の低下が、関係しています。でも、卵巣の中にある卵子には赤ちゃんにつながるものもきっとあります。

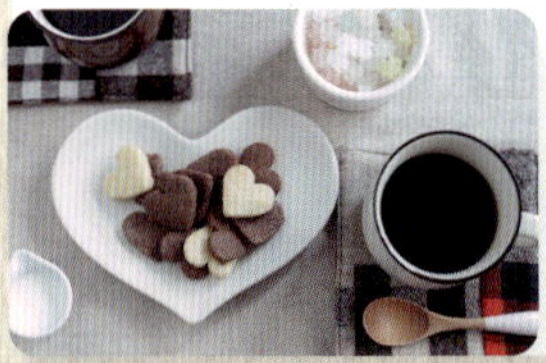

男性の不妊原因の一番は、精子を造る力

精子は、次々と造られます。でも、その力が弱いと精子が少なかったり、運動する精子が少なかったりします。精液検査を何度しても同じように少なかったら、専門医に診てもらいましょう。

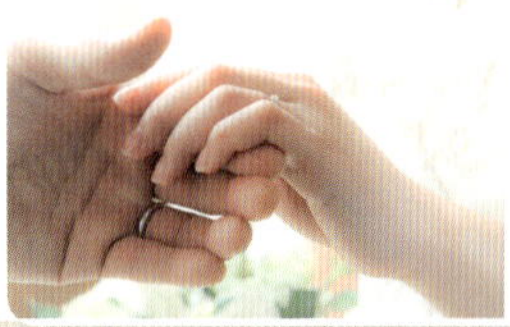

4
章

私たちに合った 不妊治療の方法は？

i-wish…ママになりたい
Special Edition

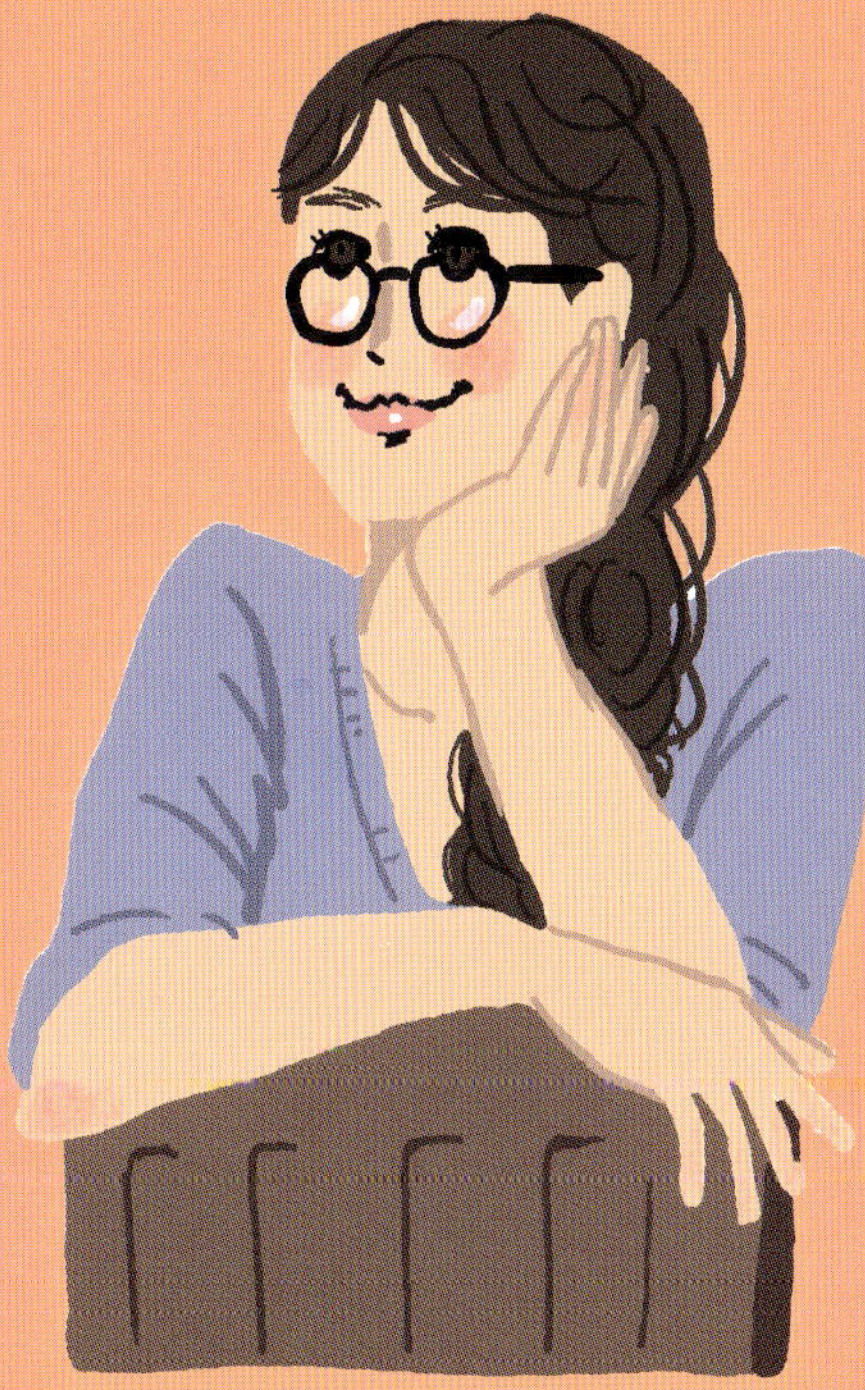

不妊治療の流れ

不妊治療が、どのように進んでいくのかをわかりやすく説明しましょう。

まずは、検査からスタートです。

検査により原因が明らかになった場合、その症状や障害となっていることに適応した治療がスタートします。

しかし、不妊原因が明らかにならなかった場合には、治療をステップアップしていく方法を選択することもあります。

その選択も不妊である期間や年齢などが考慮されるため、高度生殖医療（体外受精・顕微授精）からスタートということもあります。その、さまざまなケースをみてみましょう。


赤ちゃん、欲しいね。

でも、なかなか授からないね。

病院に行ってみる？

そうだね。行ってみようか…

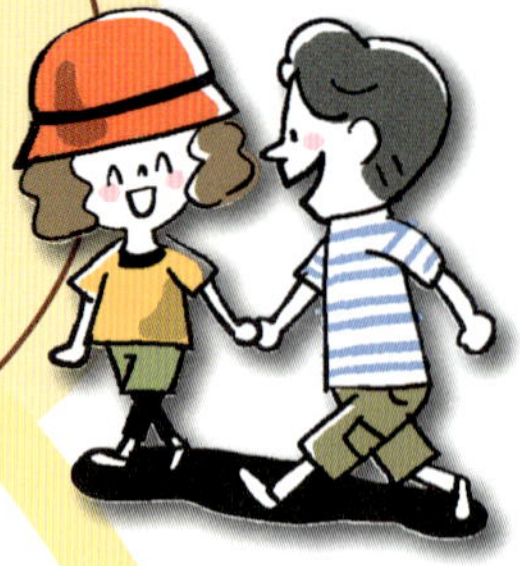

検　査

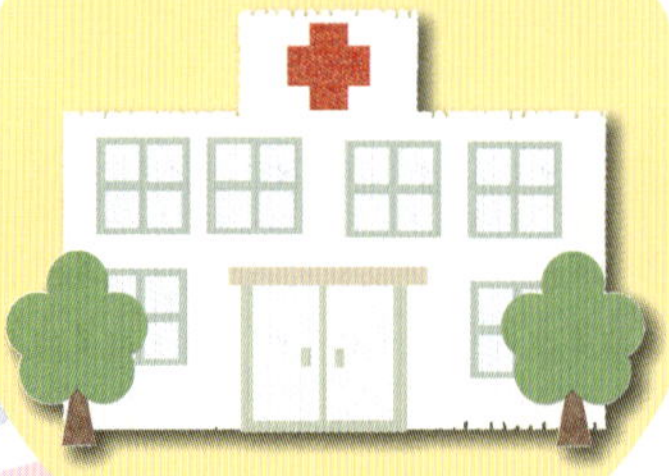

治療は、検査から始まります。検査では、妊娠を妨げている原因を、男性なら精液検査から、女性なら月経周期に合わせて必要な血液検査、超音波検査などから調べることになります。

検査後に妊娠することも？


検査を受けた次の周期に妊娠！ということもあります。

たとえば、卵管造影検査などでは造影剤を流すことが卵管のお掃除にもなり、狭窄などが一時的に改善することもあるようです。

ICSI になるケース

パパの精液検査を何度行っても、同じようにとても運動精子が少ない、また精子が見つからない場合には、他に不妊原因があってもなくても、「顕微授精をしましょうか？」と勧められることもあるでしょう。精子が見つからない原因が精索静脈瘤など手術や投薬で改善する見込みがある場合は、その治療を先行、または平行して顕微授精を行うことになるでしょう。

タイミング療法

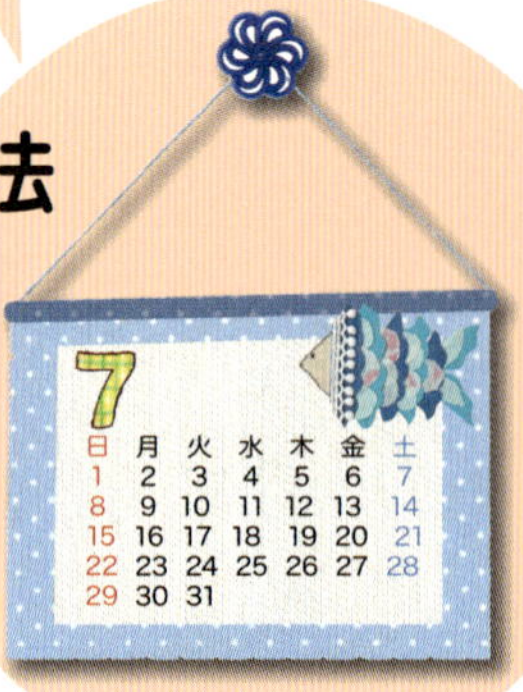

タイミング療法になるケース

卵管の通過性に問題がない、排卵障害がない、精液検査などに問題がない、けれども妊娠に至らない場合、血液検査、超音波検査などで排卵を予測し、夫婦生活（性交）の日の指導を受けるものです。

コンスタントな性生活を！


タイミング療法は、月経周期が不安定で排卵日がわからないときなどに特に有効です。

でも、不安定でわからなくてもコンスタントに性生活を送っていれば、排卵日を逃すことはないでしょう。

顕微授精(ICSI)

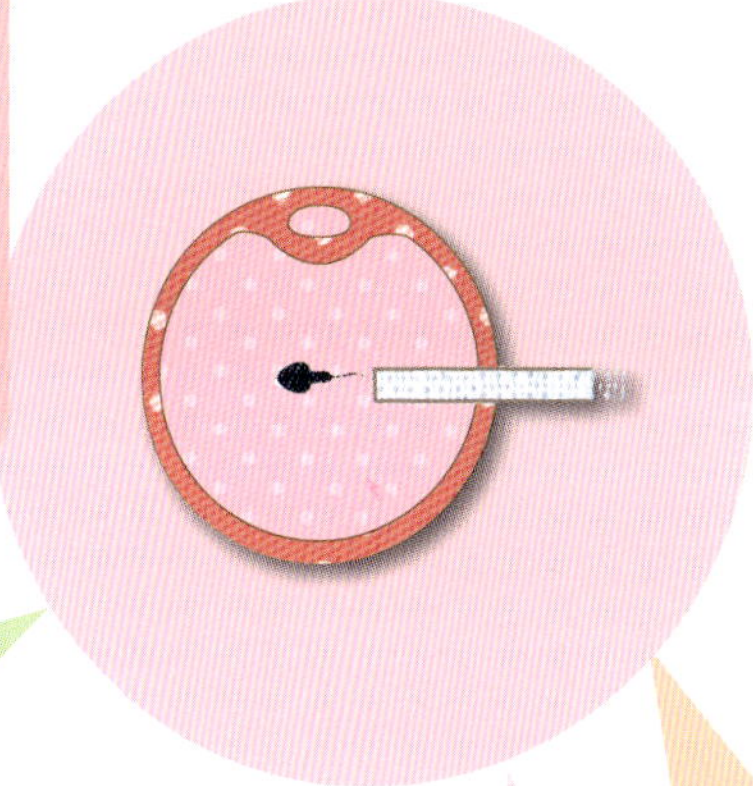

精子が少なくても大丈夫！

無精子症でも妊娠！ 顕微授精でも、最近ではより質のいい精子を選ぶために、倍率の高い顕微鏡で精子を選別する方法などもあります。また無精子症でも、精巣から精子を回収することができれば妊娠に臨むこともできるようになってきました。

不妊治療の卒業には、いろいろな形があります。妊娠して、出産して卒業。そして、中にはこれからも2人で仲良く暮らす…という卒業の方法も。

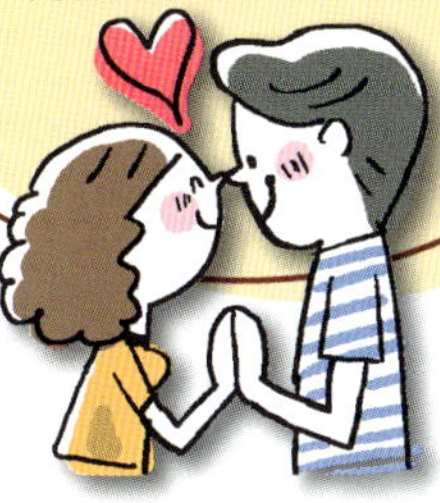

IVF になるケース

卵子と精子が出会っていないと判断される場合に、体外受精が適応となります。出会えていない理由は、さまざま。卵管の通過性の問題、卵管采が卵子をピックアップできない問題､精子が少ないこと、また出会えていても受精が起こらないなどがあります。卵管の通過性以外は、一般的な検査では問題の有無を判断することができません。

体外受精(IVF)

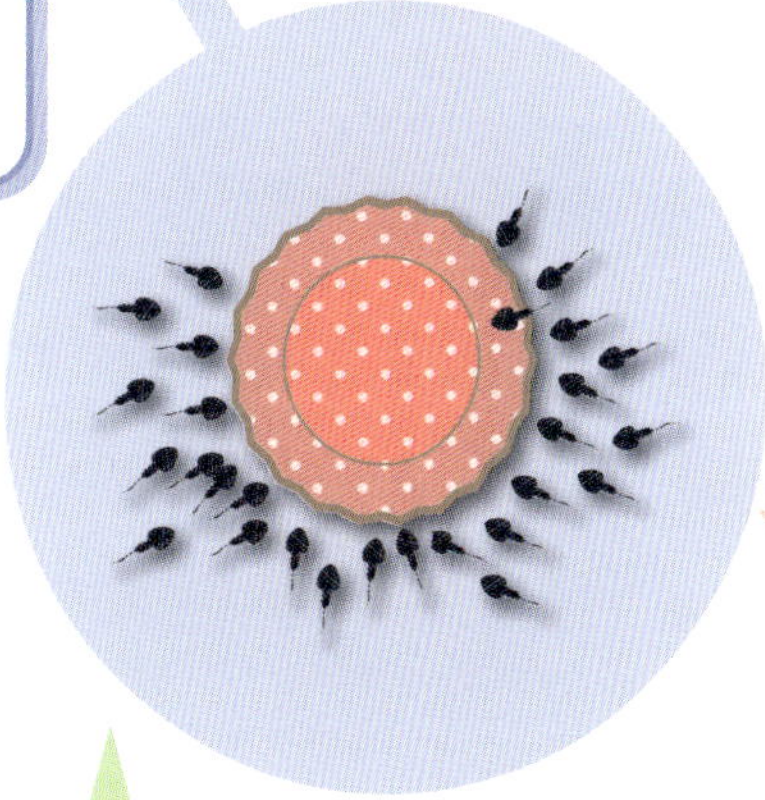

卵子と精子が出会ってないかも…

ステップアップを繰り返しながら体外受精にチャレンジしている方､また最初から体外受精が必要と診断される方もいます。
受精は卵子と精子の力に委ねられますが､卵子の質が結果を大きく左右します。その要因の１つに女性の年齢があり、妊娠に大きく関係しています。

人工授精(AIH or IUI)

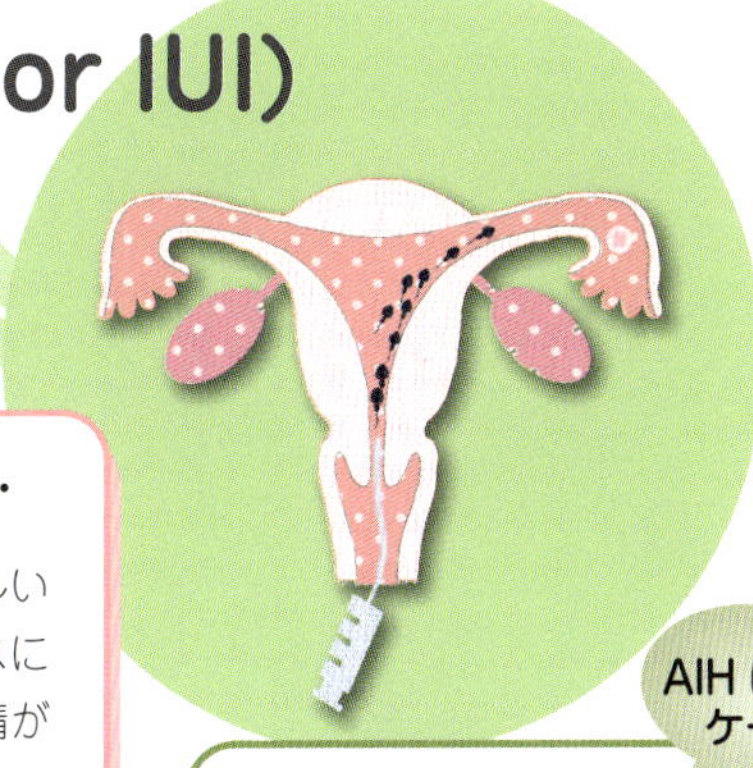

赤ちゃんが授かって治療を終えるのが理想。でも､体外受精治療でも妊娠の確率は 25〜30%といわれています。出産までとなると､もう少し減るでしょう。女性の年齢が高くなれば、もっと確率はきびしくなるのが現状です。

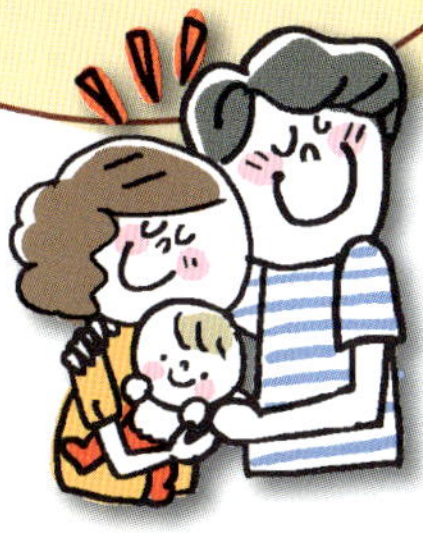

パパの精子がちょっと少ない…

精液検査の結果、自然妊娠では少し難しいかな？という場合、また通常のセックスに痛みが伴い辛いなどの場合にも人工授精が適応になります。人工授精で妊娠した人のほとんどが治療３周期以内という統計結果から､5〜6 回を目安に治療スケジュールが組まれます。

AIH になるケース

精液検査に多少の問題がある､または子宮頸管粘液が少ない､タイミング療法で妊娠しなかった場合などに､人工授精が適応となります。排卵日に合わせて、精液を洗浄、濃縮し、運動性のある元気な精子だけを子宮腔内に注入します。その後は、自然妊娠と同じです。

chapter 4-①

検査結果から、どのような治療方法が考えられる？

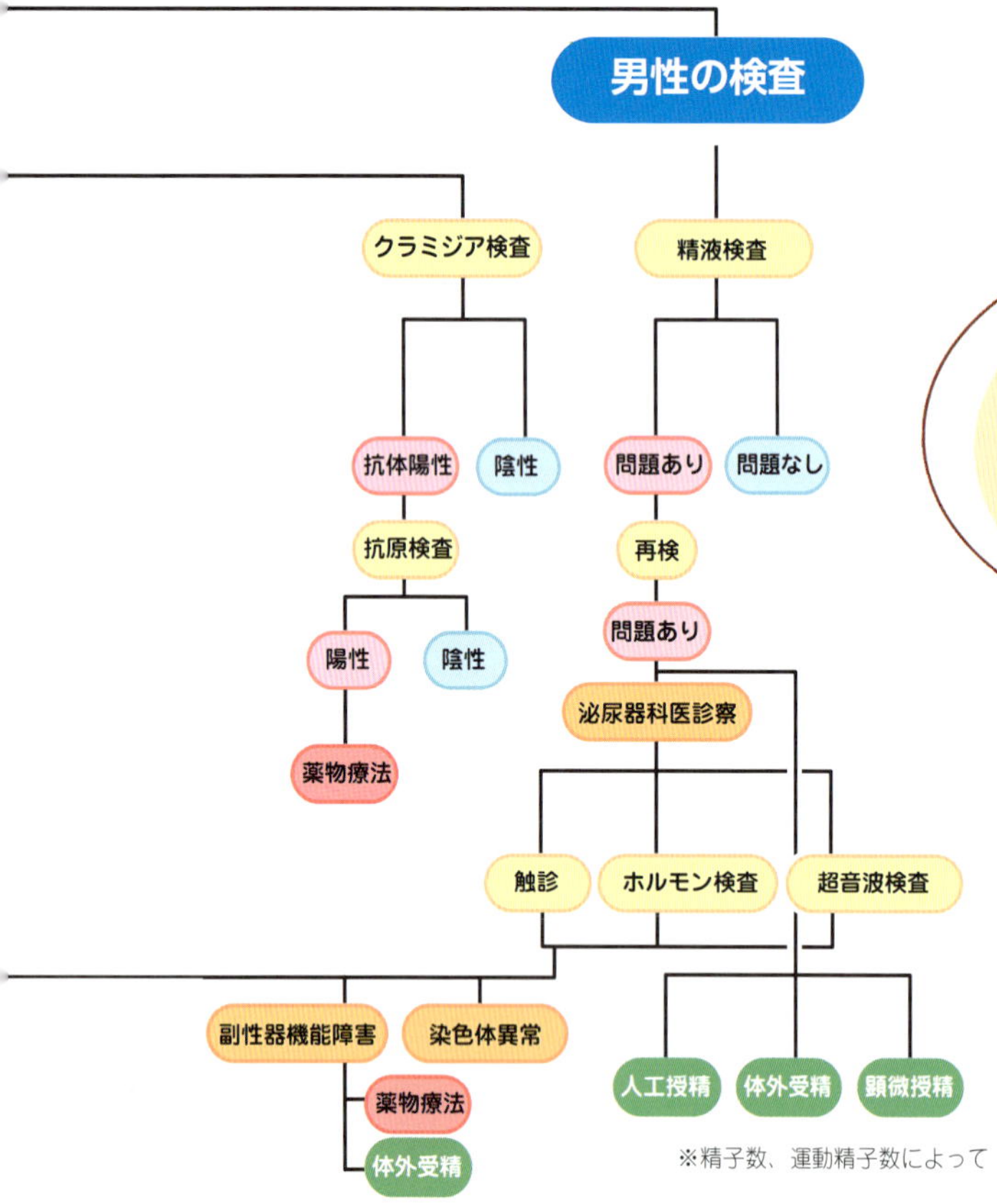

これは一例です。原因は1つではなく、いくつかが複雑に絡み合っている場合もありますので、参考としてご覧ください。

検査結果からわかることと治療方法のいろいろ

検査と不妊治療の関係をチャートにしました。治療方法は1つの検査結果から決めることはできず、さまざまな検査の結果と女性の年齢、また不妊期間やこれまでの治療歴などを合わせて検討して決めます。

このチャートは、1つの検査から考えられる結果とそれに適応する治療を参考に紹介していますが、それぞれ一人ひとりの他の検査結果や年齢も考慮して治療の適応を検討しましょう。

男性の場合、精子数、運動精子数などから、女性に不妊の原因がなくてもおおよその治療方法が決まることもあります。ただ、男性が不妊となっている原因治療が功を奏すれば自然妊娠が可能になることもあり、その場合は女性の検査結果も合わせて治療法を検討することになります。

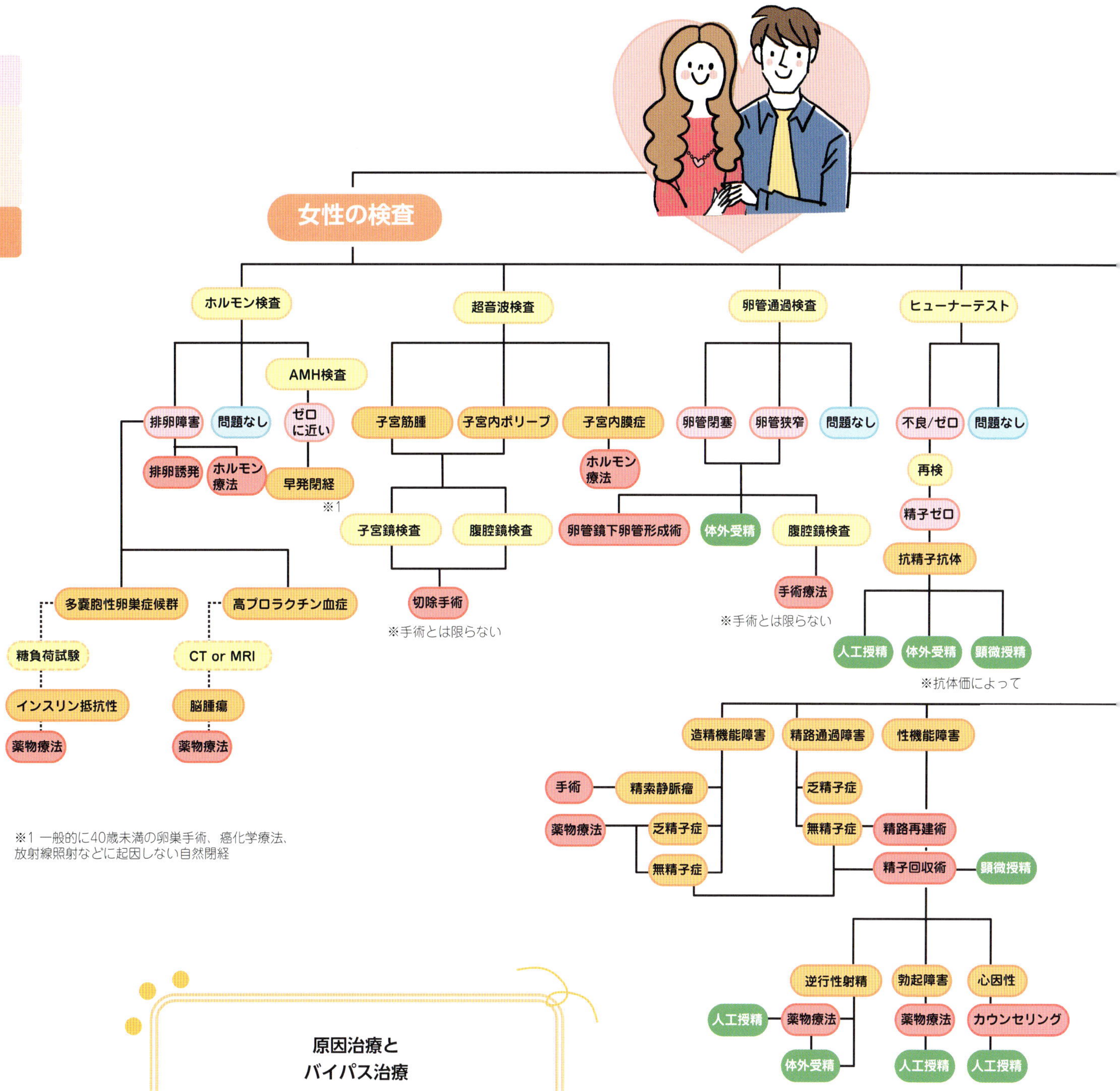

※1 一般的に40歳未満の卵巣手術、癌化学療法、放射線照射などに起因しない自然閉経

原因治療と
バイパス治療

妊娠するために、障害となる部分を治す原因治療と、障害となっているところを医療技術で助け、妊娠をめざす人工授精や体外受精などのバイパス治療があります。

Look *chapter* **4**-⑦～

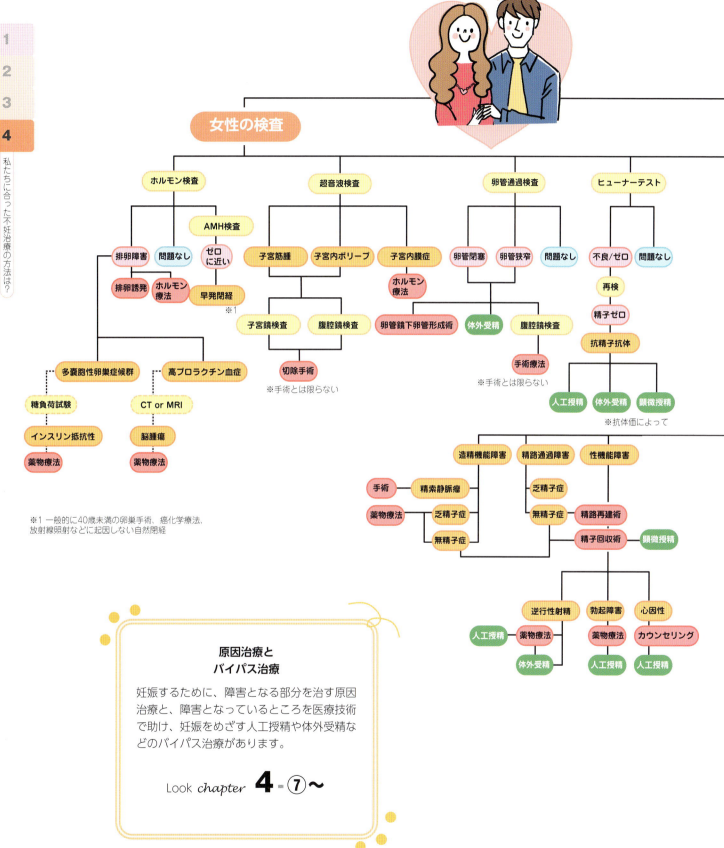

chapter

4-②

検査からわかる自分たちに合った不妊治療

検査は、問診票から始まる！

初診の場合、受付で保険証などを出す際に、問診票を書くように渡されます。特に女性の場合では「初経（初めての月経）年齢」、「最終月経日」、「月経の周期」、「避妊しない性生活の期間」、「妊娠、出産、中絶の経験とその年齢」、「夫婦生活の頻度」など、「いつ」「何歳」「期間」を尋ねる項目が多くあります。

医師は、その問診票とその後に行う診療から「なにが妊娠を難しくさせているのか」目星をつけ、検査をする時にはそれらを踏まえて、入念にチェックをして確認していきます。

ですから、問診票は正直に書きましょう。診察に同席したパートナーに知られたくないことについては、医師にきちんと伝えましょう。

検査からわかる不妊の原因と妊娠へつながる方法

自分たちに合った不妊治療の方法を見つけるためには、まず検査が必要です。この検査は、どこに妊娠を難しくさせている原因や要因があるか、どこに障害があって妊娠を妨げているのかを見つけるために行います。そして、それと同時に「どうしたら妊娠することができるか」を見つけるための検査でもあります。

検査は男女で項目に違いがありますが、患者は夫婦。男女のどちらかに不妊原因や要因が見つかっても、夫婦の問題として捉えましょう。

女性の検査は月経周期に合わせて

女性の検査は、月経周期に合わせて行われます。これは月経周期中に変化するホルモンが適切に分泌されているか、またそのホルモンに卵胞や子宮内膜が正常に反応しているかなどを捉えるためです。

それぞれのホルモンは、卵胞期、排卵期、黄体期の基準値があります。この基準値と照らし合わせて、適切に分泌しているか、またほかのホルモンとの関係はどうかなどを検査し、これに合わせて卵胞の大きさや子宮内膜の厚さを測って、ホルモン値と照らし合わせて診ていきます。

その他には、月経血が治まったくらいに卵管の通過性の検査をします。また、月経周期に関係なく行う検査もあります。

検査には、卵管通過検査のように初診時に

どのような検査をいつするの？

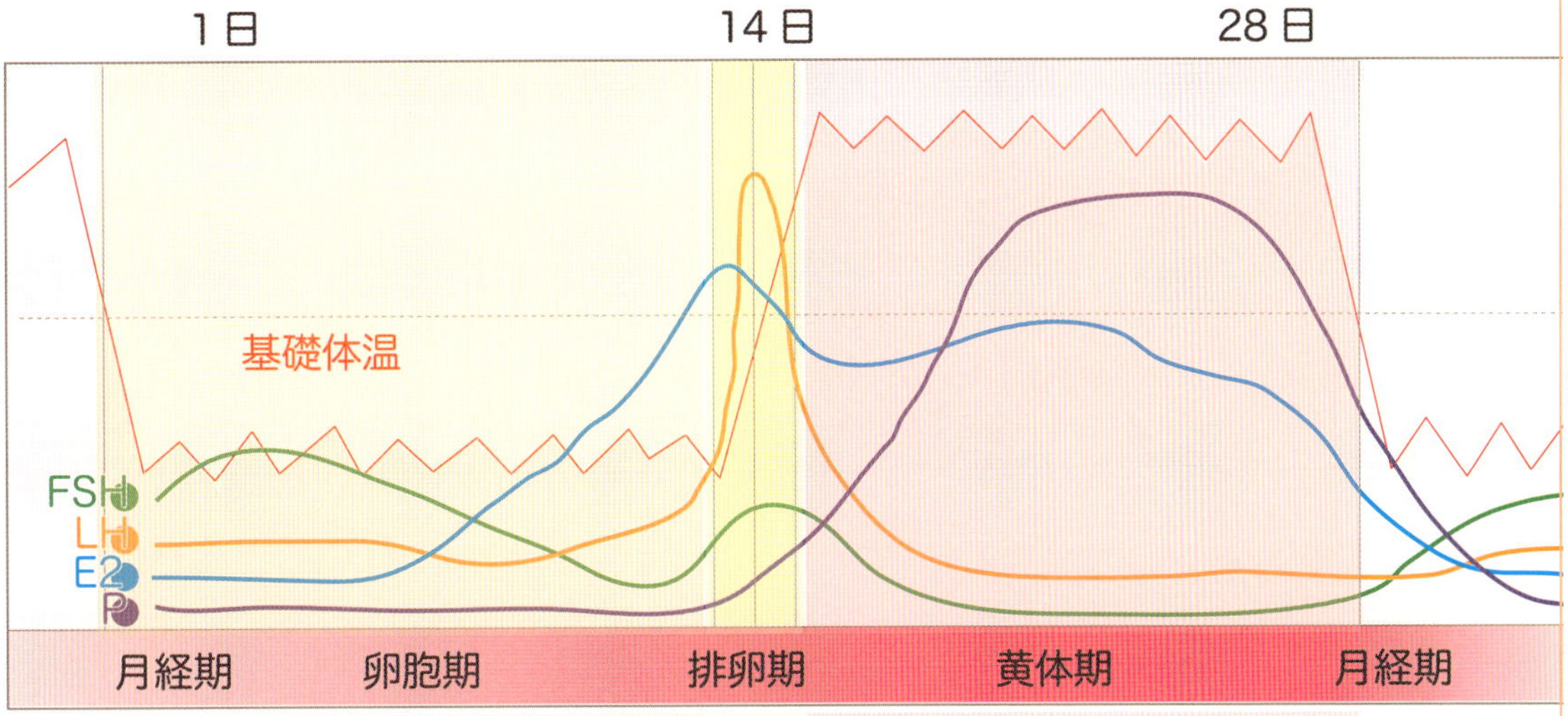

- FSH（卵胞ホルモン）検査
- LH(黄体化ホルモン)検査

- 子宮卵管造影検査／卵管検査
- E2：エストロゲン（卵胞ホルモン）検査
- 超音波検査

- 子宮頸管粘液検査
- ヒューナーテスト
- 超音波検査
- LH(黄体化ホルモン)検査

- P4:プロゲステロン（黄体ホルモン）検査
- E2:エストロゲン（卵胞ホルモン）検査
- 超音波検査

月経周期のいつ行ってもいい検査

- AMH（アンチミュラーホルモン）検査
- 甲状腺機能検査検査
- PRL（プロラクチン）検査
- テストステロン検査
- 感染症検査
  ・B型肝炎　・C型肝炎　・梅毒　・HIV　・クラミジア
- CA125（がんマーカー）
  ・卵巣のう腫　・子宮内膜症　・卵巣がんなど
- 子宮頸がん検査（月経期以外）
- 風疹抗体検査
- 触診、内診

- 精液検査（男性）

1度行う検査もありますが、ホルモン検査のように治療周期を始めるごと、また治療周期中にも卵巣の反応の様子、卵胞の成長の様子を確認するために行う検査もあります。

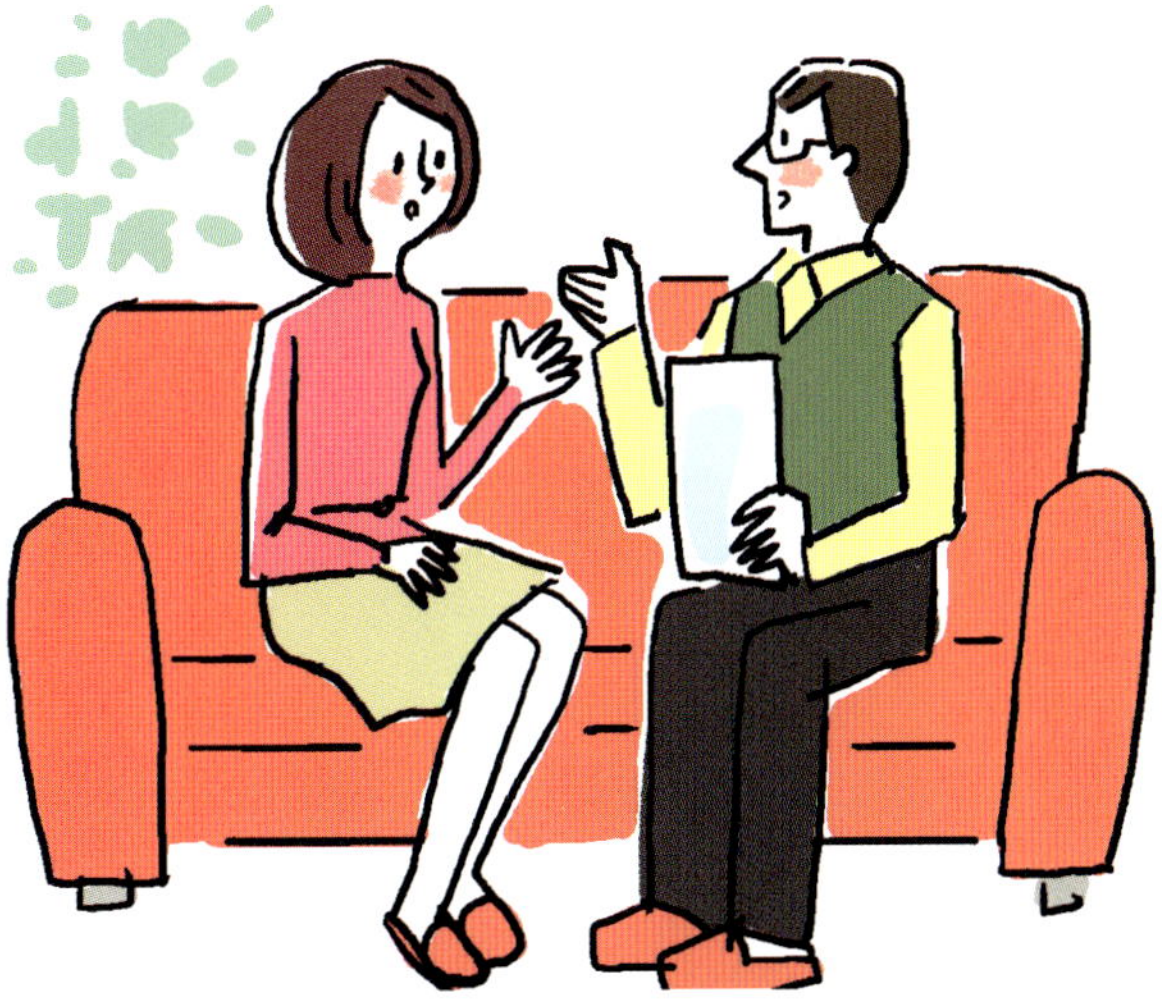

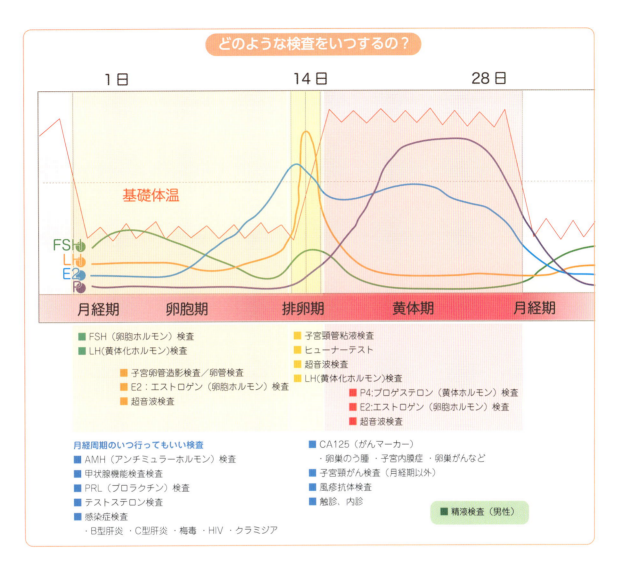

女性の検査

月経周期に合わせて行う検査

卵胞期

卵胞期の初期は月経期でもあります。この時期は、卵胞が成長するためのFSHが活発に分泌されます。また、卵胞が成長するにつれてエストロゲンの分泌量も増え、子宮内膜が厚くなっていきます。

＊卵胞期の初期／月経期に行う検査

■ FSH（卵胞ホルモン）検査／卵胞を成長させるためのホルモン

血液でFSHの分泌量を調べます。基準値よりも低いと視床下部、下垂体に問題があると考えられます。また、基準値よりも高い場合には卵巣機能の低下が考えられ、どちらの状態でも卵胞が育ちにくくなります。

■ LH（黄体化ホルモン）検査／卵胞を成熟させ、排卵の引き金をひくホルモン

卵胞期のLHの数値が基準値より低く、FSHが正常もしくは低い場合、無排卵が疑われます。また、LHが基準値よりも高くFSHも基準値より高い場合は卵巣機能低下が疑われ、LHが基準値より高くてFSHが範囲内であれば多囊胞性卵巣症候群（PCOS）が疑われます。FSHとLHの関係も非常に大切です。

＊卵胞期で出血が治まったら行う検査

■ 子宮卵管造影検査／卵管検査

腟から卵管へ造影剤を注入して卵管の通過性を調べます。造影剤を注入してレントゲン撮影する方法と、超音波で診ながらゆっくりと超音波造影剤を注入し、流れていく様子を確認する方法があります。それぞれ造影剤の質に違いがあります。

■ E2：エストロゲン（卵胞ホルモン）検査／子宮内膜を厚くし、子宮頚管粘液を増やすホルモン

排卵前、成熟卵胞１個につきエストロゲンの値は250～300pg/mlを目安にします。超音波検査と合わせて、卵胞数とエストロゲンの値を診ます。また、基準値より低い場合は、卵巣機能が低下していることが疑われ、無排卵や無月経になることもあります。

■ 超音波（エコー）検査

発育する卵胞の数や大きさ、子宮の状態や卵巣の状態を確認します。

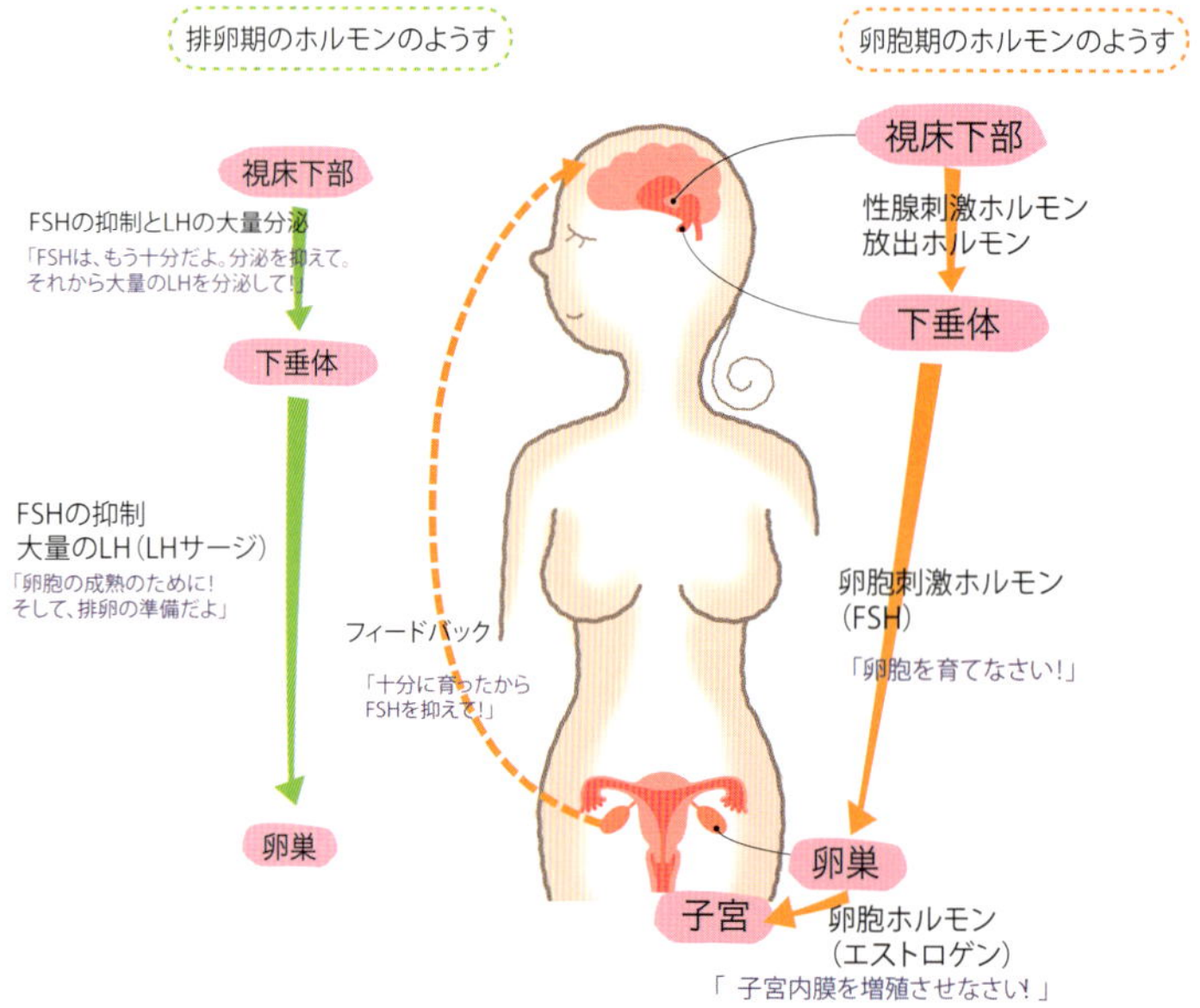

排卵期

排卵期は、十分に育った卵胞が成熟し、卵巣から卵子が排卵される時期です。排卵された卵子は、卵管采によって卵管へとり込まれ、卵管膨大部で精子と出会い受精する時期です。

＊排卵期に行う検査

■ 子宮頸管粘液検査

排卵期以外は、精子であっても子宮腔内に入ることはできません。この時期だけ子宮頸管粘液の分泌量が増え、性状がサラサラとした状態に変化し、精子が子宮へと入りやすくなります。この量や透明度、粘り気の具合を調べます。超音波検査時などで一緒に確認することが多いようです。

■ ヒューナーテスト

性交後検査ともいいます。排卵期に性生活（検査当日の朝、または前夜）を行った後、子宮頸管粘液を採取し、顕微鏡で状態を観察して運動精子の数を調べます。運動精子が多数確認できれば、子宮腔内へと上がって行っていると判断し、ゼロの場合には抗精子抗体が疑われますが、その場合は数回の検査が必要になることもあります。

■ 超音波検査

卵胞の大きさを測定し、子宮内膜の厚さなどを診ます。排卵頃の卵胞は約20ミリ以上に育つことから、排卵日を予測していきます。

■ LH(黄体化ホルモン)検査

卵胞を成熟させ、排卵の引き金を引くのがLHです。排卵直前に大量に分泌される LHを血液検査（数値）か尿検査（陰性または陽性）で調べ、きちんと分泌されているか、排卵日はいつ頃になりそうかを予測します。

黄体期

黄体期は、受精した胚が成長し、子宮内膜に着床していく時期です。黄体は約２週間働き、着床が完了しなければ白体に変化し、黄体ホルモンによって維持されていた子宮内膜は剥がれ月経がきます。一方、着床が完了すると、黄体は妊娠黄体になり、ますます盛んに黄体ホルモンを分泌して妊娠初期を支えます。

＊黄体期に行う検査

■ P4：プロゲステロン（黄体ホルモン）／子宮内膜を着床しやすい環境に整えて、妊娠を維持するホルモン

血液検査で黄体ホルモンが十分に分泌されているかを調べます。黄体ホルモンが基準値より低い場合は、黄体機能不全が疑われ、極端に低い場合には無排卵が疑われます。これは卵胞の成長、成熟が不十分なことが原因になっていることもあります。

■ E2：エストロゲン（卵胞ホルモン）検査

黄体期のエストロゲンは、プロゲステロンと一緒に着床を助ける働きがあります。エストロゲンの値が低いと着床が難しいのではないかと考えられています。これは卵胞期の卵胞の成長、成熟が関係していることもあります。

女性の検査

月経周期のいつ行ってもいい検査

いつでも　月経周期のいつでも行うことができる検査です。

＊月経周期のいつ行ってもいい検査

■ AMH（アンチミュラー管ホルモン）検査／卵巣に残された卵胞数の指標となるホルモン

血液検査でAMH値を調べ、卵巣に残されている卵胞数を予測します。卵胞数は年齢を追うごとに低下していきますが、その低下速度については個人差が大きいようです。年齢ごとの正常値はなく、平均値や中央値から年齢相応かどうかを診ます。とても低い場合には、閉経が近いことが示唆されます。この値は、妊娠にチャレンジできる回数などを考える指標にもなります。

■ 甲状腺機能検査

甲状腺ホルモンの値が高くても、低くてもよくありません。甲状腺機能に問題があることで、ホルモンバランスが崩れやすく、無排卵や無月経になることもあります。また、着床障害、流産の要因になることもあります。

■ PRL（プロラクチン）検査

プロラクチンは、母乳をつくるためのホルモンです。妊娠以降分泌量が増え、出産して赤ちゃんが乳首を吸うことでますます盛んに分泌されるようになり、またこの分泌の高い期間は排卵を抑制します。妊娠していないのにプロラクチンが高い場合は、排卵障害が起こることがあります。原因をさらに調べるために脳のCTやMRI検査をすることもあります。

■ テストステロン検査

男性ホルモンの１つで、この値が高いと排卵障害を起こすことがあります。インスリン値が高くなると、テストステロン値も高くなることから、インスリン検査をすることもあります。

■ 感染症検査／・B型肝炎 ・C型肝炎 ・梅毒 ・HIV ・クラミジア など

感染症検査は治療中の感染予防のためと、性感染症については不妊原因となる卵管の通過性や、子宮、卵管の炎症や癒着の原因になるため調べます。また、陽性だった場合の妊娠後の母子感染の予防対策としても必要な検査です。

■ CA125（がんマーカー）／・卵巣のう腫 ・子宮内膜症 ・卵巣がんなど

子宮内膜症の検査としてCA125を調べることもあります。卵巣に関わることは、妊娠に直結することで、またがんだった場合は命に関わることもあります。

■ 子宮頸がん検査（月経期以外）

ヒトパピローマウイルス（HPV）による感染が原因で子宮頸がんに進行することがあります。手術が必要となるケースでは、術後の性生活がスムーズにいかなったり、妊娠後は早産などのトラブルが起こりやすくなることがあります。

■ 風疹抗体検査

風疹抗体がない女性が妊娠初期に風疹にかかった場合、胎児に感染し先天性風疹症候群になることがあります。感染時期が妊娠早期であるほど、その危険が高いといわれていますので、妊娠前に抗体価を調べ、結果によって予防接種を行います。

■ 触診、内診

膣の中に膣鏡や指を入れ、外陰部や膣の状態や様子、おりものの状態、子宮の大きさや形、位置、向き、硬さ、また上から押した時に痛みがないかなどを調べます。

■ 性生活の確認

性生活に問題はないか、どれくらい避妊しない性生活を送ってきたかを確認します。

ホルモン基準値の参考

ホルモンの基準値は、検査会社、検査試薬の種類、検査方法（ELISA法、IRMA法など）及び分析機器などによって違いがあります。ここでは女性を対象としたホルモンの基準値の一例を紹介しますので、参考にしてください。

FSH
卵胞期：3.0〜14.7
排卵期：3.2〜16.7
黄体期：1.5〜 8.5
閉経後：157.8以下　mIU／mL

LH
卵胞期：1.8〜10.2
排卵期：2.2〜88.3
黄体期：1.1〜14.2
閉経後：5.7〜64.3　mIU／mL

E2 エストロゲン
卵胞期前期：25〜85
卵胞期後期：25〜350
排卵期：　50〜550
黄体期：　45〜300
閉経後：　21以下　pg/mL

P4 プロゲステロン
卵胞期：0.3　以下
卵胞期：0.92 以下
排卵期：2.36 以下
黄体期：1.28〜29.6
閉経後：0.44 以下　ng/ml

プロラクチン　1.4〜14.6　ng/ml

甲状腺（TSH）　0.45〜4.50　μIU/ml

テストステロン　6〜82　ng/dl

CA125　35 以下　U／mL

＊参考／妊娠判定
HCG
妊娠4週：　20〜　500
妊娠5週：　500〜 5,000
妊娠6週：3,000〜19,000　mIU/ml

AMH値の参考

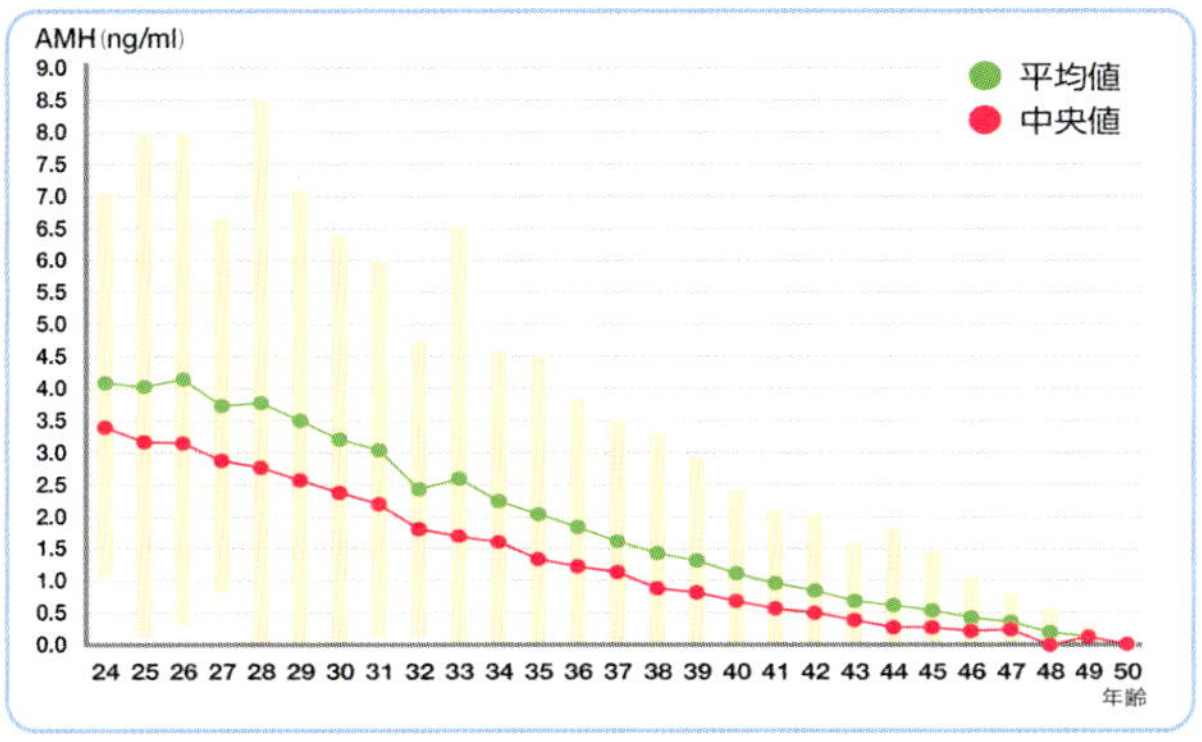

年齢	中央値	平均値	年齢	中央値	平均値
30	2.4	3.2	40	0.7	1.1
31	2.2	3.1	41	0.6	1.0
32	1.8	2.5	42	0.5	0.9
33	1.7	2.6	43	0.4	0.7
34	1.6	2.3	44	0.3	0.6
35	1.3	2.1	45	0.3	0.5
36	1.2	1.8	46	0.2	0.4
37	1.1	1.6	47	0.2	0.4
38	0.9	1.4	48	0.0	0.2
39	0.8	1.3	49	0.1	0.1
(ng/ml)			50	0.0	0.0

AMH値には、年齢に対する正常値はありません。中央値や平均値から年齢に相応しているのかを参考にします。グラフは、2010年にアメリカの学会誌に発表されたもので年齢ごとの中央値と平均値になります。グラフを見るとわかるように、AMH値の幅は広く、またどの年齢にも低いケースが存在します。

全体的にAMH値は年齢を追うごとに低下していきますが、その低下の速度、程度は高低線から個人差があることがみてとれます。グラフの右には、30歳以上を抜粋した年齢ごとの中央値と平均値を示しましたので、参考にしてください。AMH値は、卵巣に残っている卵胞数の指標になり、それが妊娠へのトライを早めた方がいいか、また積極的に治療に取り組んだ方がいいのかなどの目安にもなります。またAMH値の高さは、妊娠を保証するものではありません。妊娠は卵子の質が大きく関係し、これは年齢と相関します。AMH値が低くても年齢が若ければ妊娠する可能性は大いにありますが、40歳を過ぎてAMH値が高くても妊娠が難しいケースもあります。

Seifer. Age-specific AMH values for U.S. clinics. Fertil Steril 2010.

男性の検査は、精液検査から

男性の検査は、まずは精液検査からです。精液は精漿と精子の混合物で、精嚢と前立腺の分泌液である精漿が精液の98〜99％を占め、1〜2％が精子になります。この精液の全量と精子の数、運動精子の数などを調べるのが精液検査で、WHOが発表する精液所見と照らし合わせて判断をします。また、治療施設によっては、独自の判断基準を持っているところもあります。

　精液検査の結果から、不妊の原因が男性にあると診断ができるケースもあります。この場合、女性に何の問題がなくても不妊治療が必要になるため、なるべく早い段階で検査を受けるようにしましょう。

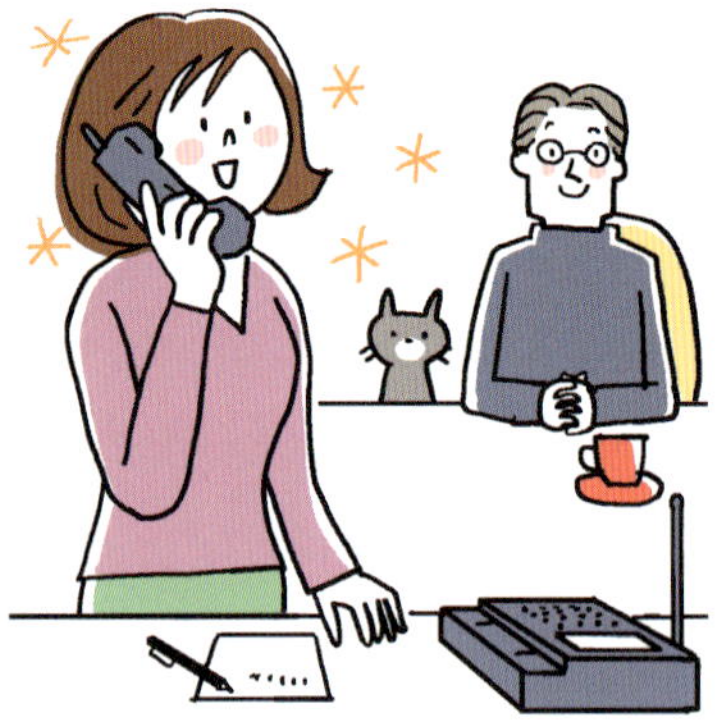

精液検査は、二度、三度受けることも

実際に人工授精に挑戦した男性の精液検査の結果をみてみましょう。（左ページグラフ1）

　精子数の変動、運動率の変動は大きいこと、また、精子数が多くても、運動率がよくなかったり、運動率がよくても精子数が少ないときもあることがわかります。

　その変動には、体調やストレスなどが影響すると言われ、同じ人であっても2〜4倍もの差が出ることもあります。そのため特に初回の検査結果がよくなかった場合は、二度、三度検査し、その平均値や中央値から結果を確認しましょう。

　人工授精や体外受精の治療周期では精液が必要になり、治療周期ごとに検査が行われます。体外受精では、採卵する周期の精液検査の結果によって卵子に精子を振りかけるコンベンショナルーIVFか、卵子に極細の針で精子を注入する顕微授精（ICSI）かが決まることもあります。

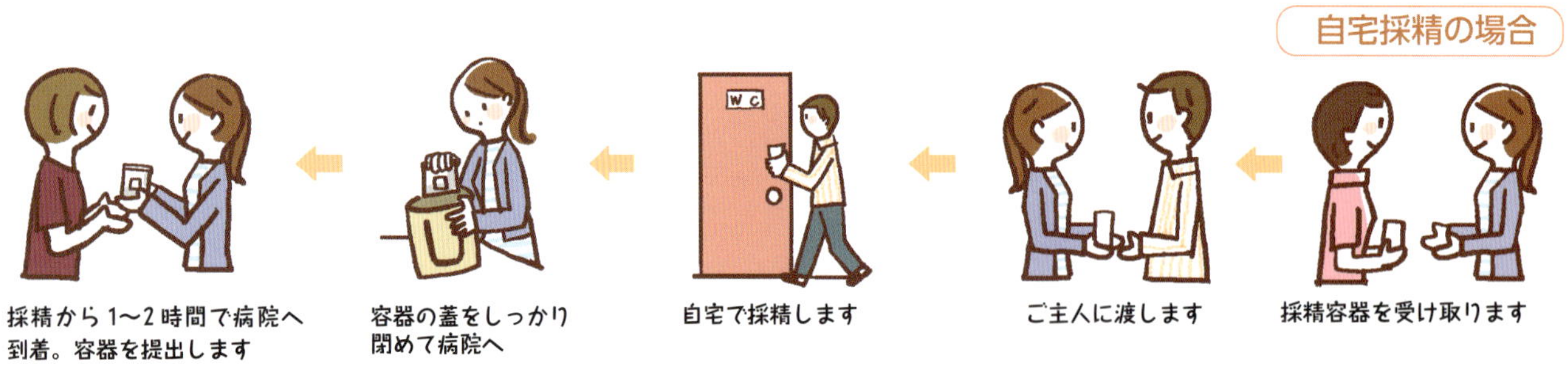
自宅採精の場合
採精容器を受け取ります
ご主人に渡します
W C
自宅で採精します
容器の蓋をしっかり閉めて病院へ
採精から1〜2時間で病院へ到着。容器を提出します

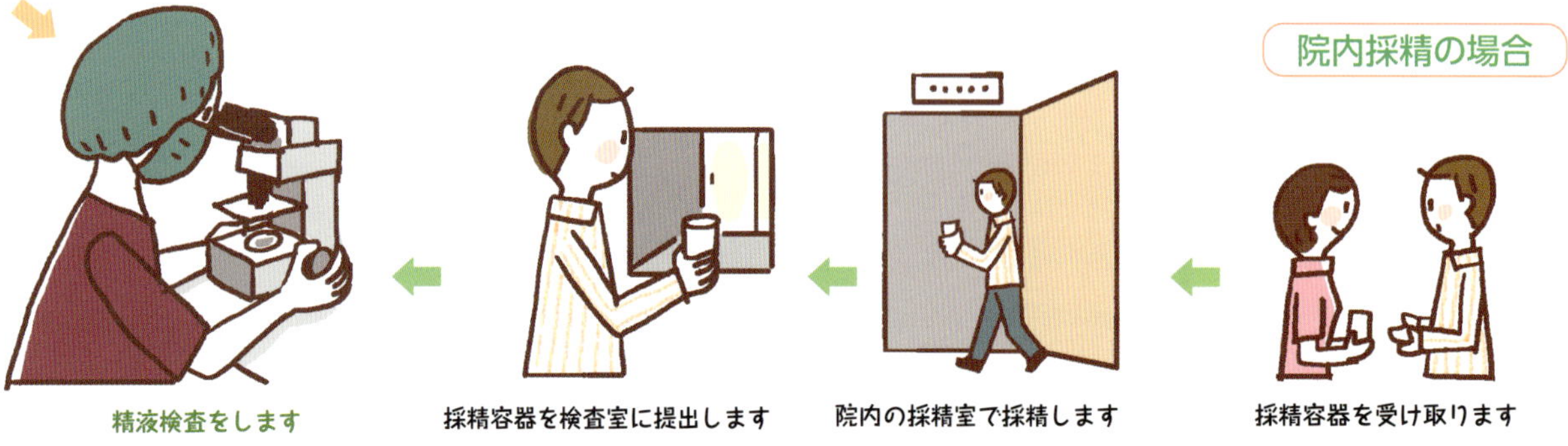
院内採精の場合
採精容器を受け取ります
院内の採精室で採精します
採精容器を検査室に提出します
精液検査をします

精液検査の実際

検査は、まず精液の粘性、色調、量を調べます。射精されたばかりの精液は粘稠度が高いため、サラサラな状態になるまで室温で30分ほど放置し、その後、検査技師や胚培養士が顕微鏡で精子の数、生存する精子の数、運動する精子の数、正常形態精子の数などをそれぞれカウントしていきます。検査には、マクラーカウンティングチャンバーという器具を使用します。

マクラーチャンバーには、１マス0.1ミリ×0.1ミリの10×10マス（1ミリ四方）あり、これに精液を１滴入れ、精子数や運動精子数、生存する精子数、正常形態精子数をカウントし、精液の全量との割合を計算します。精子数が少ない場合には、誤差が生じやすくなります。例えば、検査用の１滴の精液中に精子が１個もなければ無精子症が考えられますが、精子がとても少ないために、たまたまスポイトした内容に精子が含まれていない場合も考えられます。

たとえ数が少なくても、ゼロと１では意味が違ってきます。そのため、検査結果がよくなかった場合には、数回の検査をすることが必要です。

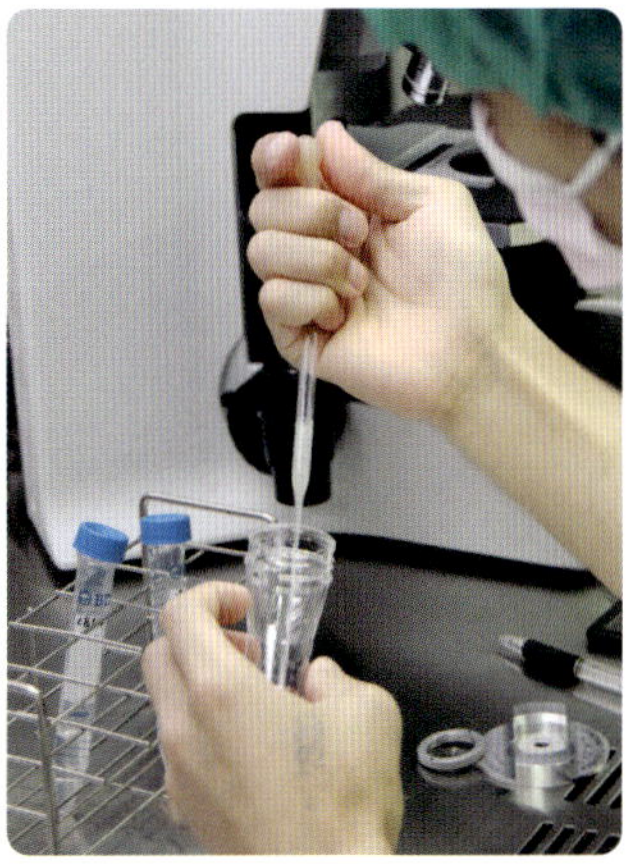

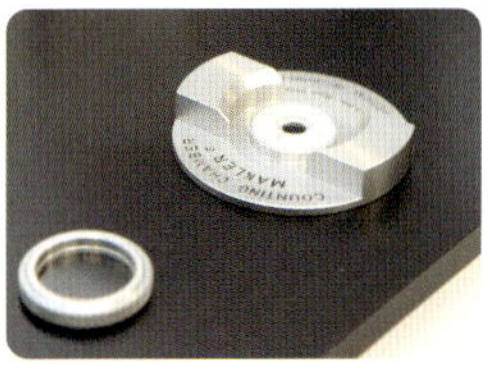

写真：おち夢クリニック名古屋

精液検査と症状

（表１）

精液量	1.5ml 以上
総精子数	3,900 万個以上
pH	7.2 以上
精子濃度	1ml 中に 1,500 万個以上
精子運動率	運動精子が 40％以上、 前進運動精子が 32％以上
正常形態精子	4％以上
生存率	58％以上
白血球	1ml 中に 100 万個未満

（表２）

正常精液	表１の基準を満たすもの
乏精子症	総精子数が 3,900 万個未満
精子無力症	精子運動率が 32％未満
正常形態精子	4％以上
奇形精子症	形態正常精子が 4％未満
無精子症	射精液中に精子が無い

正常精液所見（WHO の下限基準値、2010 年）

グラフ１

精液検査の変動の参考

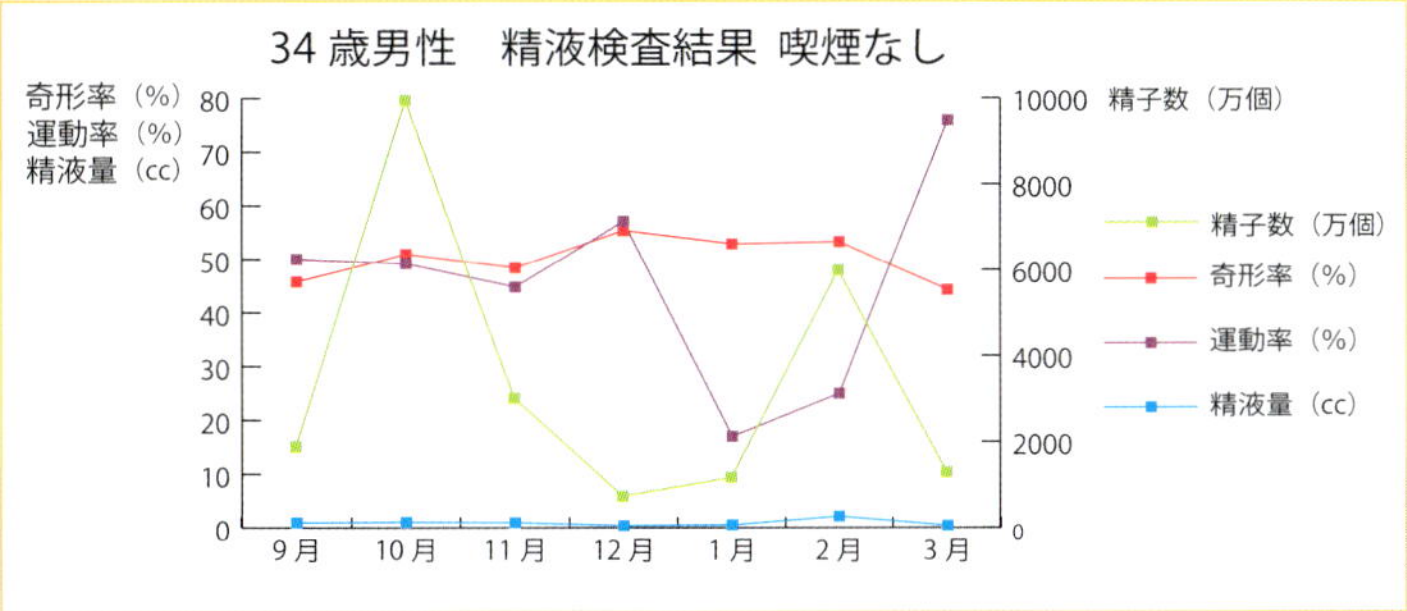

	精液量(cc)	精子数(万個)	運動率(%)	奇形率(%)
平均値	0.86	3437	45.6	50.2
中央値	0.9	1890	49.2	51.0

実際に治療経験のある夫婦の精液検査の結果をご紹介します。このグラフと表は人工授精の治療周期ごとに行った精液検査の結果です。

9月から翌年３月までの７回、毎月人工授精を行っています。参考に平均値と中央値も出していますのでご覧ください。

これを見ると、精子数、運動率の変動が大きいことがわかります。また、精子数が少なくても運動率がよいこともあれば、精子数も運動率も低いこともあります。奇形率については、あまり変動がないようです。

この男性は喫煙していないので、体調やストレス、寝不足などから変動が起こるのではないかと考えられます。精液量などはWHOの正常精液所見と比べると若干低い数値ですが、精子数や運動率、奇形率には問題はありません。中には、性生活で妊娠させた経験のある男性でも、正常精液所見に満たないこともあります。

chapter 4-③

原因別の不妊治療の方法 ～女性編～

妊娠するための治療

私たちは、何かの病気にかかると、お腹が痛くなったり、頭が痛くなったり、どこかに炎症が起こって腫れたり、かゆみが出たりとさまざまな症状があらわれます。

その症状によって、消化器内科に行ったり、耳鼻咽喉科に行ったりして、検査をうけ、原因を探して、診断がついて病気の治療が始まります。ですが、不妊症の場合には、痛みも痒みもなく、多くの方が健康な体で病気にかかっていません。そしてその症状は「妊娠しない」ということにあり、また、検査でわかることもあまり多くはありません。

例えば、2章で紹介した妊娠するまでに起こる11のことの中でも❻卵子と精子が出会う、❼卵子と精子が受精する、❾受精卵（胚）が

妊娠するまでに起こる11のことに対する検査と判断の目安

表1

❶ 腟内に十分な精子が射精される	▶精液検査から判断
❷ 精子が子宮頸管へ進入できる	▶精液検査とヒューナーテストから判断
❸ 精子が卵管を泳ぐことができる	▶精液検査から判断（特に運動率）
❹ 卵胞が順調に育つ	▶ホルモン検査や超音波検査から判断
❺ 排卵が起こる	▶ホルモン検査や超音波検査から判断
❻ 卵子と精子が出会う	▶検査ではわからない
❼ 卵子と精子が受精する	▶検査ではわからない
❽ 正常な黄体が形成される	▶ホルモン検査などから判断
❾ 受精卵（胚）が順調に分割する	▶検査ではわからない
❿ 胚が子宮に運ばれる	▶卵管通過性の検査で狭窄や閉塞はわかるが、実際に運ばれるかは検査ではわからない
⓫ 胚が着床する	▶着床するまでのことは検査ではわからない。着床したかは血液検査で、妊娠が成立したかはホルモン検査や尿検査、エコー検査で判断

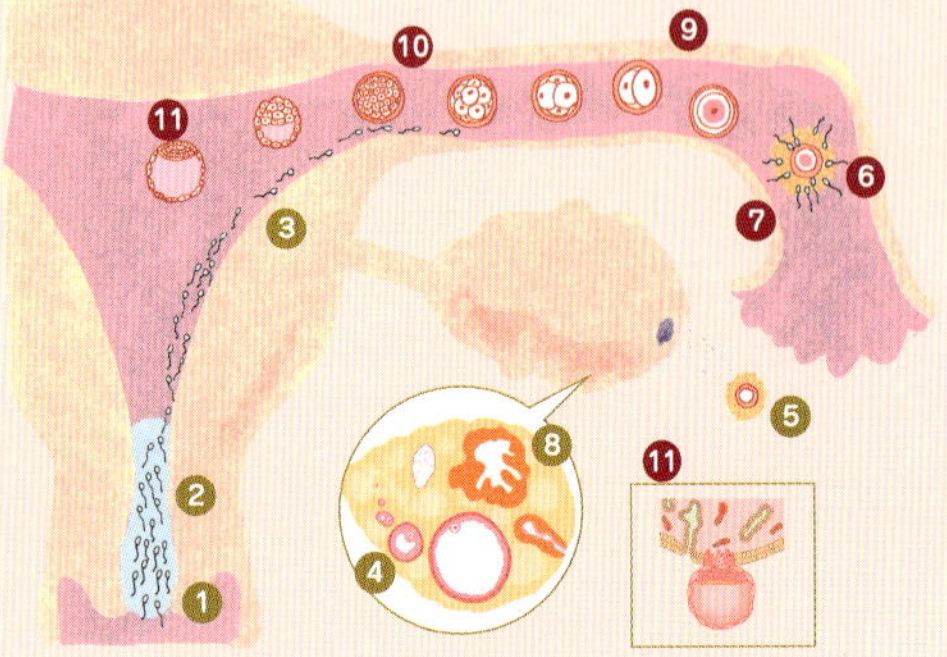

● わかること
● わからないこと

順調に分割する、⑩胚が子宮に運ばれる、⑪胚が着床するは、検査から判断することができません。しかし、検査でわかることの中には、その原因を治療することで、自然妊娠が可能になったり、妊娠しやすくなったりします。

不妊治療には、いくつかの方法があり、検査によって明らかになった原因となることを治療して妊娠を目指す方法と、妊娠を妨げる原因や要因をバイパスして妊娠を目指す方法、またはその両方を行って妊娠を目指す方法があります。例えば、子宮内膜症の場合、子宮内膜症の治療を優先させる方法と、子宮内膜症のままタイミング療法や人工授精、体外受精などで妊娠を優先させる方法があります。

どのような方針をとるか、また治療方法をとるかは、症状や状態、年齢、その他の原因や要因との関係などによって変わってきます。

ここでは、①の不妊原因となることの検査と症状、治療方法について紹介していきます。

不妊症に対応して行われる治療と不妊治療の位置付け

不妊治療

① 不妊原因となることを治療する

- 排卵障害
- 多嚢胞性卵巣症候群
- 子宮内膜症
- 子宮筋腫
- 男性不妊

その他

② 妊娠を妨げる原因や要因をバイパスして治療する

- 人工授精
- 体外受精
- 顕微授精

その他

③ 原因となる治療をしながら、バイパス治療を行う

- 排卵誘発 ― 人工授精
- カウフマン療法 ― 体外受精

その他

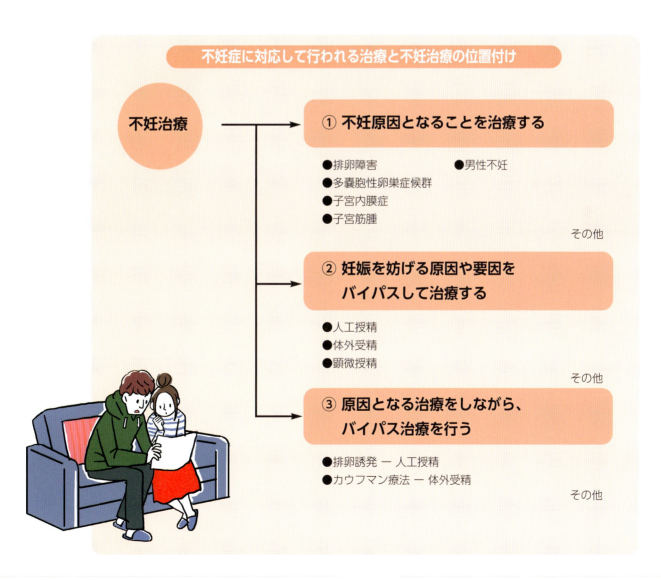

排卵障害がある場合

排卵障害は、その症状、状態がさまざまあります。その症状別に紹介します。

＊無排卵月経

検査と症状

GnRHを注射し、注射前と、15分、30分、60分、120分に採血をして、LH、FSHを測定し、その結果から、視床下部不全型、下垂体不全型、卵巣不全型、多嚢胞性卵巣型の4つに大別します。

治療方法

視床下部不全型の場合には、多くのケースで服薬の排卵誘発剤により排卵ができるようになります。無排卵になった期間が長く、服薬では排卵が回復しない場合には、注射薬によって排卵できるようになるでしょう。

下垂体不全型の場合には、注射薬によって多くのケースで排卵するようになり、またカウフマン療法を行うことで排卵が回復することもあります。カウフマン療法とは、正常月経周期を真似して、前半（約12日間）にエストロゲン（卵胞ホルモン）を、後半（約21日間）にエストロゲンとプロゲステロン（黄体ホルモン）を投与し、これを1クールとして投与が終了すると2～3日後に消退出血が起こります。これを3～6カ月行うことで起こるリバウンド現象を利用し、自然な月経周期を取り戻すことができるようにするものです。

卵巣不全型には、ターナー症候群（女性の性染色体X染色体が1本少ない45XOである）の場合と、43歳未満で閉経する早発閉経（POF）などの場合があり、閉経してしまうと、排卵を回復するのは大変難しくなります。治療法としては、注射薬やカウフマン療法による排卵の回復を期待しますが、難しいケースも多くあり、卵胞が育たず排卵が期待できない場合には、海外で卵子提供による体外受精で妊娠を目指す方法もあります。

いずれの場合でも、排卵が回復し、他に不妊原因がなければ性生活での妊娠を目指すこともできますが、卵巣不全型の場合には体外受精が勧められるようです。

無排卵月経とホルモン分泌の関係

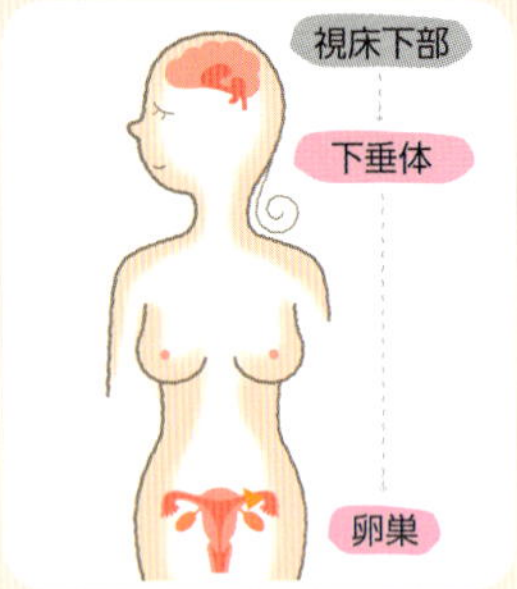

視床下部不全型

FSHなどの基準値が低い、または正常値で、GnRH反応は良好

視床下部がよく働いていないことから起こります。

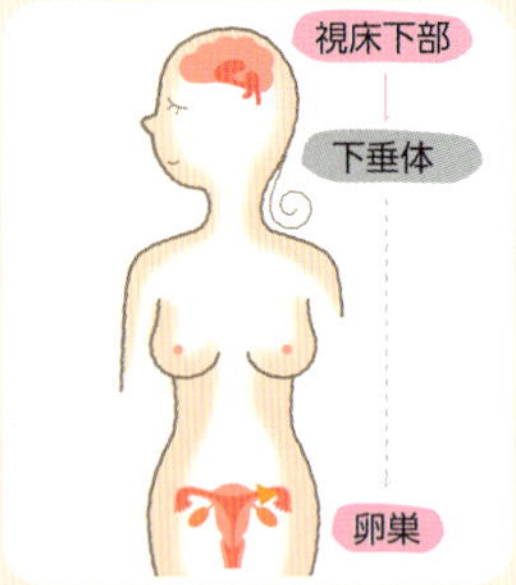

下垂体不全型

FSHなどの基準値が低く、GnRH反応の変化があまりない

視床下部が働いているが、下垂体がよく働いていないことから起こります。

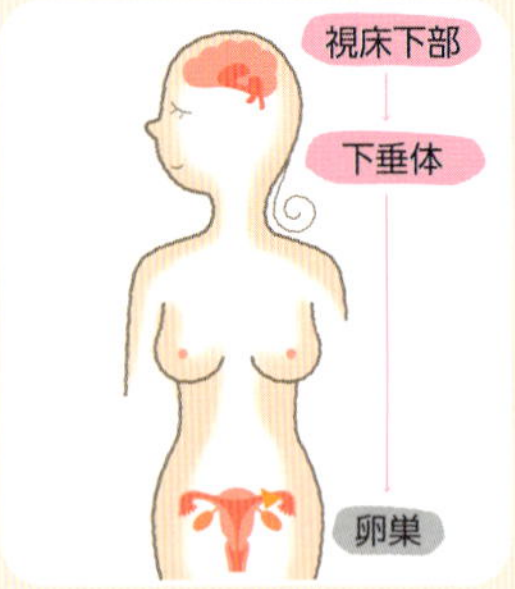

卵巣不全型

FSHなどの基準値が高く、GnRH反応の変化も大きい

視床下部も下垂体も働いているが、卵巣の反応が鈍いことから起こります。

多嚢胞性卵巣型

LHの基準値が高く、GnRH反応の変化も大きいことが特徴です。

＊多嚢胞性卵巣症候群

検査と症状

血液検査によりLHが基準値よりも高くFSHが範囲内である、または男性ホルモン値が高いこと、月経異常があること、超音波検査で両側卵巣に多数の小卵胞があることなどが見られる場合、多嚢胞性卵巣症候群（PCOS）と診断されます。

無排卵になることもあれば、排卵はするが卵胞の成長に時間がかかる方もいます。

また、肥満や体毛が濃いなどの見た目の特徴や、インスリン値が高いなどの症状を伴う方もいます。

治療方法

肥満傾向にある場合には体重を落とすことで、またインスリン抵抗性が高いことが要因となっている場合には、血糖値を下げる薬を服用することによって、排卵を伴う月経が回復することがあります。

またこれらと並行して排卵誘発剤を服薬する、服薬で排卵が起こらない場合には、注射薬に切り替えるか、腹腔鏡下で卵巣表面に20カ所くらいの小さい穴をあける外科的手術（ドリリング術）を行うことなどが検討されます。

排卵誘発剤を注射薬に切り替えることのデメリットは、卵巣が腫れる卵巣過剰刺激症候群（OHSS）を発症する可能性があることです。また、腹水がたまって血液が濃くなったり重症化すると血栓症を起こすこともあります。OHSSは妊娠が成立するとさらに重症化する傾向があるため注意が必要です。

また、ドリリング術によって排卵が起こるようになれば性生活での妊娠を目指すことができますが、PCOSの再発率も高く、手術の効果も1年程度ではないかといわれています。

このほかでは、体外受精で妊娠を目指す方法があります。基本的にはPCOSは体外受精の適応ではありませんが、さまざまな治療を行っても妊娠が成立しない場合、また排卵誘発剤によって複数の卵子が排卵されることから起こる多胎妊娠を避けることと、OHSSの重症化を回避するために体外受精で妊娠を目指すことがあります。

多嚢胞性卵巣症候群

ＬＨが基準値よりも高くＦＳＨが範囲内である、または男性ホルモン値が高かったこと、月経異常があること、超音波検査で両側卵巣に多数の小卵胞があることなどが検査から診られると多嚢胞性卵巣症候群と診断されます。
小さな卵胞が連なって見えるネックレスサインがエコー検査で確認できます。

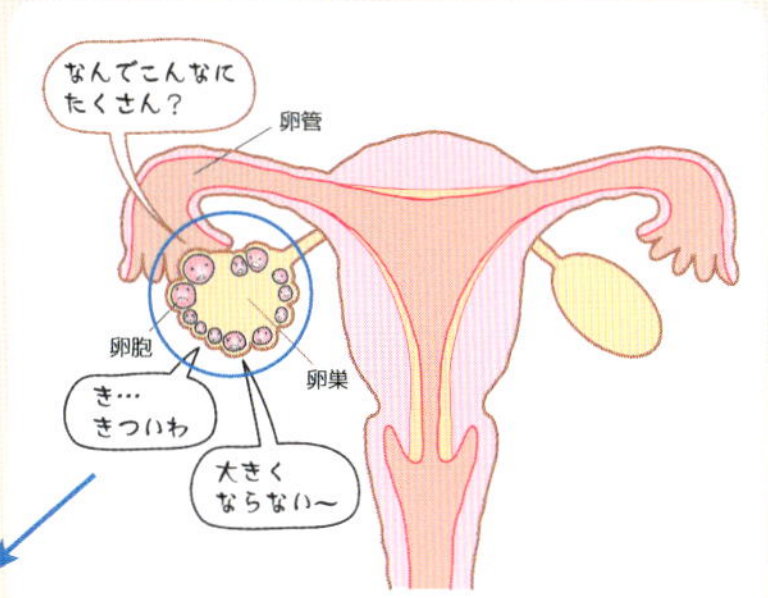

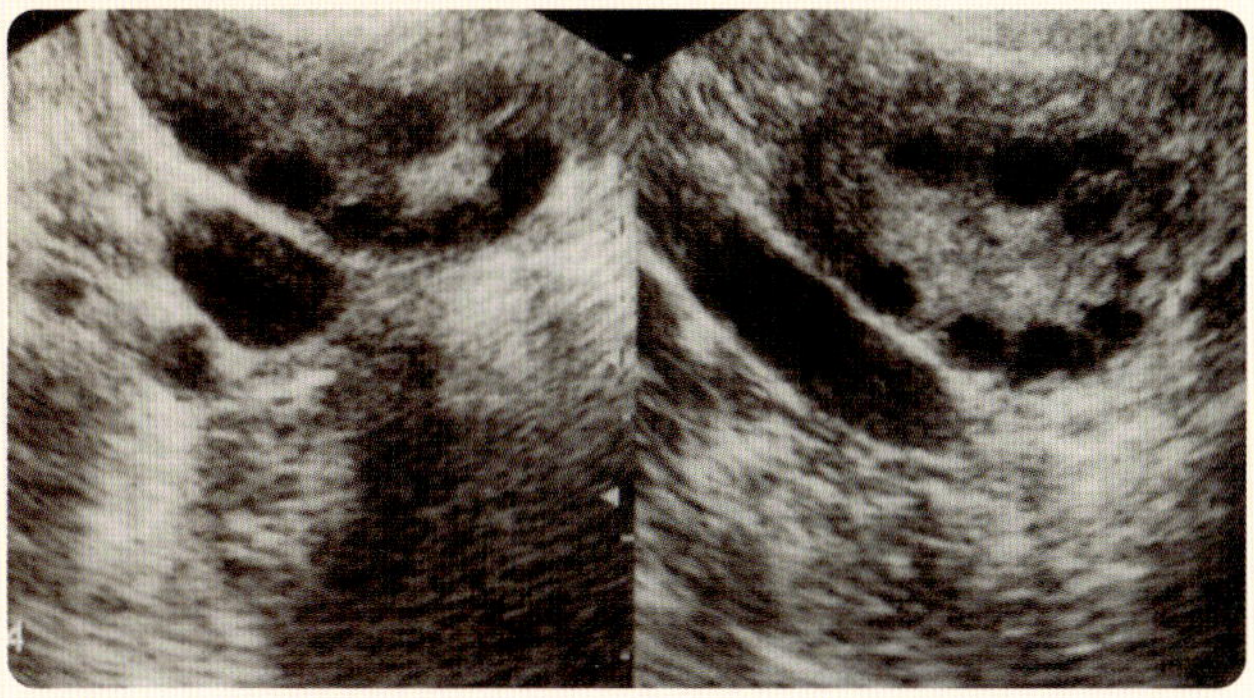

実際のエコー写真。
多嚢胞性卵巣症候群の特徴であるたネックレスサインがよくわかります。

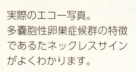

＊高プロラクチン血症

検査と症状

プロラクチンは妊娠中や授乳中に多く分泌され、また昼間は低く、夜間は高くなる日内変動と、食事、運動、ストレスによっても変動します。

妊娠期間中から授乳期には、乳腺を発達させ母乳をつくり、出産後には子宮を収縮させ母体の回復のために働きます。また、すぐに次の妊娠をしないよう排卵を抑制する作用があります。

このプロラクチン値が妊娠期、授乳期中以外で15ng／ml以上となる場合を高プロラクチン血症といい、乳汁が出たり、月経不順や無排卵月経などを伴う方もいます。

また、日中は正常値なのに夜間に高値になる、もしくはストレスなどによって高値になる場合を潜在性高プロラクチン血症といい、これも月経不順や無排卵月経などを伴う方がいます。

潜在性高プロラクチン血症は、TRHテストを行うことでわかります。TRH（甲状腺刺激ホルモン放出ホルモン）を注射後15分後、30分後、または60分後、120分後に採血をしてプロラクチンを測定し、TRH負荷前値が正常で、負荷後のプロラクチン値が70ng／ml以上である場合に診断されます。

プロラクチン値が高くなる原因として、(1)ピル、抗うつ剤、降圧剤などの薬剤が関係している、(2)自律神経の乱れ、(3)脳の下垂体に腫瘍があるなどがあげられ、腫瘍の有無についてはMRI検査で診ます。

治療方法

プロラクチンの分泌は、ドパミンによってコントロールされています。ドパミンの分泌が何らかの原因によって抑えられると、プロラクチン値が上がり、高プロラクチン血症になります。ドパミンの代わりとなる薬を服用することで、ドパミン受容体（ドパミンを受ける器官）が刺激されてプロラクチンの値が下がります。

半減期の長い薬で長く作用するため週1回ほどの服用で効果があります。副作用にめまいや吐き気を訴える人もいますが、だんだんと慣れてめまいや吐き気症状はなくなる方が多いようです。長く続くようなら医師と相談をしてみましょう。

ただ、不妊治療においては高プロラクチン血症と診断されても排卵障害が伴わない場合には、特に服薬治療は必要がないという医師もいます。

プロラクチン値が高いという以外に妊娠を妨げている原因がない場合には、これまでの避妊しない性生活の期間と年齢、また夫婦の希望から不妊治療の方法が決められます。

高プロラクチン血症とドパミンの関係

視床下部からのドパミンの分量が少ないとプロラクチン値が上がり、高プロラクチン血症になります。
プロラクチン値が上がることで排卵が止まる、または乳汁が出るなどの症状が現れやすくなります。

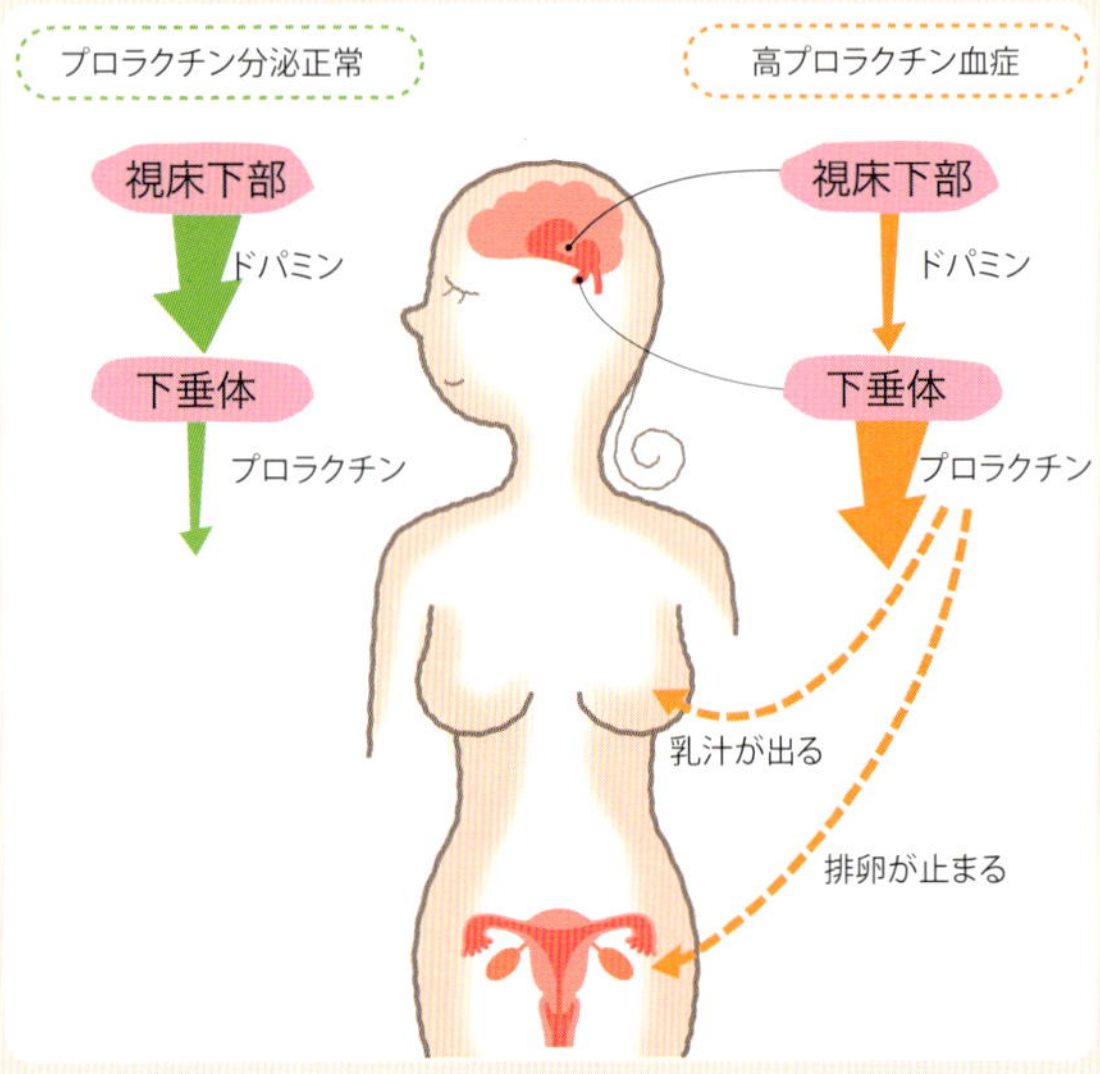

子宮に問題がある場合

＊子宮筋腫

検査と症状

子宮筋腫は、子宮筋層内に発生する良性の腫瘍で、エストロゲンによって大きくなります。好発年齢が妊娠適齢期と重なり、30歳以上の女性の約3割が子宮筋腫を持っているといわれています。子宮筋腫の大きさ、数、場所によっては胚の着床を妨げたり、胎児の発育に影響することから流産や早産を起こす原因になります。

月経血が増える、月経痛が強くなる、貧血を起こしやすいなどの自覚症状を持つ方や性生活中、挿入時に痛みが生じることもあります。検査は、内診による筋腫の有無の確認、超音波検査で筋腫の数や大きさの確認ができ、ＭＲＩ検査やＣＴ検査で筋腫の部位や正確な大きさ、状態がわかります。また、血液検査で貧血やその他の合併症の有無を調べます。

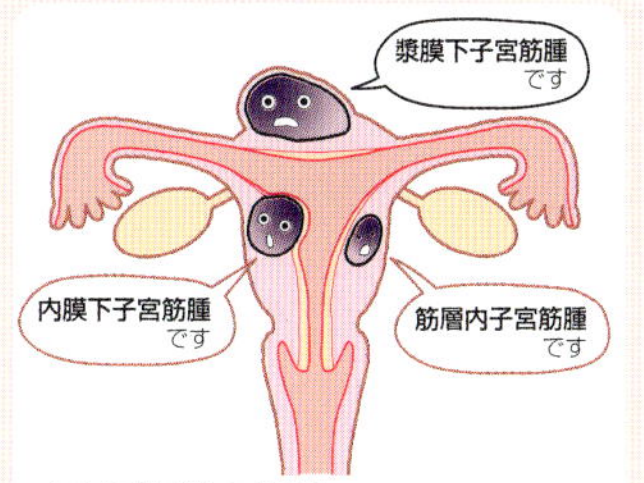

子宮筋腫の部位
妊娠、出産に特に影響するのは筋層内子宮筋腫と内膜下子宮筋腫です。

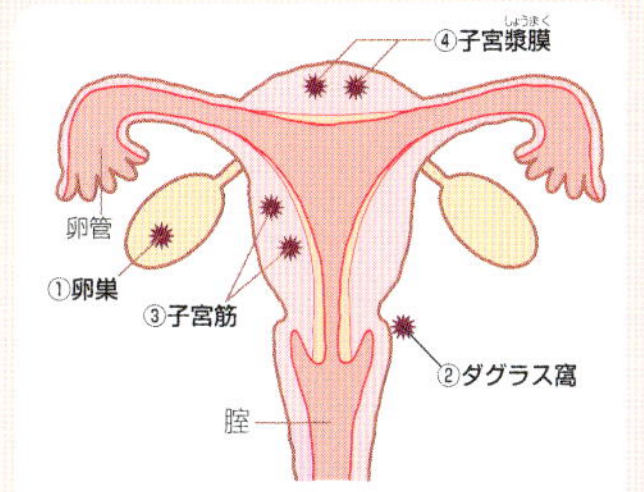

子宮内膜症の好発部位
子宮の筋層内にできるものを子宮腺筋症といいます。

＊子宮内膜症

検査と症状

子宮内膜症は、子宮内膜様の組織が子宮内膜以外の場所で生育し、月経周期のホルモン変動に合わせ増殖したり剥がれたりを繰り返す病気です。通常、剥がれた内膜は体外へ出されますが、子宮内膜症の場合には剥がれても体外へ排出されないため、周囲の臓器と癒着を起こす原因となります。卵巣に子宮内膜症を起こすことを子宮内膜症性嚢胞《のうほう》といい、古くなったチョコレート色の血液が袋を作ることから卵巣チョコレート嚢胞とも呼ばれます。子宮腺筋症は、子宮の筋層で子宮内膜様の組織が生育する病気です。

これらは、超音波検査、血液検査、ＭＲＩ検査やＣＴ検査で確認をします。

子宮筋腫同様、月経血が増える、月経痛が強くなる、貧血を起こしやすいなどの自覚症状を持つ方や、性生活中、挿入時に痛みが生じる方も多くいます。

治療方法

子宮筋腫、子宮内膜症とも、エストロゲンが病気を進行させるため、ＧｎＲＨを投与して一時的な閉経状態をつくり、月経を6周期程度止める偽閉経療法や低用量ピルを用いる偽妊娠療法などを用います。また子宮内膜の増殖を抑える働きがある子宮内黄体ホルモン放出システムを子宮内に挿入する方法などもあり、この場合、排卵は保たれます。しかし、いずれの方法も、治療期間中は妊娠することはなく、現実的な治療として選択に迷う方もいるでしょう。

また、子宮筋腫の核出切除や子宮内膜を除去する手術療法などもありますが、開腹手術の場合には半年から1年、腹腔鏡手術の場合には3カ月程度、術後は避妊するように指導されます。

そのため35歳以上の場合には、体外受精を視野に入れ、先に採卵し、受精させた胚を凍結してから、子宮筋腫や子宮内膜症の治療を行い、胚を移植するという方法も考えられます。

●卵管に問題がある場合

＊卵管狭窄・卵管閉塞

検査と症状

卵管に狭い箇所がある場合を卵管狭窄、卵管に詰まっている箇所がある場合を卵管閉塞といいます。

卵管に狭窄や閉塞があると精子が卵管膨大部にたどり着けない、胚が子宮へ運ばれないということが起こります。

検査方法は、通気検査、通水検査、造影検査の3種類があります。外子宮口からガスを入れ、その圧の変化から卵管の通過性を診る通気検査と、同じく外子宮口から生理食塩水をゆっくりと注入することで卵管の通過性を診る通水検査は、どちらも狭窄、閉塞があることはわかりますが、どこにどのような状態で、どの程度の狭窄、閉塞があるかはわかりません。

造影検査は2種類あり、超音波下卵管造影検査は超音波造影剤を注入し、造影剤の走行状況を超音波で診ながら卵管の状態を確認します。

静止画で確認することは難しいですが、子宮卵管造影検査に比べて身体的負担が少なく、レントゲン撮影の必要がないことから被曝しないというメリットもあり、多くの治療施設で行われています。

もう1つの子宮卵管造影検査は、造影剤を注入し、その後にレントゲン撮影をすることで子宮の様子、卵管の状態が確認できます。子宮卵管造影検査は、卵管だけでなく子宮の状態もわかるため子宮筋腫やポリープの有無、大きさ、また子宮奇形もわかります。

治療方法

卵管狭窄や閉塞になる原因としてあげられるのがクラミジア感染症です。性交渉によって感染するため、夫婦のどちらかに陽性反応が出た場合には、相手の検査結果を問わず夫婦一緒に抗生物質を服用することが基本です。ただし、この抗生物質の服用によってクラミジア感染症の治療はできますが、卵管狭窄、閉塞が治るわけではありません。

また原因がわからない狭窄や閉塞も多くあります。

卵管の通過性を改善する治療は、多くありません。卵管通水検査や造影検査によって、狭窄や閉塞が一時的に良くなることがあり、この期間中に自然妊娠する夫婦もいます。また、片側の卵管狭窄や閉塞であれば、他に妊娠を妨げる問題がなければ自然妊娠の可能性もあります。

治療法としては、卵管鏡下卵管形成術（FT）があります。これは、卵管の中を卵管鏡で観察しながらバルーンカテーテルを通し、狭窄や閉塞のある部位をバールンで押し広げて開通させる手術です。手術には保険が適用され、局所麻酔、または全身麻酔で行われます。ただ、すべてのケースで卵管が開通するわけではなく、半年ほどで再発するケースが多いといわれています。そのため卵管の通過性に問題がある夫婦は、体外受精で妊娠を目指すケースが多くなります。

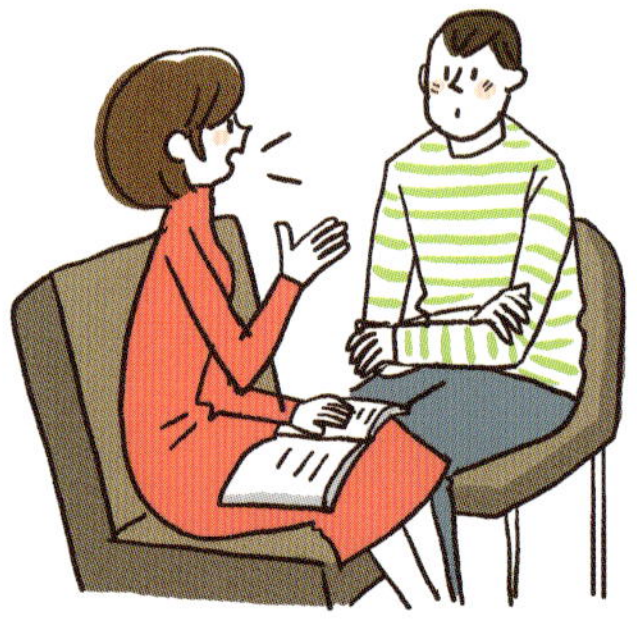

卵管狭窄と卵管閉塞

卵管検査の際に流すガス、生理食塩水、造影剤などで一時的に開通することもあります。性生活でなかなか妊娠が成立しない場合、卵管の通過性に問題がある夫婦もいるでしょう。

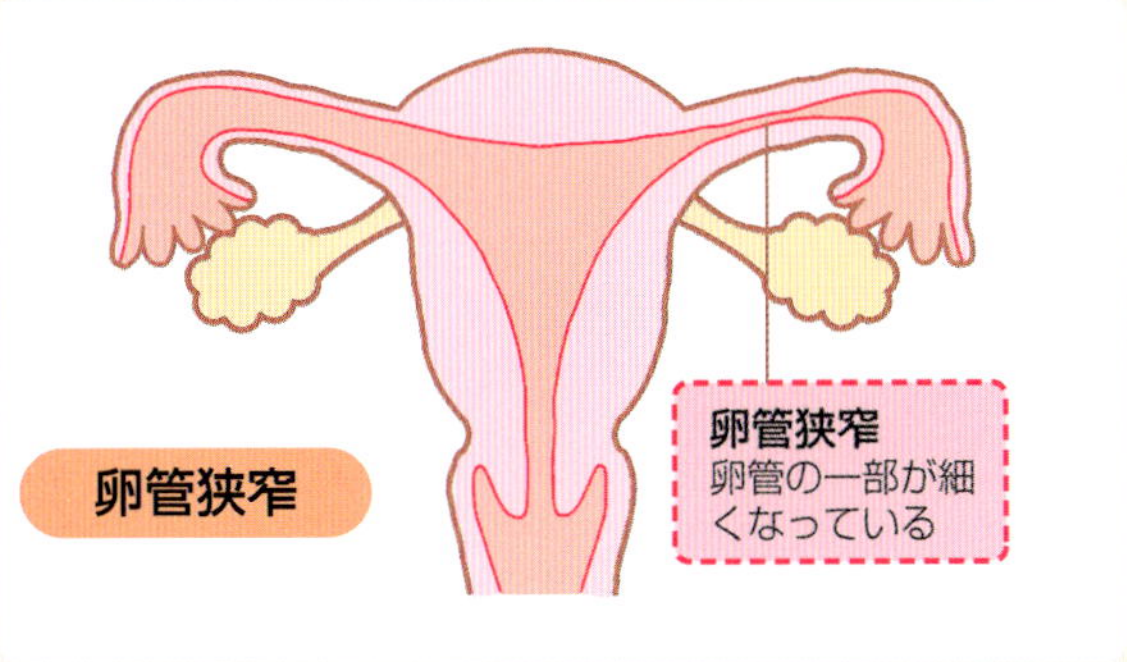

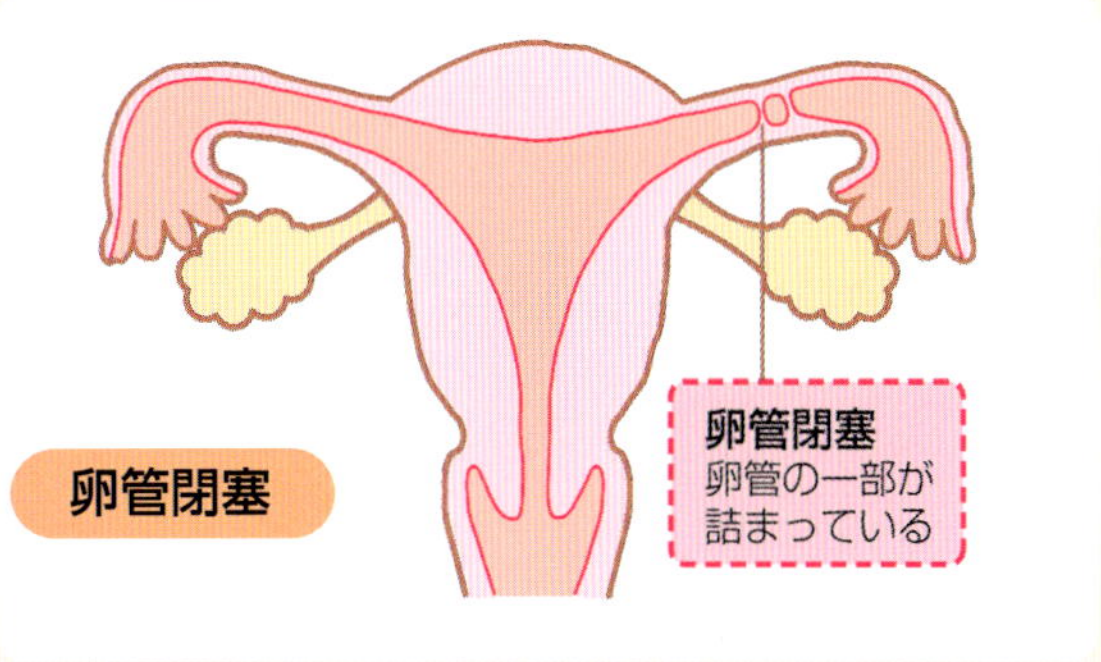

卵管検査の種類とわかること

子宮卵管造影検査でも、造影剤を注入した後、レントゲン撮影をし画像診断をする方法（子宮卵管造影検査）と超音波で走行を見る方法（超音波下卵管造影検査）の２つがあります。

	通気検査	通水検査	子宮卵管造影検査	超音波下卵管造影検査
子宮の状態	× わからない	× わからない	子宮内膜ポリープや子宮筋腫などはないか 子宮の形に異常はないか を診る	× わからない
卵管の状態	○ 狭窄や閉塞があることがわかる × 場所や状態はわからない	○ 狭窄や閉塞があることがわかる × 場所や状態はわからない	卵管に狭い箇所はないか（卵管狭窄） 詰まっている箇所はないか（卵管閉塞） 狭窄や閉塞がある場合の位置はどこか を診る	卵管に狭い箇所はないか（卵管狭窄） 詰まっている箇所はないか（卵管閉塞） × 狭窄や閉塞の位置まではわからない
腹腔内の状態	× わからない	× わからない	癒着はないか、何か異常はないか 癒着や異常がある場合の場の位置や範囲 を診る	× 腹腔内の癒着や異常についてはわからない

卵管の働き

卵管は８～10センチほどの細い管状の器官で、その先端は卵管采というイソギンチャクのような触手を持ち、卵巣から排卵された卵子を取り込みます。先端近くは卵管の中でも一番広い部分で卵管膨大部といい、卵子と精子が出会い受精する場所になります。また、卵管は、卵子と精子が受精して胚となり、その胚が成長する場所です。胚は分割を繰り返しながら卵管上皮の線毛細胞と卵管液の流れによって子宮へと運ばれていきます。

原因がわからない場合

検査と症状

あらゆる検査をしても夫婦ともに妊娠を妨げている、または難しくしている原因がみつからないことがあります。これらは治療をしていくことで、その要因を推測することもできます。

たとえば、卵子と精子が出会うためには、排卵された卵子を卵管采がピックアップすることが必要です。精子が十分にあり、性生活も問題なく、卵胞も十分に育ち排卵されていても、卵管采がうまく働かなければ卵子と精子が出会うことができません。

また、卵管采が卵子をピックアップしても、精子が卵子に進入できなければ受精が完了しません。

これらは、一般的な検査で問題が見つけられないことから、性生活で妊娠が成立しなかったこと（避妊しない性生活が1年以上）やタイミング療法、人工授精で妊娠しなかったことなどから疑われ、受精ができないことは、体外受精をすることで原因がわかることもあります。

そのため不妊治療をすること、治療方法を変更していくことで、妊娠を妨げている原因や要因を推測することができ、実際の治療が検査の役割をすることもあります。

治療方法

検査で原因がわからなかった場合、タイミング療法から治療を始め、人工授精、体外受精へと治療方法をステップアップしながら妊娠を目指すケースもあれば、性生活の期間や妻の年齢からすぐに体外受精の検討を勧められるケースもあります。

卵管采が卵子を取り込めないピックアップ障害が疑われるケースでは、腹腔鏡で卵管形成術を行うこともあります。卵管采の形を整え、癒着している箇所を剥がすことができれば、自然妊娠に臨むこともできます。ただし、手術後に再癒着することが多いようです。

また、卵子と精子が出会えていない、卵子と精子が受精できないことが示唆されることから、タイミング療法や人工授精ではなく、最初から体外受精を選択した方がよいと判断されることもあります。

受精が完了しなかった場合には、次の体外受精治療周期には卵子に1個の精子を直接注入する顕微授精（ＩＣＳＩ）をすることで受精へと導くことができますし、卵子が複数個確保できた場合には、初回の体外受精からコンベンショナルーＩＶＦとＩＣＳＩする卵子を分けるスプリットＩＣＳＩをすることもあります。

ピックアップ障害

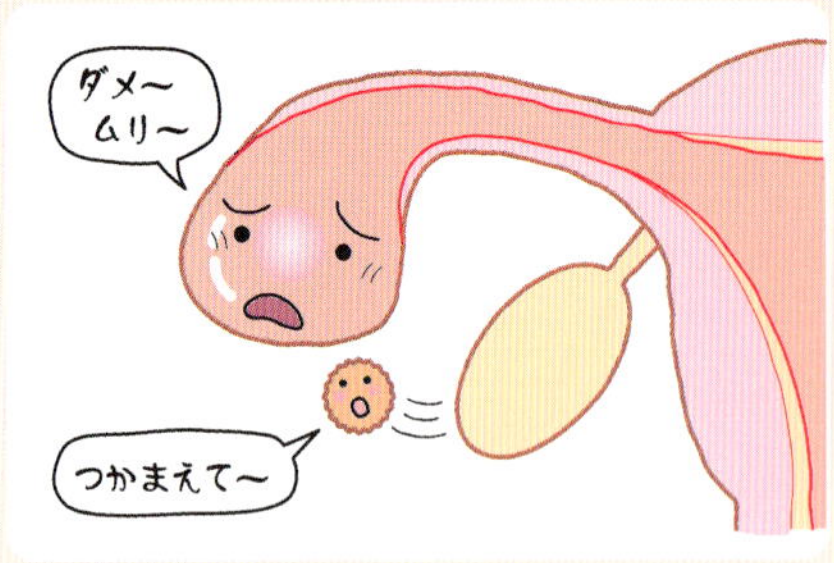

ピックアップ障害とは、卵管采の形が悪い、卵巣と卵管采との位置関係が悪い、卵管采が水腫などの癒着で閉じているなどにより卵子を取り込めないことをいいます。
検査で何も問題が見つからないにも関わらず、性生活か人工授精では妊娠が成立しない場合、ピックアップ障害があるのではないかと考えられます。

媒精　C-IVF

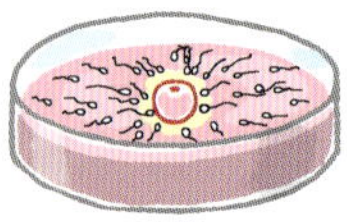

顕微授精ICSI

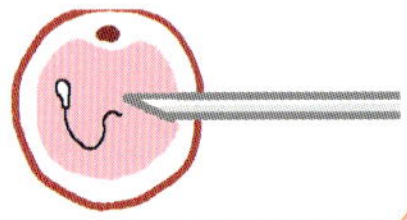

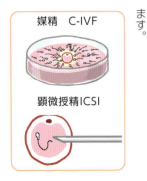

わたしのこんな症状は、不妊の原因になってる？

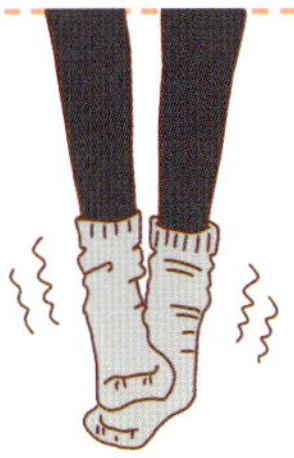

私は冷え性で、いつも手も足もお尻も冷たいです。それが不妊原因でしょうか？

冷え性は、多くの女性が抱える心配事です。冷えない工夫をしましょう。

冷え性を心配する女性は多くいます。でも、それが不妊原因になるとしたら、もっと多くの人が赤ちゃんが授からないことに悩んでいることでしょう。

もちろん冷えすぎはよくありませんから、日々の生活の中で工夫をしましょう。夏は、クーラーに当たりすぎないこと、冬は手足などの末端が冷えないように、首や手首や足首を温めましょう。

また、からだを締め付けすぎる下着や服は避けること、からだを冷やすような食べ物、飲み物を避けること、そして、よくからだを動かしましょう。空いた時間にストレッチをしたり、歩いたりしながら、少しずつ基礎代謝を上げるように心がけるといいでしょう。

私の月経周期は短くて26日、長いときは42日きませんでした。不妊原因は、周期がバラバラなこと？

周期的には、特に問題はないのではないかと思います。

月経周期の正常範囲は、25〜38日の間にあれば、いつも同じ日数でなくても問題はありません。42日は少し長いですが、ほかの周期が正常範囲であれば問題はないでしょう。

人間は、ロボットではないので、いつも同じということにはなりません。ストレスが溜まったり、疲労が重なったりすれば月経に影響することもあります。また、卵胞の育ち方で月経周期は変動します。卵胞がゆっくりと育つ月経周期は長くなり、ちょっと早く育つ周期には短くなる傾向があります。このように排卵するまでの期間は、卵胞の成長に関係し、周期ごとに違いがあります。

月経周期や排卵の問題よりも、何かほかに不妊原因があるかもしれません。

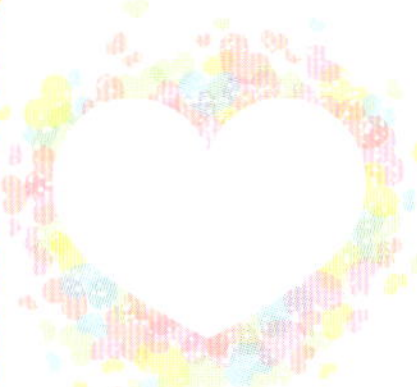

セックスができません。いつも途中でダメになってしまいます。人工授精をすぐにしたいです。

ほかの原因もないか、一度調べてみましょう。

子どもを授かるためにセックスは大切ですが、それがプレッシャーやストレスになってしまっているとしたら本末転倒です。まずは、お互いがリラックスすること。そして、単純に触れ合うことを楽しい、嬉しいと思えるようにしましょう。子どもを授かる方法は、夫婦それぞれです。また、不妊治療が必要になる原因やきっかけも夫婦さまざまで、なかにはセックスが問題になって不妊治療が必要になる夫婦もいます。

ただ、人工授精がしたいと言われても、それが適応かどうかはわかりません。卵管の通過性や精子の数が極端に少ないなどがみつかれば、人工授精ではなく、体外受精が適応になるかもしれません。

一度、きちんと検査を受けてみましょう。

男性不妊と泌尿器科

男性不妊の原因

男性不妊は、精子の生成から射精をして受精するまでの過程に、何らかの障害が起こることによって生じます。

これを機能別に見ると、次の5つに分けることができます。

(1) 精巣で精子をうまく造ることができない造精機能障害

(2) 精子の輸送路に問題や障害があり精子がうまく通過できない精路通過障害

(3) 精巣上体、前立腺及び精嚢《せいのう》などに問題や障害がある副性器機能障害

(4) 腟内で射精ができない、勃起障害があるなどの性機能障害

(5) その他の染色体や遺伝的な問題など

この5つのうち男性不妊の原因としてもっとも多いのは造精機能障害で、全体の70～90%を占めているといわれています。

何度精液検査をしても、同じように結果が良くない場合には、男性不妊を専門とする泌尿器科を受診してみましょう。中でも泌尿器科の生殖医療専門医は専門的に詳しく検査診療することができます。

この場合、夫婦で別の病院に通うことになりますが、最近では男性不妊外来を不妊治療施設内に設けるところも増えてきました。

受診については、精液検査の結果から泌尿器科または男性不妊外来を勧められるケースになります。

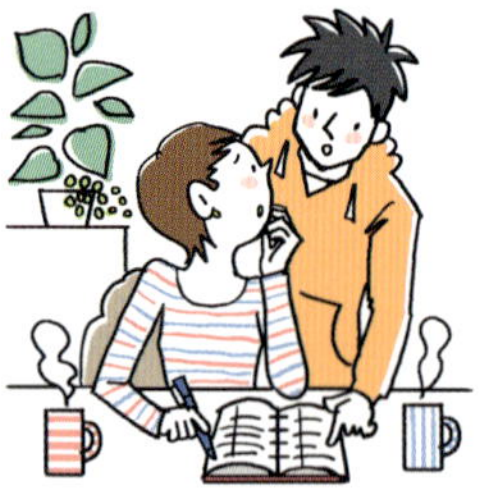

睾丸の大きさは、オーキドメーターで検査をします。日本人の成人男性の精巣容量の平均は15～20ml程度です。

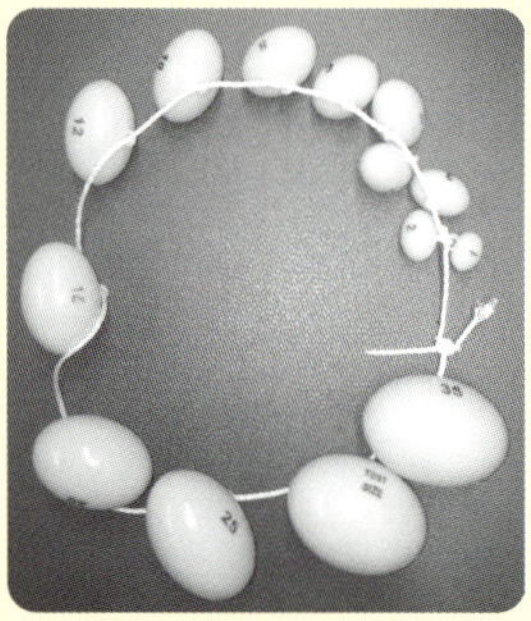

オーキドメーター

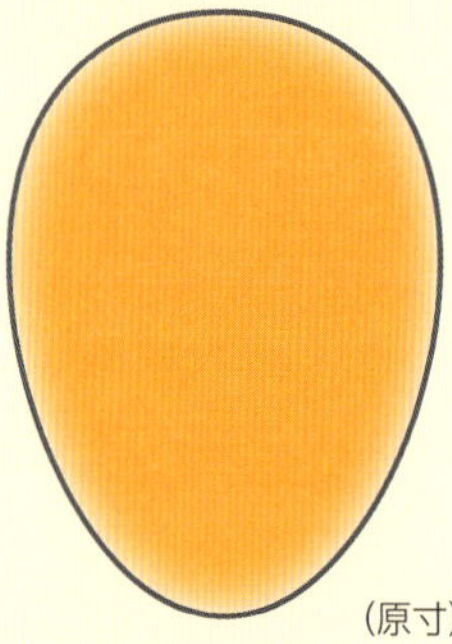

(原寸)

15mℓ

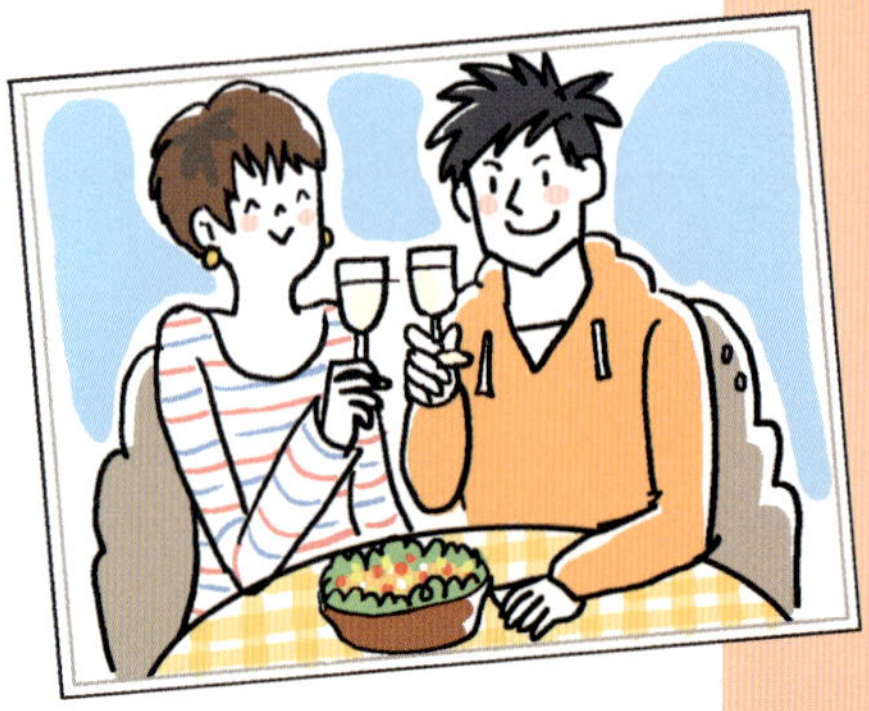

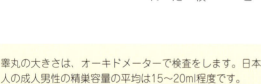

泌尿器科での診察と検査の例

● 視診／触診と超音波（エコー）検査

視診……体格や喉仏、ホルモンの影響や染色体異常により起こる特徴的なこと
触診……精巣の大きさや硬さ、精管の有無や腫れ、痛みなど
精巣の大きさは、オーキドメーターという精巣の模型と比べておおよそのサイズを測定。
精索静脈瘤について直立した状態で精巣の大きさに左右の差や、瘤の有無
超音波…精巣の正確なサイズを計測と精索静脈瘤や腫瘍の有無

● ホルモン検査（血液）

造精機能…FSH（卵胞刺激ホルモン）、LH（黄体化ホルモン）、PRL（プロラクチン）、テストステロン（男性ホルモン）などの値
●造精機能が低下……FSH、LHが共に低い場合
●もともと造精機能が低い…FSH、LHが共に高く、テストステロンが低い場合
●性欲や性腺機能の低下、勃起障害（ED）…PRLの値が高い場合
●精路通過障害…精液検査で精子が見つからないがFSH、LHが正常値だった場合

● 精液検査

精液の全量と精子の数、運動精子の数など。数回の検査を必要とすることもある

● 精子機能検査

治療施設によって精子機能検査に違いがある
e.g.
● 精子を染色して先体反応が正常であるか
● DNAに損傷のある精子がどれくらいあるのか
● 形態の正常な精子がどれくらいあるのか（クルーガーテスト：正常率15%以上）
● 高倍率の顕微鏡で精子頭部の空胞の確認してICSI（IMSI）

男性不妊原因(機能障害)

1 造精機能障害
精子をつくる機能が低下している、または障害がある。

2 精路通過障害
造精機能に問題はなく、精子の通り道に閉塞、または狭窄がある。

3 副性器機能障害
精嚢、前立腺などの炎症により、精子の運動性が低下している。

4 性機能障害
勃起不全、腟内射精障害、逆行性射精などがある。

5 その他
染色体異常、遺伝性、原因がわからない。

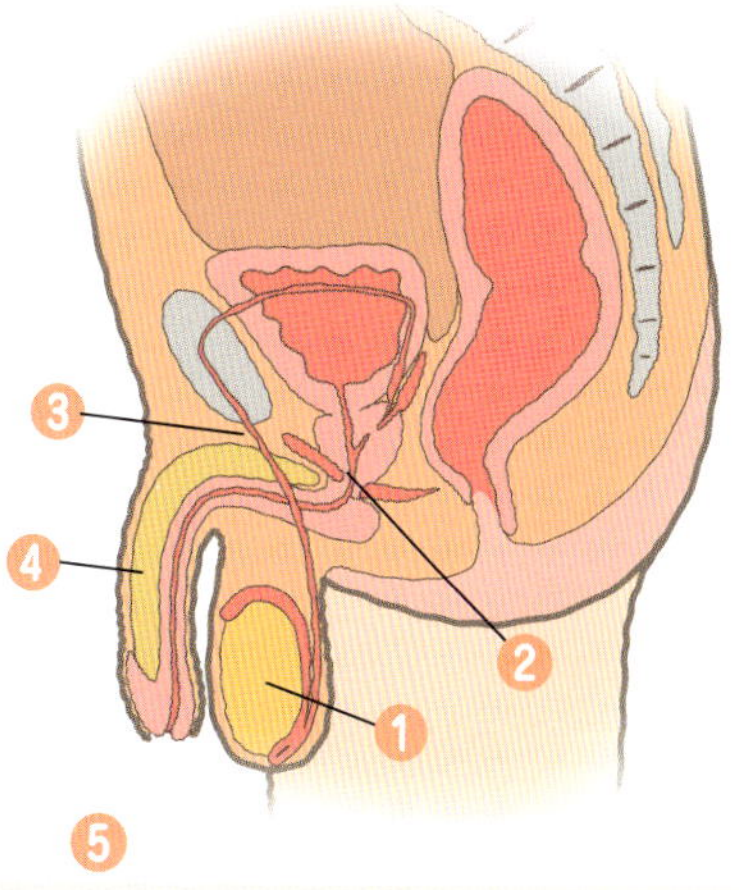

精液検査のほか、ホルモン検査なども行い、どこに問題があるのか、障害があるのかを判断します。

原因別の不妊治療の方法 ～男性編～

造精機能障害

＊精索静脈瘤

症状と治療方法

造精機能に問題があるケースの中でも原因が特定できる代表が精索静脈瘤です。

精索静脈瘤は、精巣の静脈が逆流して瘤状に肥大する病気で、男性不妊患者の約40％に見られるという発表があります。一般的には症状はありませんが、進行すると、立っている時間が長くなるにつれて痛みが増すようになります。自分で見てすぐにわかるほど瘤が大きくできていることもあれば、自分では気づかないこともあります。

この瘤により精巣温度が上がり、精子をつくる能力が低下し、精子の数が少なくなります。精索静脈が逆流しないように縛る手術をすることで約50～70％の方の精液所見が改善し、女性に不妊要因がなければ約30％以上で自然妊娠が可能だという報告もあります。

＊低ゴナドトロピン性性腺機能低下症

症状と治療方法

FSHとテストステロンの値が低い低ゴナドトロピン性性腺機能低下症の場合、精液中に精子が見つからない無精子症（非閉塞性無精子症）や、とても少ない乏精子症になります。二次性徴が進行せず、低身長、精巣が小さいことも特徴で、ホルモン投与をすることで精巣が大きくなり、造精機能を回復することがあります。

＊高ゴナドトロピン性性腺機能低下症

症状と治療方法

高ゴナドトロピン性性腺機能低下症は、二次性徴が進行せず陰茎、精巣、陰毛の発育不良などが見られ、この原因としてクラインフェルター症候群という性染色体のX染色体が1つ以上多い染色体異常があります。ホルモン療法の効果が期待できるケースもありますが、多くの場合、顕微鏡下精巣内精子回収術（MD-TESE）をし、精子が見つかれば顕微授精で妊娠に臨むことができます。この高ゴナドトロピン性性腺機能低下症は、30代前半であればMD-TESEにおいて精子が見つかる可能性が高いようです。

＊特発性造精機能障害

症状と治療方法

男性不妊の8割以上が造精機能障害で、その中でも、原因が特定できない特発性造精機能障害の方は6割以上だといわれています。

造精機能の改善のために薬物療法などを行い、精子の数や質の向上を目指しますが、個々が持つもともとの造精機能により効果がかわります。軽度の場合、数カ月の服薬や注射で精液の状態がよくなる場合もあります。しかし、あまり期待ができないというケースも多く、女性の不妊原因があるなしに関わらず精子数、運動精子数によって治療方法が決まることがほとんどで、その多くが体外受精、もしくは顕微授精になります。

射精精液中に精子が見つからない場合は、MD-TESEで精子を回収し、顕微授精で妊娠に臨みます。

造精機能障害

精子をつくる機能が低下している、または障害がある。

● 精液所見

精液量、精子数、運動精子数などのすべての値が低い傾向にある。

● ホルモン検査（検査結果のケースと疑われる病気）

（1）テストステロンが低く、FSH（卵胞刺激ホルモン）、LH（黄体化ホルモン）も低い。
→ 低ゴナドトロピン性性腺機能低下症

（2）FSHとLHが高く、テストステロンが低い。
→ 高ゴナドトロピン性性腺機能低下症、クラインフェルター症候群

（3）PRL（プロラクチン）が高い。
→ 下垂体腫瘍

（5）特に異常がみつからない
→ 特発性無精子症

● 染色体検査（血液検査）

性染色体のＸ染色体が１つ以上ある
→ クラインフェルター症候群

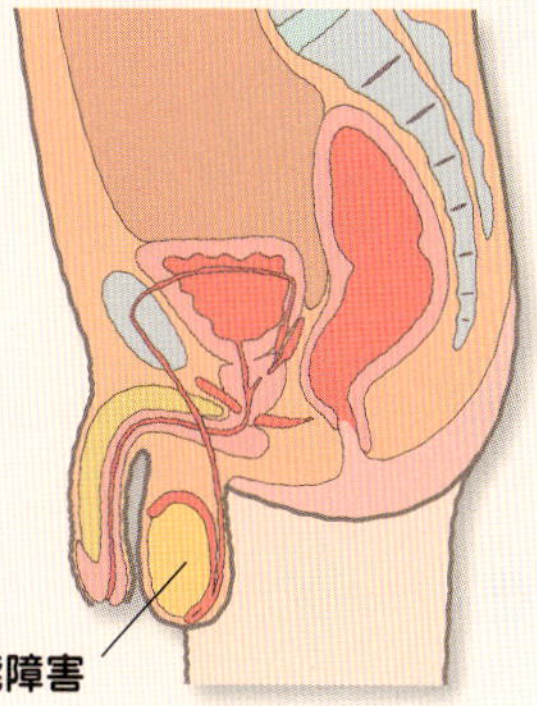
造精機能障害

射精精液中に精子がみつからない！精巣にある精子を探せ！

精巣内精子回収術には、シンプルＴＥＳＥと顕微鏡を使うMD-ＴＥＳＥの２つがあります。この手術は、陰嚢を５ミリ〜１センチほど切開し、精巣内の精細管という細い組織を採取します。ＴＥＳＥの中でも、顕微鏡下に精巣内を観察して行う方法をMD-ＴＥＳＥといい、精子は白くて太い精細管にいるため、それを探して採取します。

閉塞性無精子症の場合には、多くのケースで精子が見つかります。非閉塞性無精子症の場合では、40％以上といわれ、１回目の手術で見つからないケースでは２回目以降も見つからないことが多くなります。

全身麻酔で行い、日帰りで手術を行う治療施設と入院で手術を行う治療施設があります。

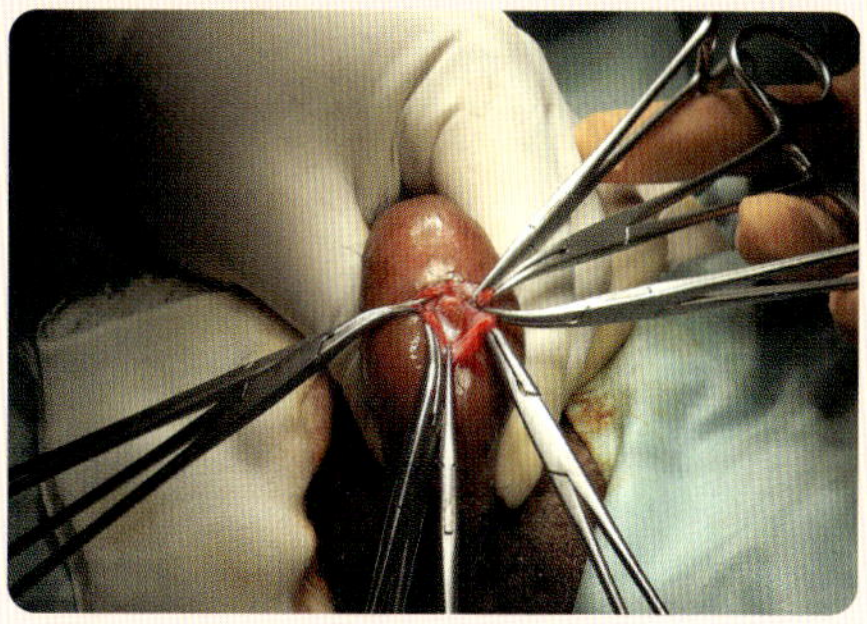

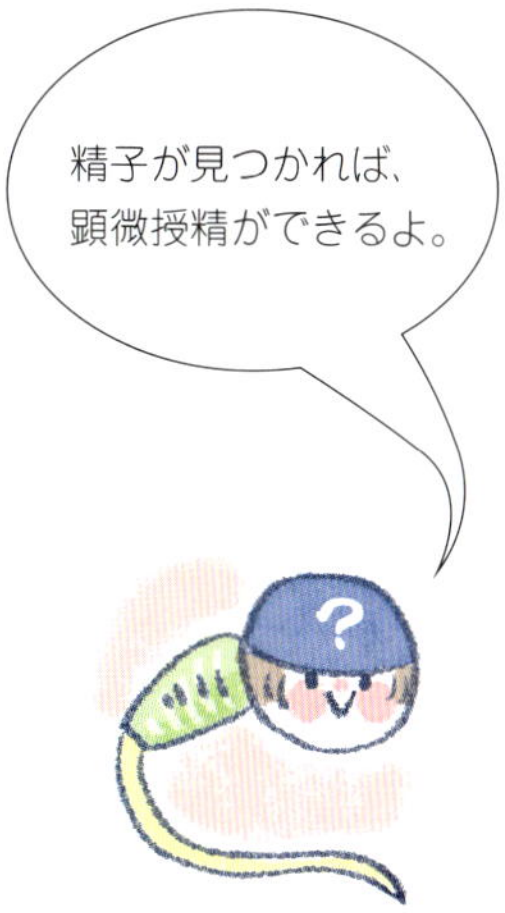
精子が見つかれば、
顕微授精ができるよ。

●精路通過障害

＊閉塞性無精子症

症状と治療方法

精子の通り道のどこかに閉塞している箇所があることから射精精液中に精子がみつからない場合が閉塞性無精子症です。

先天性の場合には先天性両側精管欠損症（CBAVD）、後天性には尿道炎や外傷、射精管閉塞症、前立腺嚢胞、鼠径ヘルニアやパイプカット術後などが原因としてあげられます。精管の詰まっている部分を取り除いて吻合する精路再建術によって射出精液中に精子が認められるようになれば自然妊娠も期待できます。ただ、精子が認められるようになるまで1年以上を要することが多く、また精子が認められないケースもあることから精路再建術の際に精巣から精子を回収し、凍結保存します。

妻の年齢が高いなどの場合には、精巣内精子回収術（TESE）などで精子を探し顕微授精をすることもあります。

精路再建術の方法

精路の詰まっている箇所を特定して、つなぎ合わせる手術をします。精管と精管をつなぐことを精管精管吻合術といい、精管と精巣上体をつなぐことを、精管精巣上体管吻合術といいます。

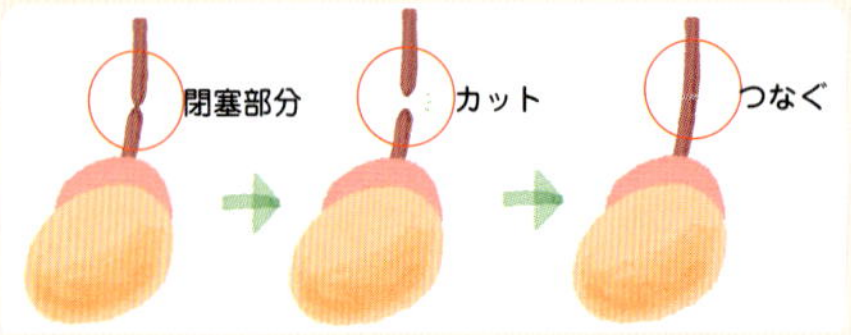

＊乏精子症／閉塞性

症状と治療方法

精路のどこかが細くなっている箇所があって、射精精液中に精子が少ない状態をいいます。

射精精液中に認められる精子の数、運動精子の数によって、体外受精、顕微授精と治療方法を選択します。

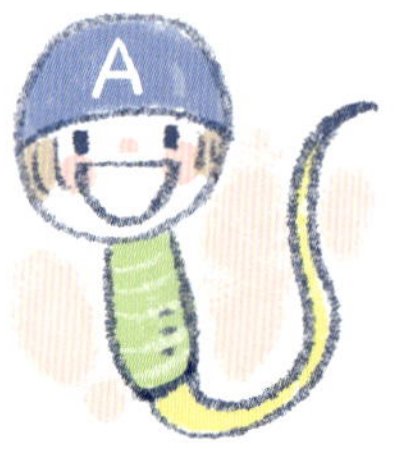

精路通過障害

精子の通り道（精管や精巣上体など）に問題がある、または障害がある

- **精液所見**
  精液量、精子数、運動精子数などのすべての値が低い傾向にある
- **ホルモン検査**
- **視診、触診**
- **エコー検査**
- **染色体検査**（血液検査）
  それぞれ特に問題が見つからない

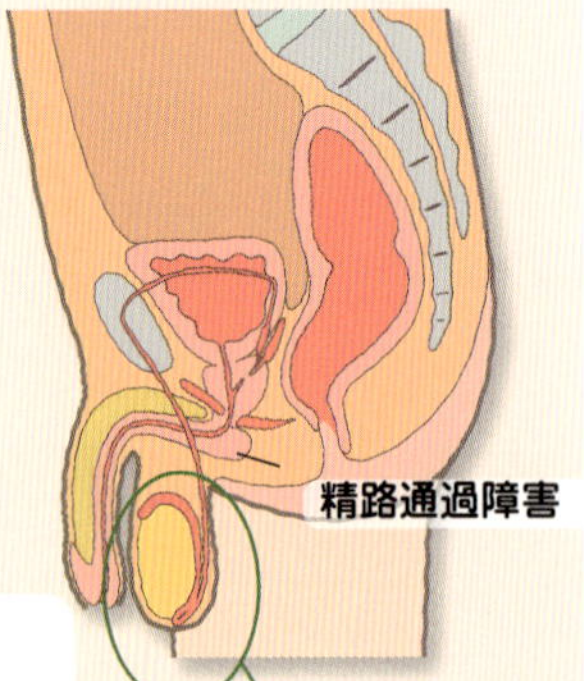

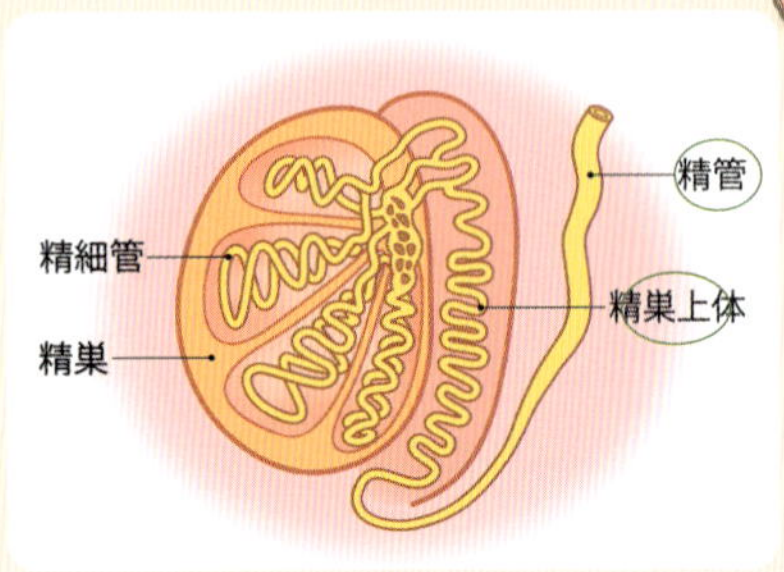

＊副性器機能障害

症状と治療方法

精巣以外の精管、精嚢、前立腺、陰茎などの副性器に炎症などを起こし、精液中の白血球が基準値（100万個／1ml未満）より多く検出され、運動する精子が少なくなることがあります。この場合、抗生物質を服用し、その後の精液検査の結果によって治療方法が決められます。

精嚢や前立腺の炎症の原因の多くは、クラミジア感染によるものです。抗原検査が陽性の場合は、クラミジアに感染しているということがわかり、抗体検査が陽性の場合は、過去、クラミジアに感染したことがあるとわかります。クラミジアの抗原検査が陽性であれば抗生物質の服用が必要になります。

その他、マイコプラズマ、結核菌、サイトメガロウイルスなどによる精路感染が原因となっていることもあり、服薬で改善しない場合は、精液検査の結果に応じて不妊治療を行います。

クラミジア検査の謎。夫は陰性、妻は陽性

クラミジア感染症の抗原検査は、男性は尿検査。女性は子宮頚管の粘液検査になります。夫婦で検査をした場合、抗原検査は２人とも同じ結果になることが多くなります。しかし、なかにはどちらか一方だけが陽性という結果が出ることもあります。

その際、疑われるのが陽性になった人。「浮気してるんじゃないの!?」となるわけです。例えば、妻は陽性なのに、夫は陰性。夫以外の男性との性的関係なんてないし、これまでも普通に性生活をしてきたのに「なぜ？」ってことになり、大ゲンカに発展することもあります。

考えられるのは、夫（妻）がクラミジアに感染したけれど、妻（夫）に内緒で治療を終了しているケース。クラミジアに感染したけれど、ほかの病気やケガの治療をする際の抗生物質の投与により治療されてしまったケース。または、検査の結果が陰性（偽陰性）と出てしまったケースです。

男性は尿検査が抗原検査になりますが、採尿方法によっては陰性と出る可能性もあります。採尿については、２時間以上排尿しない初尿を採取する必要があり、初尿を除いた中間尿では正確な検査はできません。女性の場合には、子宮頚管よりも奥で感染を起こしていると子宮頚管粘液では陰性と出ることもあります。

抗体検査は、いずれも血液検査になります。これはクラミジアに感染したことがあるかどうかがわかる検査で、これが陽性であっても、今現在、感染を起こしているかどうかはわかりません。

夫婦間で検査結果に違いが出て揉めたという話を聞くこともありますが、どちらかが陽性という結果が出ても、夫婦なので連帯責任です。とにかく夫婦で治療を受けましょう。

副性器機能障害

副性器に問題がある、または障害がある。

- **精液所見**
  精子数、運動精子数などの値が低い。
  精液中の白血球が100万個／１ml以上ある。

- **ホルモン検査**
- **視診、触診**
- **エコー検査**
- **染色体検査**（血液検査）
  それぞれ特に問題が見つからない

- **尿検査**
  ＊クラミジア抗原が陽性

- **血液検査**
  ＊クラミジア抗体が陽性

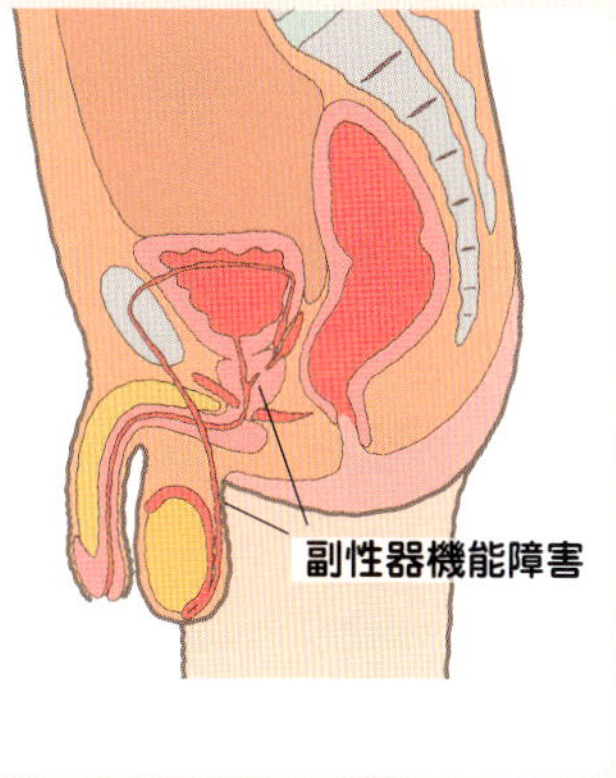

●性機能障害

＊逆行性射精

症状と治療方法

糖尿病などの元となる病気や脊髄の問題、また前立腺などの手術の後遺症などが関係していることもありますが、原因のわからないことも多くあります。

治療には、膀胱頸部を閉じる作用のある投薬が行われ、効果があれば性生活での妊娠も望めますが、改善するのは逆行性射精症例の1／3程度といわれています。効果がない場合には、膀胱内から精液を回収します。

その方法は、排尿して膀胱内を空にしてから培養液を膀胱内に注入します。その後、十分な射精感が得られるようマスターベーションを行い、ただちに導尿にて膀胱から精子を回収します。回収できた精子の数、運動率によって、人工授精や体外受精、もしくは顕微授精で妊娠を目指します。

＊勃起障害

症状と治療方法

勃起障害（ED）は、ストレスなどが原因で起こる心因性のものと糖尿病や骨盤内手術後などに起こる器質性のものがあり、これらにはバイアグラなどの服薬によって性生活を取り戻すことが期待できます。

脊髄損傷などによる場合は、神経の損傷程度によりバイアグラが有効な場合もありますが、電流刺激による射精、また精巣内から直接精子を回収する手術によって精子を確保し、体外受精を行うこともあります。

また性欲の減退、性に関する嫌悪感につながる心の障害や、ストレスが原因の場合、心療内科などの受診が必要になってくることもあります。

性機能障害

セックスができない、膣内で射精できないなど

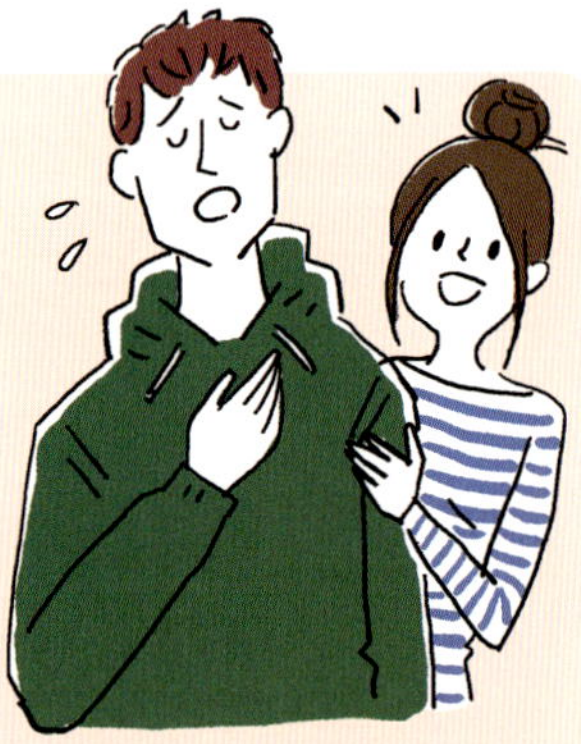

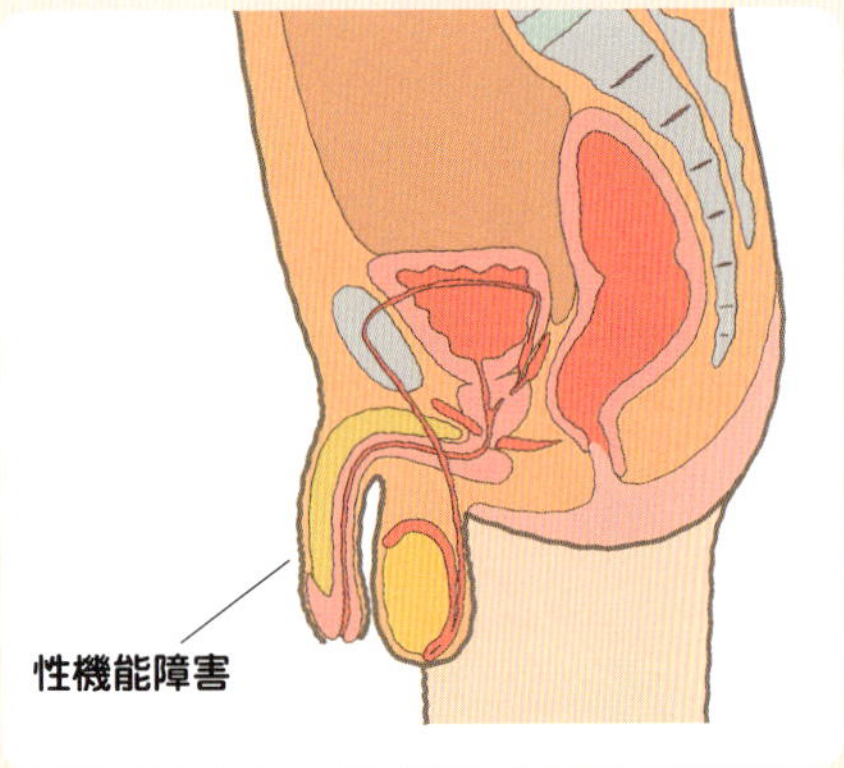

● **精液所見**

＊射精に至らない場合もある。
＊逆行性射精の場合、十分な射精感があっても精液量が少ない。
＊膣内射精障害のみの場合、とくに問題はない。

● **ホルモン検査**

ホルモン値にほぼ異常はない。

● **視診、触診**
● **エコー検査**
● **染色体検査**（血液検査）

それぞれ特に問題が見つからない

*膣内射精障害

症状と治療方法

近年、女性の膣内で射精ができないという男性が増えてきています。勃起障害の1つで、挿入はできても膣内で射精するにいたらないのが膣内射精障害です。さまざまな要因がありますが、妊活中の夫婦に多いのは、また妊娠できなかったら? という男性側のプレッシャーから起こるものです。

そのほかでは、床などに強く押し付けるようにしてマスターベーションを行ったり、強く陰茎を握ってマスターベーションを行ったりしてきたため、女性の膣圧では快感が得られずに射精にいたらなくなることもあります。この場合、女性の膣内で射精ができるように正しいマスターベーションの指導を受け、段階的に少ない圧でも射精ができるように治療を進めますが、これと並行して妊娠を目指すために人工授精や膣内精子注入法を行うこともあります。

膣内精子注入法は、滅菌されたシリンジに射精した精液を吸い上げて膣内に注入する方法です。指導を受けることで自宅などで行うことができます。簡易人工授精法ともいわれますが、必ず医師の診断を受け、自然妊娠が可能かどうかを確認し、スポイトなどの備品類も病院から渡される清潔なものを使いましょう。

ドナー精子を使った人工授精

無精子症で、精巣内からも精子がみつからなかった場合、自分の精子で子どもを授かることはできません。

この場合、妻に不妊原因がない、あるいは排卵誘発剤で卵子が排卵できるようであれば、ドナー精子を使って妊娠を目指すことができます。現在、日本で認められているのは、ドナー精子を使った人工授精：AID (Artificial Insemination with Donor's Semen) です。

AIDは、日本産科婦人科学会にAID実施施設として登録のある病院、クリニックで行われています。ドナー精子については、個々の施設が管理していて、誰がドナーなのか、患者夫婦が特定することはできません。

生まれた子どもは、夫婦の子どもとして出生届を出すことができますが、子どもには出自を知る権利があります。AIDで出生したことを話すか、話さないかは夫婦の考えもあるでしょうが、実際にAIDで生まれた子どもたちには、並々ならない心痛を持つことがあります。遺伝子上の父親を探したくても探せない、またアイデンティティーの喪失に悩まされる、親への不信感など、さまざまな思いを抱えることがあるようです。

親が望んだように、子どもも望むかどうかはわかりません。第三者の関わる生殖医療については、生まれてくる子どもの幸せを最優先して考えましょう。

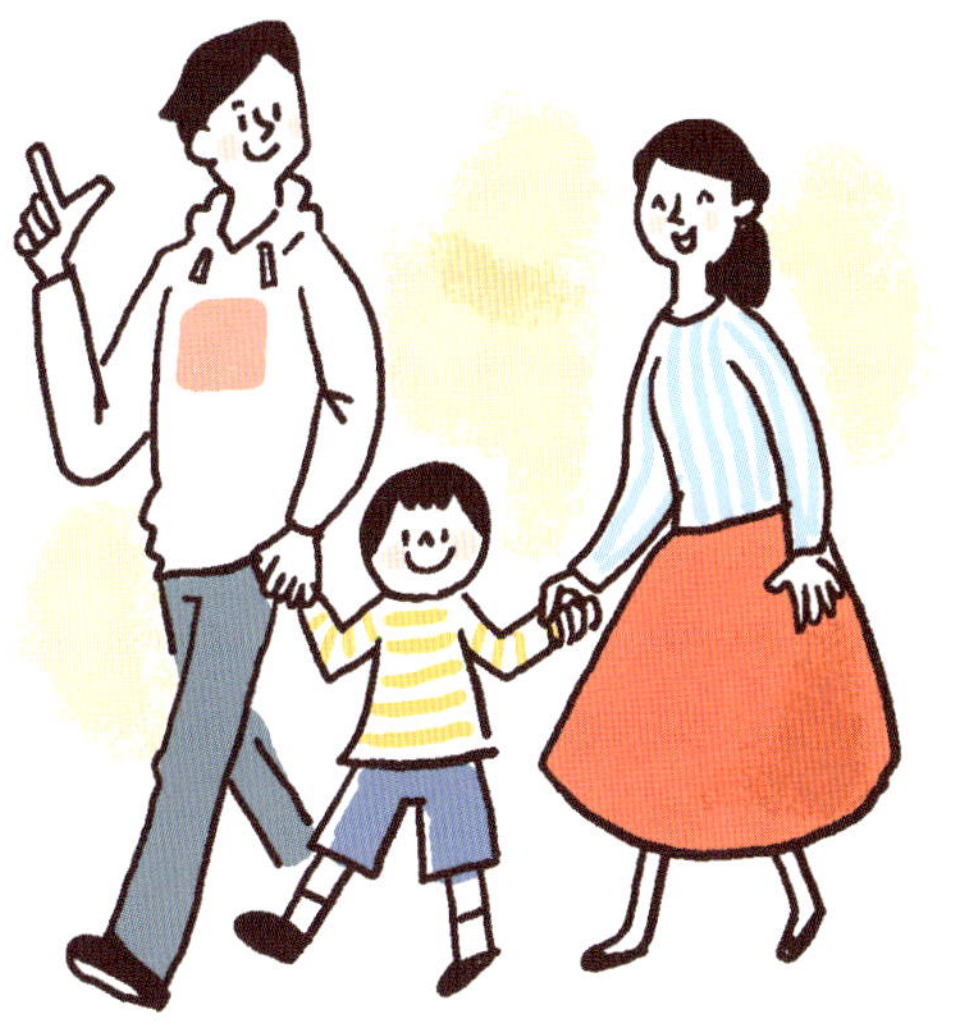

chapter
4-⑥

一般不妊治療
～タイミング療法の適応と治療周期～

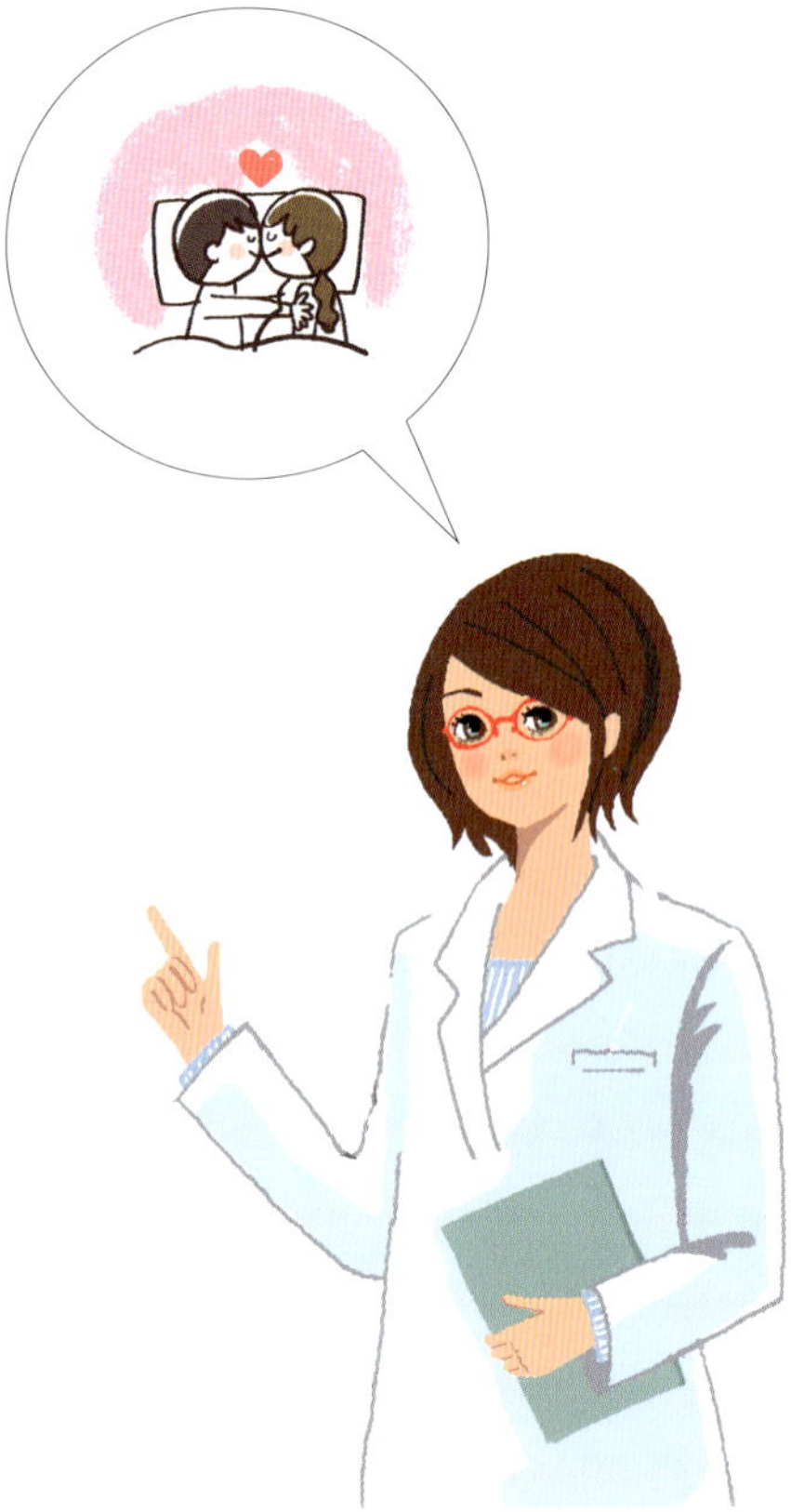

一般不妊治療とは？

一般不妊治療とは、タイミング療法や人工授精（ＡＩＨ：Artificial Insemination with Husband's Semen　またはＩＵＩ：Intrauterine insemination）のように体内で受精が起こる治療方法のことをいいます。人工授精は、高度生殖補助医療（ＡＲＴ）の範囲とする考えもあるようですが、受精が体内で起こる治療については一般不妊治療と位置づけることが多いようです。

「夫婦の卵子と精子は、その妻の卵管膨大部で受精する」ことが妊娠本来の始まりで、これが難しい場合に、排卵の予測をいかに確実にするか、また十分に成長した卵胞から排卵させるよう、どのように医療で助けるかが一般不妊治療となります。

タイミング療法の適応

タイミング療法の適応は、検査に異常がなかったことと、避妊しない性生活が1年未満であることなどです。

治療周期は約6周期を目安にし、この間に妊娠しなければ、性生活と排卵のタイミングが問題で妊娠できないのではないと判断し、人工授精に治療方法を切り替えるか、場合によっては体外受精を勧められるでしょう。

また、これまで避妊しない性生活が1年以上あった夫婦や、妻の年齢が30代後半の夫婦の場合は、タイミング療法を数周期行い、人工授精ではなく体外受精へ治療を切り替えた方がいいと判断されることもあります。

タイミング療法の治療周期

タイミング療法の治療周期の開始は、排卵誘発が必要な場合には月経3～5日目になります。排卵誘発剤は飲み薬が基本になりますが、個々のホルモン環境と卵巣反応の状態によっては飲み薬に注射を足す、または注射のみで卵胞の成長を補います。排卵に問題がない場合でも、排卵と性生活のタイミングをより確実にするために排卵をコントロールする注射だけを行うこともあります。

排卵に問題がない場合には、月経3～5日目に卵胞の様子の確認から治療周期を開始するケースと月経周期10日目あたりから治療を開始するケースもあります。

月経周期12～14日目あたりに卵

タイミング療法の適応

- **排卵に問題がない**
  … 低刺激の排卵誘発剤で排卵可能な場合も適応
- **卵管の通過性に問題がない**
  … 卵管の通過性に問題があっても子宮卵管造影検査で開通した場合も適応
  … 卵管鏡下卵管形成術、腹腔鏡手術などで開通できた場合も適応
- **精子の数、運動精子の数に問題がない**
  … 服薬などで改善が見込める場合も適応
  … 精索静脈瘤があり手術によって精子が改善された場合も適応
- **性生活で妊娠できなかった期間が１年未満で一般的な検査で夫婦ともに問題が見つからない**

etc…

タイミング療法の方法

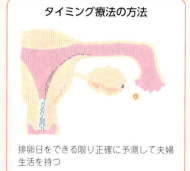

排卵日をできる限り正確に予測して夫婦生活を持つ

タイミング療法の治療周期スケジュール　一例

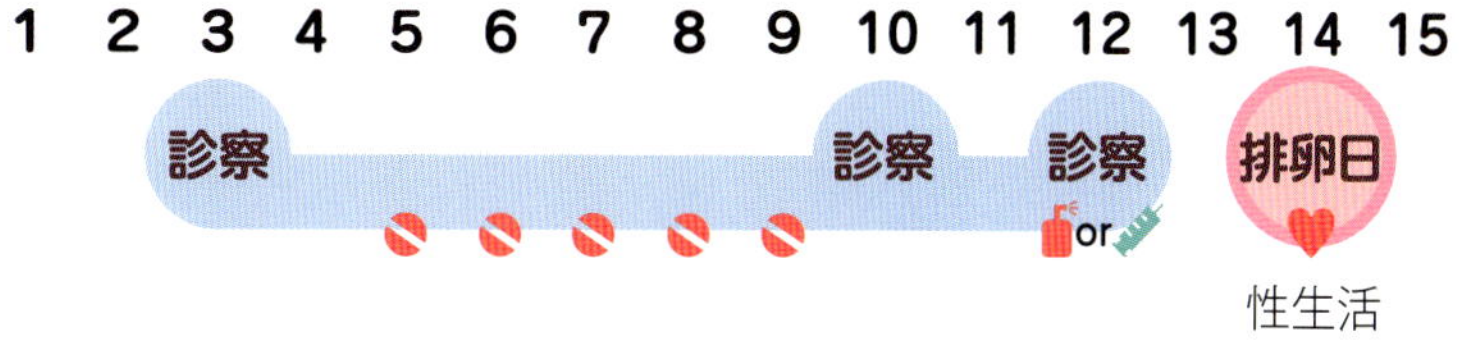

※１　診察日には、卵胞チェックやホルモン検査を行います。
※２　排卵日の２日前が妊娠率が高いというデータもあります。排卵日付近で性生活ができれば大丈夫です。

アイコン　クロミフェン レトロゾール など　アゴニスト点鼻スプレー　HCG注射

なぜ、妊娠しない？ 治療周期からの検討

タイミング療法

- **卵子と精子が出会っていない**
  - ピックアップ障害がある
  - 精子がたどり着かない
- **受精はしたが、胚が育たない**
  - 卵子の質に問題がある
  - 精子の質に問題がある
- **胚は育ったが、着床しない**
  - 卵子の質に問題がある
  - 精子の質に問題がある
  - 胚の質に問題がある
  - 着床環境に問題がある
- **抗精子抗体がある**

etc…

胞の大きさやホルモン値を確認し、排卵日を予測し、医師から排卵に合わせて性生活を持つよう、そのタイミングの日が告げられるため、それに従って夫婦は性生活を持つようにします。

　ただし、排卵誘発剤によって複数の卵子が排卵されると予測される場合には、多胎妊娠を予防するために治療周期を見送ることもあります。

chapter
4-⑦

一般不妊治療の治療周期 ~人工授精の適応と治療周期~

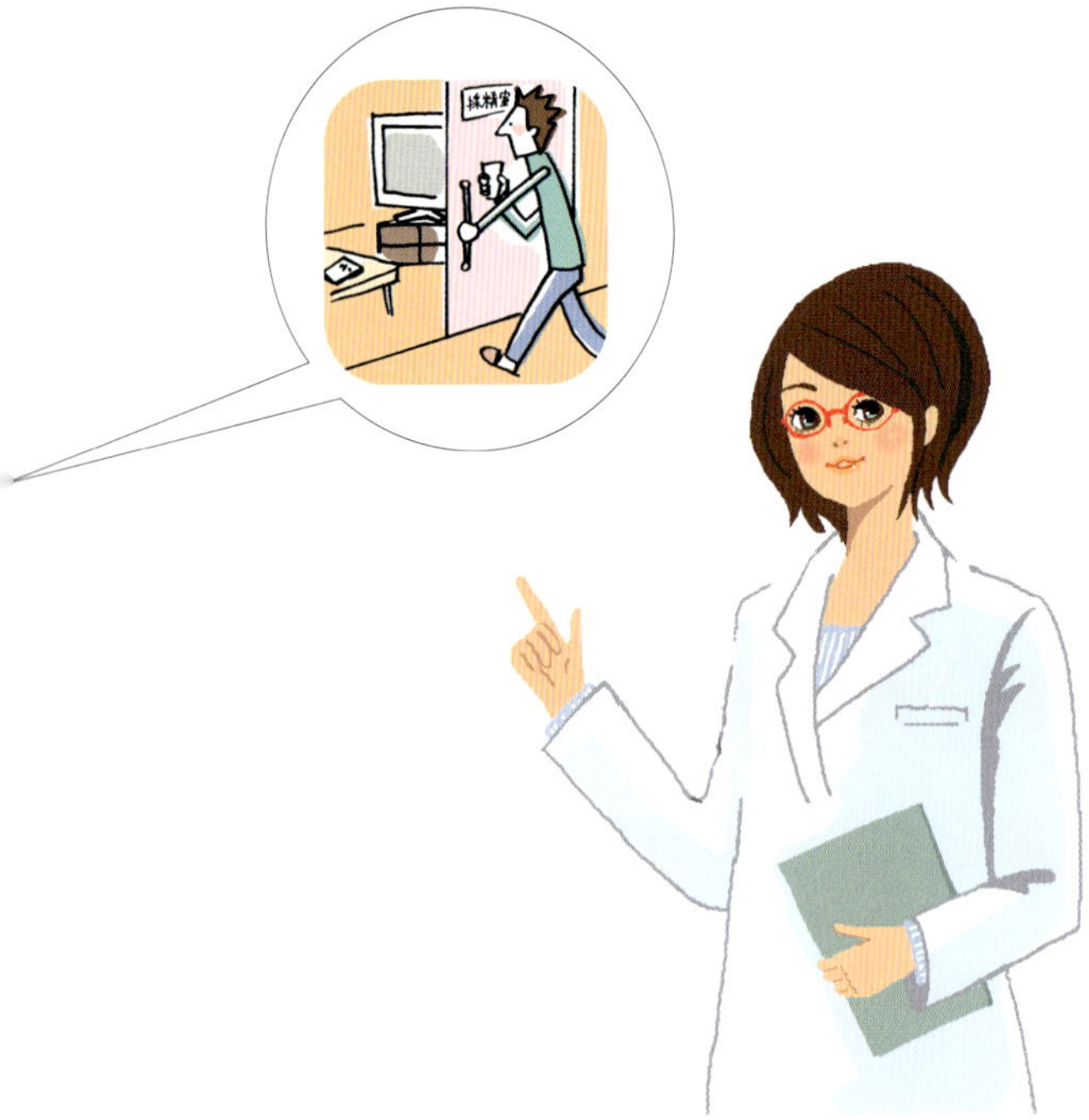

人工授精の適応

人工授精は、精液検査で精液量、精子数、運動する精子数などの所見から自然妊娠では難しいと判断された場合や、子宮頚管粘液などの問題で精子が子宮へ入っていけない、あるいは性交障害のある場合などです。

一般的に一通りの検査に問題がなく、またヒューナーテストに問題のなかった夫婦は人工授精の適応にはならず、タイミング療法か体外受精が適応になります。

人工授精の治療周期の目安は3~6周期で、これは人工授精で妊娠した夫婦の多くが3周期以内であったという統計に基づいています。

治療周期については、妻の年齢が30代後半、または40歳以上の場合には2~3周期を目安に行い、この期間に妊娠が成立しない場合には体外受精への治療を切り替えるよう勧められることが多くあります。

人工授精の治療周期

人工授精の治療周期は、排卵日の予測まではタイミング療法と同じです。

排卵誘発が必要な場合、開始は月経3~5日目になり、個々のホルモン環境、卵巣反応の状態から排卵誘発を行います。基本的には飲み薬になりますが、十分に成長しない場合には飲み薬に注射薬を足すか、注射薬のみで卵胞の成長を補います。また排卵に問題がない場合でも、排卵と人工授精のタイミングをより確実にするために排卵をコントロールする注射だけを行うこともあります。

排卵に問題がない場合には、月経3~5日目に卵胞の様子を確認し、月経周期12~14日目あたりに卵胞の大きさやホルモン値を確認しながら排卵日を予測して、排卵直前に人工授精を行います。

人工授精は精液が必要になるため、夫

人工授精の適応

- **▶排卵に問題がない**
  … 低刺激の排卵誘発剤で排卵可能な場合も適応
- **▶卵管の通過性に問題がない**
  … 卵管の通過性に問題があっても子宮卵管造影検査で開通した場合も適応
  … 卵管鏡下卵管形成術、腹腔鏡手術などで開通できた場合も適応
- **▶精子の数、運動精子の数に若干の問題はあるが、精液調整後の精子の数、運動精子の数にあまり問題がない**
  … 服薬などで改善が見込める場合も適応
  … 精索静脈瘤があり手術によって精子が改善された場合も適応
- **▶軽度の抗精子抗体がある**

etc…

人工授精の方法

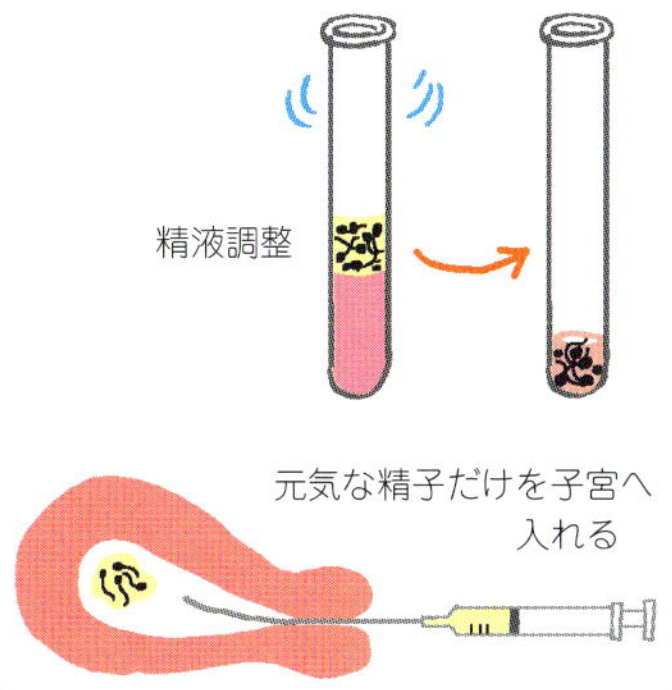

人工授精の治療周期スケジュール　一例

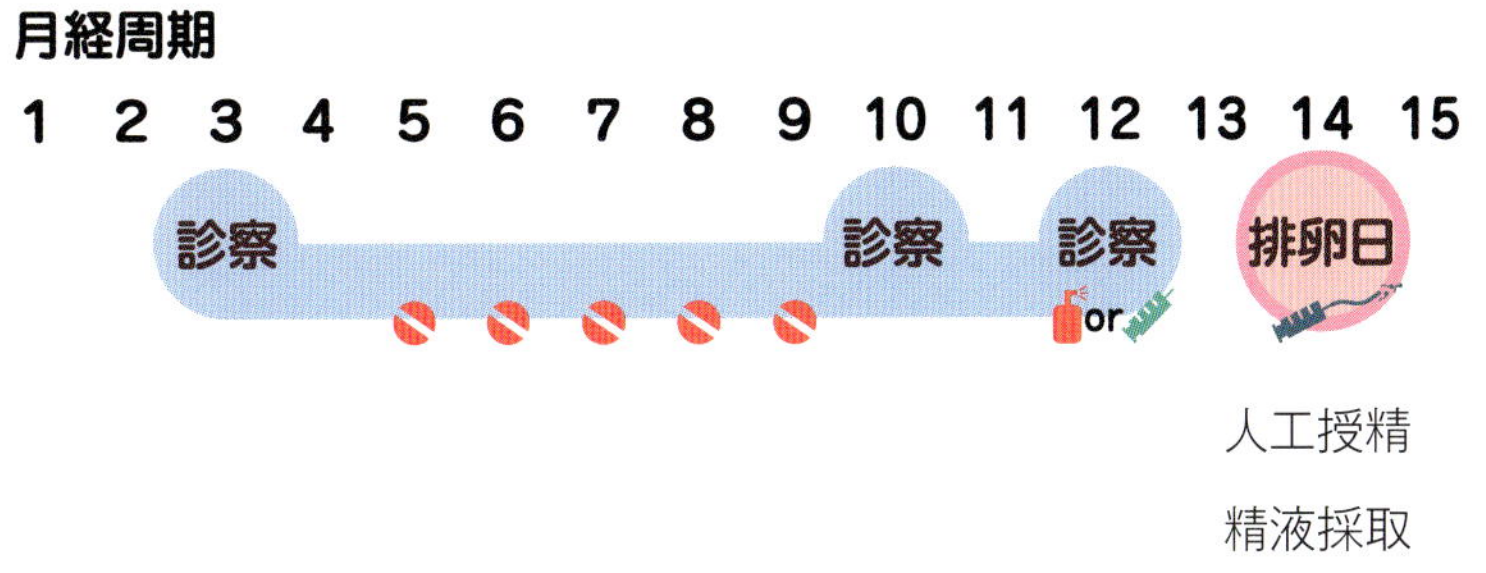

※1　診察日には、卵胞チェックやホルモン検査を行います。
※2　基本的には人工授精後、その当日に性生活を持っても特に問題はありませんが、医師の指示に従いましょう。

アイコン　クロミフェン レトロゾール など　アゴニスト点鼻スプレー　HCG注射

なぜ、妊娠しない？ 治療周期からの検討

人工授精

- **▶卵子と精子が出会っていない**
  - ◆ピックアップ障害がある
  - ◆精子がたどり着かない
- **▶受精はしたが、胚が育たない**
  - ◆卵子の質に問題がある
  - ◆精子の質に問題がある
- **▶胚は育ったが、着床しない**
  - ◆卵子の質に問題がある
  - ◆精子の質に問題がある
  - ◆胚の質に問題がある
  - ◆着床環境に問題がある
- **▶強い抗精子抗体がある**

etc…

の精液を自宅、または病院で採取します。採取した精液は、洗浄するか、さらに濃縮をして精子のみを妻の子宮内腔に注入して妊娠を目指します。ただし、排卵誘発剤によって複数の卵子が排卵されると予測される場合には、タイミング療法と同様に多胎妊娠を予防するために治療周期を見送ることもあります。

人工授精は、精子を妻の子宮内腔へ注入することが人工的なだけで、それ以降は自然妊娠と同じです。

chapter 4-⑧

高度生殖補助医療（ART）～体外受精と顕微授精～

生殖補助医療とは？

高度生殖補助医療（ART：Assisted Re-productive Technology）とは、体外受精をはじめとする高度な医療技術を用いて妊娠を目指す方法です。

不妊治療は、検査からスタートします。

その結果、卵管閉塞や極端に精子が少ないなどの原因がわかる場合や、検査で原因が見つからないにも関わらず「今までの夫婦生活で妊娠ができていない事実」などを照らし合わせて、または、今まで一般不妊治療を行ってきたが、なかなか結果がでないことでの治療法として、体外受精が適応と考えられます。

体外受精には約30年の歴史があり、受精方法には、卵子に精子を振りかけるコンベンショナルIVFと、卵子の細胞質内に1個の精子を直接注入する顕微授精（ICSI）があります。

一般不妊治療では、体内で受精し、受精卵（胚）が育ち、着床していきますが、高度生殖補助医療では、受精は体外で起こり、胚も一定期間を体外で培養します。その胚が子宮内腔へ移植され、着床、妊娠を目指します。

体外受精

体外受精の細かな治療方法は、排卵誘発方法によって違ってきます。

医学の進歩により、以前では諦めざるを得なかった無精子症などでも、妊娠・出産が望めるようになってきています。

ただ、「体外受精をすれば赤ちゃんが授かる」わけではありません。妊娠率は生殖適齢期の女性で25～30％程度といわれていますが、30代後半から妊娠率は下がり、40歳以上になるといっそう妊娠が難しくなっていきます。

だからこそ、妊娠、出産の基本や、妊娠を妨げる原因と治療法に関する知識と情報を十分に持ち、体外受精に挑戦しましょう。

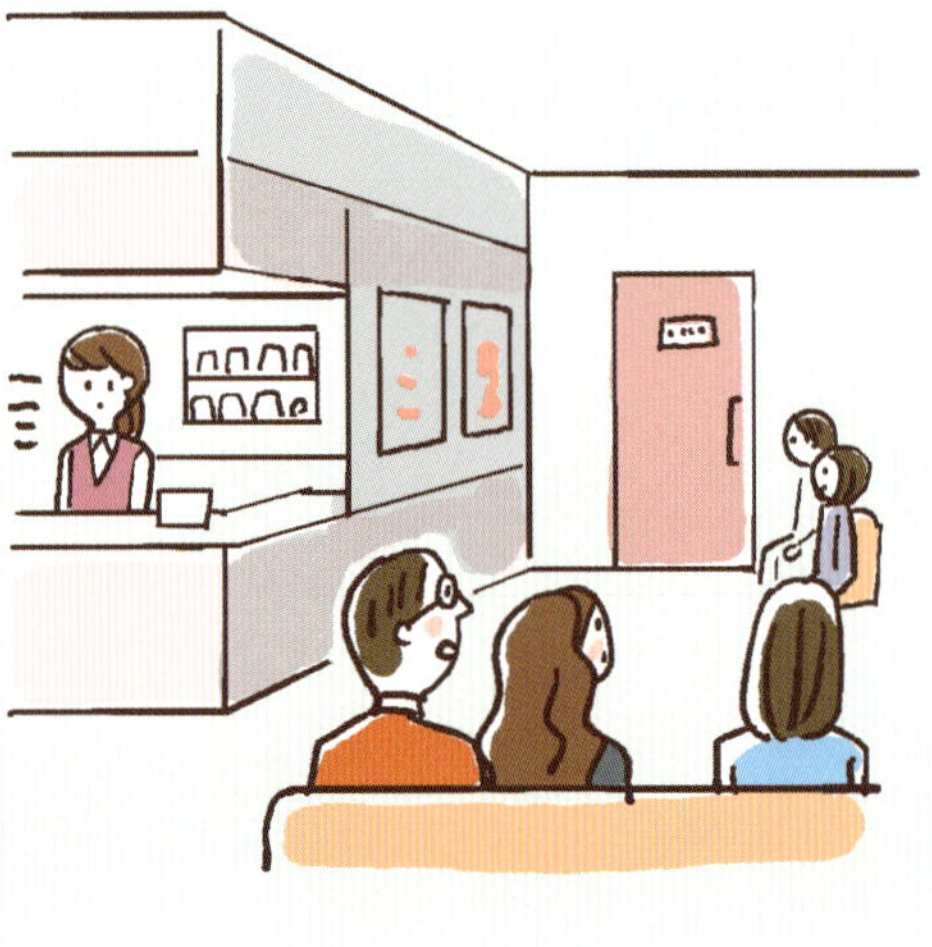

体外受精／コンベンショナル IVF(C-IVF)の適応

- 排卵に問題がある
- 卵管の通過性に問題がある
- 精子の数、運動精子の数に問題はあるが、精液調整後の精子の数、運動精子の数に大きな問題がない
- 抗精子抗体がある
- 性生活で妊娠できなかった期間が 1 年以上で一般的な検査で夫婦ともに問題が見つからない
- 妻の年齢が 40 歳以上である

etc…

体外受精／顕微授精（ICSI）の適応

- C-IVF では受精しなかった
- 重度の抗精子抗体がある
- 精子の数、運動精子の数が極端に少ない

… 無精子症の場合、精巣や精巣上体から精子が回収できた場合も適応

etc…

体外受精の方法

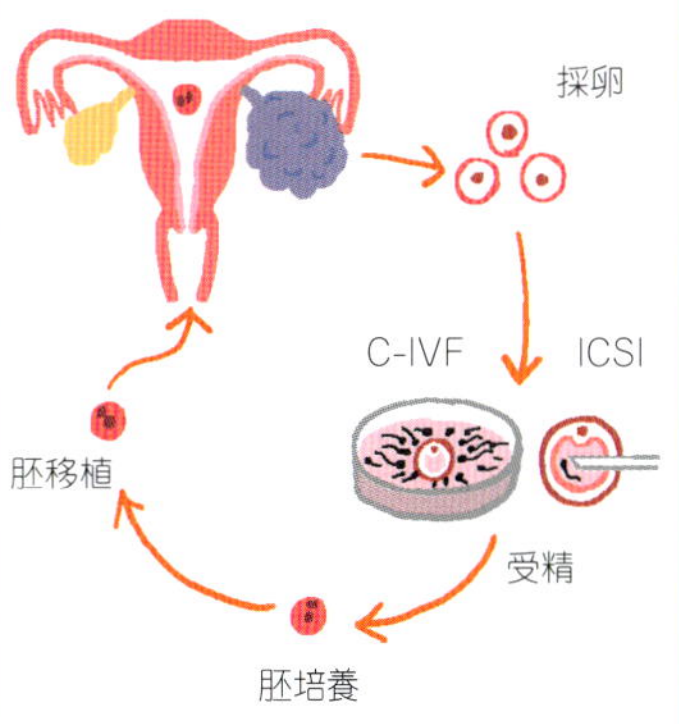

ICSI の適応は、C-IVF の適応の基本となる排卵の問題、卵管の通過性の問題などに加え、ICSI でなければ受精が起こらず、この方法以外では妊娠が望めない夫婦に適応します。

なぜ、妊娠しない？ 治療周期からの検討

体外受精

体外受精 C-IVF

- 媒精では受精できない
- 受精はしたが、胚が育たない
  - ◆ 卵子の質に問題がある　◆ 精子の質に問題がある
- 胚は育ったが、着床しない
  - ◆ 卵子の質に問題がある　◆ 精子の質に問題がある
  - ◆ 胚の質に問題がある
  - ◆ 着床環境に問題がある

etc…

顕微授精 ICSI

- 受精しない
  - ◆ 卵子の質に問題がある　―精子の質に問題がある
- 受精はしたが、胚が育たない
  - ◆ 卵子の質に問題がある　―精子の質に問題がある
- 胚は育ったが、着床しない
  - ◆ 卵子の質に問題がある　―精子の質に問題がある
  - ◆ 胚の質に問題がある
  - ◆ 着床環境に問題がある

etc…

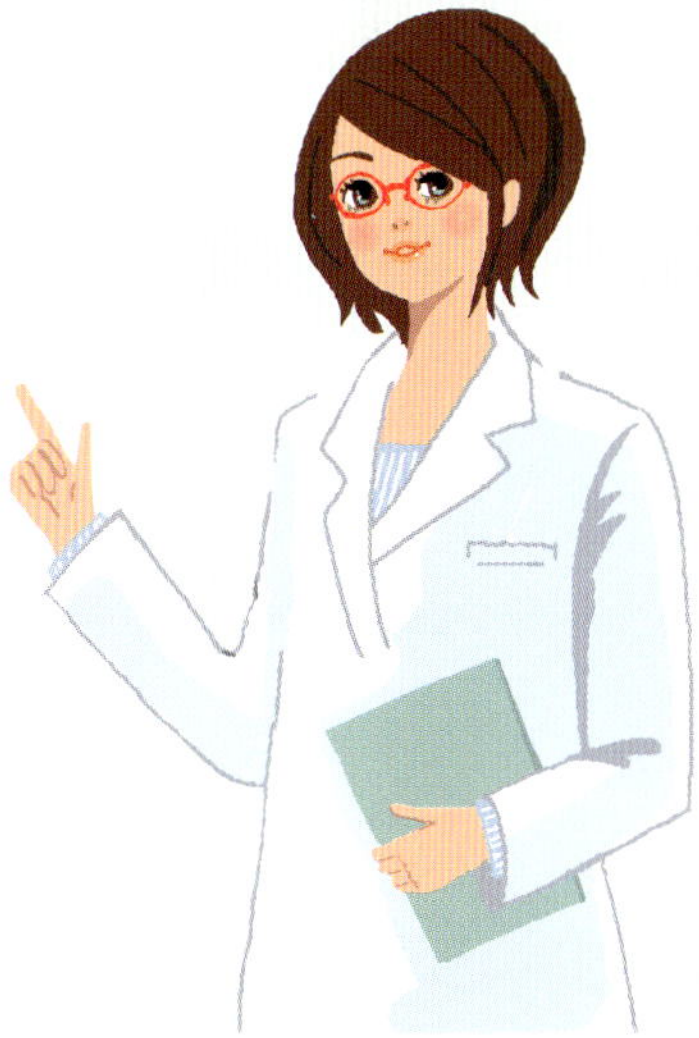

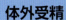

chapter **4-⑨**

赤ちゃんになれる卵子を育てよう！
排卵誘発方法

体外受精

排卵誘発方法とその特徴

排卵誘発方法には、調節卵巣刺激法と低刺激周期法の大きく2つがあります。

調節卵巣刺激法

調節卵巣刺激法では、早期排卵を抑制する薬を使用し両卵巣が刺激されるため比較的多くの卵胞が育ち、多くの採卵数が期待できます。採卵数が多くなることで、1回の採卵手術で複数回の胚移植が可能になるケースもあります。移植胚数は、日本産科婦人科学会や日本生殖医学会の会告から原則1個とされているため、未移植胚については凍結をします。これにより1回の採卵手術で、第一子だけでなく、第二子を期待できるケースもあります。

ただ、卵巣への負担が大きくなるため、治療を続ける場合は、卵巣を何周期か休ませることが必要です。

また多量の排卵誘発剤を使用するために卵巣が腫れ、卵巣過剰刺激症候群（ＯＨＳＳ）を発症することがあり注意が必要です。

低刺激周期、自然周期法

低刺激周期法、自然周期法では、調節卵巣刺激法よりも採卵数は少なくなりますが、複数卵胞が育ち、複数卵子の確保が期待できるケースもあります。

卵巣への負担は、調節卵巣刺激法に比べ軽く、排卵誘発後の卵巣機能、卵巣の状態によっては翌周期の排卵誘発も可能です。

排卵誘発方法の選択の指標 ＡＭＨ値

どの排卵誘発方法を選択するかの1つの指標としてＡＭＨ値があります。ＡＭＨ（抗ミュラー管ホルモン）は、成長途中にある卵胞から分泌されるホルモンで、排卵誘発を行う周期のＡＭＨ値は、採卵で得られる卵子の数に関係しているとされています。また、2011年に発表された卵巣反応不良の指標となる「ボローニャ定義（Hum Reprod 2011; 26: 1616）」では、以下3項目のうち2項目を満たす場合、卵巣反応が不良であると定義しています。

①40歳以上、あるいはターナー症候群、遺伝子変異、卵巣手術既往、抗がん剤治療後などの低卵巣反応のリスクを有しているもの

②刺激周期にて採卵数が3個以下だったもの

③AMH値が0.5～1.1ng／ml未満のものあるいは、胞状卵胞数が5～7個未満のもの

卵巣反応が不良の場合、調節卵巣刺激法を行っても多くの卵胞を育てることは難しく、おのずと低刺激周期法や自然周期法などが選択されることが多くなってくるでしょう。

排卵誘発法の選択

卵巣機能がよく、胞状卵胞数も多く、またAMH値が高い場合には、調節卵巣刺激法であるアンタゴニスト法、ショート法、ロング法、そして低刺激周期法、自然周期法など、どの方法でも排卵誘発ができるでしょう。

卵巣機能が少し低下している場合には、月経周期初期のFSH値やAMH値などによっては調節卵巣刺激法であるアンタゴニスト法、ショート法、または低刺激周期法、自然周期法などが選択できるでしょう。

さらに卵巣機能が低下し、月経周期初期のFSH値が高く、AMH値が低い場合には、低刺激周期法や自然周期法を、場合によっては排卵誘発剤を使用しない完全自然周期法が選択されることもあります。

また、多囊胞性卵巣症候群（PCOS）の方の場合は、AMH値が高い傾向にありますが、調節卵巣刺激法を選択すると、卵巣が腫れてしまうことがあります。卵巣が腫れた状態で卵胞成熟のためのHCG注射をすると卵巣過剰刺激症候群（OHSS）を引き起こし、腹水や胸水が溜まったり血液が濃くなって血栓症を起こしやすくなったりします。重篤になると入院の必要や命の危険もあるため、排卵誘発方法の選択には注意が必要です。そのため低刺激周期法または、アンタゴニスト法が選択されるケースが多いようです。アンタゴニスト法では、卵胞の成熟を促す薬をHCG注射ではなく、アゴニスト点鼻スプレーを使うことができ、これによりOHSSをほぼ回避することができます。

調節卵巣刺激法と低刺激周期法

調節卵巣刺激法

アンタゴニスト法、ショート法、ロング法

両卵巣が刺激されるため比較的多くの卵胞が育ち、多くの採卵数が期待できる。採卵数が多くなることで、１回の採卵手術で複数回の胚移植が可能になるケースもある。

メリット <期待できること>

- 複数の卵子を採卵できる
- 複数の胚が得られる
- 複数の凍結胚を得られる
- 複数回の胚移植ができる
- 複数回の妊娠と出産ができる

デメリット

- 連日の注射が必要
- 卵巣が大きく腫れる卵巣過剰刺激症候群(OHSS) になることもある
- 卵巣機能低下のある人には向かない方法もある

低刺激周期法

低刺激周期法、自然周期法

調節卵巣刺激法よりも採卵数は少なくなるが、複数卵胞が育ち、複数卵子の確保が期待できるケースもある。卵巣への負担が少なく、ほとんどの人に適応する。

メリット

- 卵巣機能が極端に低下している人以外は適応する
- 注射の回数が少ない
- 翌周期も排卵誘発できる方法もある
- 卵巣や体への負担が少ない

デメリット

- 早期排卵を抑制しないため、排卵済みで採卵できないことがある
- 採卵回数が増えることがある
- 採卵する卵子の数が調節卵巣刺激法よりも少ない

排卵誘発方法とスケジュール
完全自然周期法

完全自然周期法

完全自然周期法は、薬を一切使わないで、自然な月経周期で育つ卵胞を採卵する方法で、排卵する卵子、獲得できる卵子は1個である周期がほとんどです。タイミング療法や人工授精でも行う方法です。対象となるのは次のような状態、症状のある方などになります。

①月経周期が25日〜38日の正常範囲で安定して起こっている卵巣機能が良好な方
②ＦＳＨ値が高い方
③ＡＭＨ値が極めて低い方
④月経３日目頃の卵胞が１個程度と極めて少ない方　など。

卵巣機能に問題がない場合と、その逆に卵巣機能が低下して排卵誘発をしても卵胞が育たないと考えられる方などになります。

月経３〜５日のＦＳＨ値が高く、またＬＨ値も高い場合は卵巣機能低下が考えられ、また、ＡＭＨ値が極めて低い方や月経３日目頃の卵胞が１個程度と極めて少ない方についても、複数の卵胞が成長することが見込めないため、排卵誘発を行わずに卵胞の成長を見守りながら治療を進めます。

体外受精

完全自然周期の治療周期

月経３日目頃が治療（採卵）周期の始まりです。胞状卵胞数（採卵周期にエントリーされた卵胞）と遺残卵胞（前周期に閉鎖しなかった卵胞）の有無を超音波検査で確認し、ＦＳＨ値などのホルモン検査を行い卵胞の成長を見守ります。

月経８〜10日目頃に卵胞の発育を確認し、発育程度によってはホルモン検査を行い、この時の状況によって次回の診察日を決めます。

月経12〜14日目に卵胞の発育を確認とホルモン検査（Ｅ２値：約２５０pg／ml以上）を行い、採卵手術日を決めます。

タイミング療法や人工授精の場合には、この時に排卵日がいつ頃になるかがわかり、これに合わせ、基本的には排卵よりも前に性生活を行う、また、人工授精を行います。

体外受精を行う場合、一切薬を使わないので、順調に卵胞が育たなかったり、ＬＨサージ予測が難しい場合には排卵が起こってしまい採卵できないこともあります。また、予想より早くＬＨが上昇している場合には、当日または翌日に緊急に採卵手術を行うことがあります。特に卵巣機能が低下している方に起こりやすく管理が難しいことがあります。

完全自然周期法の治療周期スケジュール　一例

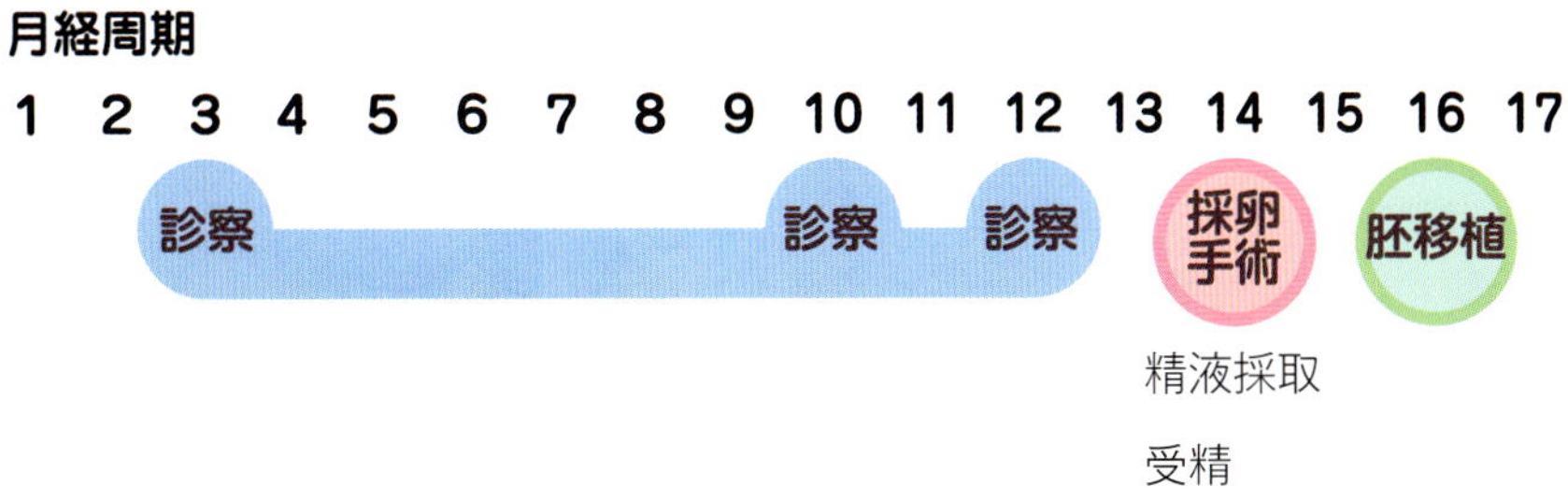

※1　診察日には、卵胞チェックやホルモン検査を行います。
※2　受精方法は、基本的に運動精子数で通常の媒精か顕微授精かが決まります。
※3　完全自然周期体外受精の場合、新鮮胚初期胚で移植するケースが多いようです。
※4　初期胚移植は受精２～３日目に行います。
※5　胚盤胞移植は受精５日目頃に行います。
※6　新鮮胚では移植せずに凍結することもあります。凍結は、胚のどの成長段階で行うかは医師の考えによって違いがあります。
※7　胚移植後、黄体ホルモンを補充する薬を処方されることもあります。

佐藤さんご夫婦の場合

妻43歳　夫45歳

月経周期 ……………… 順調
卵子の質の低下 ……………… 心配
卵胞期の基礎値 ……………… 若干FSHが高い
卵胞期初期の胞状卵胞数 ……………… １個
AMH値 ……………… 年齢よりも若干低い
子宮卵管造影検査 ……………… 問題なし
精液検査 ……………… 問題なし

卵胞期のFSHの基礎値が若干高く卵巣機能の低下が考えられ、また卵胞期初期の胞状卵胞数も１個、AMH値も低いため、薬を一切使わない完全自然周期を選択して体外受精に挑戦することになりました。

月経周期は順調なため採卵できる可能性はありますが、年齢も高いことから卵子の質の低下が考えられ、妊娠を望むには厳しい状況ではありますが、まずは卵胞が順調に育つことが第一関門です。

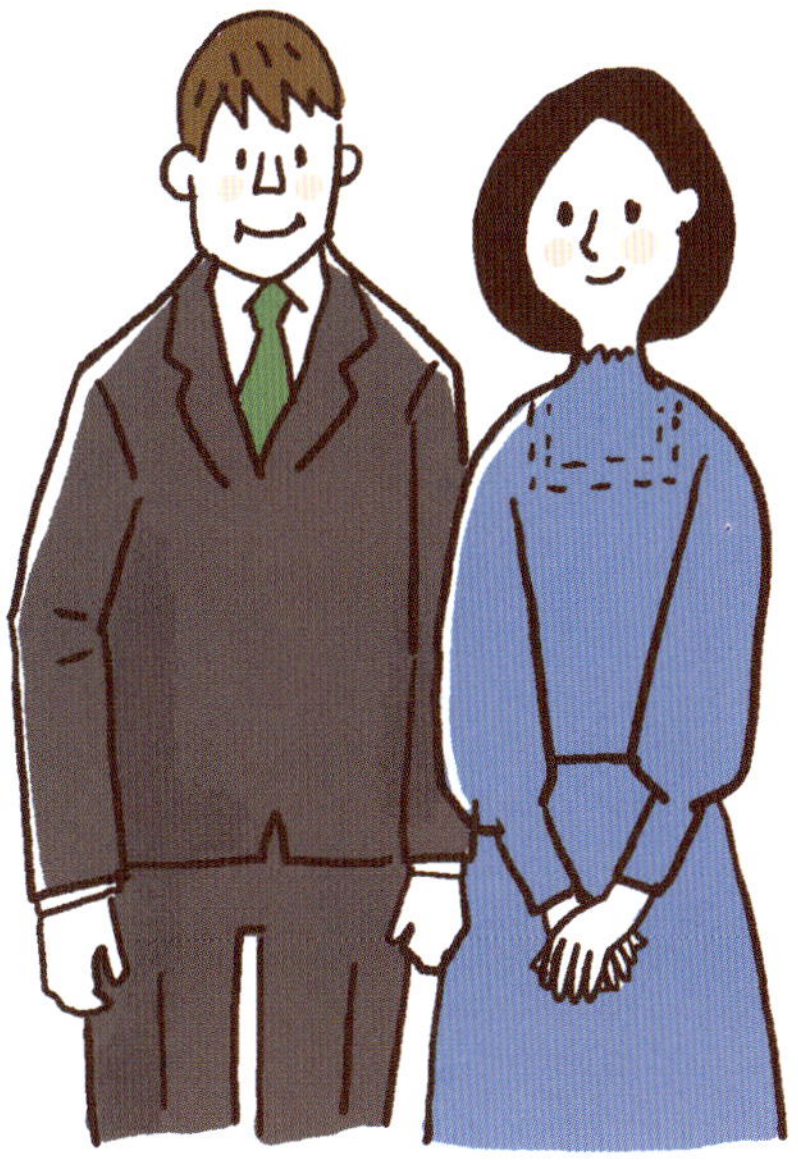

自然周期法

自然周期法

自然周期法は、卵胞を育てる薬を使わず、排卵をコントロールする薬のみを使う方法です。タイミング療法や人工授精でも行われ、育つ卵胞数基本的に1個になります。対象になる方は完全自然周期法と同様で、次のような状態、症状のある方などです。

①月経周期が25日～38日の正常範囲で安定して起こっている、卵巣機能が良好な方
②FSH値が高い方
③AMH値が低い方
④月経3日目頃の卵胞が1～3個程度と少ない方　など。

卵巣機能に問題がない場合と、その逆に卵巣機能が低下して排卵誘発をしても卵胞が育たないと考えられる方などになりますが、どのような方にも適応する方法でもあります。

自然周期の治療周期

自然周期法は、完全自然周期法の治療周期とほぼ同じように進みます。

違いは、月経12～14日目に卵胞の発育を確認し、ホルモン検査を行い、この結果から排卵をコントロールする薬（HCGまたはアゴニスト点鼻スプレーなど）をいつ投与するかを決めることです。

体外受精の場合、排卵をコントロールする薬を投与後、約34～36時間後に採卵手術を行います。

タイミング療法や人工授精の場合には、排卵のタイミングに合わせ、基本的には排卵よりも前に性生活を行う、または、人工授精を行います。

1
2
3
4
私たちに合った不妊治療の方法は？

自然周期法の治療周期スケジュール　一例

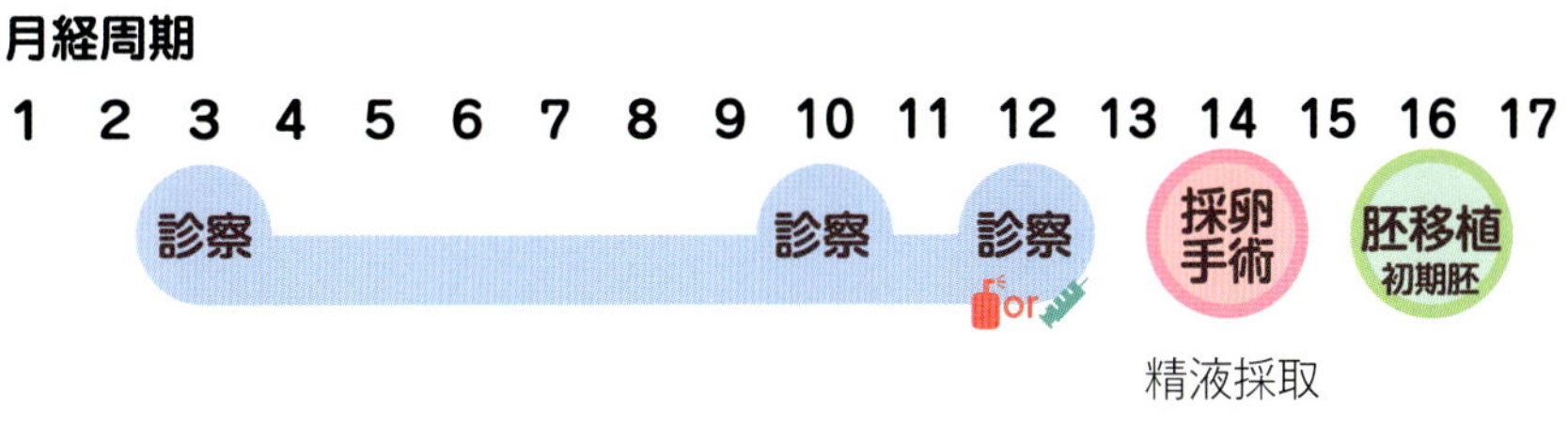

※1　診察日には、卵胞チェックやホルモン検査を行います。
※2　受精方法は、基本的に運動精子数で通常の媒精か顕微授精かが決まります。
※3　初期胚移植は受精2～3日目に行います。
※4　胚盤胞移植は受精5日目頃に行います。
※5　新鮮胚では移植せずに凍結することもあります。凍結は、胚のどの成長段階で行うかは医師の考えによって違いがあります。
※6　胚移植後、黄体ホルモンを補充する薬を処方されることもあります。

アイコン　アゴニスト点鼻スプレー　HCG注射

鈴木さんご夫婦の場合　妻40歳　夫40歳

月経周期 ………………………… 順調
卵子の質の低下 ………………………… 心配
卵胞期の基礎値 ………………………… 特に問題なし
卵胞期初期の胞状卵胞数 ………………………… 5個
AMH値 ………………………… 年齢相応
子宮卵管造影検査 ………………………… 問題なし
精液検査 ………………………… 問題なし

卵胞期のFSHの基礎値も問題なく、卵胞期初期の胞状卵胞数も5個、AMH値も年齢相応で、アンタゴニスト法と自然周期法の2つの排卵誘発法を勧められ、夫婦は自然周期法を選択し、体外受精に挑戦することになりました。

月経周期も順調なため採卵できることは期待できますが、卵子の質については心配があります。

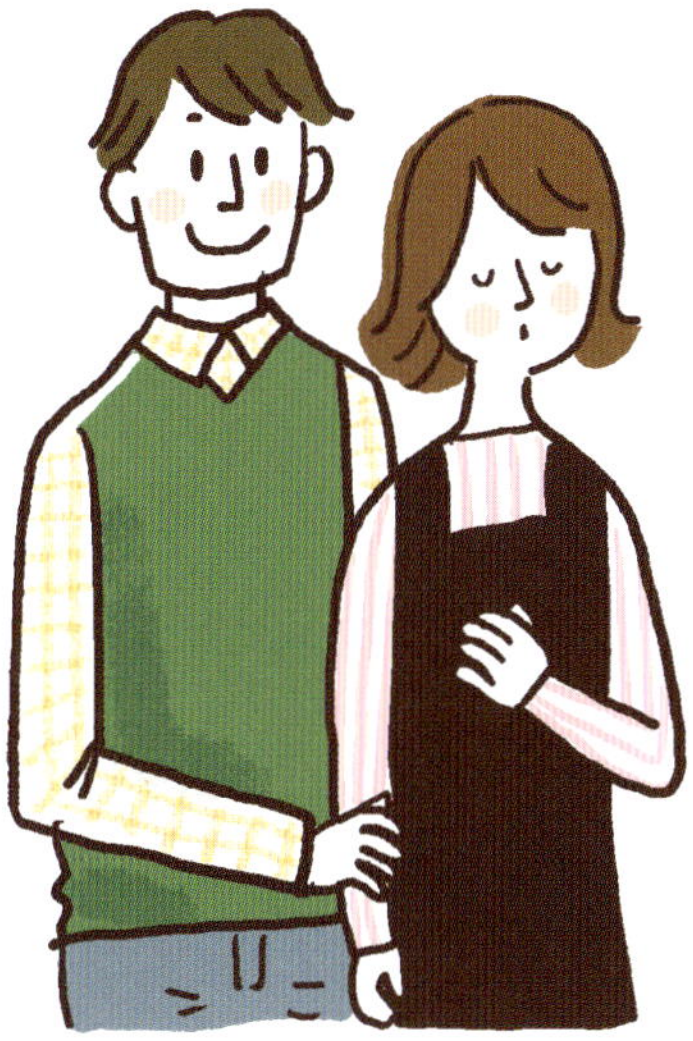

chapter 4-⑫

排卵誘発方法とスケジュール 低刺激周期法

体外受精

低刺激周期法

低刺激周期法は、早期排卵を抑制せず、主に飲み薬によって卵胞を育てる方法で、飲み薬に注射薬を足すこともあります。

体外受精だけでなく、タイミング療法や人工授精で行うこともありますが、複数の卵子が排卵されると予測される周期は、多胎妊娠を予防するために見送ることもあります。

対象となるのは次のような状態、症状のある方などになります。

①月経周期が25日～38日の正常範囲で安定している卵巣機能が良好な方
②月経周期が正常範囲よりも少し長い方
③FSH値が若干高い方
④AMH値が低い方
⑤多嚢胞性卵巣症候群（PCOS：LHが高くFSHが低い）の方

などです。

卵巣機能の状態などに関わらず、ほとんどの方に適応する方法で卵巣への負担が少なく、良好な卵子が確保できるとされています。特にAMH値が低い方や卵巣機能が低下しFSH値が高い方の場合には、調節卵巣刺激法のような連日排卵誘発剤を注射する方法では卵胞がなかなか育たないことから、低刺激周期法を選択するケースが多くなってきます。

飲み薬を組み合わせたり、注射薬を足すなど、バリエーションはさまざまあり、個々の卵巣機能やAMH値などによってどの薬を選択するかを決定します。PCOSの方の場合、クロミフェンよりもレトロゾール、アナストロゾールの方が卵胞の発育が良いという医師もいます。また、クロミフェンでは卵胞発育があまり良くなかった方でも、レトロゾールやアナストロゾールでは卵胞発育が良いこともあるようです。ただ、レトロゾールやアナストロゾールを服用した場合には、E2値が低くなる傾向があり、LHの予測が難しくなることから、クロミフェンを少量併用する方法や、アンタゴニスト注射をして排卵をコントロールする方法もあります。

どの薬を使うか、どのような卵巣機能かなどによって、診察日や診察回数も変わります。注射薬については、ほとんどの治療施設で自己注射による管理が可能です。

月経８日目頃に卵胞の大きさとＥ２値を診ながら必要があれば注射薬を足します。

月経12～14日目に卵胞の大きさが16～18ミリ以上で、Ｅ２値が250pg／ml以上あれば、排卵をコントロールするための投薬（ＨＣＧまたはアゴニスト点鼻スプレーなど）を行い、月経14～16日目くらいが採卵手術になります。

低刺激周期法の治療周期スケジュール　一例

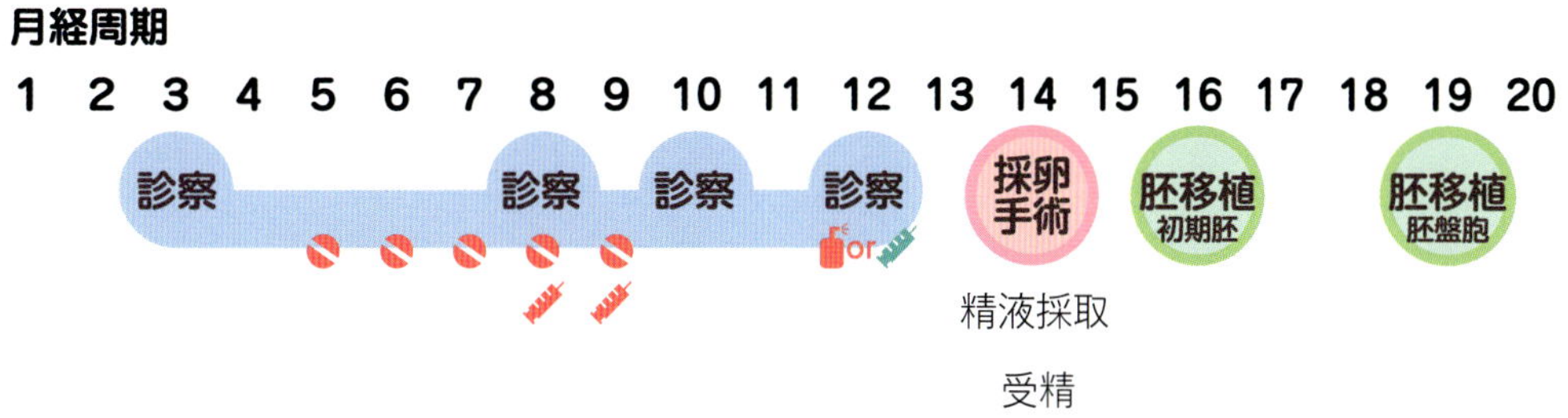

※1　診察日には、卵胞チェックやホルモン検査を行います。
※2　受精方法は、基本的に運動精子数で通常の媒精か顕微授精かが決まります。
※3　初期胚移植は受精2～3日目に行います。
※4　胚盤胞移植は受精5日目頃に行います。
※5　新鮮胚では移植せずに凍結することもあります。凍結は、胚のどの成長段階で行うかは医師の考えによって違いがあります。
※6　胚移植後、黄体ホルモンを補充する薬を処方されます。

アイコン　クロミフェン レトロゾール など　HMG注射 FSH注射 など　アゴニスト点鼻スプレー　HCG注射

髙橋さんご夫婦の場合

妻38歳　夫41歳

月経周期	卵胞期が若干長い
卵子の質の低下	若干心配
卵胞期の基礎値	特に問題なし
卵胞期初期の胞状卵胞数	7個
AMH値	40歳相当
子宮卵管造影検査	問題なし
精液検査	問題なし

卵胞期のFSHの基礎値も問題なく、この周期のAMH値は若干低かったが卵胞期初期の胞状卵胞数は7個あり、複数の卵子を確保できると予測できたことから飲み薬に注射薬を足す低刺激周期法で体外受精に挑戦することになりました。

月経周期は卵胞期が長い傾向がありますが、排卵誘発剤を使用することによって卵胞が順調に成長することが見込めます。

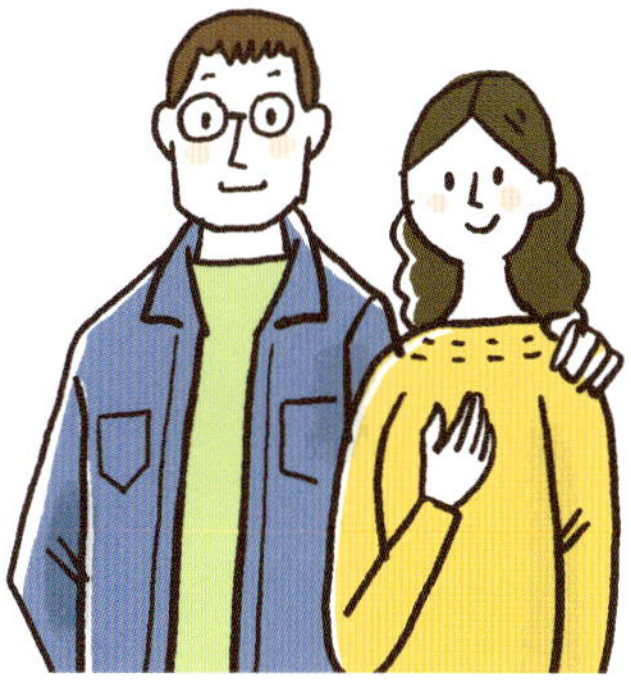

低刺激周期法の治療周期

月経3日目頃に治療周期が始まります。この日の胞状卵胞数と前周期の遺残卵胞の有無を超音波検査で確認するとともに、ＦＳＨ値、ＡＭＨ値などのホルモン検査を行ってから、飲み薬による排卵誘発を始めます。服薬は5日間程度になります。

chapter 4-⑬

排卵誘発方法とスケジュール アンタゴニスト法

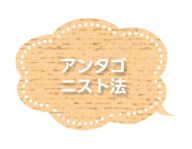

アンタゴニスト法

最近、排卵誘発法の第一選択をアンタゴニスト法にする医師が増えてきているようです。なぜならアンタゴニスト法は、ＰＣＯＳに限らずＯＨＳＳをほぼ回避でき、ショート法やロング法のように早期排卵を抑制する薬を長期間使用しないため、患者のストレスの軽減と薬の投与量の軽減もできるからです。

対象となるのは次のような状態、症状のある方などになります。

①月経周期が25日〜38日の正常範囲で安定している卵巣機能が良好な方
②ＬＨ値が高め（卵巣機能低下）の方
③多嚢胞性卵巣症候群（ＰＣＯＳ：ＬＨが高くＦＳＨが低い）の方
④ＡＭＨ値が低い方

などです。

アンタゴニスト法の治療周期

月経３日目頃に治療周期が始まり、この日の胞状卵胞数と前周期の遺残卵胞の有無を超音波検査で確認するとともに、ＦＳＨ値、ＡＭＨ値などのホルモン検査を行い、HMG注射薬やＦＳＨ注射薬による排卵誘発を開始します。ＰＣＯＳの方は、ＬＨも含まれるHMG注射薬ではなく、ＦＳＨ注射薬を選択することが多いようです。

月経８日目頃、超音波検査で最大発育卵胞の大きさを確認し、14〜16ミリ以上であればアンタゴニスト注射をして早期排卵を抑制しながら、卵胞を育てる薬も併用します。アンタゴニストの注射は、卵胞の大きさとホルモン検査によって数回、または連日行います。

月経11〜12日目頃、最大発育卵胞径が16〜18ミリ以上、Ｅ２値が卵胞１個あたり２００〜２５０pg／ml以上に達した時点でＨＣＧ注射、また卵巣の大きな腫れがある場合は、ＯＨＳＳを回避するためにアゴニスト点鼻スプレーで卵胞を成熟させて、排卵をコントロールします。

ＨＣＧ注射あるいは、アゴニスト点鼻スプレー投与の約34〜36時間後に採卵手術を行います。

卵胞を育てる注射薬、アンタゴニスト注射、ＨＣＧ注射とも自己注射が可能です。

アンタゴニスト法の治療周期スケジュール　一例

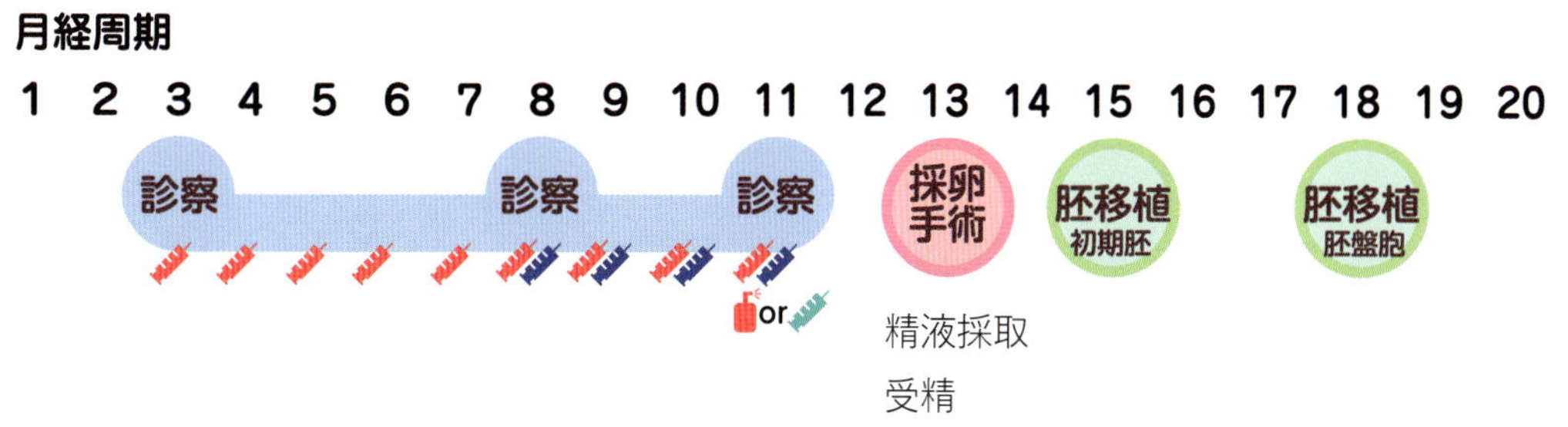

※１　診察日には、卵胞チェックやホルモン検査を行います。
※２　受精方法は、基本的に運動精子数で通常の媒精か顕微授精かが決まります。
※３　初期胚移植は受精２～３日目に行います。
※４　胚盤胞移植は受精５日目頃に行います。
※５　新鮮胚では移植せずに凍結することもあります。凍結は、胚のどの成長段階で行うかは医師の考えによって違いがあります。
※６　胚移植後、黄体ホルモンを補充する薬を処方されます。

アイコン　HMG注射 FSH注射 など　アゴニスト点鼻スプレー　HCG注射　アンタゴニスト注射

田中さんご夫婦の場合　妻38歳　夫45歳

月経周期	順調
卵子の質の低下	若干心配
卵胞期の基礎値	若干高め
卵胞期初期の胞状卵胞数	8個
AMH値	年齢相応
子宮卵管造影検査	右卵管狭窄あり
精液検査	運動精子数が少ない

卵胞期のFSHの基礎値が若干高く、またAMH値が年齢よりも高かったが、卵胞期初期の胞状卵胞数は８個と複数の卵子を確保できるとが予測できるためアンタゴニスト法で体外受精に挑戦することになりました。連日の注射は自己注射で毎日の通院負担を軽減し、また注射はご主人に打ってもらうなどの協力もありました。

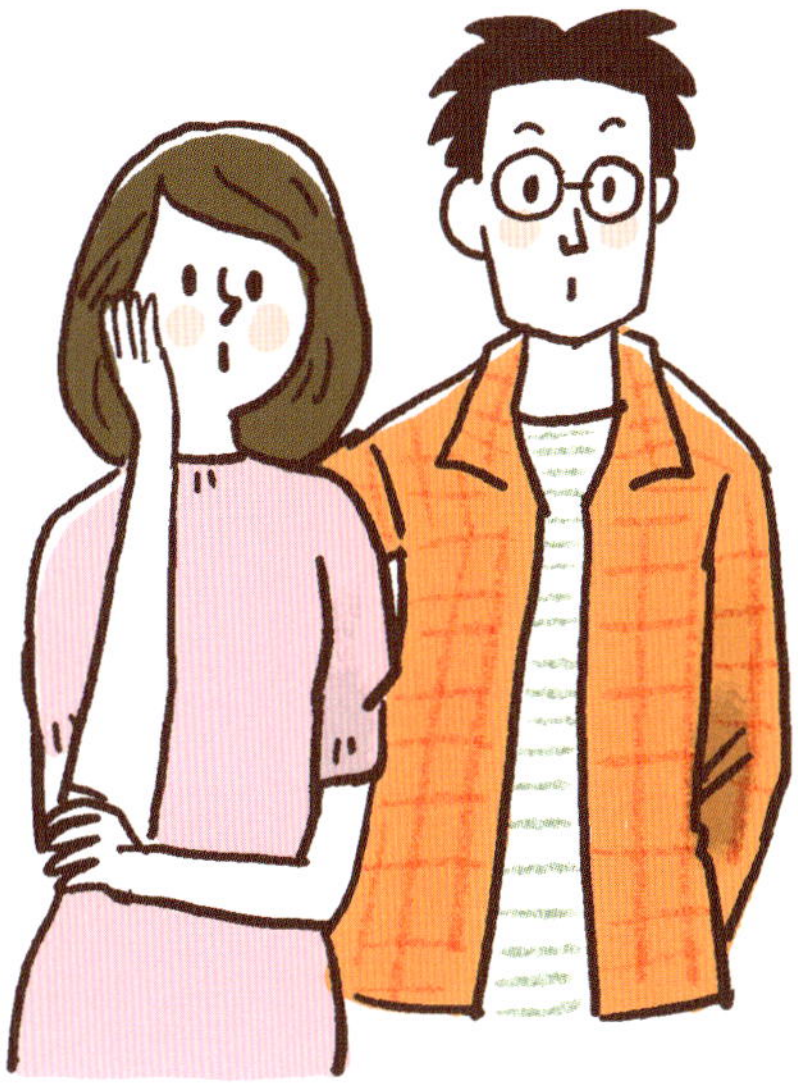

chapter 4-⑭

排卵誘発方法とスケジュール ショート法

体外受精

ショート法

ショート法では、アゴニスト点鼻スプレーを採卵周期の初日、または3日目頃から採卵手術の2日前まで連日使います。

ショート法におけるアゴニスト点鼻スプレーには、早期排卵の抑制のほかに、もう1つ別の目的があります。アゴニスト点鼻スプレーによって急に下垂体が押さえ込まれることからフレアアップ（押さえ込まれることによるリバウンド）が起こり、1週間くらいは下垂体は抑制されず、逆にたくさんのLHやFSHが放出されるようになります。これを利用して、HMG注射薬などを使って卵胞を育てることができるため、育つ卵胞数が多くなる傾向があります。

このショート法の対象は、

①月経周期が25日〜38日の正常範囲で安定している卵巣機能が良好な方

②FSH値が若干高い（卵巣機能低下が若干みられる）方

③月経周期初期の胞状卵胞数が少ない方

④年齢の高い方

などになります。

調節卵巣刺激法の中では、比較的薬の量が少ない方法です。

ただし、卵胞を育てるHMG注射薬によって卵巣が大きく腫れ、その後、HCG注射をすることで卵巣過剰刺激症候群（OHSS）を発症することがあります。PCOSの方の場合には特に起こりやすいので注意が必要です。また、OHSSは妊娠をすると重度化しやすくなるため、新鮮胚移植を見送り、全胚凍結をし、ホルモン環境や子宮内膜を調整して翌周期以降に凍結融解胚移植を行います。全胚凍結することも見込みながら、排卵誘発を行います。

ショート法の治療周期

月経３日目頃の胞状卵胞数と前周期の遺残卵胞の有無を超音波検査で確認するとともに、ＦＳＨ値、ＡＭＨ値などのホルモン検査を行います。この日よりアゴニスト点鼻スプレーを開始し、採卵手術日が決定するまで続けます。また、HMG注射薬やＦＳＨ注射薬による卵巣刺激も始め、以降連日行います。

月経８日目頃から、個人の状況に合わせて卵胞の大きさと数を確認します。月経11〜12日目頃、最大発育卵胞径が16〜18ミリ以上、Ｅ２値が卵胞１個あたり２００〜２５０pg／ml以上に達した時点でＨＣＧ注射を行い、その約34〜36時間後になる月経13〜15日目頃に採卵手術を行います。

周期中に必要となる注射は、ほとんどの治療施設で自己注射での対応が可能です。

ショート法の治療周期スケジュール　一例

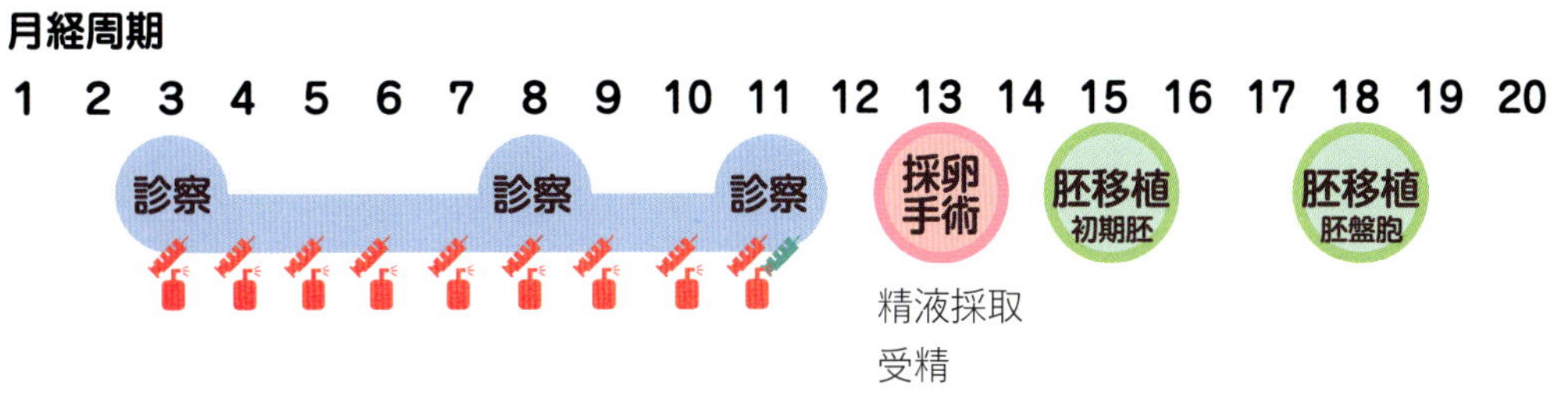

※１　診察日には、卵胞チェックやホルモン検査を行います。
※２　受精方法は、基本的に運動精子数で通常の媒精か顕微授精かが決まります。
※３　初期胚移植は受精２～３日目に行います。
※４　胚盤胞移植は受精５日目頃に行います。
※５　新鮮胚では移植せずに凍結することもあります。凍結は、胚のどの成長段階で行うかは医師の考えによって違いがあります。
※６　OHSSが起こることがあります。その場合には、すべての胚を凍結することがほとんどです。
※７　胚移植後、黄体ホルモンを補充する薬を処方されます。

アイコン　HMG注射 FSH注射 など　アゴニスト 点鼻スプレー　HCG注射

佐野さんご夫婦の場合　妻36歳　夫38歳

月経周期 ………… 順調
卵子の質の低下 ………… 若干心配
卵胞期の基礎値 ………… 特に問題なし
卵胞期初期の胞状卵胞数 ………… 16個
AMH値 ………… 年齢相応
子宮卵管造影検査 ………… 特に問題なし
精液検査 ………… 問題なし

卵胞期のFSHの基礎値も問題なく、卵胞期初期の胞状卵胞数も16個あり複数の卵子を確保できるとが予測できます。いずれの排卵誘発方法でも選択できるが、なるべく多くの卵子を確保したいことと、薬の量は抑えたいという要望からショート法を選択し、体外受精に挑戦することになりました。

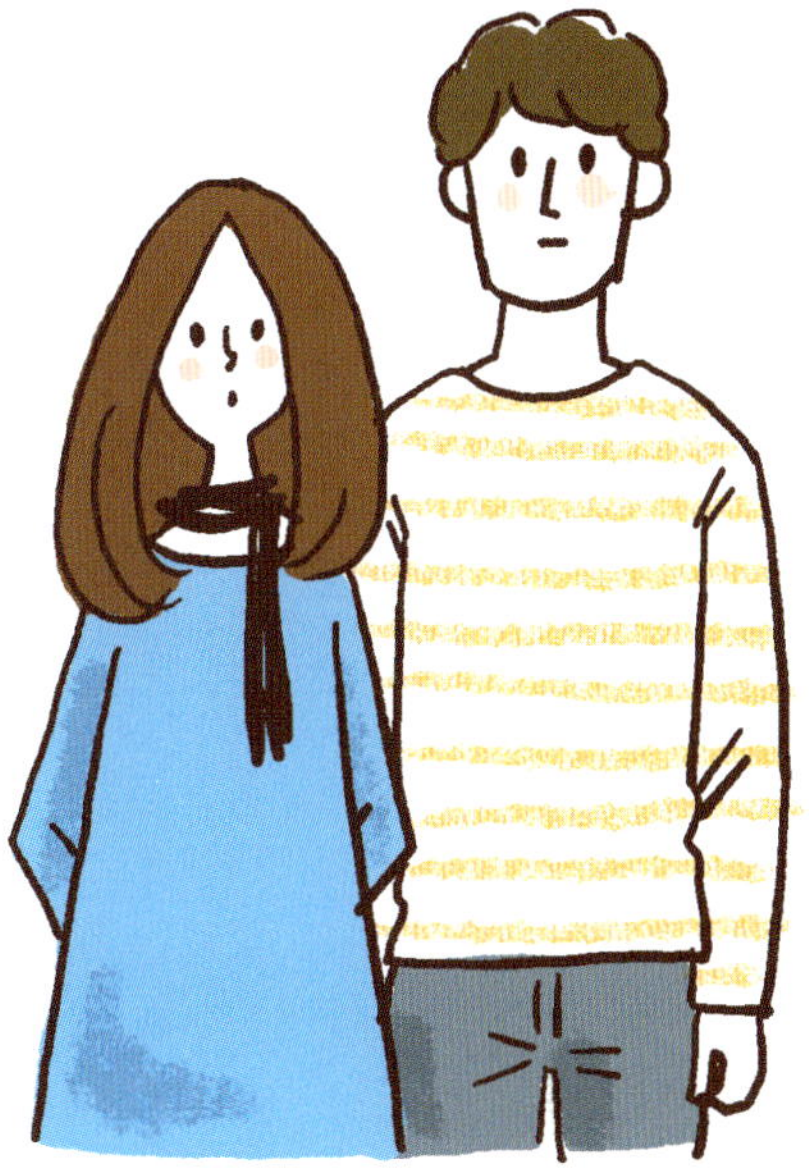

排卵誘発方法とスケジュール ロング法

ロング法

ロング法は、早期排卵の抑制のために採卵周期の前周期にあたる黄体中期が治療周期のスタートになります。他の排卵誘発法に比べ、薬を使う期間が長く、また量も多くなります。

ロング法の対象は、

①月経周期が25日～38日の正常範囲で安定している方
②卵巣機能が良好な方
③年齢が若い方
④AMH値が高い方

などになります。

1回の採卵手術で多くの卵子を採卵することが期待でき、このことから複数回の胚移植も期待できます。

年齢の若い方は、卵子の質も良く1回の採卵手術で多くの卵子が採れることで、複数胚移植が複数回の妊娠、そして出産につながることもあります。ただし、卵巣を強く刺激するため、何度も繰り返し行うと卵巣が疲弊し、卵胞が育ちにくくなったり、採卵個数が減ってしまったりする方もいます。

ロング法、またはショート法を選択した場合は、OHSSに注意すること、そして次に排卵誘発を行うまで3カ月くらいは排卵誘発を行わず、卵巣を休ませることが大切です。

ロング法の治療周期

採卵周期の前周期である黄体中期の月経21日目頃が治療周期の開始です。この日から早期排卵の抑制のためのアゴニスト点鼻スプレーを開始し、翌周期（採卵周期）の採卵手術日が決定するまで続けます。採卵周期前から下垂体ホルモンを完全に抑制することで、採卵周期の卵胞発育が均一になりやすく、また採卵時期のコントロールもしやすくなります。

排卵誘発剤は、採卵周期の月経周期３日目頃から連日行い、これ以降は、ショート法と同じスケジュールになります。

また、アゴニスト点鼻スプレーや注射薬を採卵周期の４～６カ月前から始めるウルトラロング法があります。完全にＦＳＨやＬＨの分泌を抑制することを目的とし、子宮内膜症や子宮筋腫がある方の改善も見込めます。ただ、子宮内膜症や子宮筋腫があっても、卵巣機能が低下している方には適さない方法です。

ロング法の治療周期スケジュール　一例

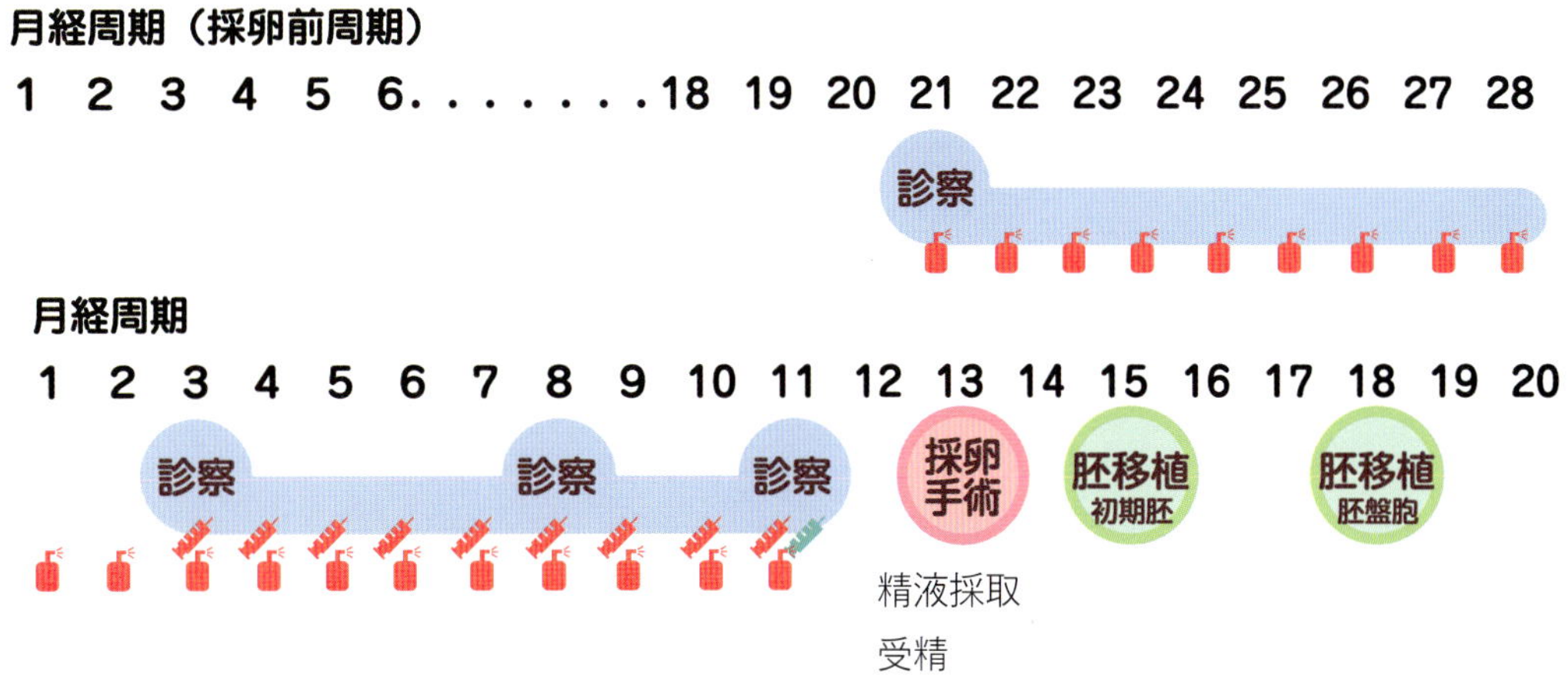

※１　診察日には、卵胞チェックやホルモン検査を行います。
※２　受精方法は、基本的に運動精子数で通常の媒精か顕微授精かが決まります。
※３　初期胚移植は受精２～３日目に行います。
※４　胚盤胞移植は受精５日目頃に行います。
※５　新鮮胚では移植せずに凍結することもあります。凍結は、胚のどの成長段階で行うかは医師の考えによって違いがあります。
※６　OHSSが起こることがあります。その場合には、すべての胚を凍結して重症化を防ぎます。
※７　胚移植後、黄体ホルモンを補充する薬を処方されます。

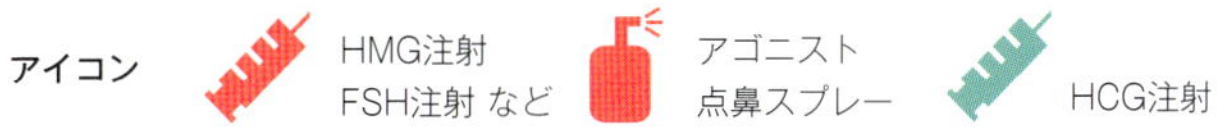
アイコン
HMG注射
FSH注射 など
アゴニスト
点鼻スプレー
HCG注射

伊藤さんご夫婦の場合

妻33歳　夫35歳

月経周期	順調
卵子の質の低下	特に問題なし
卵胞期の基礎値	特に問題なし
卵胞期初期の胞状卵胞数	18個
AMH値	年齢相応
子宮卵管造影検査	卵管閉塞あり
精液検査	運動精子数が若干少ない

卵胞期のFSHの基礎値も問題なく、卵胞期初期の胞状卵胞数も18個と多く複数の卵子を確保できるとが予測できるため、十分に早期排卵を抑制し、卵胞のサイズを揃えて排卵誘発を行うロング法で体外受精に挑戦することになりました。連日の注射は自己注射で行うことで通院負担を軽減することができました。

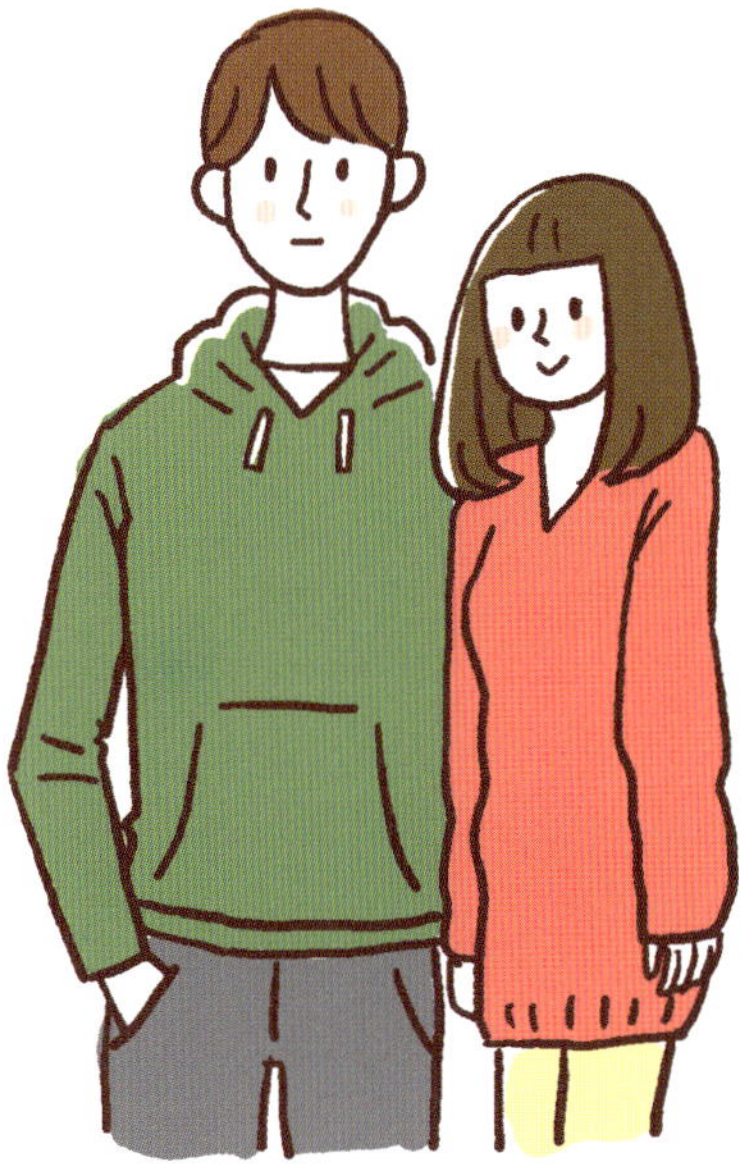

chapter 4-⑯

体外受精

排卵誘発方法とスケジュール ランダムスタート法

ランダムスタート法

ランダムスタート法は、これまでの常識を覆す排卵誘発方法で、月経周期のいつからでも開始することができます。

自然な月経周期では、通常5ミリほどに成長した卵胞がFSHに反応して成長を始め、LHサージで成熟して排卵を迎えます。しかし、卵胞は月経周期に関係なく、日々、成長し、FSHに対して反応できる大きさに成長する卵胞もあります。本来、これらの卵胞は閉鎖してしまいますが、この卵胞に対して排卵誘発をすることで卵胞を成長させる方法がランダムスタート法です。

このランダムスタート法は、一刻の猶予もない状況のがん患者が将来の妊娠のために卵子を確保するための方法として始められました。最近では、がんの既往のない方にも行われています。また、これまでの排卵誘発法と有意差がないという、いくつかの研究論文もあり、卵胞の成熟、受精、着床にも問題がなかったと報告しています。国内でも、がんの既往のない方への体外受精治療周期にも導入され始めています。

また、ランダムスタート法をさらに応用した1周期に2回採卵を行う方法(DuoStim)があります。

1回目は、通常通りに月経3〜5日目に排卵誘発を始め、アンタゴニストで早期排卵を抑制し、アゴニスト点鼻スプレーで排卵誘発を行うアンタゴニスト法です。

2回目は、採卵手術の4〜5日目から、アンタゴニスト法で再び排卵誘発を始めます。

1周期に2回採卵することで、確保する卵子の数を増やし、移植胚を増やすことが期待できます。この周期には、胚移植は行えないので全胚凍結し、凍結融解胚移植を行います。

特に卵巣機能が低下している方、高年齢の方などに有効とされ、2回の採卵手術のどちらも採卵数、卵子の質とも問題はなかったとする研究論文も発表されています。

(Fertil Steril. 2016 Jun;105(6):1488-1495)

月経周期に関係なく排卵誘発剤をスタートできること、さらに1回の月経周期で2回採卵できることなどの新しい排卵誘発法については、さらに症例を積み重ねることも必要ですが、実際に排卵誘発方法の1つの選択肢として導入する施設も増えてくるでしょう。

ランダムスタート法の治療周期スケジュール　一例

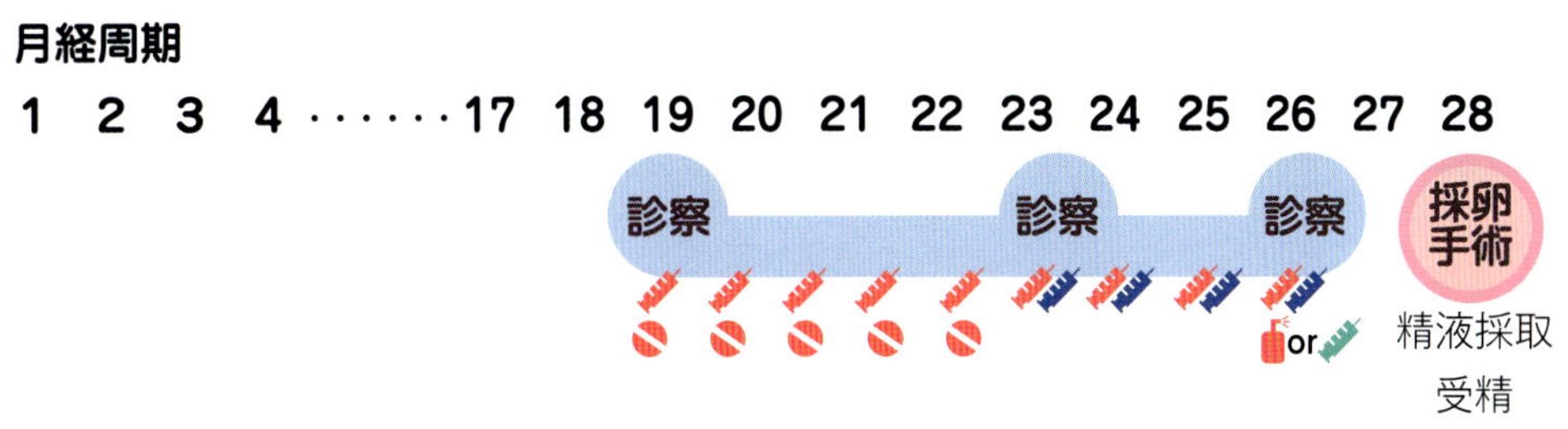

※1　ランダムスタート法は、月経周期のいつからでも開始することができます。
※2　独身のがん患者の場合には、卵子を凍結します。
※3　排卵誘発方法は、アンタゴニスト法と同じように進められることが多いようですが、低刺激周期法を行うこともできます。
※4　同じ月経周期に2回採卵を行うデュオ刺激法では、卵胞期初期からアンタゴニスト法などで行い、採卵手術後5日目くらいから再びアンタゴニスト法などで排卵誘発を行います。

アイコン

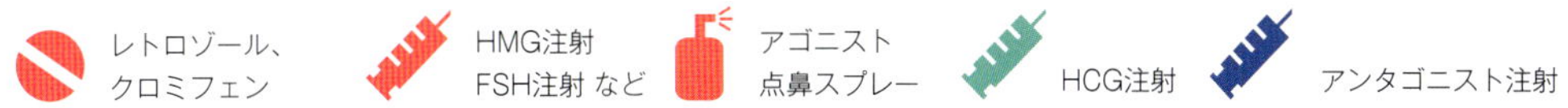

Smith(スミス)さんご夫婦の場合　妻33歳　夫35歳

月経周期 ………… 順調
卵子の質の低下 ………… 若干心配
卵胞期の基礎値 ………… 特に問題なし
AMH値 ………… 年齢相応
子宮卵管造影検査 ………… 特に問題なし
精液検査 ………… 問題なし

アメリカ在住で不妊治療のために一時帰国していることから、なるべく治療を急ぎたい、早くスタートしたいという希望がありました。そのためランダムスタート法で黄体期初期から排卵誘発を開始し、複数の卵子を確保できるようアンタゴニスト法を選択しました。

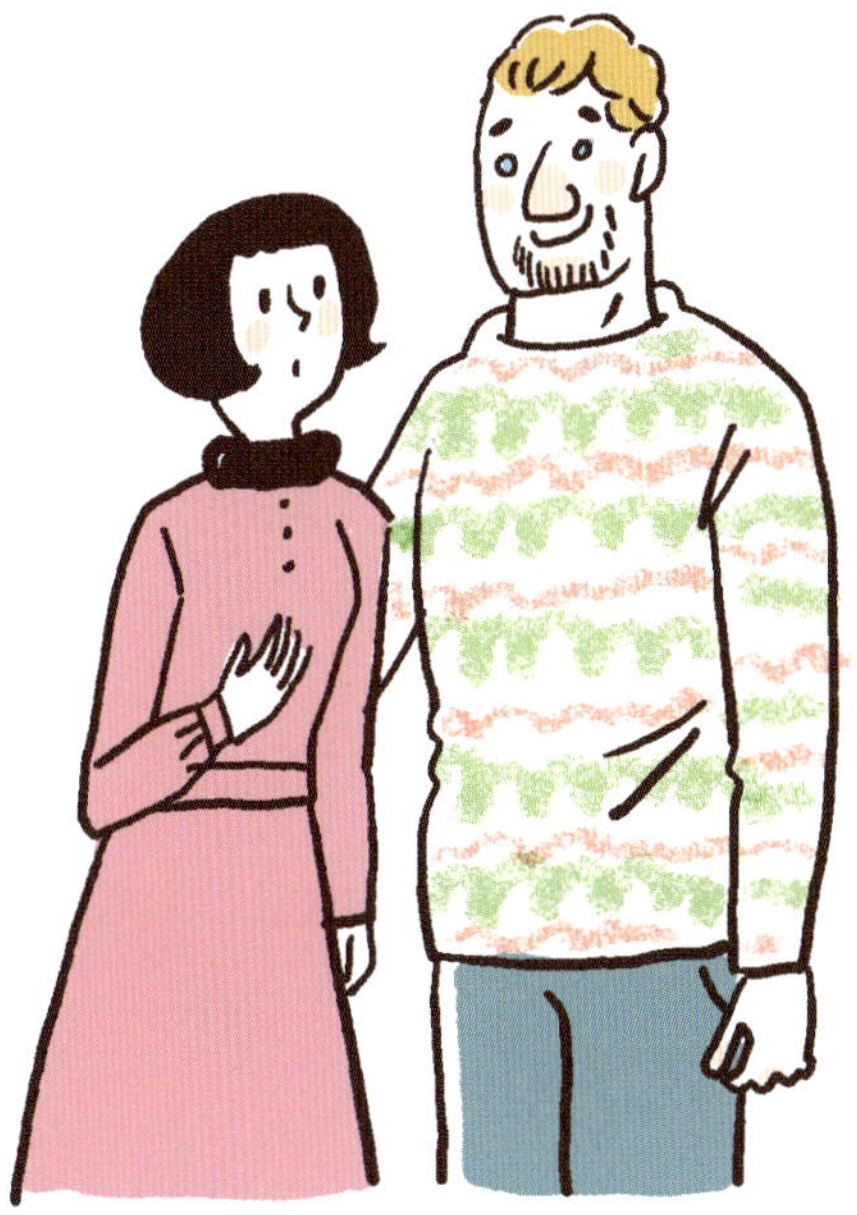

chapter

4-⑰

高度生殖補助医療 ~体外受精の治療周期~

体外受精

＊体外受精の治療周期の始まり

体外受精の治療周期の始まりは、排卵誘発法によって違いがあり、調節卵巣刺激法のアンタゴニスト法、ショート法、また低刺激周期法、自然周期法では採卵手術を行う月経周期3日目、または5日目くらいから排卵誘発剤の投与が始まり治療周期がスタートします。ショート法では、同時に早期排卵を抑制する薬もスタートします。

調節卵巣刺激法の中でもロング法を選択した場合には、治療周期は採卵手術を行う前周期にあたる黄体期中期頃からスタートします。この時、早期排卵を抑制する薬の投与が始まり、翌周期の採卵手術を行う月経周期3日目、または5日目くらいから注射による排卵誘発剤の投与が始まります。

＊採卵のタイミングと採卵手術

採卵のタイミングは、ホルモン値と超音波検査による卵胞の大きさから判断します。

一番大きく育った卵胞の大きさが16ミリ以上であること、また卵胞1個あたりのE2値が250pg／mlくらいを目安にし卵胞数とE2値を比較します。採卵できそうな卵胞数が4個あればE2値は1000pg／ml以上であれば採卵時期になっています。このタイミングで、LHの代わりに卵胞を成熟させる、また排卵をコントロールする薬を投与します。

調節卵巣刺激法の中でも、ロング法とショート法の場合は、LHの代わりにHCG注射をし、アンタゴニスト法の場合にはHCG注射かアゴニスト点鼻スプレー薬も選択することができます。

低刺激、自然周期の場合には、HCG注射、アゴニスト点鼻スプレー薬のどちらも使うことができます。

これらの薬を投与後、約36時間で排卵を迎えますので、これより前に採卵手術で卵胞から卵子を確保します。

採卵手術には、多くの治療施設で麻酔が使われています。麻酔の種類には、静脈麻酔（全身麻酔）、局所麻酔、鎮痛剤などがあり、治療施設によって、また採卵数によって麻酔の方法は違い、採卵数が少ない場合には無麻酔で採卵手術を行うこともあります。

採卵手術は、膣から経膣超音波を入れ、卵巣の位置、血管の位置などを確認し、膣壁から卵巣へ向かって針を刺し、卵巣にある卵胞を超音波で確認して、卵胞液ごと吸引して卵子を採取します。採取した卵胞液の中から胚培養士が顕微鏡で卵子を探します。これを検卵といいます。

調節卵巣刺激法を選択した場合、左右両方の卵巣で卵胞が育つため、採卵手術の時間も長くなる傾向があります。

低刺激、自然周期の場合には、左右どちらか片方の卵巣から採卵することがほとんどで、手術時間も短時間で終わるでしょう。

採卵手術後は、麻酔が覚めて、止血が確認できたら起き上がることができます。その後は、医師から採卵した卵子の数、状態などの説明があります。

＊受精と胚培養

採卵した卵子は培養液へ入れ、インキュベータ内で前培養して成熟を待ち、精子の状態から判断して通常媒精、または顕微授精を行います。

受精操作後は、インキュベータで受精の完了を待ちます。受精操作後、約17時間で受精の確認をし、2個の前核と2個の極体を持つ前核期胚になれば受精が完了したと判断できます。

採卵手術の方法

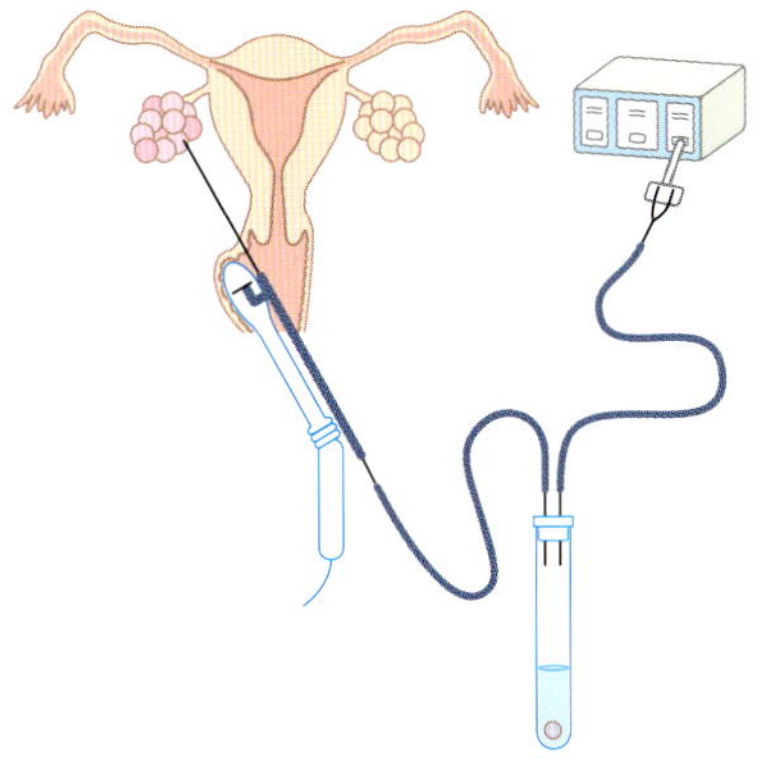

腟からプローブを入れ、超音波で確認しながら腟壁から卵巣、卵胞へと針を刺して、吸引をします。吸引した卵胞液はシリンジへ入り、これを胚培養士に渡し、顕微鏡で卵胞液の中から卵子を探します。両卵巣にある卵胞を１個１個刺していきます。

胚盤胞

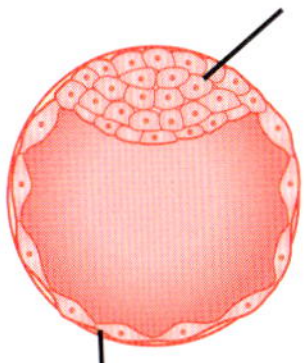

受精から５日目頃には、胚盤胞へと成長します。８細胞期までは、１つ１つが万能細胞で何にでも分化をすることができますが、桑実胚になると細胞は分化して役割を持つようになります。

胚盤胞は、将来赤ちゃんになる細胞と将来胎盤になる細胞に分かれ、胚の中央には胚盤胞腔ができ、胚盤胞の成長とともに大きくなっていきます。

受精が確認できた胚は、一定期間培養し子宮へ移植されます。胚は、受精した2日後には4細胞期、3日目には8細胞期になり、これを初期胚といいます。4日目には16細胞期以上になり、これを桑実胚と呼びます。5日目には将来赤ちゃんになる細胞の内部細胞塊と将来胎盤になる栄養外胚葉に分かれた胚盤胞へと成長します。

＊胚移植と胚凍結

胚は、初期胚、胚盤胞とどの段階でも移植することができ、採卵手術を行った周期に移植することを新鮮胚移植、凍結した胚を移植することを凍結融解胚移植といいます。

最近では、凍結融解胚移植での妊娠率が高いため、新鮮胚移植は行わず、積極的に凍結融解胚移植を行う治療施設も多くなっています。そのためすべての胚を凍結するという治療施設もあります。

胚移植は、子宮頸部を洗浄して頸管粘液をできるだけ取り除くことが第一ポイントになります。頸管粘液は粘稠性が高いので、移植カテーテルに絡んでしまうとカテーテルの先をつまらせてしまい、胚がカテーテルからうまく出なかったり、頚管粘液に絡み付いて胚がカテーテルと一緒に引き抜かれてしまう原因になるからです。

超音波で子宮の形、内膜の厚さなどを確認して、子宮底から1センチ～1.5センチほどの場所へ静かに置いてくるように胚を移植します。採卵周期の子宮内膜の状態、ホルモン環境などから着床環境として適さないと判断される場合には、胚を凍結しておき、翌周期以降にホルモン環境と子宮内膜の状態を整えたうえで、凍結胚を融解して移植します。

また移植は、グレード評価のよい胚から移植するのが一般的です。

胚の評価は、主に形を見ます。初期胚であれば、1つ1つの割球（細胞）のサイズが均等で、フラグメント（細胞の断片）のないものがグレード1の一番良い評価になります。

胚盤胞は、胚盤胞腔の広がりで1～6までに分け、細胞の状態を見てAを優良としてCまでの3段階に分けて評価をします。

完全胚盤胞で内部細胞塊がやや小さく、栄養外胚葉も不均一な場合、3BBという評価になります。（下図参照）

グレード評価の良い胚は、妊娠率も高いこ

胚のグレード

初期胚　Veeck 分類法

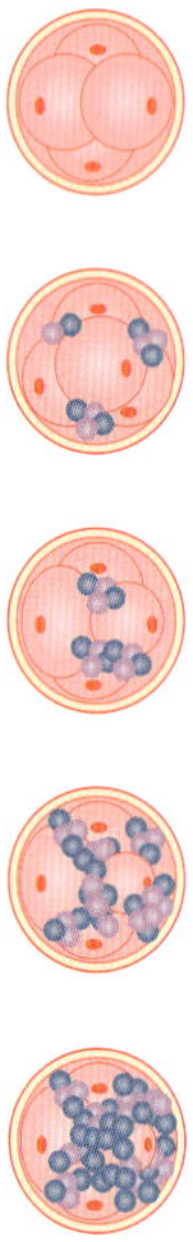

G1　割球が均等でフラグメントを認めないもの。

G2　割球は均等だが10%以下のフラグメントを認めるもの。

G3　卵割球が不均等で10%以下のフラグメントを認めるもの。

G4　割球が不均等で10%以上のフラグメントを認めるもの。妊娠はあまり期待できません。

G5　割球が不均等で50%以上のフラグメントを認めるもの。妊娠はほとんど期待できないでしょう。

初期胚のグレードは、割球が均等で、フラグメント（細胞の断片）が少ないほど高くなります 。フラグメントとは細胞が分割する過程で生じる細胞質の断片（ブツブツした余分なもの）。グレード１が最も良好で、多くの治療施設ではグレード３までが胚移植の対象となります。

胚盤胞　Gardnerの分類

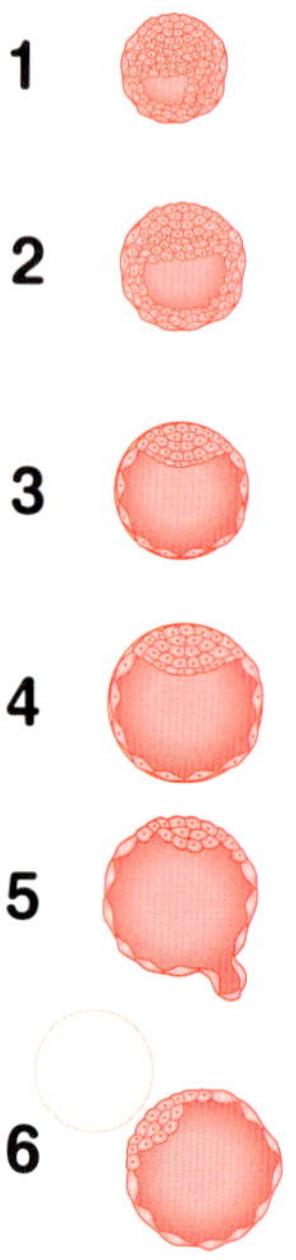

1　**初期胚盤胞**　胚盤胞腔が全体の半分以下

2　**胚盤胞**　胚盤胞腔が全体の半分以上

3　**完全胚盤胞**　胚盤胞腔が全体に広がっている

4　**拡張胚盤胞**　胚盤胞腔の容積がさらに拡張し、透明帯が薄くなりつつある

5　**孵化中胚盤胞**　透明帯を脱出し始めている

6　**孵化後胚盤胞**　胚が完全に透明帯から脱出している

胚盤胞のグレードは、胚盤胞の成長に伴ってグレードの数字が高くなります。また、内部細胞塊（胎児になる部分）と栄養外胚葉（胎盤になる部分）の状態を見てA～Cの３段階に分類し、Aが最も優良となります。

内部細胞塊	栄養外胚葉
A: 内部細胞塊が大きい	A: 栄養膜が均一
B: 内部細胞塊がやや小さい	B: 栄養膜が不均一
C: 内部細胞塊が不明瞭	C: 栄養膜が数が少ない

とがわかっています。形がよく順調に成長した胚は、問題が少ないということにつながりますが、かと言って染色体異常がないというわけではありません。また、グレードの低い胚は妊娠率はあまり良くありませんが、中には赤ちゃんにつながる胚もあります。

多くの施設で、初期胚はグレード3以上が移植対象の胚になるようです。

凍結融解胚移植は、自然な排卵を待って移植する自然周期、飲み薬で排卵誘発を行い、排卵を確認してから移植する排卵誘発周期、子宮内膜やホルモン環境をホルモン剤を使って整えるホルモン補充周期があります。どの方法で、また初期胚、胚盤胞とどのステージの胚を移植するかは、これまでの治療歴や個人の状況から判断して決定します。

凍結は、前核期胚、初期胚、胚盤胞と、どのステージでも可能で、どのステージで凍結するかは医師の考えによって違いがあります。凍結はガラス化法で行います。胚を専用のシートなどに乗せ、高濃度の凍結保護剤で処理しながら脱水し、液体窒素で一気に凍結することによって胚のダメージが少なく凍結保存することができます。これは、多胎を予防し、母体と赤ちゃんの安全と健康を守ることから決められています。

未移植胚は、液体窒素が充満した凍結保存タンクで半永久的に保存することができます。ただ、夫婦が離婚をした場合や夫が死亡した場合には、胚は破棄されることが決められています。これは、2007年、日本産科婦人科学会が死後生殖を認めない決定をしたことによります。

＊妊娠判定

受精した日、また受精に相当する日から約2週間後に妊娠判定をします。

血液検査では、HCG値を調べます。HCGは胚が子宮内膜に潜り込んでいく際に分泌されるホルモンで、日を追うごとに分泌量が増えていきます。このホルモン値を調べることで、その後の妊娠継続の可能性がある程度わかります。

また、HCGが尿中にも検出されることで尿検査で陽性、陰性の判定ができます。市販の妊娠検査薬は、月経予定日の約1週間後から判定ができます。

超音波検査で胎嚢などが確認でき、心拍が確認できれば、妊娠成立です。

胚移植

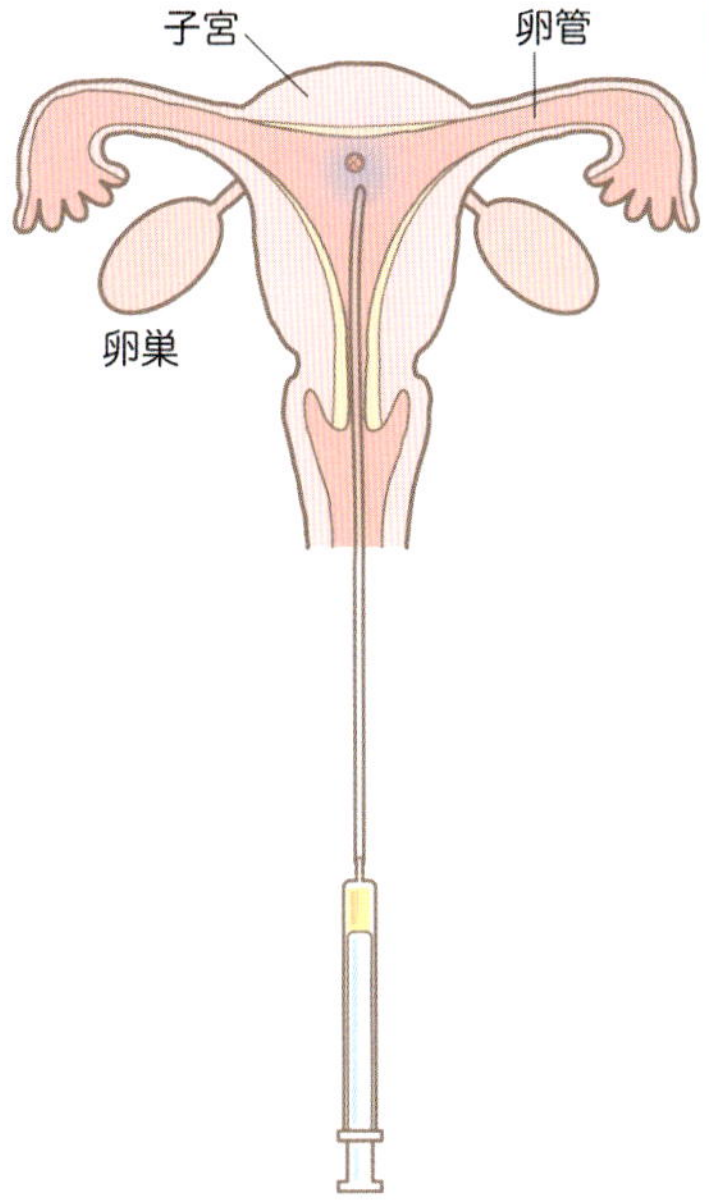
子宮
卵管
卵巣

胚移植は、体外受精治療周期の集大成になります。少量の培養液とともに子宮の一番奥にあたる子宮底の手前にそっと置いてくるように移植します。この時、カテーテルで子宮内膜を触ったり刺激をあたえたりしないように細心の注意を払います。医師の技量の高さも重要なポイントです。

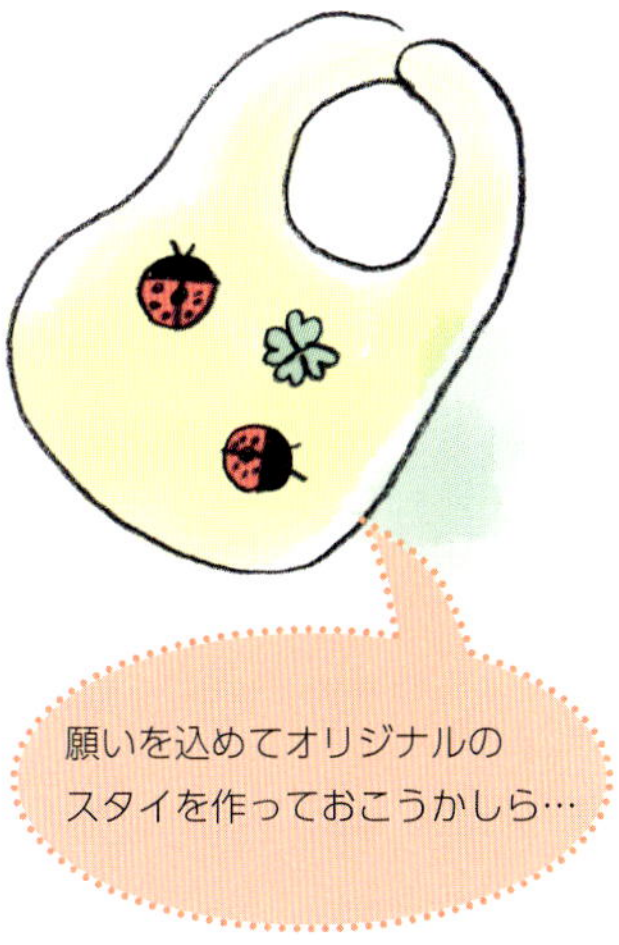
願いを込めてオリジナルの
スタイを作っておこうかしら…

chapter **4-⑱**

どれくらい治療したら妊娠できる？ ~タイミング療法と人工授精の妊娠率~

タイミング療法

人工授精

一般不妊治療での妊娠率

妊娠適齢期といわれる20代~30代前半の妊娠の確率は、1回の排卵で約25~30%といわれています。

不妊治療に臨む夫婦の場合は、この確率よりも低くなるでしょう。

では、一般不妊治療であるタイミング療法と人工授精の妊娠率は、いったいどれくらいなのでしょう。

① タイミング療法の妊娠率

タイミング療法での妊娠率は、自然妊娠よりも低い確率となります。そこには、一般不妊治療を行うまでの夫婦の背景と年齢や避妊しない性生活を送った期間が関係しています。

参考に1996年に発表された論文（※1）をみてみましょう。200組の夫婦が自然妊娠にトライをした1~12周期の妊娠率を出しています。1周期目で200組のカップルのうち59組が妊娠し、周期あたりの妊娠率は約30%でした。2周期目は、1周期目の妊娠した59組を除く141カップルのうち41組が妊娠し、周期あたりの妊娠率は約30%でした。しかし、3周期目の妊娠率は約17%で、6周期目には約8%まで下がり、12周期では周期あたりの妊娠率は3%になります。（グラフ1）

このように、周期を重ねるごとに周期あたりの妊娠率は低下していきます。ですから1回の排卵で、約25~30%の妊娠率があるとはいえないことがわかります。

タイミング療法は、おおむね6周期を目処に行いますが、この論文にある周期あたりの妊娠率も参考にしながら、何周期を目安に行うかを検討するとよいでしょう。

② 人工授精の妊娠率

人工授精での妊娠率は、一般的に約5~10%といわれています。

また、人工授精で妊娠が成立した夫婦の約80~90%は3周期以内だったという統計もあり、このことから人工授精を行う周期数を5~6回までとしているクリニックも多くあります。ただし、その中でも妻が30代後半の夫婦では、年齢を考慮して3回目くらいで体外受精へと治療法を切り替える検討を始めることもあります。

高年齢と人工授精の妊娠率、治療回数に関しては、2010年に130組の夫婦、24

2人工授精周期について38～39歳と40歳以上の2つのグループに分けて調査した発表があります。この調査では、それぞれ排卵誘発を行い、卵胞径16ミリでHCG注射をして12時間と36時間後に人工授精を2回実施。また人工授精治療周期中の性生活をしないように指示し、臨床的妊娠であることを確認した結果で発表しています（グラフ2）。人工授精を受けた夫婦の不妊原因には、男性因子、排卵障害、子宮内膜症、卵管因子、原因不明などで、合計17例の臨床妊娠があり、10例で子どもが生まれています。

38～39歳の全体の妊娠率は15・8％、1周期の妊娠率は9％で、生産率※は5.2％でした。40歳以上では全体の妊娠率は12・3％、1周期の妊娠率は7.8％で、生産率は2％でした。

また、38～39歳では人工授精治療周期の最初の2回で生産率は伸びなくなり、40歳以上では最初の1回以降にメリットはないと発表しています。（※生産率＝生きた赤ちゃんが生まれてくる率）

これらを踏まえると、高年齢であればあるほど、不妊治療に臨む場合には早めに体外受精を検討する必要があることがうかがえます。

人工授精で妊娠が成立しない理由として考えられるのは、卵管采が卵子を取り込むのが難しいピックアップ障害が疑われること、卵子の質に問題があること、精子の質に問題があることなどがあり、これらは、一般的な検査ではわからないことから、人工授精を重ねても妊娠が成立しない原因になっているのではないかと考えられています。

グラフ1

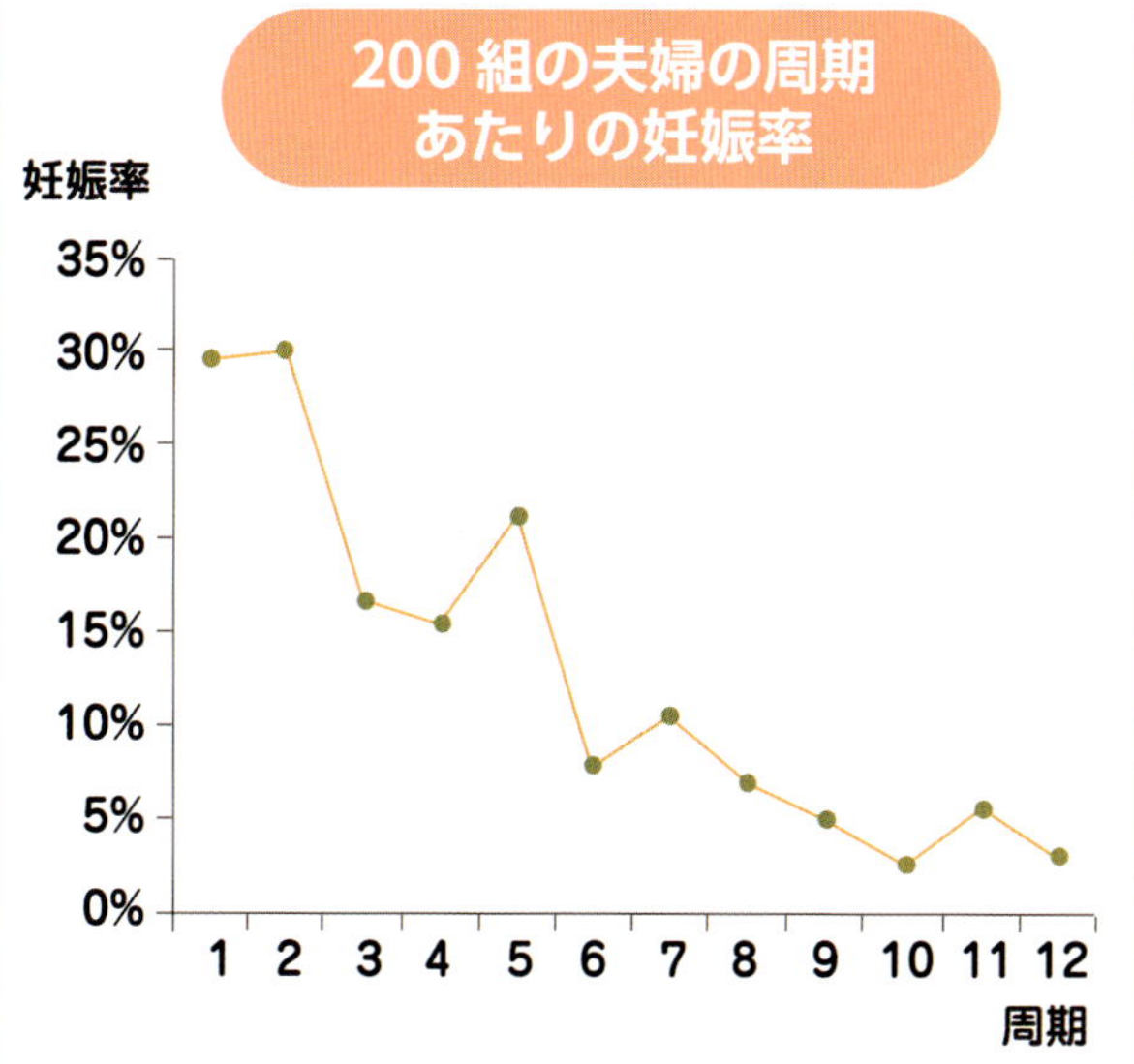

※1：Estimates of human fertility and pregnancy loss.
より改変　Fertil Steril. 1996 Mar;65(3):503-9.

グラフ2

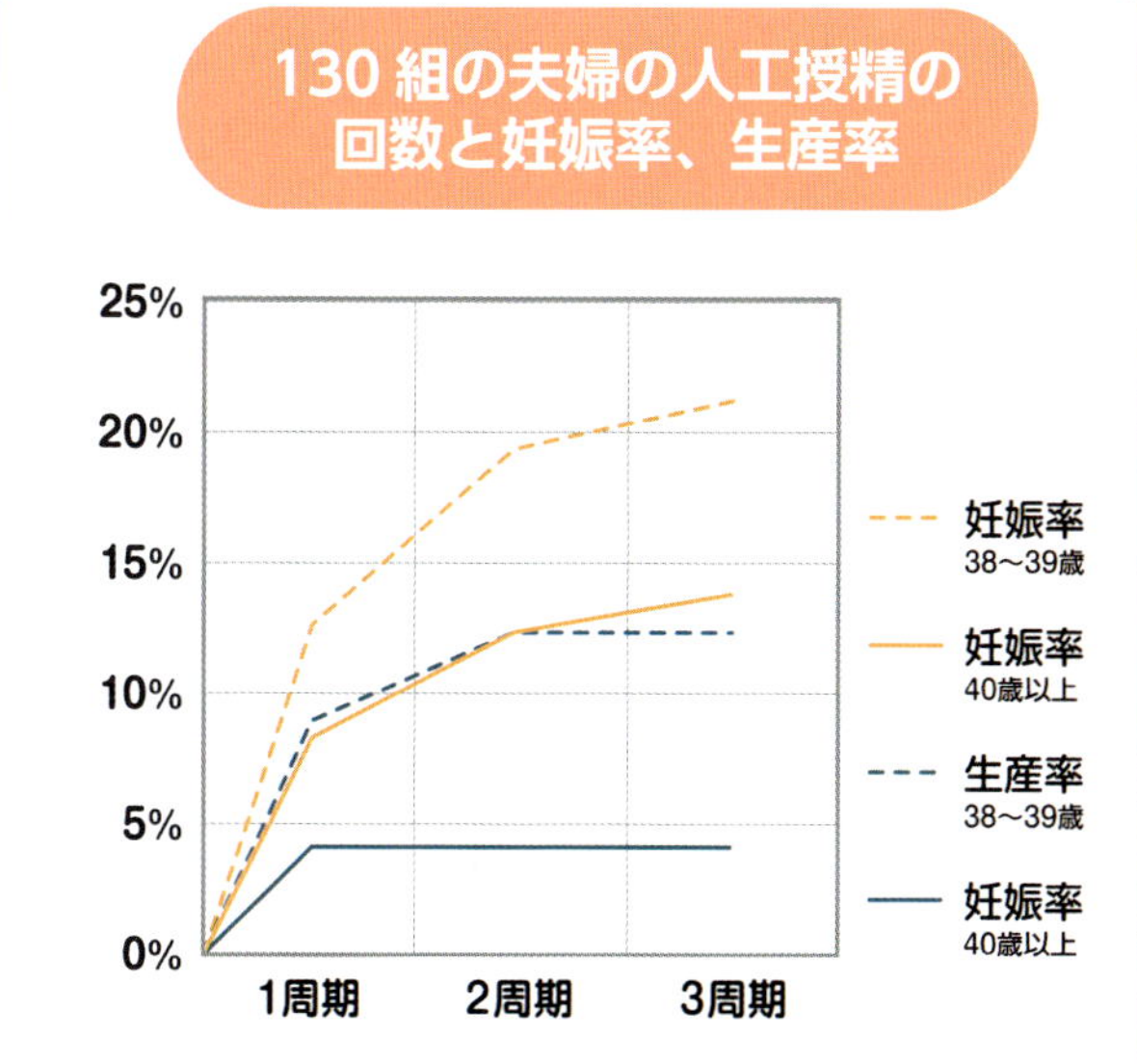

Fertil Steril. 2010 Jun;94(1):144-8

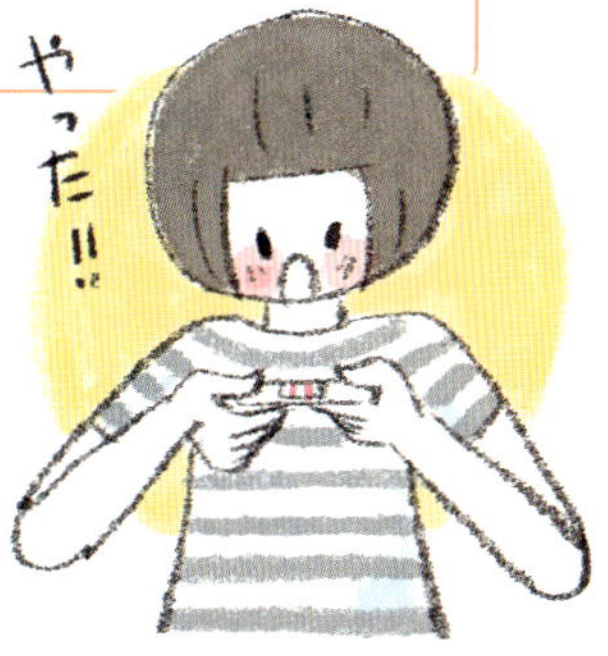

chapter 4-⑲

どれくらい治療したら妊娠できる？ 〜体外受精の妊娠率〜

体外受精

体外受精での妊娠率はどれくらい？

体外受精による妊娠率は、日本産科婦人科学会に登録のある体外受精実施施設から寄せられる報告を元に毎年、発表されています。

治療周期数に対する年齢別の妊娠率、胚移植周期数に対する妊娠率、治療周期数に対する生産率、妊娠数に対する流産率がそれぞれ発表されています。２０１３年の発表を見てみましょう。グラフ３に示すように、妊娠率、生産率が年齢ごとに低下していくことがわかり、流産率は39歳を境に妊娠率を上回っていきます。

それぞれの年齢の実際の総治療周期数なども発表されており、中でも総治療周期数が一番多いのは40歳で３万３５４３件、移植周期数は１万８７７７件で、総治療周期数に対する胚移植率は約55・９％、同様に妊娠周期数は４５９８件で妊娠率13・７％、生産周期数は２７９９件で生産率8.3％でした。次いで治療周期総数が多いのは39歳、次が41歳、そして38歳の順で、年齢が高くなると何度も繰り返し体外受精をしているだろうこと、また多くの治療施設で聞く患者平均年齢に合致します。38〜41歳の治療周期総数の合計は12万8０３６件、全体が36万８７６４件ですので約35％にあたります。

すべての年齢を通して総治療周期あたりの妊娠率は16・３％、胚移植あたりの妊娠率は28・７％、総治療周期あたりの生産率は11・２％でした。

数字は大変厳しく、年齢を追うごとに低下していくのがわかります。

体外受精の妊娠率をあげるため？

体外受精は、卵子を体外に出し受精させることが必要です。そのため、確実に卵子を得られるよう排卵障害がない場合でも排卵誘発を行うことが多くあります。また、自然な月経周期中で育つ卵子以外にも質の良い卵子があり、その卵子で妊娠し、出産が可能なケースもあることから、なるべく多くの卵胞を育てて採卵し、体外で受精させる方法が広く行われています。

複数の卵子が確保できると、胚の数も複数できることが期待でき、移植できる胚の数にも期待できます。

また、一度の採卵で複数胚ができた場合、学会の会告により、移植胚は原則１個として

グラフ３

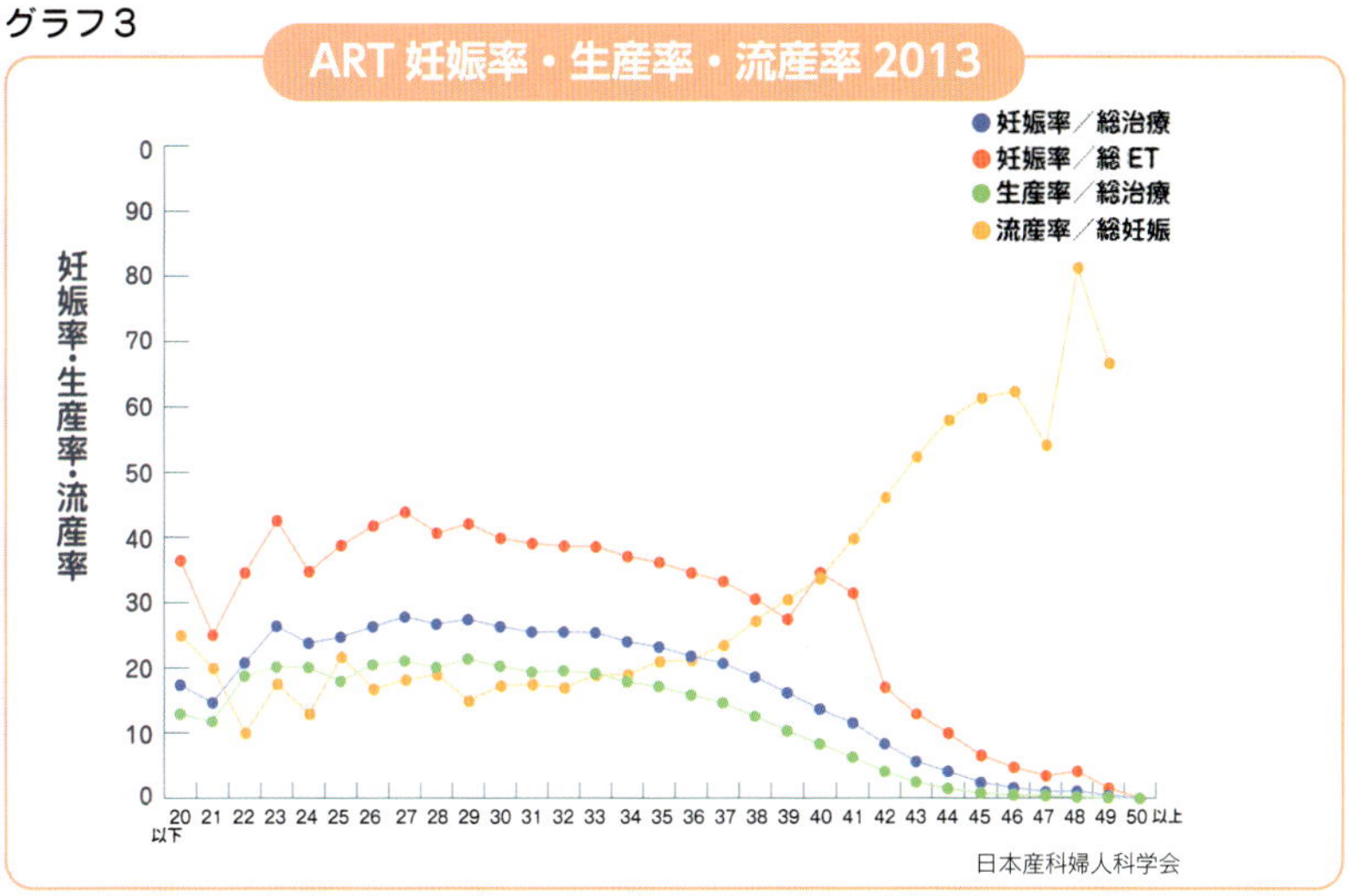

グラフ４

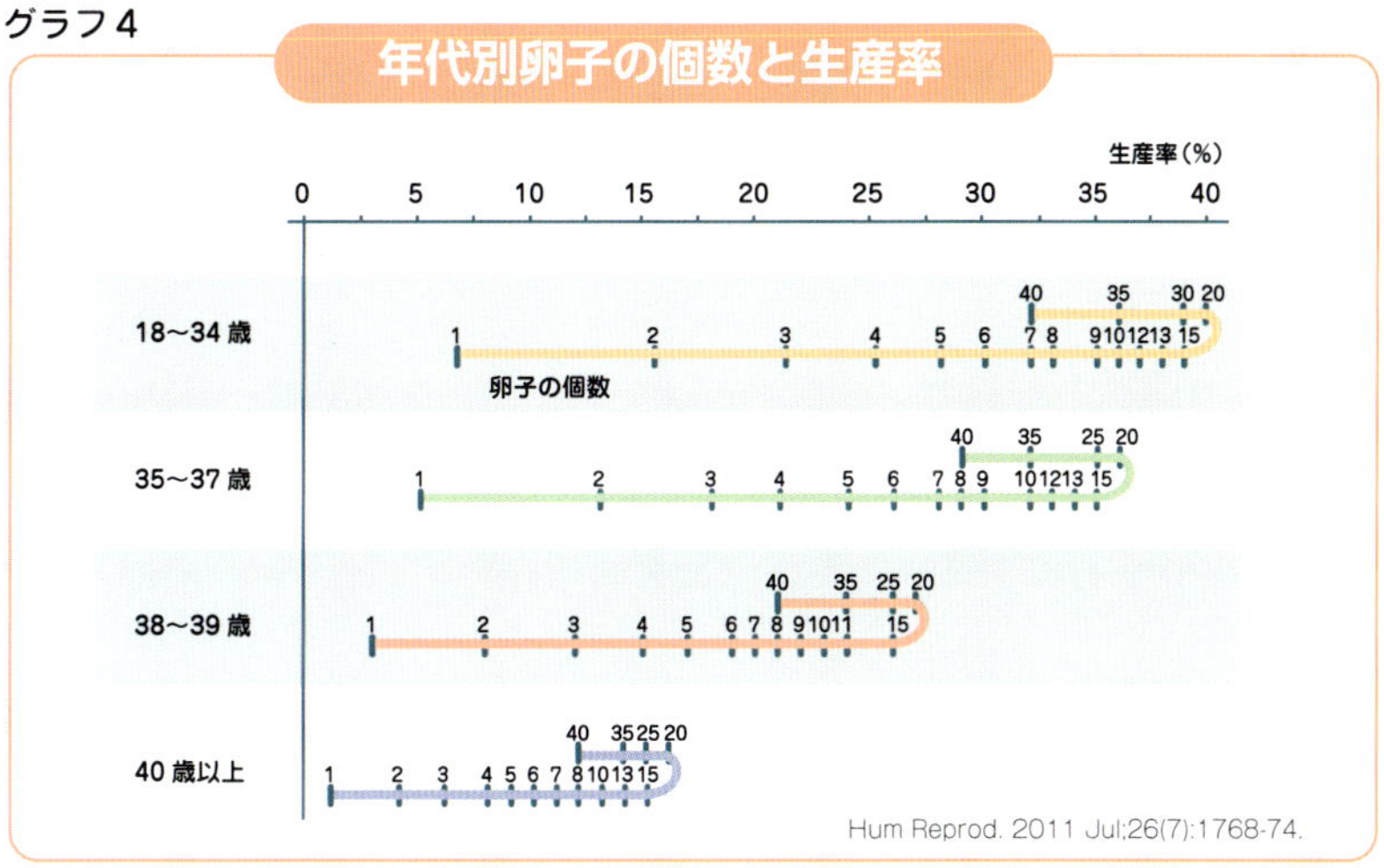

いるため未移植胚は凍結保存します。そして、その凍結胚は融解して胚移植ができることから、どのような排卵誘発方法であっても、複数の卵子を確保することが望ましいと考えるのが一般的です。

「卵子の個数と生産率（※1）」については、採卵数が多いほど生産率が上がるというデータがヒューマンリプロダクトにあります。1回の採卵で卵子が15〜20個確保できるまでは生産率が上がり、20個を越えると下がる傾向にあるとしています（グラフ4）。ただ、卵子個数に対するサンプルとなる人数には年代的な特徴があり、全体的には4〜15個採卵できたケースが多くなっています。これは34歳以下と同様で4〜15個採卵できたケースが多く、特に7〜10個採卵できたケースが多くいます。35〜37歳では4〜10個、38〜39歳では3〜8個、40歳以上では3〜5個でした。採卵数は、年齢を追うごとに少なくなり、生産率については、グラフの山の大きさに違いはありますが、採卵数が多いケースの生産率が高くなっています。

ただ、採取できる卵子の数は、年齢とともに少なくなる傾向があり、卵子の質も心配されます。卵子の質は、妊娠の要であるため、過剰な排卵誘発による卵巣への負担は年齢以上に卵巣機能を低下させてしまうことや卵子の質の低下を招くと心配される声もあり、卵巣機能の良し悪しに関わらず、卵巣に負担の少ない低刺激での排卵誘発方法を選択したほうが良いという考えもあります。

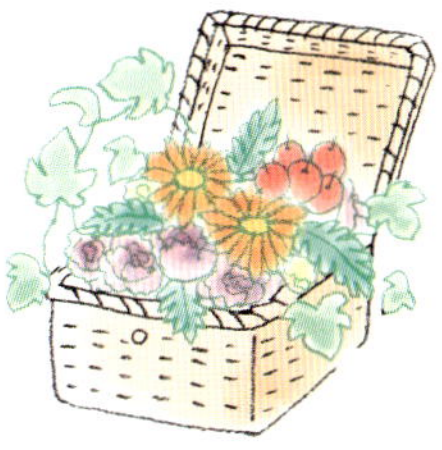

夫婦に適応した治療をしよう！

不妊原因はさまざまありますが、パパかママのどちらかに原因があったとしても、それは夫婦ふたりの原因として考えましょう。そして、その原因にあった治療を受けましょう。そのためには、まず検査を受けることです。不妊治療は、検査から始まります。ふたり一緒に検査からスタートできるように協力し合いましょう。

ママとパパの検査と治療

ママの検査は月経周期に合わせて

ママの検査は、月経周期に合わせて行います。卵胞期には卵胞がちゃんと育てられるか、排卵期にはちゃんと排卵できるか、黄体期には着床できる環境になるかなどを調べます。

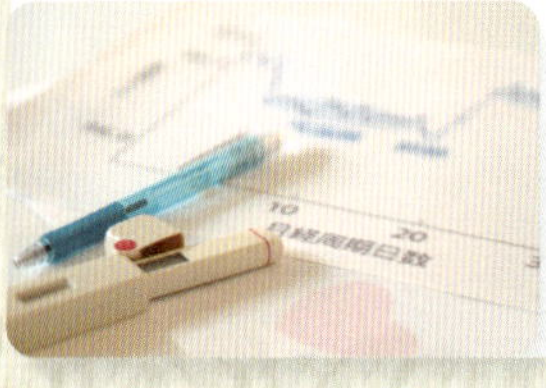

パパの検査はいつでもできます

パパの検査は、主に精液検査です。精液量や精子数は変動が激しいので、検査の結果が一度よくなくても、何度か受けて、その平均値や中央値で判断します。

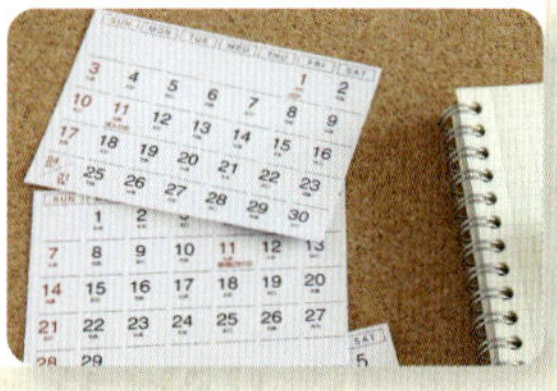

ママの検査結果に異常がなくても

検査結果に異常がなければ、妊娠を妨げている原因や要因がないのではなく、検査では明らかにならないところに問題があると考えられます。ピックアップ障害や受精障害、胚の発育に問題があるかもしれません。

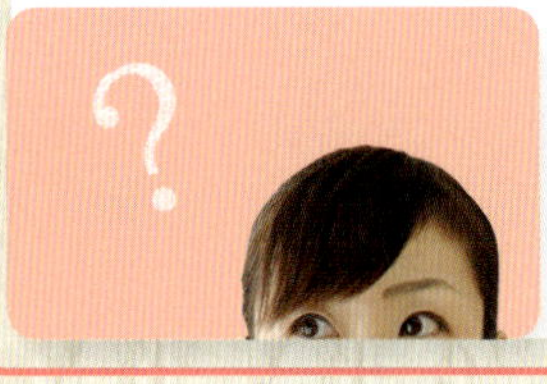

パパは、なるべく早く検査を受けて

パパの精子が少ない、運動精子が少ないなどの問題があった場合、ママに不妊原因がなくても、治療の方法が決まることがあります。ですからパパは、なるべく早く検査を受けましょう。

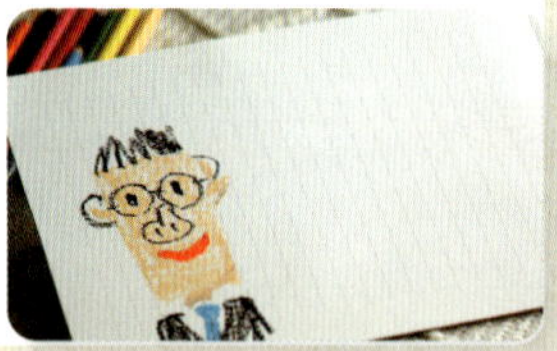

治療は理解して、納得してから

検査から治療の方法が決められます。お医者さんから「この方法で治療しましょう」と提案されますが、その方法を理解できているか、納得してスタートしたかがとても大切になってきます。

治療は、ふたりで行うもので、主にママが薬を飲んだり、注射したりしながら進んでいきます。不妊治療の目標は妊娠で、その目的は赤ちゃんを授かることです。

親になる夫婦が、生まれてくる赤ちゃんのために受ける治療ですから、新しい命を守るために、きちんと治療方法を理解しましょう。

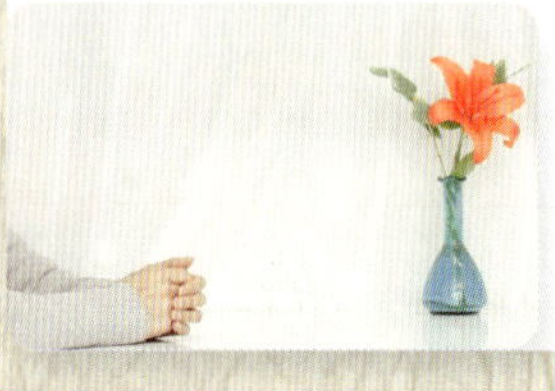

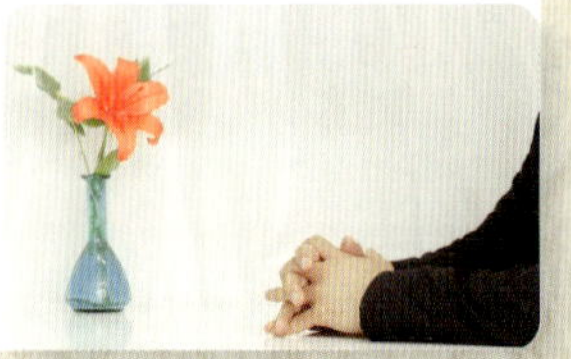

5
章

病院選び　医師選び

i-wish...ママになりたい
Special Edition

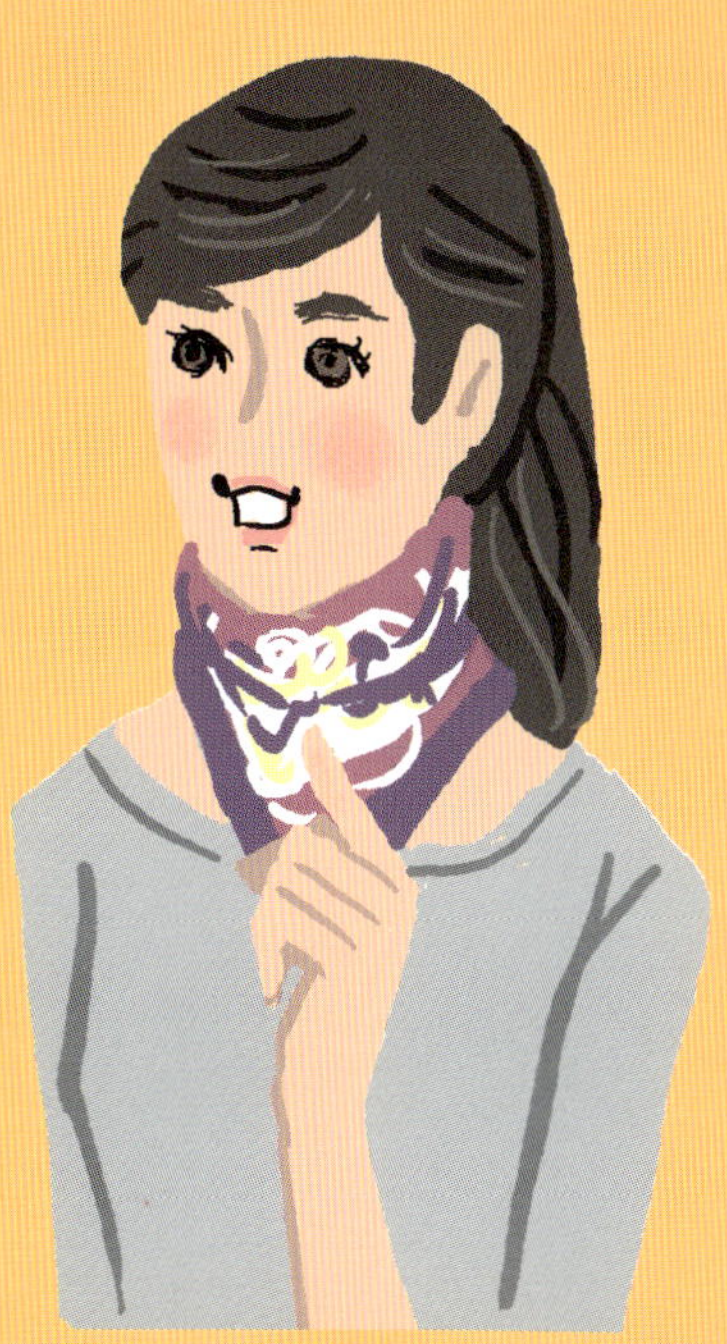

chapter 5-①

病院選びに困ったら

どこがいい？ 病院選びと医師選び？

赤ちゃんが欲しいという願いを持っていても、不妊治療となると二の足を踏んでしまう方も多いことでしょう。

夫婦が子どもを望み、そして夫婦で不妊治療に臨むことが、妊娠への出発点となります。けれど、本当に治療が必要かどうかは実際に病院へ行き、診察や検査を受けてみなければわかりません。

このままでは妊娠しないかもしれないという漠然とした不安を抱えているよりも、どうしたら妊娠することができるのか、その糸口をつかむつもりで、足を運んでみるのもよいでしょう。

そこで、思い立ったが吉日と、即実行に移す行動力も大切ですが、いざ腰を上げるとなると、どこの病院に行けばいいのか、どんなお医者さんを選べばいいのか、いったいどんな検査をするのか、いろいろな疑問や不安が頭をもたげることでしょう。

とりあえず、検査だけでも受けてみたいという方もいれば、これから先も通うことを見据えて選びたいという方もいて、何を希望するかによっても病院選びが変わってくるかと思います。

例えば、一般不妊治療までの希望か、体外受精や顕微授精ができることも含めるのか。妊娠から出産までトータルで治療に挑むのであれば、産科が併設、または連携している施設。どのレベルで、いつまで治療に挑むのかを一度、夫婦で相談しましょう。

また、治療は月経周期に従って進んでいくので、無理なく通えることも大切です。仕事をしている方なら職場からも自宅からも通いやすい場所であること。二人目以降を望んでの治療であれば、幼稚園や保育園、学校からも近くでと、自分たちのライフスタイルに合わせて考えてみるとよいでしょう。

説明会に行ってみよう！

病院選び、医師選びは不妊治療の第一歩です。ふたりの間に生まれてくる大切な子どもに出会うための治療ですから、自分たちなりに選びたいものです。そこで、病院が開催している説明会に行ってみましょう。通院患者以外でも参加できるところはたくさんあります。できれば何件か参加してみるとよいでしょう。

病院内で行われているのであれば、通院のシミュレーションができるという利点もあります。また、実際に診療を行う医師が講師を務めることが多く、その内容はもちろん、話し方、態度、雰囲気などから、自分との相性も確認できるでしょう。病院選びと同様に医師選びは重要で、いくら腕のいい医師であっても、自分との相性が良くなければストレスにもなります。

不妊治療には少なからずストレスがかかりますが、このストレスが病院の方針や医師との相性、さらになんだかしっくりこないと悩むことから起こるのでは、本末転倒です。

通院を開始してからそのストレスがずっと続くのであれば、別の病院の勉強会に参加してみたり、セカンドオピニオンを求めるなどして情報を集めることで、通院する病院の良さを再認識することができるかもしれません。また転院することも選択肢に入れておくと安心でしょう。最初から1件に絞る必要はありませんし、最初に行った病院で治療を受けなければいけないわけでもありません。

ふたりが納得のいく病院で納得のいく治療を受けることが一番です。

病院選び5つのポイント！

1. 婦人科か不妊治療専門施設か
2. 大きな病院かクリニックか
3. 通院しやすいか
4. 評判はどうか
5. 勉強会に参加してみよう

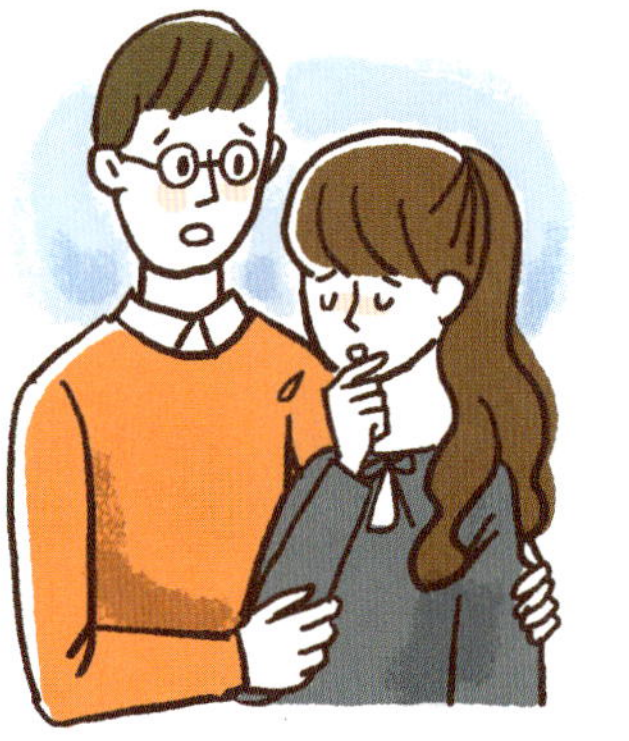

P.249から勉強会の実施施設紹介があります

コラム 自分たち夫婦の状況を確認しよう

どこまでの治療に挑むのか。おふたりのライフスタイル。医師との相性。病院選びのポイントとは別に、自分たちの状況を把握しておくことも必要です。

自分たち夫婦それぞれの年齢、そして赤ちゃんが欲しいと思ってからの期間。

夫婦ともに20代から30代前半の場合は、妊娠適齢期真っ只中なので、妊娠を妨げる原因がなければ、避妊をしない性生活を送ることで80%～90%近くが妊娠します。

ですから、不妊治療での妊娠も期待が高まります。もしも、月経不順があったり、月経痛がきつい、性行為中に痛みを感じるなどの症状があれば、まずは婦人科検診から受けてみましょう。

妻の年齢が30代後半の場合は、妊娠適齢期から遠くはありませんが、１年を経過しても妊娠の兆しがないようなら、一度、検査を受けてみるとよいでしょう。妻の年齢が40代の場合は、妊娠適齢期とは言い難い年齢です。個人差が大きく、問題なく妊娠、出産する方もいれば、かなり難しい方もいます。

妊娠を望むなら、不妊治療をする、しないにかかわらず、一度、検査を受けることをおすすめします。

chapter 5-②

これだけは譲れない！私たちのこだわりポイント

何を大切に思う？どこにこだわる？

不妊治療では、通院や月経周期に従って進んでいく服薬、自己注射など治療に関することが、夫婦の生活の一部に組み込まれてきます。

病院選びの際に、どこにこだわって、何を重視するかは自分たち次第です。

あなたは何を大切に思い、どこにポイントをおきますか？ ふたりのこだわりポイントを具体的にあげていくことで、病院の候補がいくつかに絞られてくるでしょう。

どこまでの治療を受ける？

体外受精や顕微授精などの治療までを視野に入れて考える場合は、それらの治療が受けられる病院を探すことになります。これは261ページから日本産科婦人科学会に体外受精の実施施設として登録のある（2017年12月現在）治療施設のリストがありますので、参考にご覧ください。

その他、卵管鏡下卵管形成術や腹腔鏡検査などを実地している治療施設は限られてきますので、確認が必要です。

持病などを抱えている場合は、その病院と十分な連携がとれる治療施設を探してみましょう。

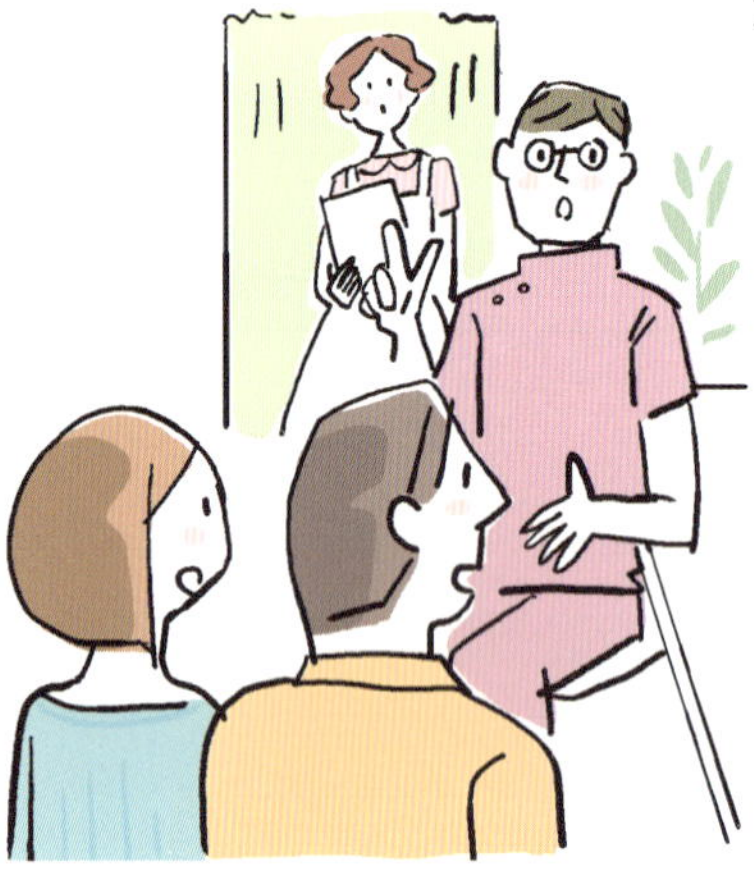

男性不妊も視野に入れた病院選び

今や不妊症の原因の半分が男性にあるといわれています。その対応は泌尿器科が専門となるため、妻が通院する不妊治療施設で対応できなければ、連携する専門施設が紹介されます。この場合、夫婦が別々の病院に行くことになり、治療がスムーズに運ばないこともあるため、最近では男性不妊外来を持つ治療施設も増えてきました。

精液検査の結果によって、男性不妊専門医の必要性や、その後の治療の流れがかわってくることから、男性不妊も考慮するのであれば、このように対応している病院をチェックしておくとよいでしょう。

不妊治療は夫婦で臨むもの。夫婦ともに通いやすく、男性不妊も視野に入れた病院選びをする夫婦も増えてきています。

精神的にも楽な気持ちで受けられる女性医師！

女性ならではの診療と心遣いから、女性医師を希望する夫婦も少なくありません。

また、夫婦生活にかかわる微妙な問題や女性特有の心理などについても、同性なので安心して話ができて、理解してもらいやすいなどの理由から、女性医師がいる治療施設を選んで通院する方もいます。

通院を希望する病院やクリニックに女性医師がいれば、初診時に女性医師に診察してほしい旨を伝えておきましょう。

個人で開業している場合、女性医師が院長ならば診察は必ず女性医師があたります。

専門カウンセラーがいるところ

不妊治療は、1回の治療周期の中で、不安と期待が常に交錯します。妊娠反応が陽性にならなかった、月経の出血が始まったなどで大きく気持ちが落ち込むことも珍しくありません。

また、不妊治療を進めていく中で、「今日の検査って何のため？」「今飲んでる薬って？」と疑問に思うことも出てくるでしょう。

この疑問を解消せずに治療が進んでいくと、疑問が不安や不信へ、そしてストレスへつながっていきます。これを防ぐには主治医とどれだけコミュニケーションがとれるかが重要なのですが、実際に診察室へ入ると、様々な理由から質問することをためらってしまう方も多いようです。

院内カウンセリングを行っている病院が増え、メンタルケアにも配慮のある専門のカウンセラーがいる治療施設を希望する方も増えています。

やっぱり気になる！通院時間と待ち時間

不妊治療は、自分たちの都合だけで進められる治療ではありません。卵胞の成長具合、ホルモンの状況によっては、仕事やさまざまな用事よりも優先させなければならないことも出てきます。体外受精などの高度な不妊治療になると、通院の頻度も高くなってきます。

ですから、病院を選ぶポイントとして、通いやすさと予約のとりやすさをあげる方が多くいます。

病院までの交通手段と所要時間、マイカーを利用する場合には、駐車場の有無とそれぞれの費用も合わせてチェックしておくとよいでしょう。

また、病院のオフィシャルサイトなどで予約制かどうかを確認しておくこともお勧めします。

予約不要の病院の場合は、長時間の待ち時間が発生することもあります。

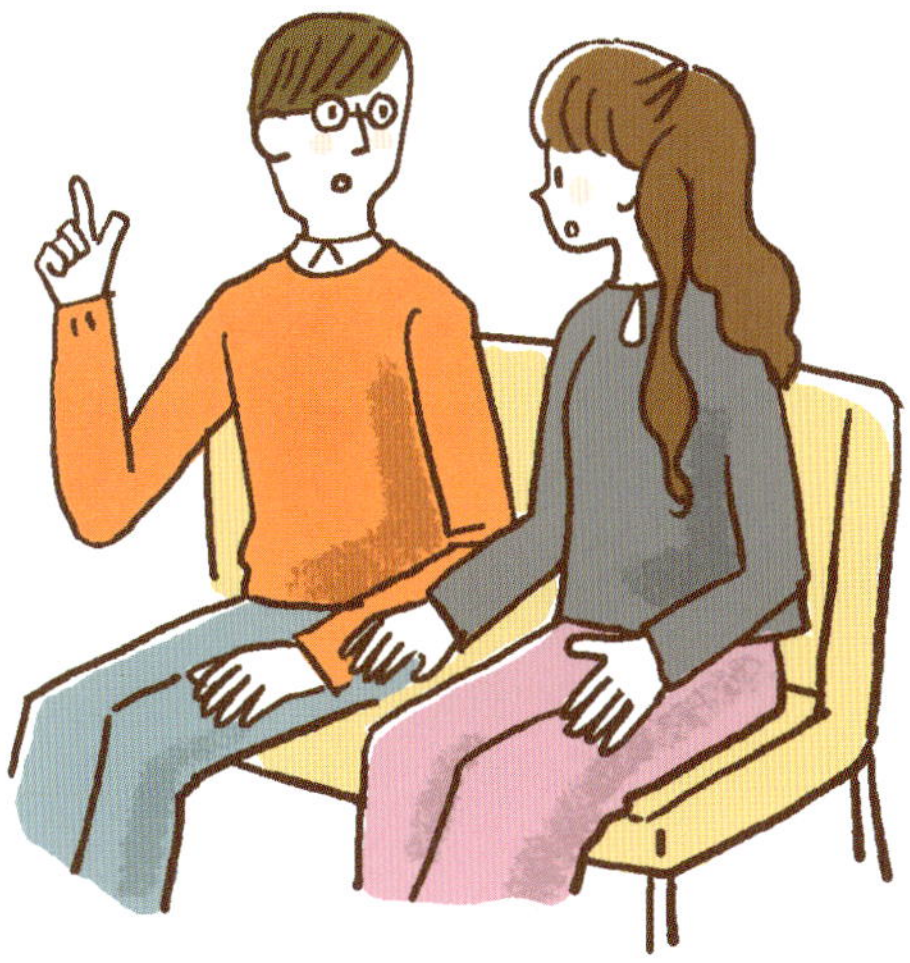

chapter 5-③

転院したい！どうすればいい？

転院するための準備をしよう！

不妊に限らず、治療中に通院先の病院をかえることは珍しくありません。

不妊治療は、必ずしも妊娠が約束されているわけでなく、思うような結果が得られなかったり、より効果のある治療を求めて転院したいという気持ちになる方も多いようです。勤務先の移動や引越しなど、生活環境の変化によりやむを得ず転院しなければならないケースもあるでしょう。ここでは、転院する際に注意したい点をいくつか紹介します。

紹介状って必要なの？

転院するにあたって、用意したいものの一つが紹介状です。紹介状があるに越したことはありませんが、紹介状なしでも診療を受け付けているのが現状です。ただし、今までの検査結果や治療経過がわからなければ、同じ検査や治療の繰り返しになってしまうこともありますので、紹介状を書いてもらうようにしましょう。

けれど、いざ転院するとなると、なかなか先生に言い出せないという方も少なくないようです。今まで診てもらった感謝の気持ちから切り出せない場合もあるでしょうし、「相性が悪くて変わるんだから！」、「もう当てにならない」との不満の気持ちを持つ方もいることでしょう。それでも今までの検査結果やカルテは先生のところにあります。

患者にとっては、自分の理にかなった医療を受けられることが前提で医療施設に通うわけですから、転院は患者の自由意志によるものです。患者が転院を希望すれば、紹介状を書かないという医師はいません。ですから、積極的に紹介状を書いてもらう姿勢、自分の情報を医師から受け取る姿勢を持ちましょう。

紹介状がない場合は、今までの検査結果や治療歴のメモなど、これまでの経過がわかるものを持参するとよいでしょう。また、性生活の話も必要になりますから、紹介状がある場合もない場合も、これまでの経過などをしっかりと伝える準備をしておきましょう。

転院の場合、紹介状が必要か？

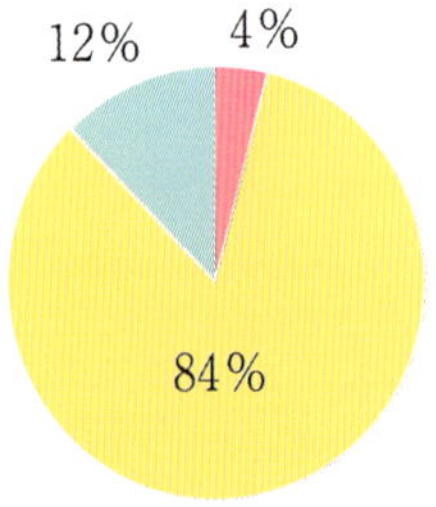

なくてもよい 61件 84%
必要 3件 4%
その他 9件 12%

不妊治療情報センター調べ

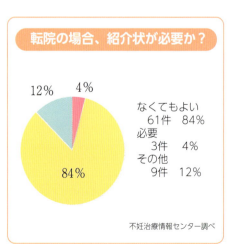

凍結胚や凍結精子がある場合には？

転院を考えている方の中には、現在通っている病院に凍結胚や凍結精子があるため、なかなか転院に踏み切れないという方もいるのではないでしょうか。

凍結胚については、少しでも若い頃の凍結胚を使ったほうが胚の質も良く、妊娠の可能性も高いと考えられています。

それを知れば、転院するからといって諦めきれるものではありません。凍結胚や凍結精子を転院先の病院に持っていきたいと考える方もいるでしょう。

凍結胚や凍結精子を転院先の病院へ移送するには、現在通っている病院と転院先の病院の許可が必要になり、許可が下りた場合には双方の病院の同意書が必要になることがほとんどです。

凍結胚や凍結精子を伴っての転院については、必ず確認をとりましょう。なかには、体外受精を行う際の同意書の中に、凍結胚や凍結精子を伴っての転院は認めないと書かれていることもあるようです。

凍結胚や凍結精子の移送方法

転院が認められた場合には、基本的に凍結胚や凍結精子の移送は自分たちで行うことになります。通常の荷物と違って特殊なものなので、予め、注意点などを教えてくれるはずです。必ず注意点に従って輸送を行ってください。

移送の際には、凍結状態を保つための容器に液体窒素を充填して運ぶことになります。容器は病院で貸し出している場合もありますが、貸し出しが行われていない場合には、ネットなどを利用して自分たちでレンタル先を探しましょう。この移送用の容器は3~5キロと重量があり、持ち運ぶのは非常に困難です。移送する際に中の凍結胚や凍結精子が破損してしまうリスクもあります。精巣から直接回収するTESE（精巣内精子回収術）による凍結精子は、非常に凍結に弱いとされているので移送には慎重を要します。

また、液体窒素は気化により容器に異常があれば爆発の危険性があるので、電車やバスなどの公共交通機関を用いての移送は禁止されています。持ち運びの手段は自分たちの車かタクシーのみとなるので、転勤などによる引越しで、遠方に運ばなければならない場合には宅配便を利用したり、専門の移送業者に依頼する方も多いようです。業者によっては、海外の病院への輸送も可能です。

専門業者を利用する場合は、費用はかさみますが移送技術は高く、破損の危険はほとんどないそうです。宅配便の方が費用は安く抑えられますが、破損の危険を考えると専門業者に依頼した方が安全でしょう。

破損などのリスクはすべて自己責任となるので、移送は重々注意して行いましょう。

実際に不妊治療を行っている体験者に聞いても、いくつかの転院経験を持つ方は少なくありません。引越しなどにより、転院を余儀なくされることもあるのでしょう。今すぐに転院を考えていなくとも、もしもの場合に備え、準備をしておくといざという時に安心です。

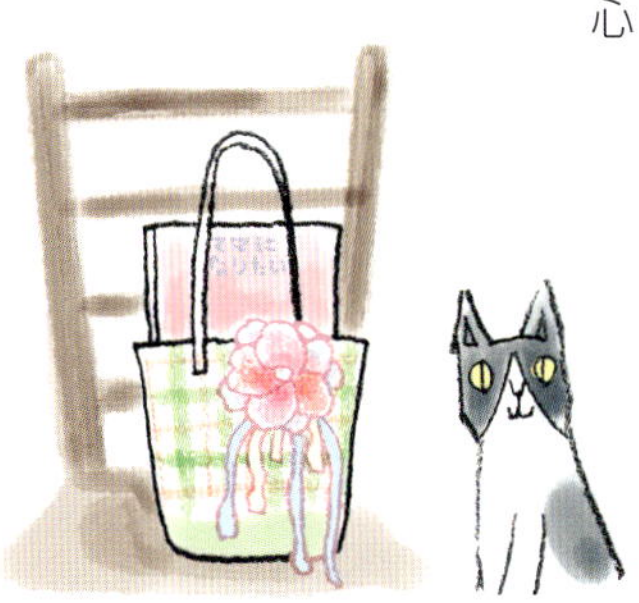

病院選び、医師選びはどうすればいい？

初めて治療をはじめるとき、また転院をするときに病院選びや医師選びをします。自分たち夫婦が、何を望むか、何をしたいかによって選ぶ病院や医師がかわってくるでしょう。自分たち夫婦のこだわりポイントは何かをよく話し合って、勉強会に出かけるなどしながら、ふたりで病院選び、医師選びをしましょう。

ママとパパの病院選び

ふたりでよく話し合おう！

治療に望むこと、医師に望むことは何かをふたりでよく話し合ってみましょう。

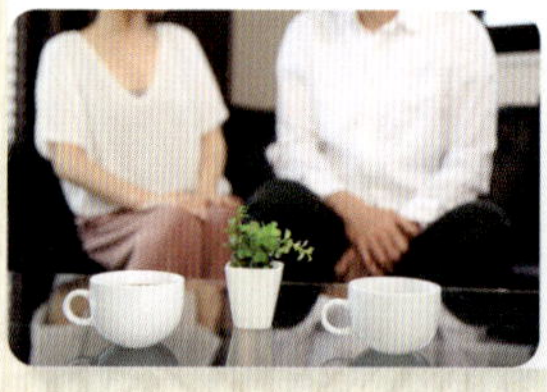

また、通院するために必要なことも出し合いながら、ふたりで病院選びをしましょう。

パパの治療とママの治療は同じ場所

最近、男性不妊の治療を行う婦人科のクリニックが増えてきました。パパは泌尿器科、ママは婦人科と別々でなく同じ院内で治療が受けられるメリットは大きいようです。

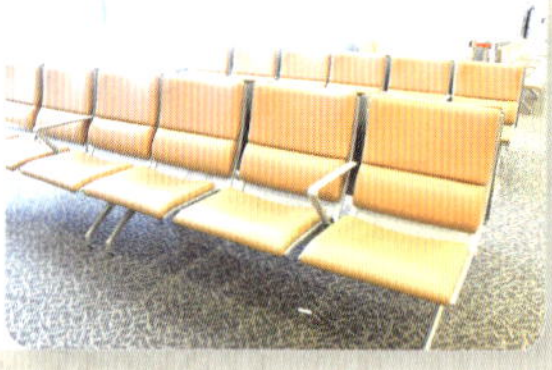

説明会に行ってみよう！

最近では、多くのクリニックで不妊治療の説明会や勉強会を行っています。週末に開催されているところが多いので、ぜひ、夫婦ででかけてみましょう。病院選び、医師選びには、とてもよい機会になります。

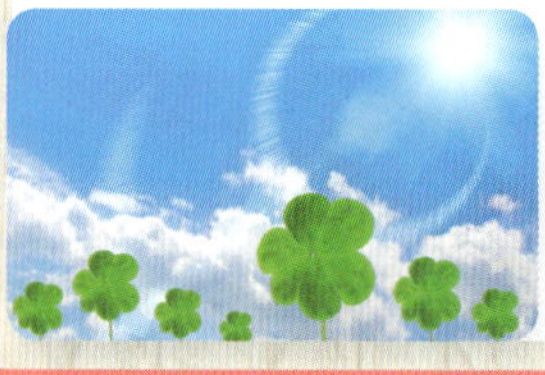

説明会でチェックすること

医師が妊娠や不妊のこと、治療のことをわかりやすく説明しているかは、まず大事です。診察時も、きっとわかりやすく説明してくれることでしょう。

また、医師の話し方などから自分との相性も推し図りましょう。

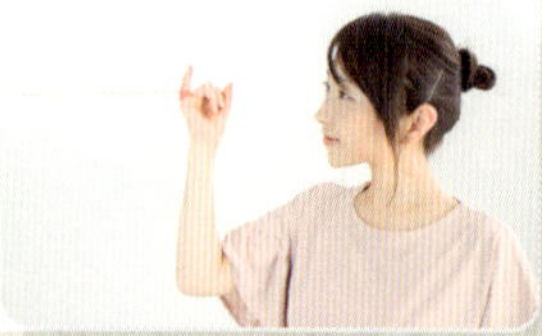

転院はよくあること？

「転院することは、よくないこと」と思っている夫婦は少なくありません。ただ、不妊治療の場合、夫婦の望みがもととなっていますから、その望みが叶わずに、この先何周期も同じ病院で治療を行うよりも、思い切って転院することも選択肢の１つです。

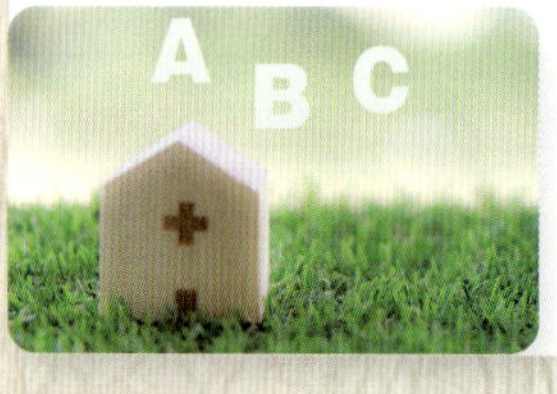

体外受精で胚を凍結している場合には、一緒に転院する、凍結胚は預けたまま転院するのどちらかになります。胚も転院するとなるとおお事になりますが、凍結胚を預けたまま転院する場合、また戻って治療をすることも可能です。

胚のグレードも考慮しつつ考えましょう。

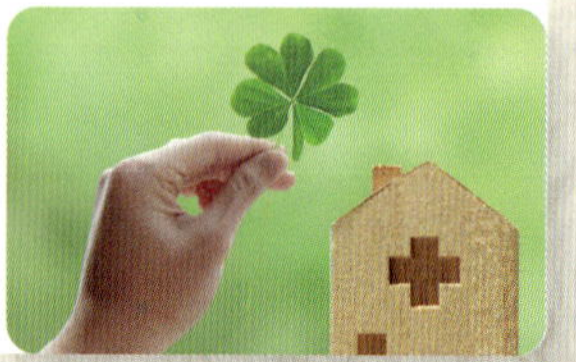

6
章

ストレスと上手に付き合おう

i-wish...ママになりたい
Special Edition

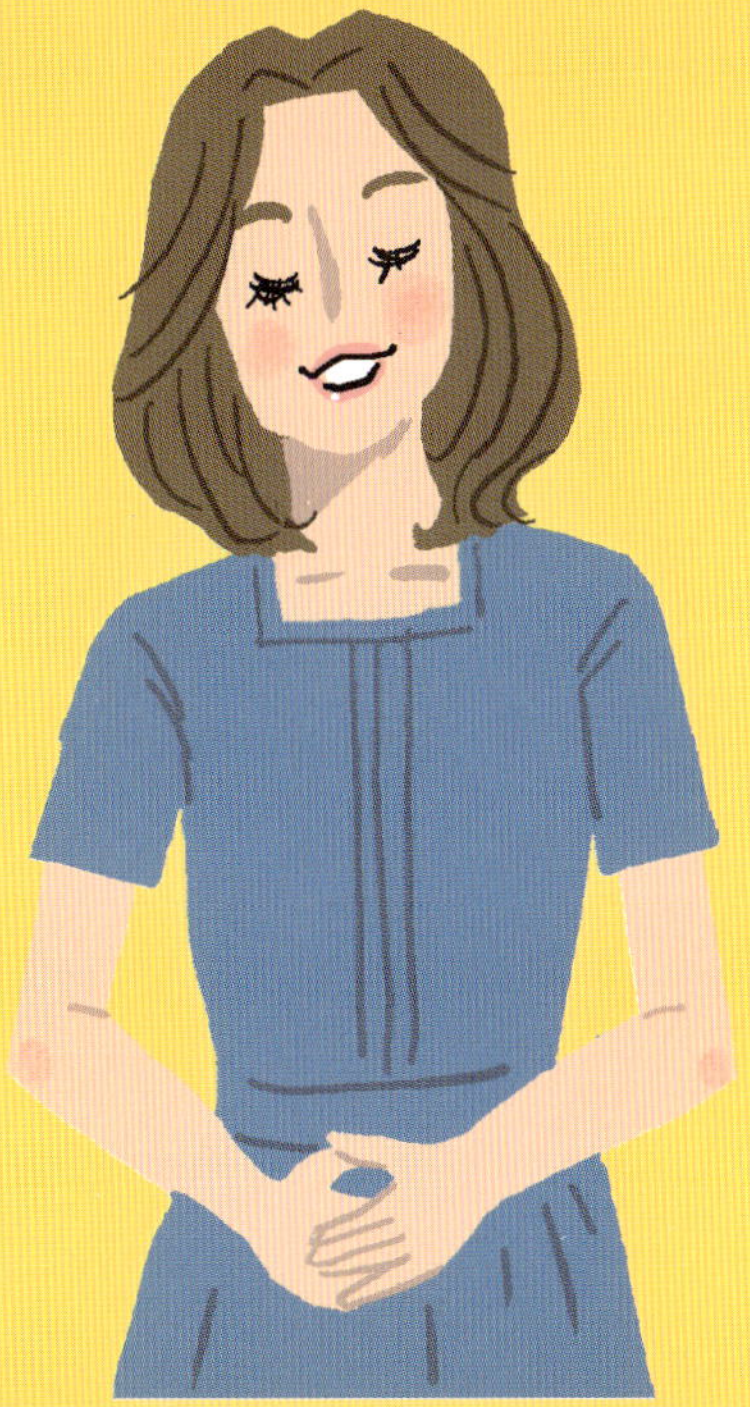

chapter 6-①

夫婦で支え合って治療に臨むために

赤ちゃんは夫婦の元にやってくる

赤ちゃんは夫婦の元にやってきます。夫婦のどちらに不妊原因があっても、赤ちゃんは授かりません。夫婦は1つ、どちらの問題、どちらに原因があるなしではなく、夫婦に起こっている問題です。

妊娠して出産するのは女性で、不妊治療も女性中心になりますが、男性の役割も重要です。妻の努力に夫がサポートするのではなく、どちらも努力し、お互いが支え合っていくことが大切です。それには、妊娠に関する基礎的な知識、卵子と精子の違い、不妊治療の情報を共有することから始めましょう。

時間の都合のつくときには、夫婦で診察へ行き、治療周期の中でもタイミング療法なら排卵日を教えてもらう日、人工授精なら精子を注入してもらう日、体外受精なら採卵手術日や胚移植の日など、治療の節目となるときには夫婦で診察へ行くように心がけましょう。

また、夫婦で行くことが難しいときには、どのような話が医師からあったのか、どのような検査や処置をしたのかなどを、診察があったその日のうちに話をし、今後のことを確認し合いましょう。

お互いが治療に関して共通の情報を持つことは、妻が治療に臨むときの支えとなり、ストレスの軽減にもつながります。

夫婦が同じ方向を向くために

夫婦が同じ方向を見て不妊治療に臨むために、自分たちがどのようなライフプランを思い描いているのかを話し合いましょう。

話し合いの出発点として、例えば「何歳までに子どもを授かりたいか」からさかのぼって考えていくというのもいいでしょう。

①何歳までに子どもを授かりたいか。

そこから10カ月さかのぼった年齢で、妊娠が成立しているように目指します。

②いつ治療をスタートさせればいいか。

治療周期にかかる期間を見込んで、いつ治療周期をスタートさせ、何周期くらい治療をするかをプランしましょう。

③いつまで治療するか。どこまで治療するか。

治療をいつまで、何歳まで受けるかをあらかじめ決めておきましょう。また、どの段階まで治療をするかも決めておくといいでしょう。ただし、治療段階については妊娠や不妊治療のことを十分に理解することが先決です。

④いつ病院にいけばいいか。

これから不妊治療をしようと考えている夫婦は、病院選びを始めましょう。最近では多くの病院で妊娠や不妊治療に関する勉強会を行っていますので、夫婦で参加をして、どの病院がいいか、どの医師がいいかを選び、初診を受けましょう。

この4つのポイントを踏まえて、例えば①に38歳の間に1人産みたい、できれば4月から10月の間に産みたいとした場合、妊娠期間を10カ月として、37歳中の妊娠成立を目指して治療をすることになります。37歳中の妊娠成立を目指すためには、やはり37歳で受ける治療周期が大切になってきますし、4月を出産の目処の始まりとすると、36歳ですでに治療を始めているほうがいいでしょう。

こうして何歳までに子どもを授かりたいかからさかのぼってプランを組立てることに合わせ、自分の年齢から妊娠、出産を考えたときに、どれくらいの時間があるか、一般的にどれくらいの妊娠率なのかも合わせて考えていくことで、どのように治療をしたらよいかが具体的になってくるでしょう。

まずは、時間的なプランを立て、そのために何をしたらよいかを具体的なことをあげていくとわかりやすくなります。

例えば、治療にためらってしまうこともありますが、夫婦一緒に具体的なプランを考えることで、適応する治療にも取り組みやすくなってくるでしょう。

また、医療費に関することなども加えていくと家計のことや仕事のことなども全体的に考えて治療に取り掛かることもできるかと思います。

そして、このプランを医師とも共有することで、治療方針、治療計画を立てやすく、目的もしっかりとしてくるでしょう。

「いつまでに」というプランをつくることで治療に関する情報も夫婦で共有しやすくなり、治療にかかるストレスの軽減にもつながります。夫婦が同じ方向を向くために、夫婦で治療へ臨むために大切になっていくでしょう。

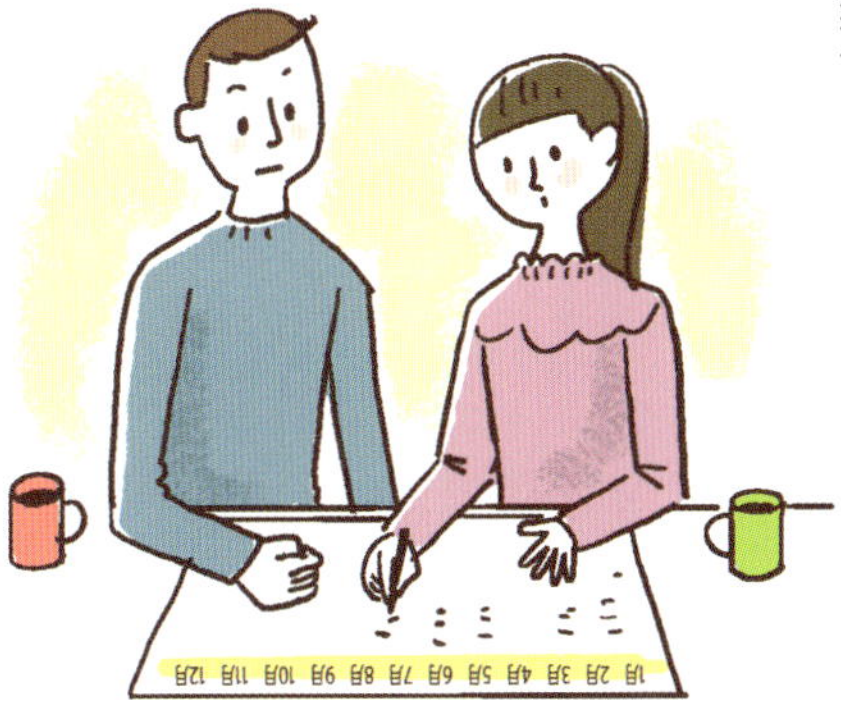

ただし、治療はプラン通りに進まないことも多々あります。そのため細かくプランを立てるのではなく、ゆとりを持って立てましょう。

38歳のあいだに赤ちゃんを産みたい！

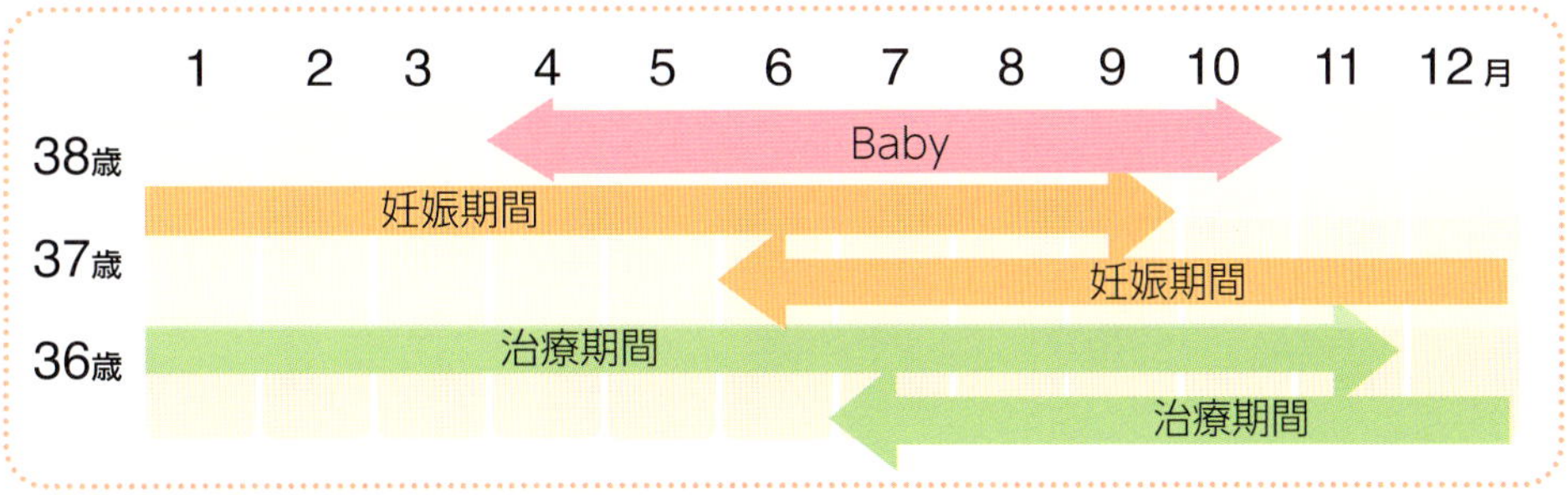

38歳の4～10月の間に赤ちゃんを産みたい場合、10月の出産であれば約9カ月前の38歳になる年の1月、または37歳の12月の妊娠成立を目指すことになります。4月の出産であれば約9カ月前の37歳の7月、または6月の妊娠成立を目指すことになります。これに照らして治療をいつからスタートすればいいかを考えましょう。

医師とコミュニケーションをとろう

医師の説明を理解するために

不妊治療は検査からはじまりますが、どの検査もこれまで受けてきたような検査と違って、痛みや恥ずかしさが伴うこともあります。

治療目的を理解することで、妊娠を妨げる要因や原因についても、よく理解ができるようになるでしょう。そのために、妊娠や不妊治療の基礎知識は正確で最新のものを医師から直接情報を得ることが一番の方法です。ただ、診察中に妊娠や不妊治療に関するすべての説明を聞くことは難しいので、勉強会や説明会、講演会などを利用して、夫婦で参加するのもいいでしょう。

通院する病院で勉強会がない時には、ほかの病院の勉強会も参考になります。

日頃の診察でわからないことがあったら、うやむやにせずにしっかりと聞き返すこと、また、診察終了後でも、看護師や受付に疑問や質問があることを伝え、対応してもらうようにしましょう。

家に帰ってから疑問や質問が出た場合には、メールや電話で問い合わせるか、次回の診察時に忘れずに聞けるようにメモをしておきましょう。

現在は、インターネットが普及し、さまざまな情報が手に入りますが、医療などの専門分野については、発信者が明確でないサイトの情報についてはとくに注意し、不妊治療の情報を専門に扱う、バックボーンのしっかりとしているサイトから情報を得るようにしましょう。また、個人のブログに書いてあることは、その方の治療方法や結果であって、年齢や状態、症状が似ていても、それが自分に当てはまるわけではありません。あくまで、その方個人のことと捉えましょう。

勉強会に参加して情報を得よう！

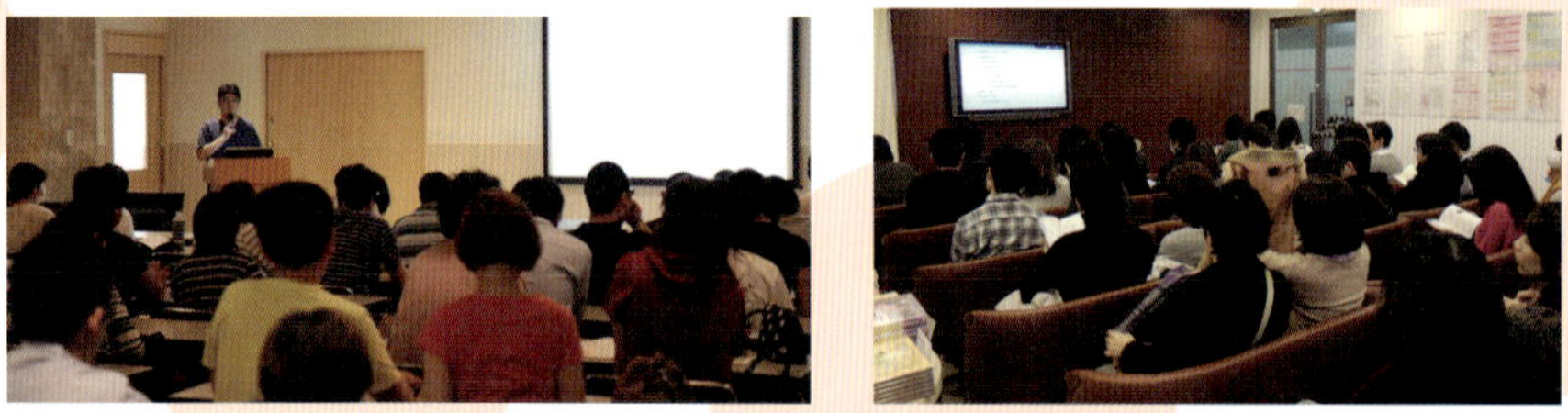

治療がうまくいかなかったら？
次の治療方法をきちんと検討しよう

不妊治療は、タイミング療法、人工授精、体外受精とどの方法であっても、すべての夫婦に赤ちゃんが授かるわけではありません。また、女性の年齢とともに卵子の質が低下するのに伴って、妊娠率も低下してしまいます。そのため、年齢とともにだんだんと治療も難しくなっていきます。

治療の結果、残念ながら妊娠が成立しなかった場合、次の治療周期の方針や方法、計画を立てる前に、治療内容を振り返り、よく検討して、次の治療周期に備えましょう。

体外受精であれば、排卵誘発方法や採卵できた卵子の質や数、受精方法や受精できた卵の数、成長した胚の様子やグレード、成長が止まった胚のこと、胚移植の方法、移植後の黄体管理など、ポイントになるところをあげて、次の治療周期にどのように臨めばよいかを医師とともに考えましょう。

治療に関することを、きちんと考えて検討することが、ストレスの少ない治療にもつながります。

辛い思いを吐き出そう

治療周期の途中であっても、ちゃんと薬が効いているのか、卵子が育っているのか、心配に心配を重ねる日々を送ります。

また、妊娠判定日には、妊娠しなかったという結果が出ることもあります。場合によっては、微妙な判定が出ることもあり、期待する反面、ダメかもしれないという思いで、次の診察まで心が落ち着かないこともあるでしょう。

心配や不安、悲しい気持ちなどは、吐き出してしまうことも大切です。1人で我慢せずに話をしましょう。辛い結果や不安が大きいときには、病院からそのまま帰らずに、看護師さんやカウンセラーに話を聞いてもらいましょう。涙を流すことがあっても、なにも恥ずかしいことではありません。

そして、家ではパートナーと話をして、ゆっくりと時間を過ごしましょう。

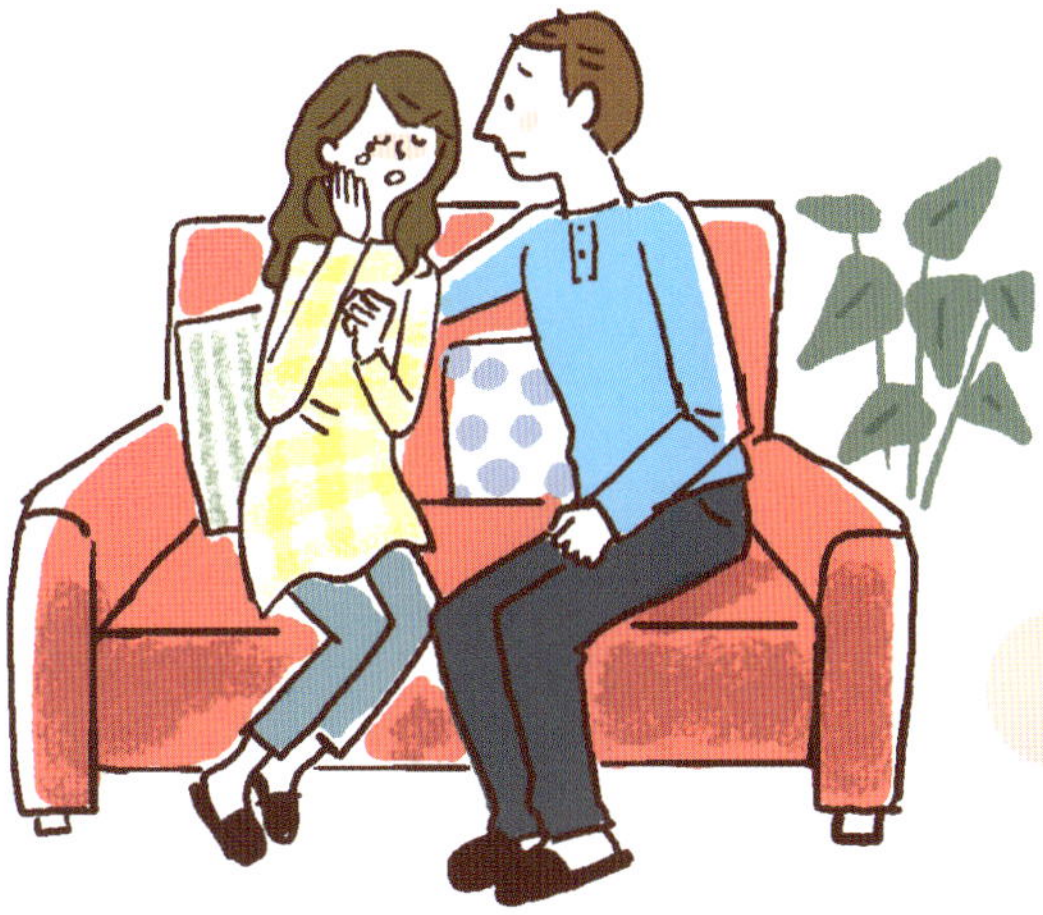

chapter
6-③

仕事と家事と不妊治療

職場に理解を求めたほうがいい？

仕事と治療の両立は、難しい面がたくさんあります。仕事のスケジュールがいっぱいでも、卵子の成長は仕事のスケジュールに合わせてはくれません。そのため仕事のスケジュールを変更して治療を進めなければならないこともあるでしょう。

上司になかなか話すことができないまま、通院するために早退をしたり、有給を使ったりしていても、それが何回か続けば「なぜ早退が多い」「遅刻が多い理由はなんだ」「また有給か?」ということにもなります。仕事に支障が出れば、それもストレスですし、不妊治療を続けることもストレスになってしまいます。

最近では、女性の働き方改革も進んでいます。女性活躍推進法のもと、妊娠、出産で離職する女性を少なくすること、再雇用することなどのほかに、勤務する女性が妊娠、出産、子育てしやすい環境にしようと、取り組む企業も増えてきました。

この女性活躍推進法の基本原則には、

❶男女の職業生活と家庭生活との円滑かつ継続的な両立を可能とすること

❷女性の職業生活と家庭生活との両立に関し、本人の意思が尊重されるべきであることに留意すること

があげられています。

この中には、不妊治療を必要とする夫婦、女性も含まれています。よりよい環境で働くことが、会社にとっても自分にとっても、また不妊治療を続ける上でも、ストレスの少ない環境になっていくでしょう。勇気を持って上司に話をして職場に理解を求めてみましょう。

不妊治療と仕事の両立が難しく、ストレスなく治療を続けるために退職という選択をした方も少なくありません。

ですが、仕事があるから治療のストレスが軽減されることもあります。両立が難しいから退職を…と考えるよりも先に、まずは職場に理解を求め、どうすると仕事と治療を両立しやすくなるかの方法を模索してみましょう。

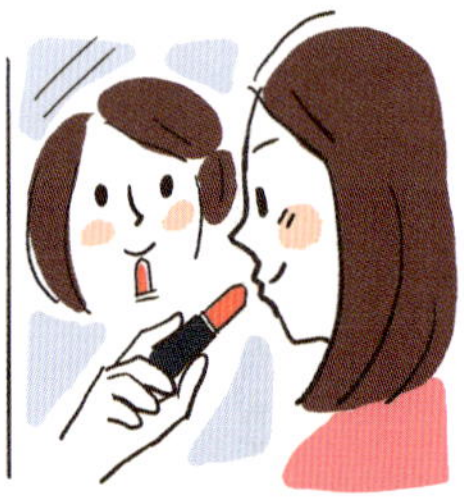

家事は上手に手抜きしよう！

仕事を持っている持っていないに関わらず、家事労働は毎日あります。

どれだけ疲れていても、洗濯、掃除、買物、食事の支度と、1日家にいても家事労働には終わりがありません。

さらに不妊治療が加わると、通院スケジュールに合わせて生活を送らなくてはならないこと、また仕事をしている方は土日などの休日に通院することもあり、なかなか思うように休みが取れず、疲れが抜けないということもあるかもしれません。

ですから、日頃の家事は夫婦で分担していきましょう。得意不得意もあるので、できることから分担し、ご主人には、自分のことはできるだけ自分でやってもらうようにしてみましょう。

食事の支度などは、作り置きができるものをストックしておいたり、冷凍食品やレトルト食品などを上手に活用したり、アレンジしながら食事に取り入れて工夫しましょう。

通院日などは疲れてしまって、食事の支度がなかなかできないこともあります。

検査や採卵手術のあった日、胚移植の日などはお惣菜を買ってきて食卓に並べるのも決して悪いことではありません。

ただ、その時にはお惣菜はパックから出し、温め直して、お皿に盛り付けましょう。

また、パートナーと時間を合わせて、待ち合わせデートのようにして、夕食は外食にしてもいいですね。

不妊治療中は高タンパク、低糖質などと食事に気を遣いがちですが、毎日の食事に気を抜けないでいることはストレスにもつながります。疲れてしまって仕方のない時には、無理をせずにできる範囲でやりましょう。

掃除は、今日はキッチン、明日はリビングと場所を決めて日々で行い、細かなところ、大掛かりなところは時間のある時に夫婦で協力しましょう。

洗濯も朝しなければいけないと考えず、1日のうちの時間のある時、仕事から帰ってきてからでもいいのです。

なんでもそうですが「○○しなければならない」と考えずに、イライラせずに楽しくやれるときにやろう！という気持ちで家事を乗り切りましょう。

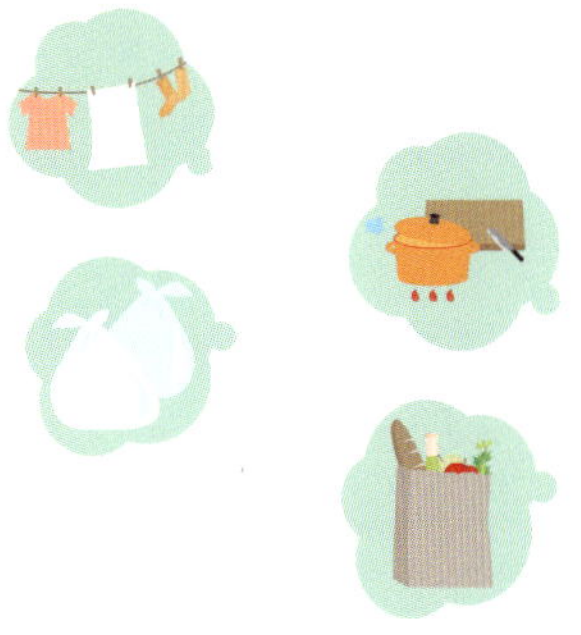

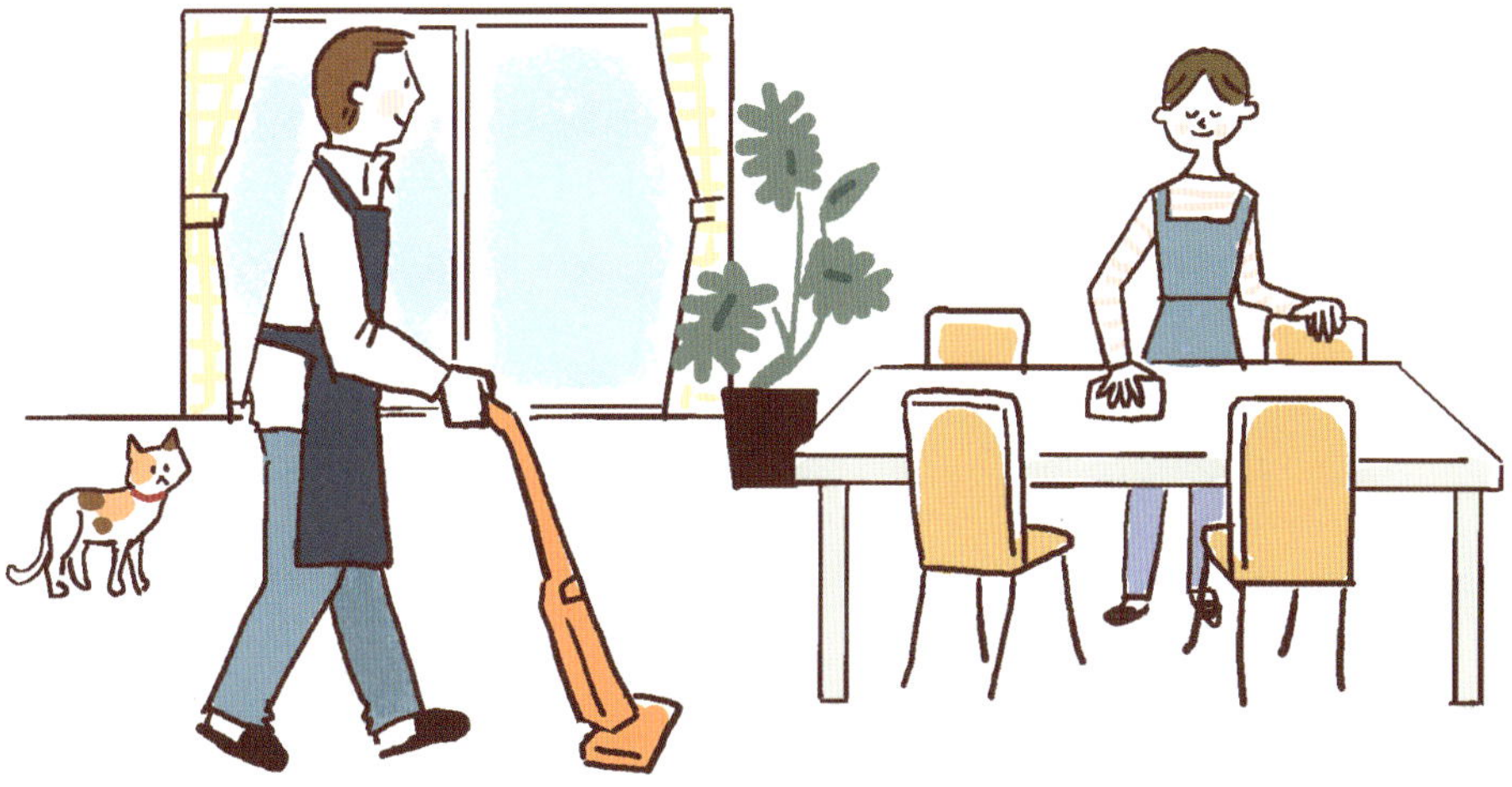

ありのままの思い、ありのままの自分

人は人、自分は自分

人は誰しも弱い部分があります。また、いろいろな体験から弱い自分を抱える時期もあるでしょう。子どもを望む夫婦にとっては、「妊娠しない」ことで、弱い自分の時期になり、ストレスになることもあるでしょう。

「治療をしているのに、どうして?」という思いから、なかなか妊娠へたどり着かないことに怒りを感じることもあるかもしれません。それが、医師への不信感や、治療への不満となっていくこともあるでしょう。

また、妊娠しないことを何かのせいにしたり、どこかへ責任をなすりつけたりすることもあるかもしれません。

そして、兄弟や友人、知人が妊娠したり、出産したりすることに「おめでとう」と言えない自分を責めてしまうこともあるでしょう。

大きなストレスを抱えれていれば、誰かに対して攻撃的になったり、感情的になったり、内にこもったり、悲観したりします。人によって抱える思いに違いはありますが、それは平常心ではありません。大きなストレスを抱えていれば、ふだんと同じような気持ちでいられないことは、少しもおかしなことではなく、嫌だと思うことから逃げるときがあってもいいのです。それを自分の弱さと思っているのなら、その弱さを否定することよりも、弱さを認めるようにしてみましょう。弱さを受け入れることが、強さへつ

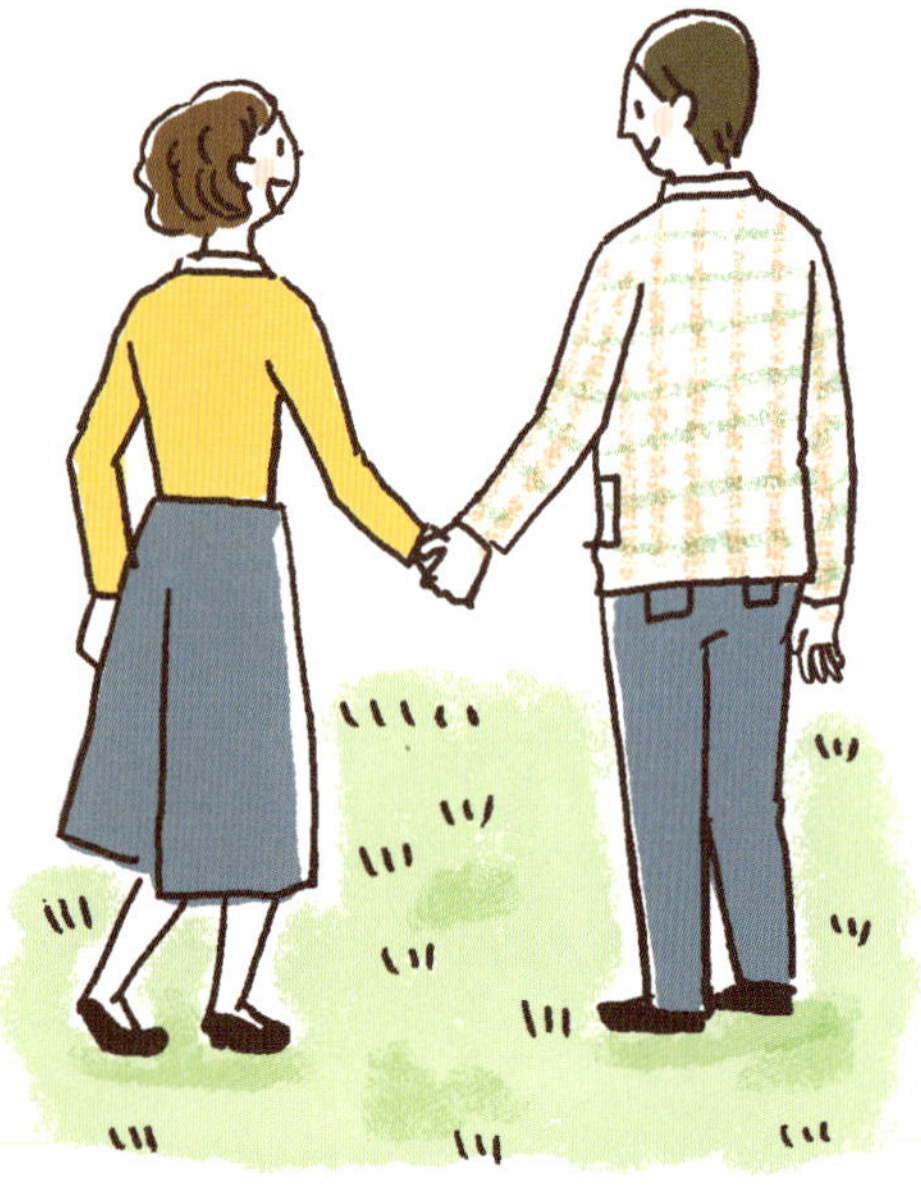

ながっていくでしょう。

　人は人、自分は自分です。みんな同じように、同じことができるわけではありません。弱い部分もあれば、強い部分もあります。他の人よりも上手にできることもあれば、不得意なこともあります。

　それぞれ、みんな違う人です。ですから、人と比べることなく、自分のペースで生活しましょう。

夫婦で楽しく過ごせること

　社会の中で一番小さい単位が夫婦です。夫婦のもとに子どもが授かり、家族ができます。その家族が、それぞれに学校に行き、仕事に行き、いろいろな仲間ができ、社会がつくられています。私たちも、その一員です。

　この一番小さな単位である夫婦の仲が良く、楽しければ、きっと仲の良い楽しい家族が生まれるでしょう。

　でも、夫婦が共に暮らす時間には、楽しいことばかり、仲良くしていられるときばかりではありません。行き違いや思い違いでケンカになることもあります。怒ったり、泣いたり、口もきかずに何日も過ごしたりするときもあるでしょう。

　そんなときには思いだしてください。

そして、パートナーの顔を見てください。

「夫婦は鏡」です。

　自分が怒っていたら、相手も怒っています。

　自分が泣いていたら、相手も泣いています。

　あなたが笑っていたら、パートナーもきっと笑顔を返してくれるでしょう。

　夫婦は、お互いを映し出す鏡。パートナーの言動、行動は、自分の言動や行動があってのことなのかもしれません。

不妊治療をする間には、いろいろとストレスは溜まりやすく、また解消しにくいこともあるということをお互いが心に留めておきましょう。

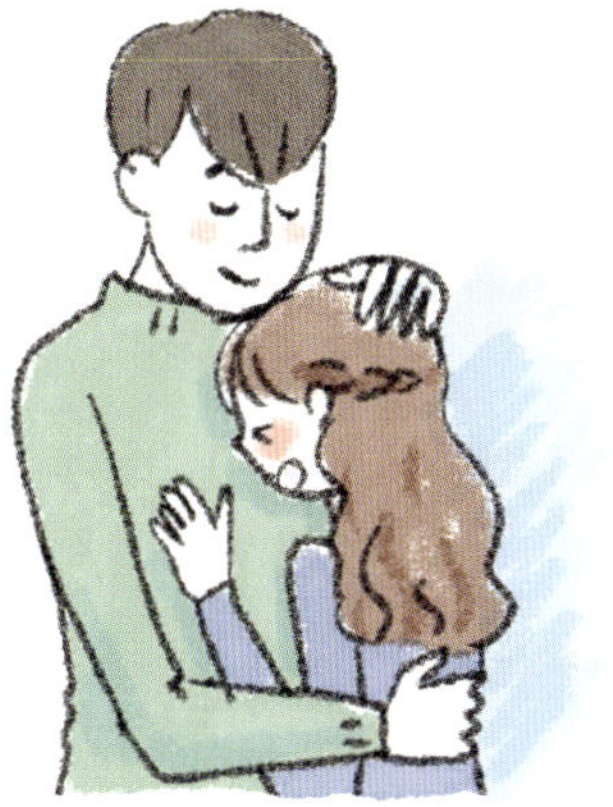

生活のなかに楽しいことを見つけましょう！

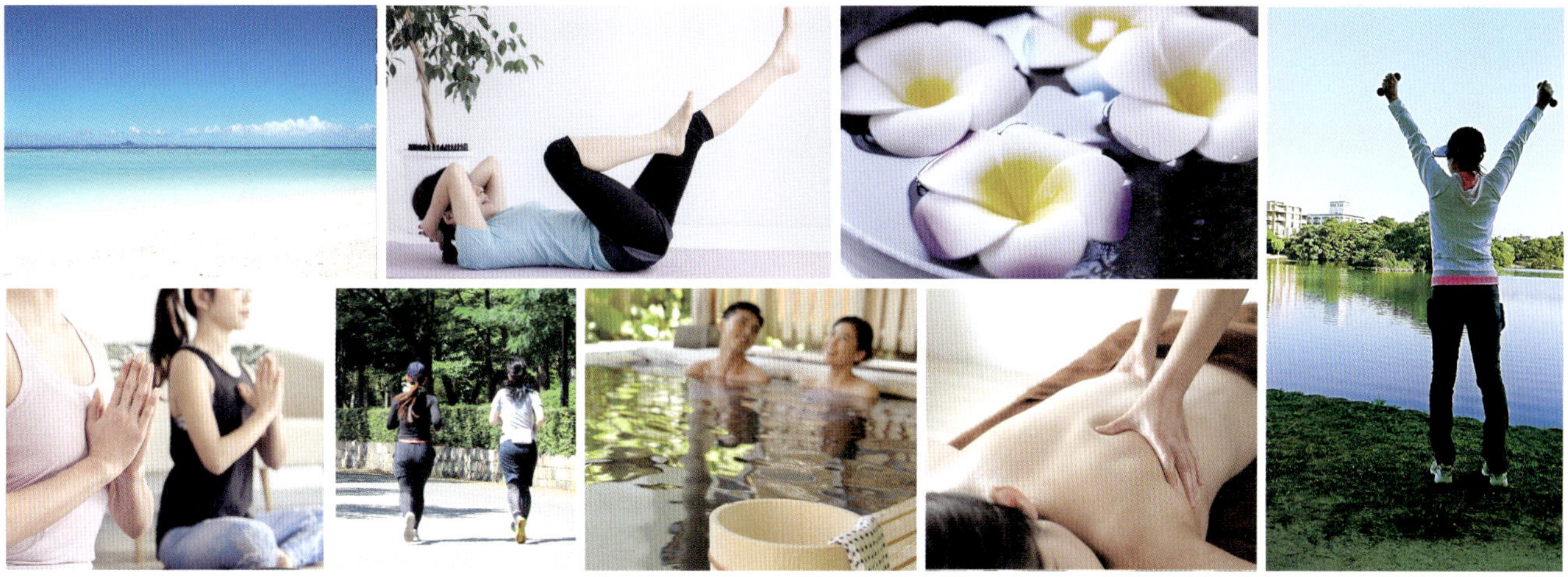

ストレスは誰にでもあるもの

不妊症は、自分の身に起きたときの戸惑いや、いざ治療にかかったときに起こる生活環境の変化、そして治療への期待と結果によっては喪失感を味わうことがあります。また、周囲の理解不足から起こる言動や態度からストレスを抱えやすい状況がでてきます。ただ、ストレスは誰にでもあるものです。また、不妊に限らず、なかなか人には言いづらい悩みを抱えている人も少なくありません。どこかしら同じような状況にみんなあることも覚えておきましょう。

ストレスと上手く付き合おう

ストレスはどこから

治療するためのさまざまな努力が妊娠につながらなかったり、努力では解決できない、年齢のこと、卵子の質が低下する、卵子が少なくなるなどのことで妊娠できないとされたりすることがストレスの元になってしまいます。

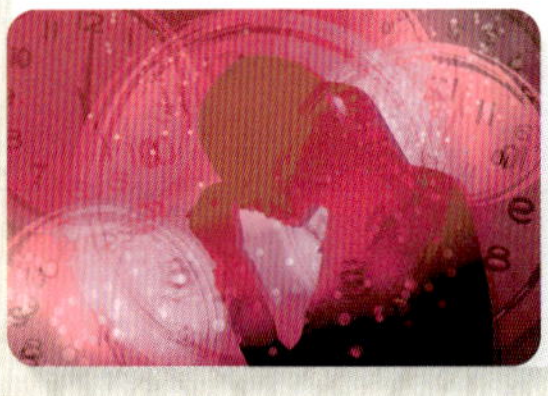

どんなことが起きている？

治療を始めることでライフスタイルや家計、夫婦の思いなどが変化し、悲観的になったり、逆に神経質になりヒステリックになったり情緒不安定になったりします。多かれ少なかれ誰しも抱えること。おおらかに考えましょう。

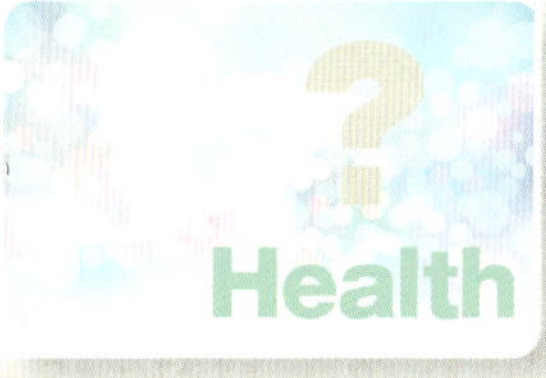

ストレスの解消 ❶

良く眠って、心と体を休ませましょう。昼夜が逆転しない程度に昼寝をするのもいいでしょう。また、パートナー以外の相談に乗ってくれる人を見つけておくことも大切です。たまには友人と楽しみましょう。

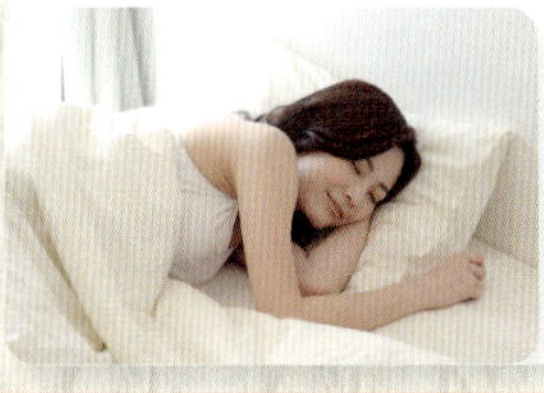

ストレスの解消 ❷

スポーツや散歩、ショッピング、好きな音楽を聴いたり、好きな景色を見たりと自分なりの気分転換をし、好きな入浴剤でゆっくりお湯に浸かり、好きなアロマなどを焚いて心身を癒し、心とからだの調子を整えましょう。

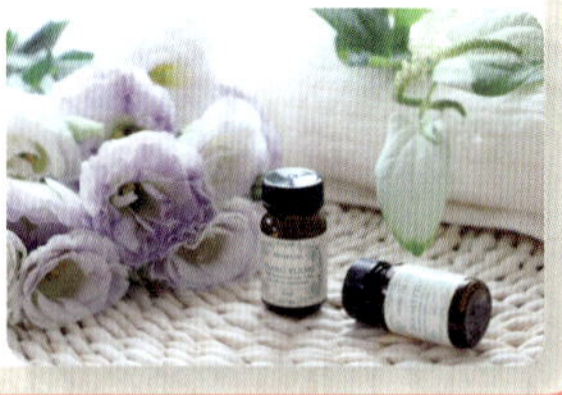

夫婦ふたりで

治療に関わることは、ふたりで決めていきましょう。どう積み上げていく？ どっちの方向へ行く？ など一つ一つの選択をふたりでしていきましょう。そのまず第一歩として、自分たちのライフスタイルの中に、どのように不妊治療や妊娠、出産に関わることを盛り込んで計画していくかを考えてみましょう。

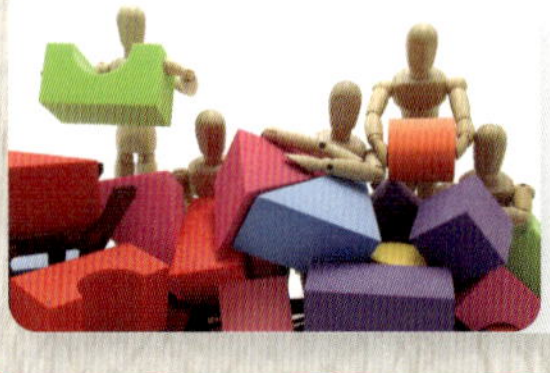

「いつまでに、何歳までに赤ちゃんを産みたい？」から遡って治療計画を立ててみましょう。そこに向かって治療方法を考えることで、より情報を共有しやすく、また協力し合うために自分が何をすればいいかもわかってくるでしょう。

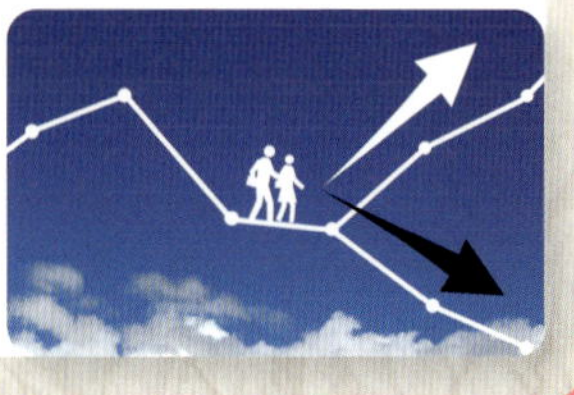

7
章

妊娠しやすいからだづくりをめざそう！

i-wish...ママになりたい
Special Edition

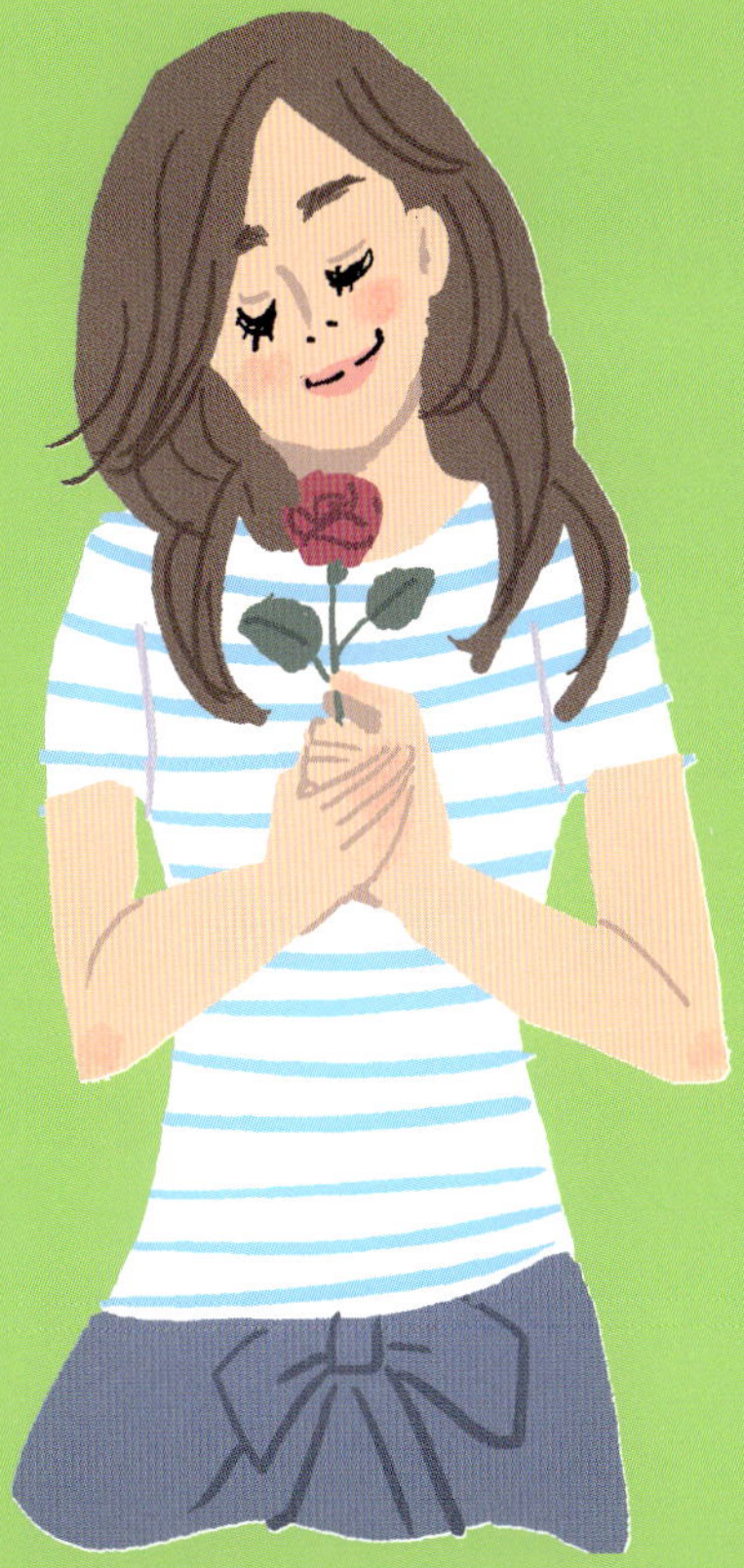

chapter

7-①

日常生活を見直そう！

はじめに、ふだんの生活を振り返ってみましょう

妊娠しやすいからだづくりを始める時、ふだんの生活を振り返ってみることで見えてくることがあります。

たとえば、ふだんの生活の中から、「いいこと」を見つけ、それをもっと取り入れていくこと、あるいは、自分でもできそうな「いいこと」を見つけ、それをやってみましょう。

逆に「よくないこと」も振り返り、それは止めることも大切です。

まずは禁煙！

よくないことの第一にあげられるのは、タバコです。あなたがもしも喫煙をしていたら、それは、大切な卵子、精子を守るために直ちに止めましょう。卵子や精子に良くない影響が出ることはもちろん、タバコは、吸っている本人だけに有害なのではなく、副流煙の問題もあります。将来的に生まれてくる赤ちゃんのためにも、その時の健康生活のためにも今から吸わない、吸わせない生活を送る決断をしましょう。

見直すためのポイント

生活を見直すためのポイントとして、

①睡眠　②食生活　③運動　の3つがあります。

よく眠ろう！

人には、体内時計が備わっていて、1日周期でリズムを刻んでいます。そのため意識をしなくても昼間であれば体は活動状態になり、夜間は休息状態になります。この体内時計は、松果体から分泌されるメラトニンというホルモンで調節されています。

メラトニンの分泌は、年齢を重ねるに従って低下する傾向があり、分泌異常は、不眠や抑うつ、ストレスだけでなく、生殖能力の低下、免疫異常やある種のがんの発生に関連しているという指摘もあります。

また、メラトニンは細胞の新陳代謝を促す効果があると考えられています。卵子も精子も細胞の1つです。ですから、早寝早起き朝ごはんという規則正しい生活が大切です。

朝、光を浴びることでメラトニンの分泌が止まり体は活動状態となり、14～16時間ぐらい経つと徐々にメラトニンの分泌が高まることで深部体温は低下し、休息状態へと導かれ眠気を感じるようになります。

朝は起きて光を浴び、夜は部屋を暗くして眠ることが松果体の働きをサポートすることになります。そして、体内時計をきちんと動

よい眠りのために

定期的な運動をしよう！	なるべく定期的に運動しましょう。適度な有酸素運動をすれば寝つきやすくなり、睡眠が深くなるでしょう。
就寝中の音対策をしよう！	快適な就床環境のもとなら、夜中の目覚めは減るでしょう。音対策のためにじゅうたんを敷く、ドアをきっちり閉める、遮光カーテンを用いるなどの対策も手助けとなります。
快適な室温で寝よう！	暑すぎたり、寒すぎたりしないように室温を調整しましょう。
空腹のまま寝ないようにしよう！	規則正しい食生活をし、就寝前に空腹にならないようにしましょう。空腹が睡眠を妨げることもあります。就寝前に軽食(特に炭水水化物)をとると睡眠の助けになることがあります。ただし、脂っこいものや胃もたれする食べ物は避けましょう。
水分を摂り過ぎないようにしよう！	就寝前に水分を摂り過ぎないようにしましょう。夜中のトイレは睡眠の妨げになります。
お茶やコーヒーは、就寝４時間前で終わりにしよう！	就寝の4時間前からはカフェインの入ったものは摂らないようにしましょう。カフェインを摂ると、寝つきにくくなったり、夜中に目覚めやすくなったり、睡眠が浅くなったりします。
寝酒はやめましょう！	寝酒は逆効果です。アルコールを飲むと一時的に寝つきよくなりますが、徐々に効果は弱まり、夜中に目覚めやすくなります。深い眠りも減ってしまいます。
タバコはやめましょう！	タバコは止める！ニコチンには精神刺激作用があり、心地よい眠りを妨げます。
眠る前にはリラックスしよう！	悩みごとを考えたり、計画をしたりするのは、翌日にしましょう。心配した状態では寝つきが悪くなり、寝ても浅い眠りになってしまいます。

睡眠薬の適正な使用と休薬のための診療ガイドライン　睡眠衛生のための指導内容より改変

コラム

いいことのやり過ぎは禁物！?

「いいこと」のやりすぎも禁物です。「いいこと」の足し算ばかりが、体にいいとは限りません。足しすぎてるなと感じたら、引いてみましょう。また「よくないこと」はきちんと引き算をしましょう。

かすためにも、よい眠りを得ましょう。

よい眠りを得るためには、こだわり過ぎないことも大切で、何時間以上寝なくてはいけないとか、早く寝付かないといけないとか、○○しなくては……と考えすぎると、よい眠りは得られません。よく6時間以上～8時間以上睡眠を取りましょうといわれますが、睡眠時間には人それぞれのリズムもあります。昼間に眠くなって困るということがなければ、少し睡眠時間が短くても大丈夫でしょう。

生活が多様化し、仕事などの関係から昼間寝なければならない方は、遮光カーテンなどで部屋を暗くして寝ましょう。

また、明るいまま寝ると、太りやすいという報告もありますから気をつけましょう。

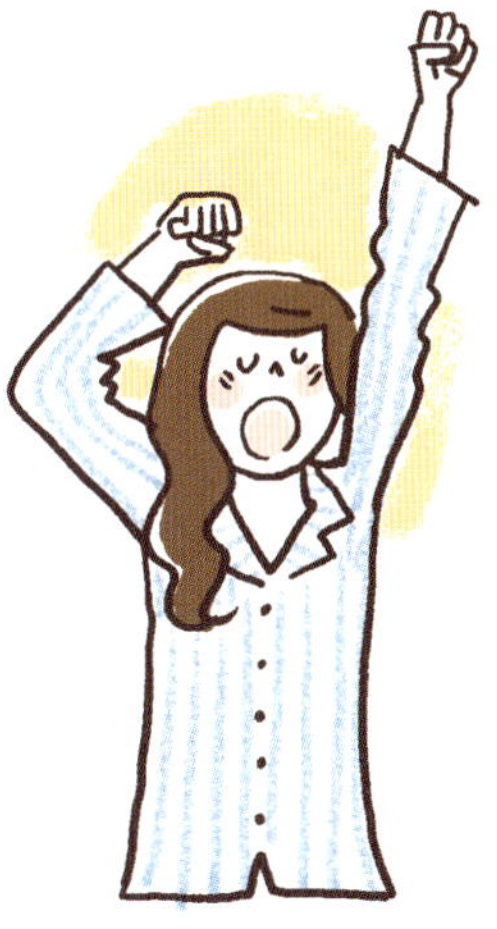

chapter

7-② 美味しく食べよう！賢く食べよう！

卵子と精子を元気にするために！

わたしたちの体は、細胞が集まってできています。卵子も精子も細胞の1つで、新しい命を生み出すための大事な細胞です。

これら細胞は、主にたんぱく質とリン脂質、そしてコレステロールからつくられています。ですから、卵子や精子を元気にするために、たんぱく質とリン脂質、コレステロールを十分に摂りましょう。

たんぱく質は毎食欠かさず！

たんぱく質は、体の根幹となる成分で、体の中で分解され、筋肉、骨、歯、内臓、爪、髪、皮膚、またはホルモンや抗体など、さまざまなものがつくられます。

たんぱく質の不足が細胞の栄養不足をもたらし、元気のない卵子や精子につながってしまうことが考えられます。また、たんぱく質は常に分解されて、あらゆる細胞をつくるために働き、体の中に貯めておくことができません。ですから、1日に50～60グラムくらいを目安に、肉や魚、大豆などを1日3食とも欠かさずに食べるよう心がけましょう。

そして、できるだけ良質のたんぱく質を選ぶようにしましょう。肉は、臓物系はなるべく避け、ハムやソーセージなどの加工肉は添加物の少ないものを選び、魚であればアジやさんま、鯖などの青魚や鮭などがよいでしょう。

豆腐や納豆、豆乳などの大豆製品は、畑のお肉ともいわれ、良質なたんぱく質を豊富に含んでいます。最近では、粉状のものや肉に似せた大豆製品もあるので、ハンバーグなどを作る時に混ぜたり、鶏の唐揚げの代わりにするのもオススメです。

その他では、卵や乳製品などにもたんぱく質は含まれています。

1日のたんぱく質摂取量（3食で摂る）

50～60g

食材から目安を見てみましょう

		たんぱく質の量
肉	100g	→ 20g
魚	100g	→ 20g
卵	1個	→ 6g
豆腐	1／4丁	→ 4g
納豆	1パック	→ 3g

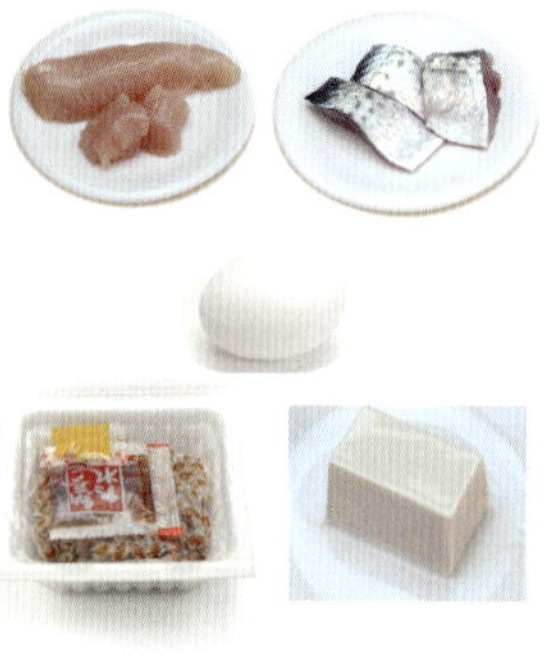

細胞膜をつくるリン脂質

次にリン脂質です。リン脂質は、細胞膜をつくる主成分です。細胞は、この細胞膜を通して必要な栄養や、情報伝達を行っています。そのため、細胞膜が十分な働きをしなければ、細胞に元気がなくなってしまい、これが病気につながったり、病気が長期化することにつながったりします。

リン脂質は、たんぱく質を含む食品にありますので、それらから摂りましょう。

コレステロールも大切！

3つめはコレステロールです。「コレステロールは、悪者！」といわれがちですが、細胞膜をつくる大切な成分の1つです。また、ホルモンの原料にもなり、卵巣でつくられるエストロゲンやプロゲステロン、精巣でつくられるアンドロゲンもコレステロールを原料としています。ですから、不足すればこれらのホルモンがつくられにくくなることにつながります。

コレステロールは、肉や魚などに含まれていますが、調理の際に良質のコレステロールを含むオリーブ油やキャノーラ油などを使うこともポイントになります。

糖質は控えめに！

糖質を摂り過ぎると老化が進むといわれています。

なぜなら、余分な糖質は体内でたんぱく質と結びついて、たんぱく質を変化させてしまうからです。これを「糖化」といいます。

糖化によって産出されるのが、ＡＧＥ（糖化最終生成物）という老化物質です。

ＡＧＥは分解されにくく、蓄積すると、肌や骨、髪、血管など全身の老化を進行させるといわれています。肌でいえば弾力が失われてたるみやくすみ、シワといった状態に。血管であれば動脈硬化、骨なら骨粗しょう症というように、ＡＧＥが蓄積されることによって全身が老化に向かうことが指摘されています。栄養もホルモンも血流によって臓器、細胞へと運ばれていきます。しなやかで弾力性のある血管とサラサラとして流れやすい血液であることが臓器の健康、細胞の健康につながります。

妊娠出産に大切な子宮、卵巣、卵子。精巣、精子の健康につながるのは言うまでもありません。

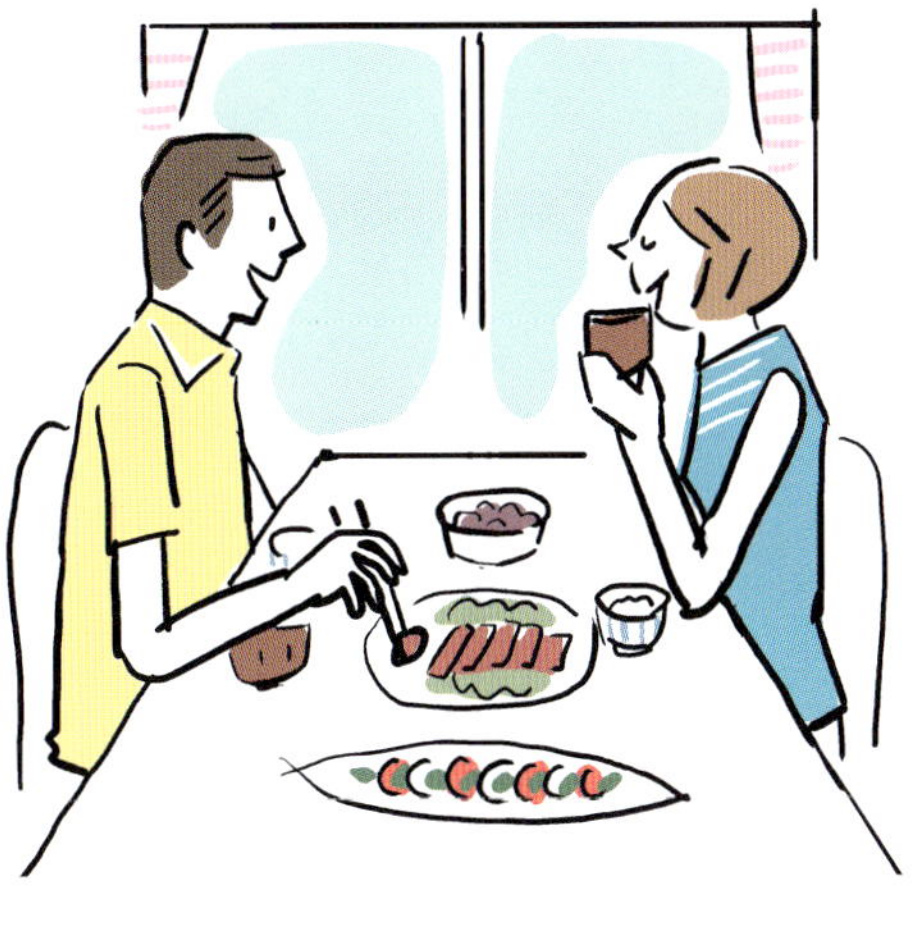

お腹が空いたらご飯を食べよう！

食べ方を工夫しよう！

グレリンというホルモンを知っていますか？

グレリンは、胃でつくられるペプチドホルモンで、視床下部に働き食欲を増進させ、下垂体に働いて成長ホルモン（GH）分泌を促します。このグレリンは若返りのホルモン、老化ストップホルモンとも呼ばれる注目のホルモンです。

グレリンを多く分泌することで、外見だけでなく、心臓や腎臓などの臓器、血管などを若く保つことが期待できるといわれています。

妊娠、出産に関わりの深い卵巣や子宮、精巣も同じように若く保つことが期待できますし、卵子や精子にホルモンを届ける血管も弾力性としなやかさを保てることでしょう。

グレリンで、成長ホルモンの分泌を促すことが、卵を育てるためのFSH、LH、エストロゲンの分泌にもつながります。

グレリンを多く分泌するために、お腹が空いて「グーッ」という音が鳴ったら、腹八分目に食べることが大切です。また、この音が鳴らなくても、お腹が空いたと思ったら食事しましょう。グレリンの分泌が良くなり食欲を増進させてしまっては太ると考えがちですが、お腹が空いている時に、腹八分目に食べるのであれば太り過ぎることはありません。むしろ規則正しい時間で食生活を送ることができるようになるでしょう。

そして、間食は控えましょう。なぜなら、お腹が空かないうちに次の食事の時間になってしまうことになるからです。小腹が空いてどうしようもない時には、塩味のついていないナッツなどを一掴み程度食べるようにしましょう。

また、グレリンは、睡眠時間が少なく4～5時間程度だと増えてしまう傾向があります。お腹が空いた時にグレリンの分泌が活発になるのはいいことですが、普段からグレリンが多いと肥満になりやすくなってしまいます。

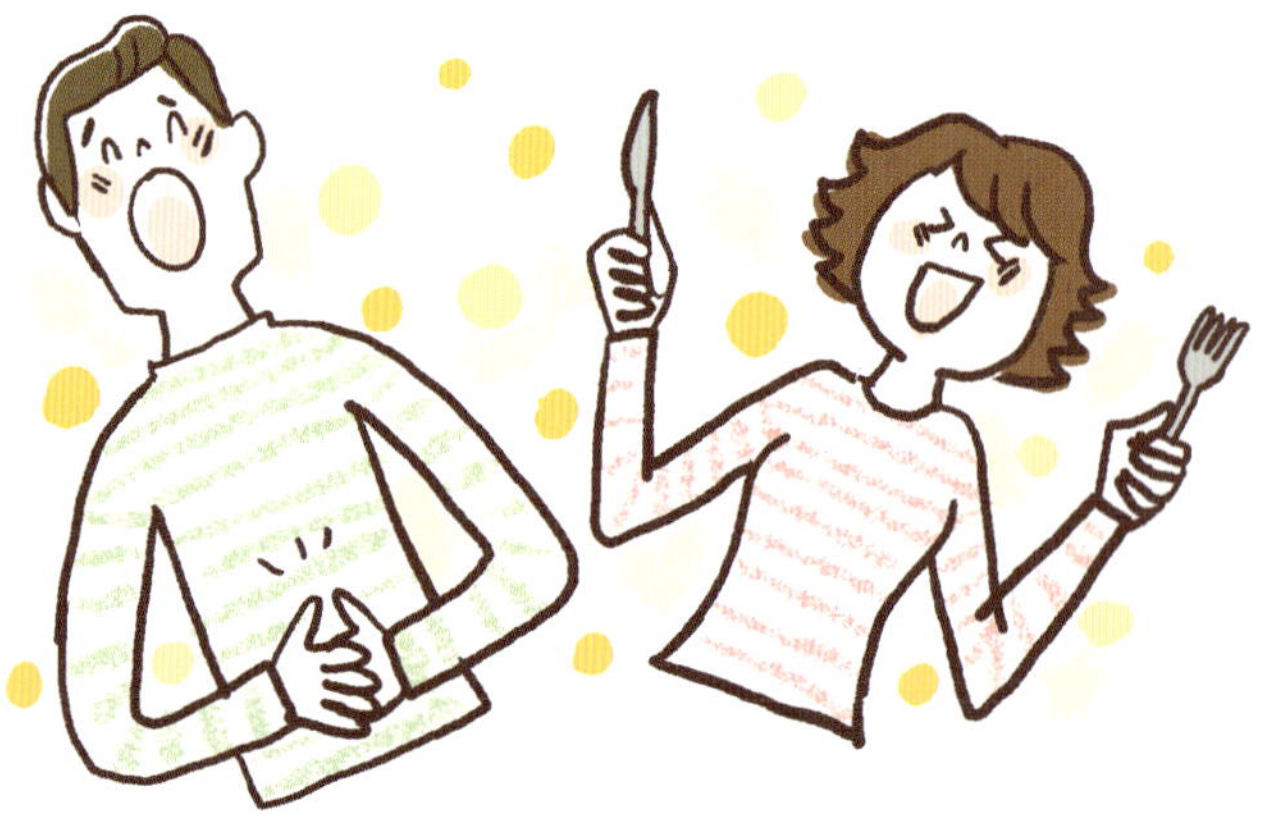

1日の食事＆料理を楽しもう！

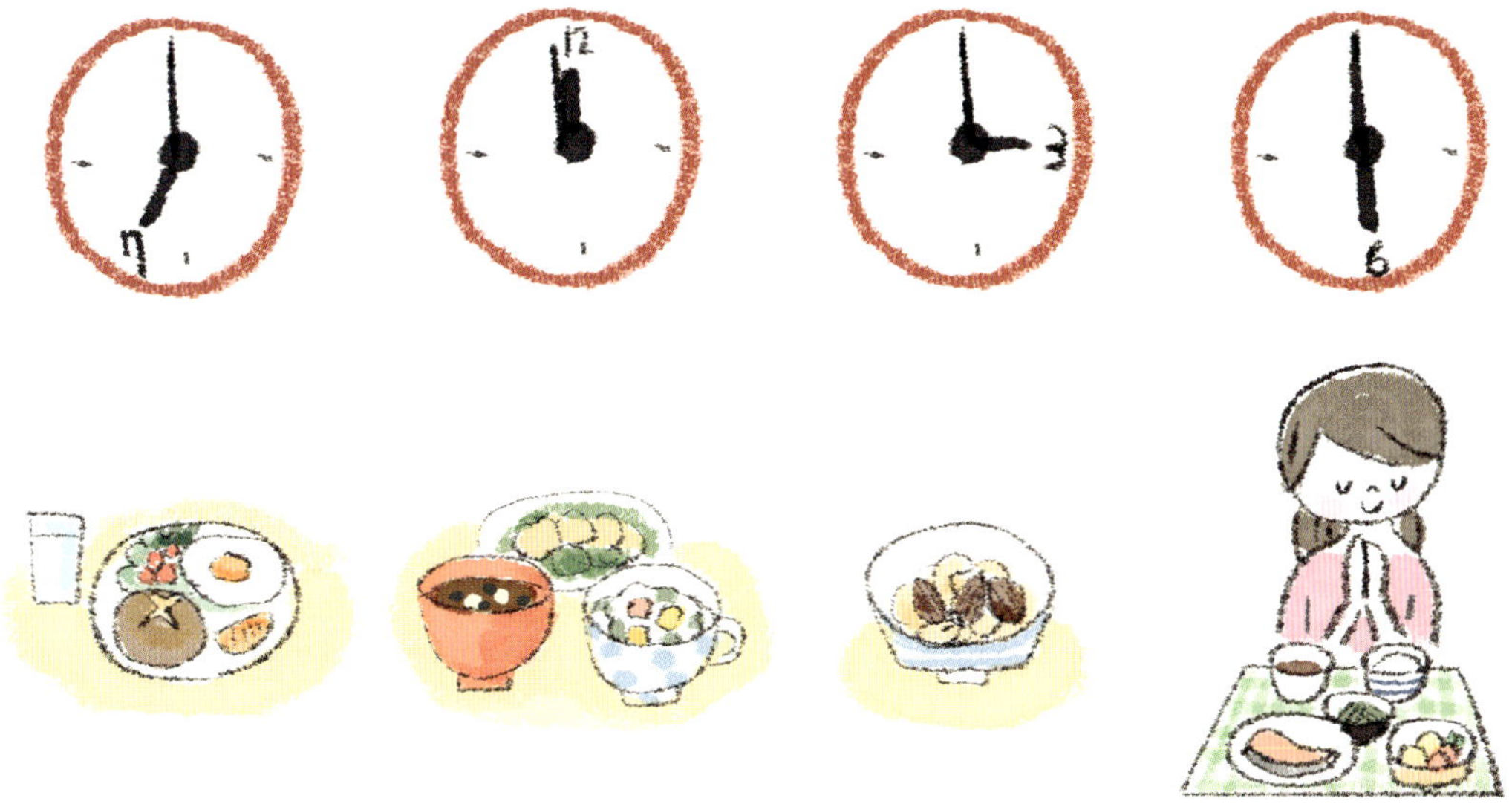

朝からモリモリ！
ブランパン
目玉焼き
たっぷり野菜サラダ
ソーセージ
牛乳

昼もしっかり！
MIXベジタブルご飯
味噌汁
蒸し鶏（鶏むね肉）
たっぷり野菜

小腹対策！
一握りのナッツ！
塩分控えめ、素焼き

夜もたっぷり！
ご飯
味噌汁
鮭の塩焼き
ほうれん草のおひたし
煮物

※不妊治療情報センターfunin.infoのサイトで **ママなり応援レシピ** を紹介しています！
料理が苦手という方もいるかもしれません。でも、自分が好きなもの、食べたいものを手づくりしてみると、楽しいものです。休日はご主人といっしょに作るのもいいですね。

料理を楽しもう！

料理が苦手という方もいるかもしれません。でも、自分が好きなもの、食べたいものを手づくりし、その料理がおいしいと、とても嬉しいし、楽しいもの。最近はレシピサイトやレシピ本などが充実していて、カンタンにできるメニューがたくさん紹介されていますので、ぜひ、参考にしてみてください。

料理が楽しくなると、自分なりのアイデアも生まれ、自然と栄養のこと、からだのことを考えるようになるでしょう。

また、よくないよ！といわれても、甘いものも食べたくなりますよね。そんなときには、フルーツのコンポートがおすすめです。好きなフルーツを小さめに切って水といっしょに煮込むだけ。煮込むうちに、フルーツから水分が出てくるので水は少なめで大丈夫です。旬のフルーツを使えば甘みも味も十分にあるので、砂糖なしでも、おいしくできあがります。冷ましてそのまま食べたり、ヨーグルトにトッピングしたり、ジャムがわりにも使えます。

chapter 7-③

気持ちよく体を動かそう！適正体重に近づけよう！

運動しなさい！ではなく体を動かそう！

妊娠しやすいからだづくりのために、運動をしましょう。運動は基礎代謝を上げ、体温も上げ、ストレス発散になりますが、なかなか時間がとれなかったり運動嫌いだったりすると逆にストレスになってしまいます。そこで、日常生活の中で運動量を少しずつ増やす工夫をしましょう。

いつもエレベーターやエスカレーターを使っているのなら、階段にしてみましょう。自転車に乗っているのなら、自分の足で歩いてみましょう。また、ゆっくり歩いているのなら、早歩きにしてみましょう。

ちょっとだけ気を配ってからだを動かし、無理なく毎日できる範囲から始め、それが日常になってきたら、少し負荷をかけるようにアップグレードしていけばいいのです。

からだを動かすことが好きな方は、自分の好きなスポーツを楽しみましょう。家でくつろいでいる時間に夫婦でストレッチ、ヨガなど楽しむのもいいですね。

ヨガは、サンスクリット語の「つなぐ、結ぶ」が語源といわれています。心とからだは、1つです。つながっているもの、結ばれているものです。

夫婦で一緒にヨガをすることで、同じ時間に、同じことをして、同じように心地よい疲れを感じられたら、夫婦のつなぎも、結びも強くなるかもしれませんね。

夫婦で一緒にヨガを始めてみませんか？

※ヨガは、142ページで紹介しています。

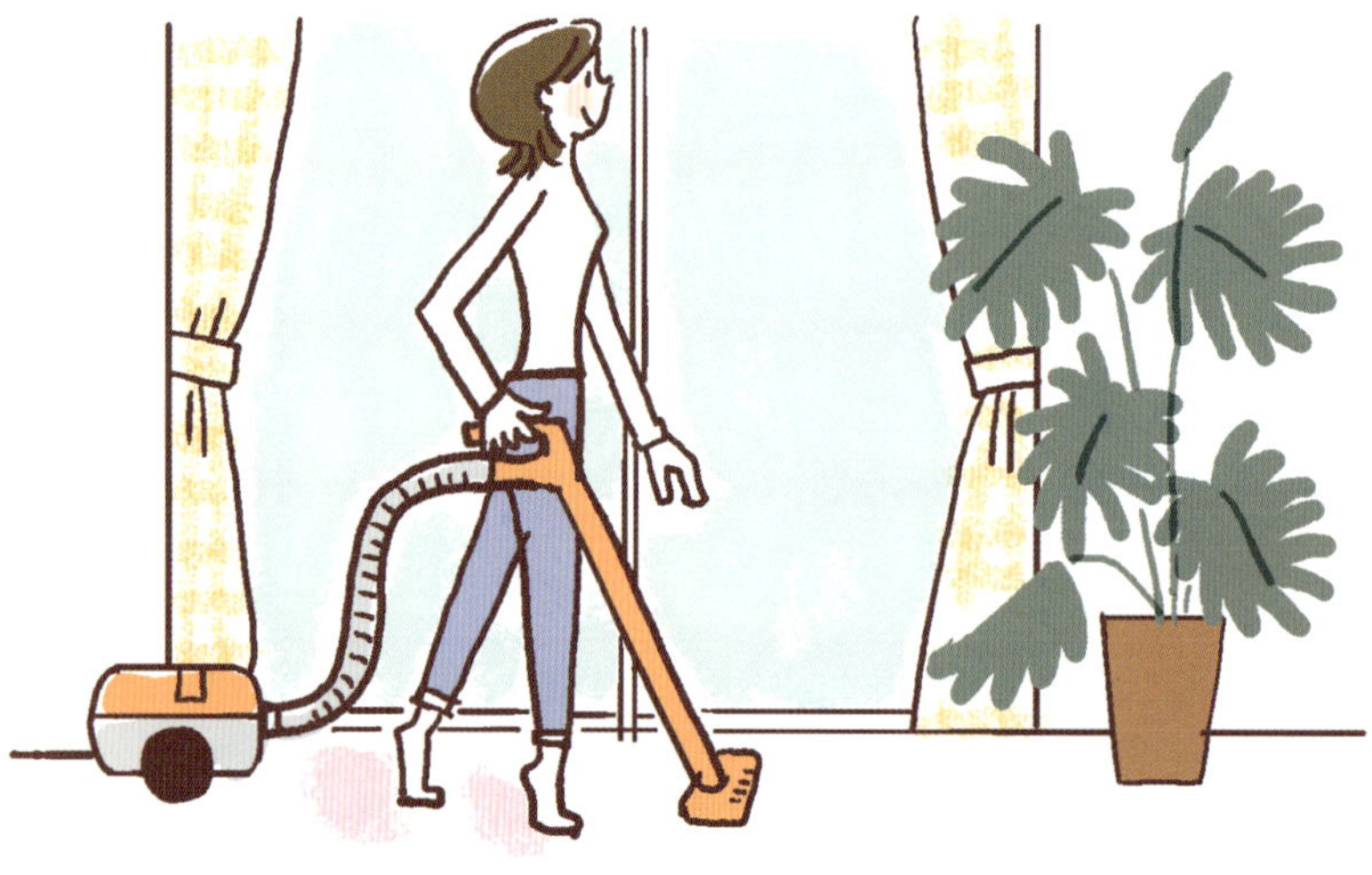

太っているとよくないの?

BMI値25以上が肥満とされ、値が上がるにつれて排卵障害を起こしやすくなります。

エストロゲンは卵巣でつくられますが、脂肪組織の中でもつくられています。そのため、少しふっくらした女性の方がホルモン環境がいいという見方もあります。しかし、太り過ぎるとホルモンのバランスが崩れ、排卵障害を起こすことがあります。

そして、太り過ぎにより血流が悪くなることで卵巣や子宮へ必要なホルモンが届きづらくなり、卵が十分に育たなかったり、子宮内膜が十分に厚くならなかったりする可能性も高くなります。さらに糖代謝に異常が起きると、胎児の奇形率が増え、流産の要因にもなります。また、太り過ぎは妊娠高血圧症候群や妊娠糖尿病、出産時には難産になりやすく、脳出血などのリスクも高まります。しかし、太っている人に多く見られる多嚢胞性卵巣症候群の場合、体重を落とすことで排卵が起こるようになるケースもあります。

肥満は、妊娠や出産へのリスクが大きいですが、かといって急激に体重を落とすと体にもよくありません、1カ月に体重の5%を落とすことを目標に取り組んでみましょう。

やせているとよくないの?

BMI値18・5未満がやせとされています。

BMI値が18以下の極度のやせの場合は、排卵が止まり、無月経になる人が多くいます。これは、視床下部の働きに抑制がかかり、卵を育てるFSH(卵胞刺激ホルモン)と卵を成熟させ、排卵のきっかけをつくるLH(黄体化ホルモン)の分泌量が減ることが要因です。

月経があるということは、自分の体で新しい命を育てることができるというサインで、月経が止まることは「自分の命を守ることで精一杯。とても新しい命を育てるほどの力はないよ」という体のサインでもあるのです。また、低体重児や早産の確率も上がり、生まれた子どもが、将来、糖尿病や高血圧などの生活習慣病を発症するリスクが高まるという発表もあります。

BMI値18・5未満の場合は、少しずつ体重を増やすようにしていきましょう。

卵子も細胞の1つです。栄養が不足している状態であれば、質のいい卵子を育てることは難しいでしょう。

BMI値と体外受精

IVFを受けている夫婦で夫のBMI値が高い場合、初期胚のグレードに有意差は見られなかったが、BMI値が高くなると胚盤胞のグレードに影響する可能性がある。病的な肥満男性の妻は、他のグループに比べてBMI値が高い傾向があり、これも関係している可能性がある。

調査期間 :2008年1〜5月
調査対象 :豪州
初回体外受精305組
ドナーと凍結精子は除外

BMI	正常	太り過ぎ	肥満	病的な肥満
IVF受精率	67.2	58.5	60.2	ND
ICSI受精率	75.0	72.5	78.7	65.4
3日胚のG1とG2率	55.1 ± 4.6	61.5 ± 2.8	61.3 ± 4.6	42.1 ± 7.4
胚盤胞発生率	29.3 ± 4.3	27.8 ± 3.1	20.3 ± 3.9	18.7 ± 5.7
拡張胚盤胞	17.9 ± 3.3	15.2 ± 2.2	10.7 ± 2.9	8.5 ± 4.2

Fertil Steril. 2011 Apr;95(5):1700-1704

体を動かす心地よさを得よう！

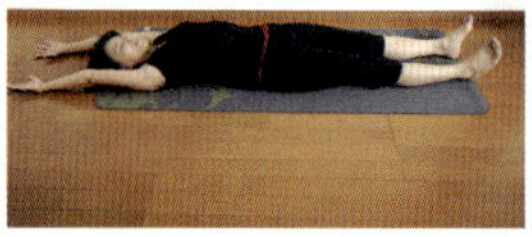

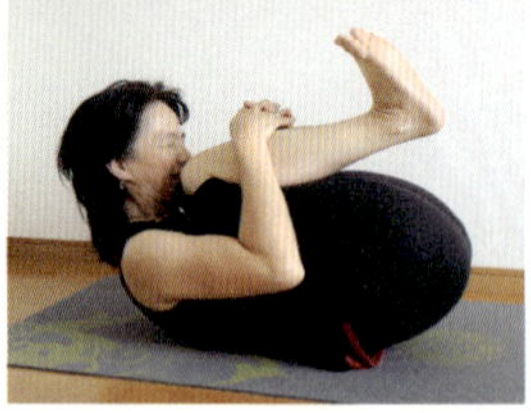

胎児のポーズ

のびのび～の姿勢から、きゅうっと足を抱えて胎児のポーズに。便秘解消に効果があります。

猫のポーズ

骨盤周りを動かして子宮を温める効果があります。

1. 両手と両膝をついて四つん這いになります。足は腰幅、手は肩幅くらいに置きます。
2. 息をゆっくり吐きながら、しっぽを足の内側へ入れるような気持ちで背中を丸くして天井に突き出します。
3. 息をゆっくりと吸いながら、しっぽを立たせるような気持ちで背中を反らせます。これを５回繰り返しましょう。

How many times?
２回

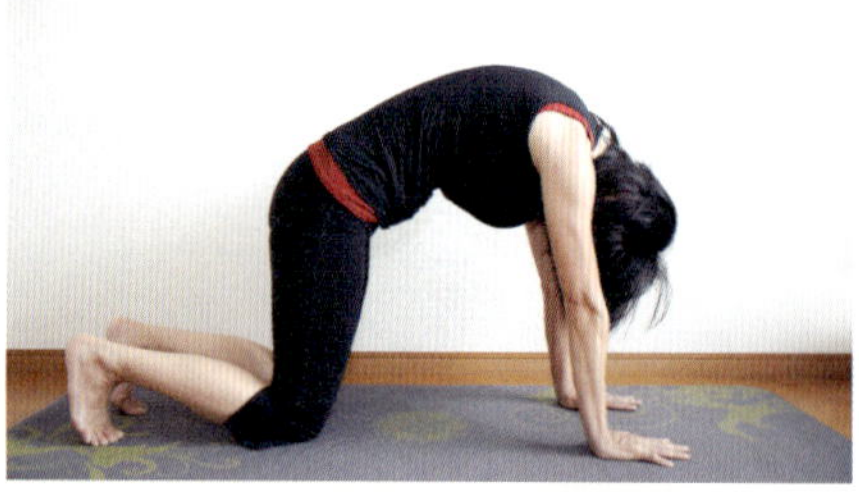

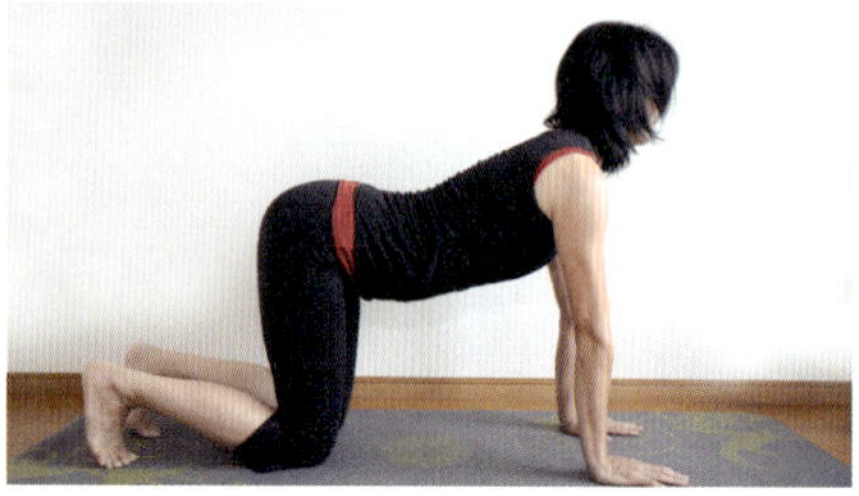

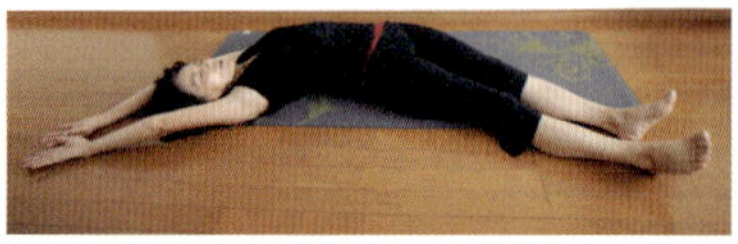

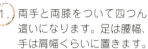

三日月のポーズ

体側を伸ばすことで気の流れがアップします。腰痛にも効果あり！交互に行いましょう。

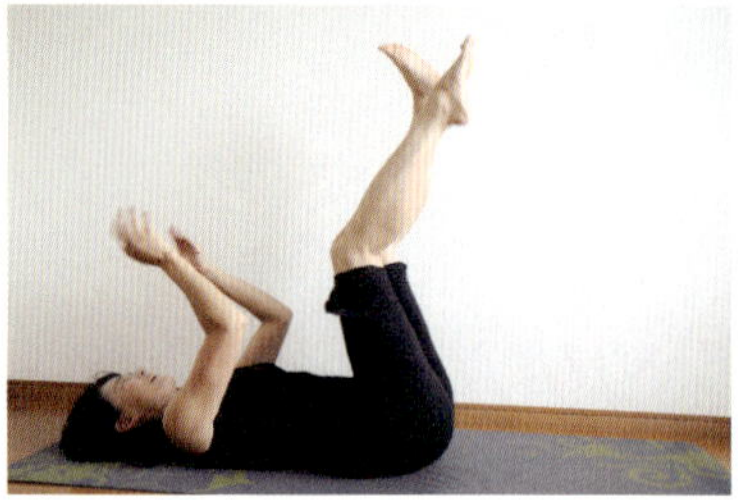

手足バタバタ

手足を上げてバタバタさせると血流アップの効果があります。手足の冷たい人には特に効果的。寝る前に 15～30 秒くらいやると心地よく眠れるように。

下向きの犬のポーズ

全身の活性化や疲労回復に効果があります。

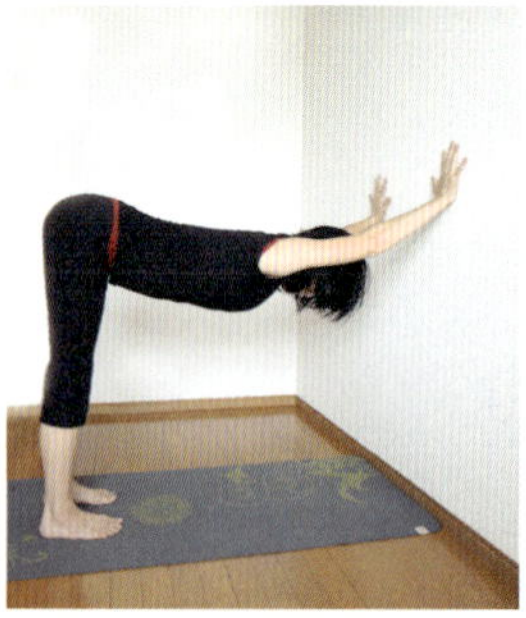

床で行うのが難しい場合は、壁を使ってみましょう。床と背中が平行になるまで、ゆっくり手をずらし５回呼吸をします。

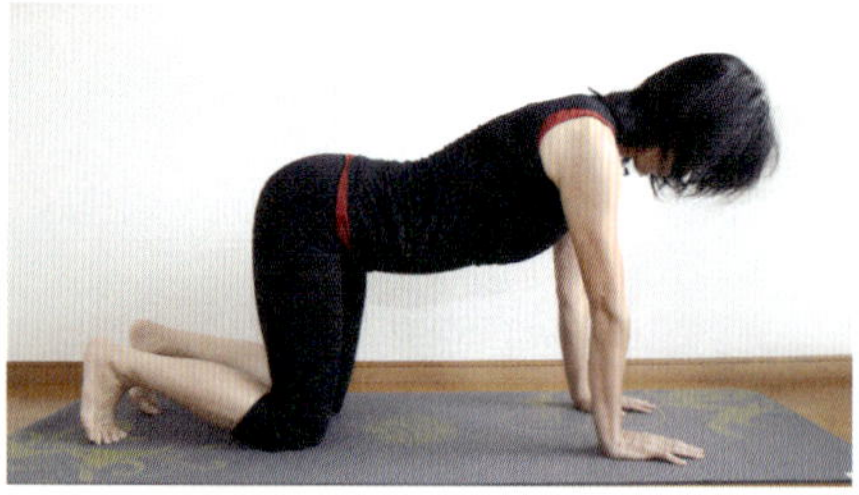

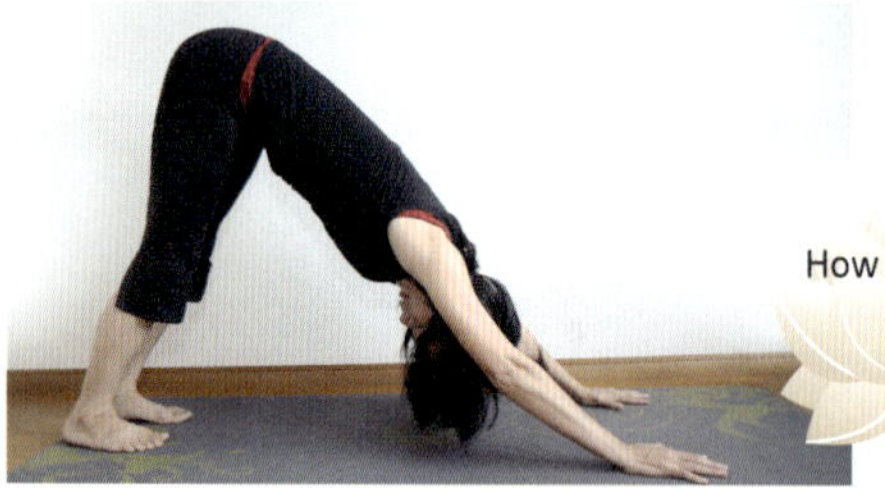

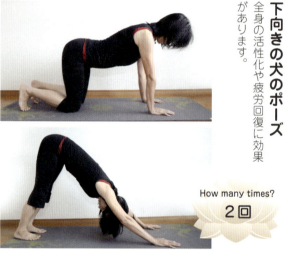

How many times?
２回

1. 両手と両膝をついて四つん這いになります。足は腰幅、手は肩の真下から少し前、指一本分外に向けて置きます。
2. しっかりと手をつき、息をゆっくり吸いながら両膝を床から持ち上げお尻を上げて、そのまま５回呼吸をします。
3. 息を吐きながら、お尻をゆっくりと下ろして膝を曲げ、床にひざまずくように上半身も下ろします。両手は手のひらを上向きにして体と平行にします(子どものポーズ)。

子どものポーズ

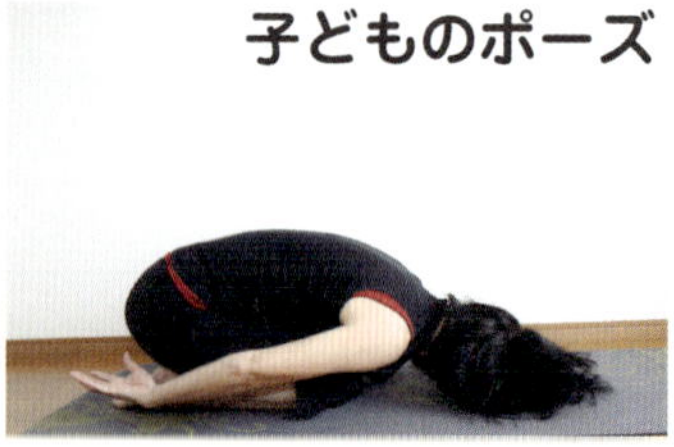

気持ちが良くてヨガのポーズのまま寝てしまう方もいるそうです。気持ちよくてもポーズのまま寝てしまわないように！

毎日の生活にヨガを取入れて

開脚前屈のポーズ

股関節や太もものコリを改善することで子宮や卵巣の血流をアップする効果があります。

両足広げては、ちょっとキツイ…という人は片足ずつでも OK！
その場合は、上半身を広げた足側に倒して体側を伸ばしましょう。
足が伸びない人は、無理に伸ばさなくても OK！

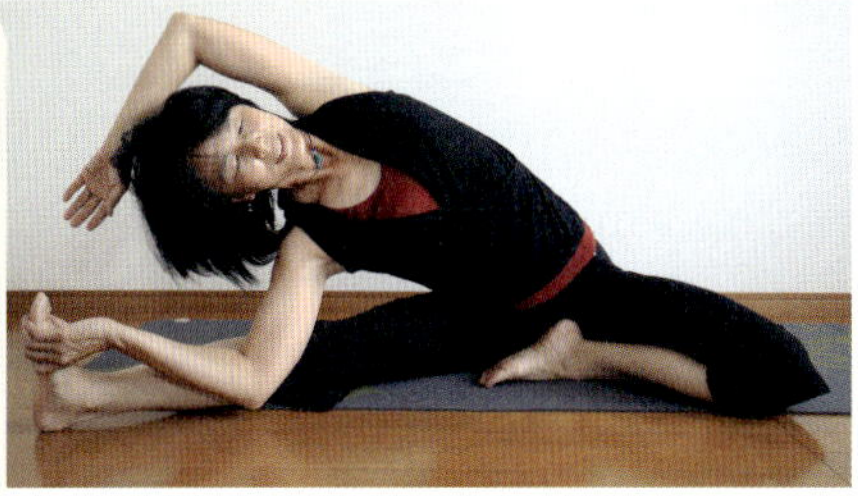

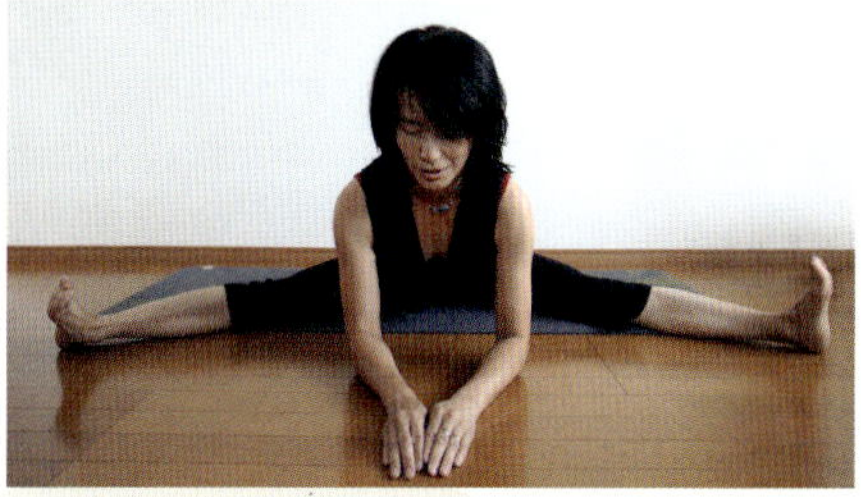

壁を使って足を広げる方法もあります。お尻を壁にぴったりつけて、ゆっくりと足を広げましょう。重力も手伝って楽に足を広げることができます。気持ちよすぎて寝てしまわないように！

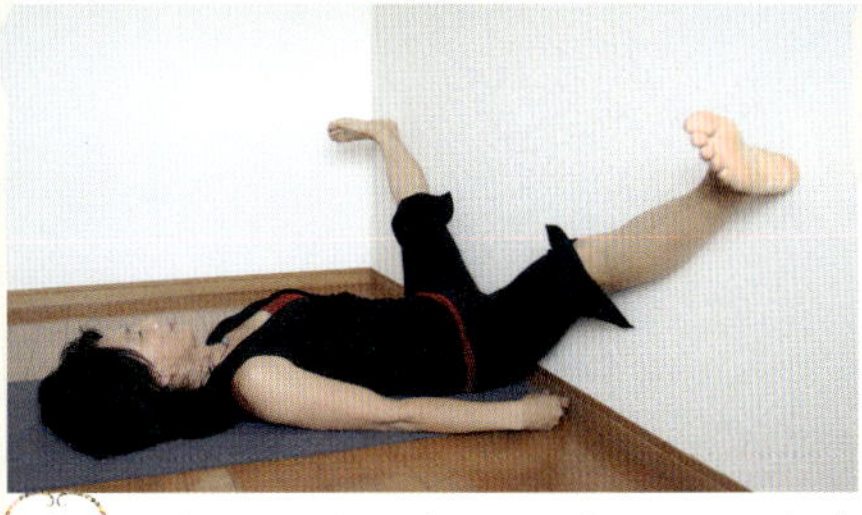

無理なく床にペタっとつける人は、やってみましょう！でも痛いのは NG！

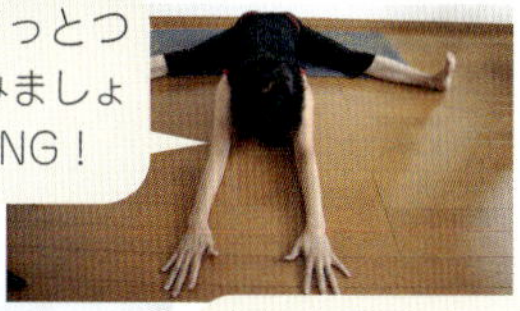

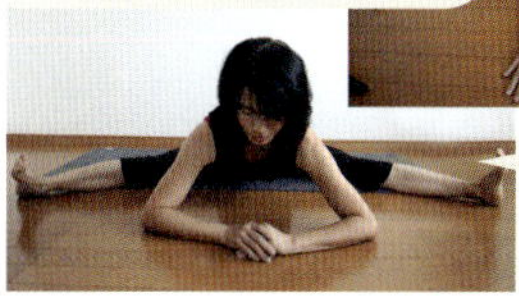

床に上半身をつけるなんて無理！という方は肘まででも OK！

How many times?
2回

1. 両脚をそろえて床の上に座ります。体が後ろへ行ってしまう場合は、折りたたんだタオルなどの上にお尻を乗せて股関節を開き、骨盤を立たせるようにします。
2. 足をゆっくり開いて膝が天井に向くように太ももを外側へ回転させます。
足の裏を伸ばしてかかとを床につけて足先を天井へ向けます。
3. そのまま息を吐きながらゆっくりと上半身を前に倒し 15～30 秒姿勢を保ちます。
このとき、無理なく上半身を倒せるところをキープしましょう。無理をして痛いのはよくありません。
4. キープ後は、上体を起こし広げた足を戻します。このとき、内腿、外腿を軽く叩きながら戻しましょう。

橋のポーズ

子宮などを支える骨盤底筋を締める効果、生理痛や生理不順にも効果的。胸を開くので落ち込んだ気分から解放してくれます。

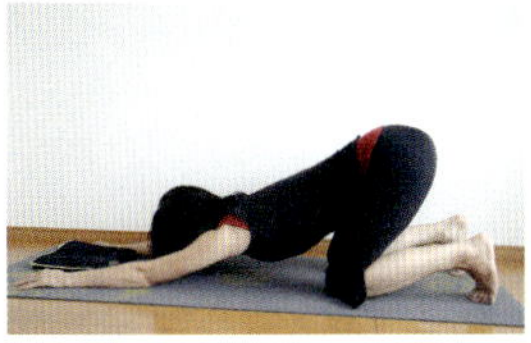

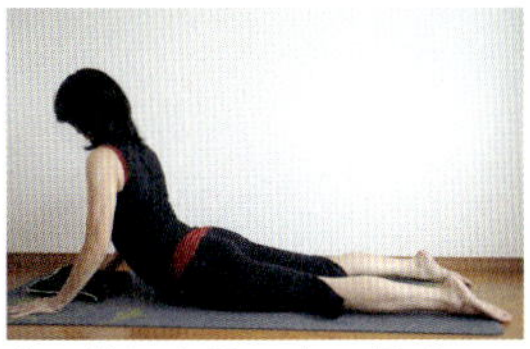

寝る前に布団の上で軽く。
お尻を突き出すようにしたら、次は腰を反らせてを数回繰り返しましょう。

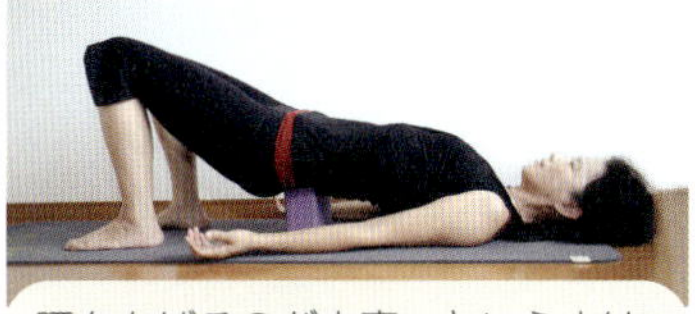

腰をあげるのが大変…という人は、ヨガブロックを使っても OK！

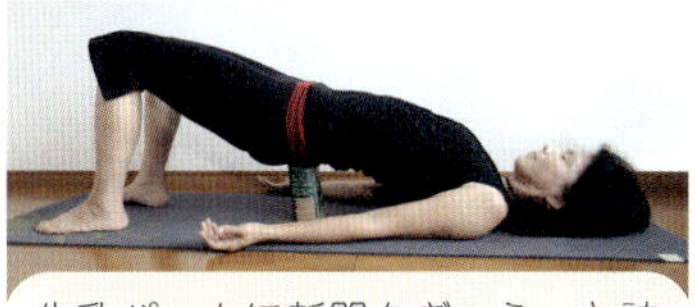

牛乳パックに新聞をぎゅうっと詰めてヨガブロックにしても OK！

How many times?
2回

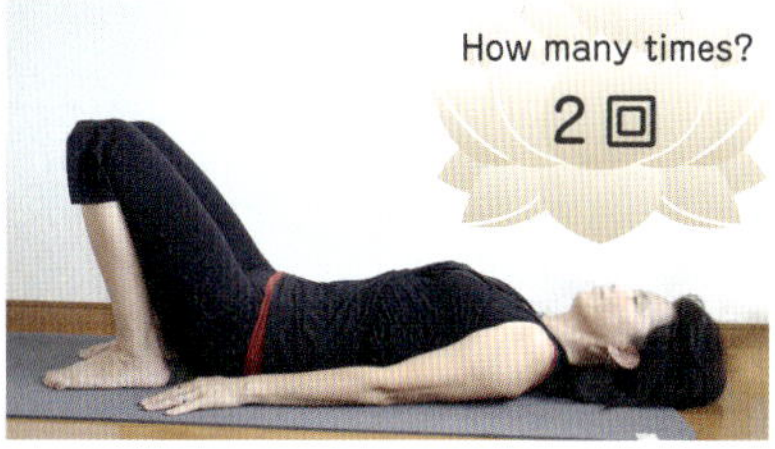

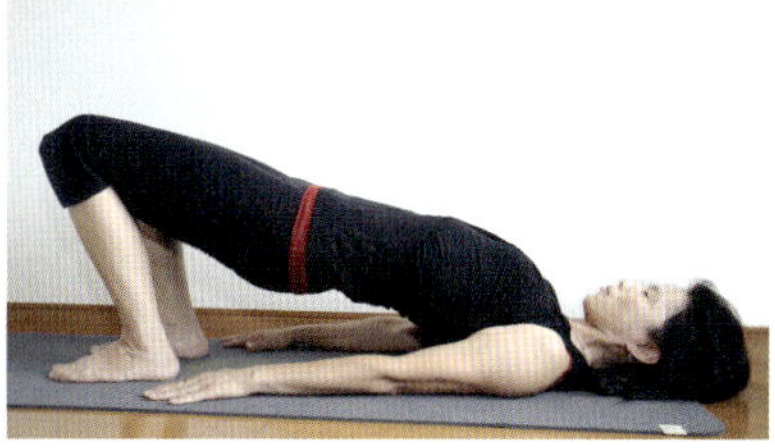

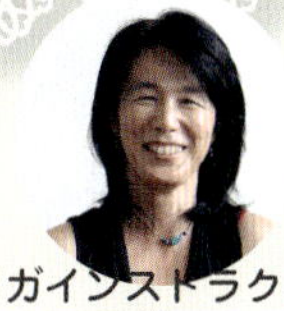

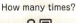

ヨガインストラクター
齊藤 香苗さん

1. 足は腰幅に開いてかかとをできるだけお尻の近くに持ってきましょう。手は自然に下ろし手のひらを床につけます。
2. 息を吐きながらお尻を持ち上げます。両足と両手で床を押すようにして持ち上げましょう。
背中をまっすぐに伸ばし、足の裏を床につけたまま 15～30 秒姿勢を保ちます。
3. 姿勢をキープするのが難しい場合、ヨガブロックなどで腰を支えても OK です。ヨガブロックは仙骨付近（背骨の付け根）に置きましょう。最初は低い状態で、慣れてきたらヨガブロックを立てるなどして高さを調節しましょう。
4. キープ後は、首からゆっくりと床へ降ろすようにして元の姿勢に戻ります。

鍼灸でリラックス

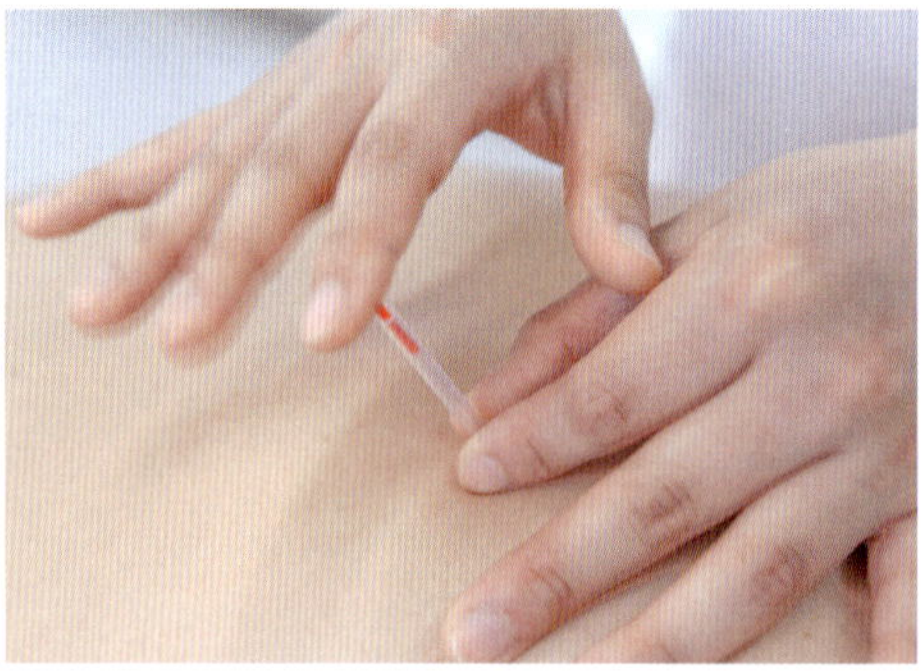

不妊治療では、「なかなか結果が出ずに先の見えないトンネルの中にいるようだ」とか「通院回数が多くて大変！」とか会社に気を遣ったり、ご近所の子どもが気になったりと、日頃の疲れやストレスも大きく、なかなか心が癒えないでいることもあるのでしょう。

また、卵子の質が悪いと言われ、ちっとも着床しないと悩んでいる方もいることでしょう。

治療ばかりに頼らず、何か妊娠しやすいからだづくりはないかと考えた時、「鍼灸」はどうなのでしょう？

そこで、せりえ鍼灸室の小井土先生にうかがいました。

鍼灸が持っている力

鍼灸を受けることができる病院も増えているようですが、その良さはどこにあるのですか？

お医者さんが鍼灸に期待していることを調べたアンケートがあるのですが、回答は、1にストレスの緩和、2に卵子や胚の質向上、3に子宮内膜肥厚、4に卵巣機能向上、という結果でした。

1と2は、みなさんも理解のいくことではないでしょうか。

3に関しては、胚移植の時、着床に向けて内膜が厚い方が良いですから、そこへの効果としての期待があったのです。ですから、効果も力もこの3つにあると考えます。

実は、このことについて名古屋の明生鍼灸院の鈴木裕明先生が越知正憲医師（おち夢クリニック名古屋院長）との研究発表で、効果があると報告をされています。

このような期待感からも、不妊治療施設との連携が進み、病院内での鍼灸外来あるいは病院からの紹介が増えたのでしょう。

実際によくある患者さんのケース

具体的にはどのような方が受けていますか？また、その様子はいかがですか？

患者さんの中には、明日胚移植をするから『ピピッと施術して内膜厚くして！』とか、『妊娠への率を高めたい』と問い合わせてくる方もいます。

しかし、鍼灸は、妊娠率を瞬時に高めるような、即効性の高い効果よりも、継続的な治療をすることで、自律神経の機能が調整され、だんだん血流が良くなることなどを目的に利用していただければと思います。

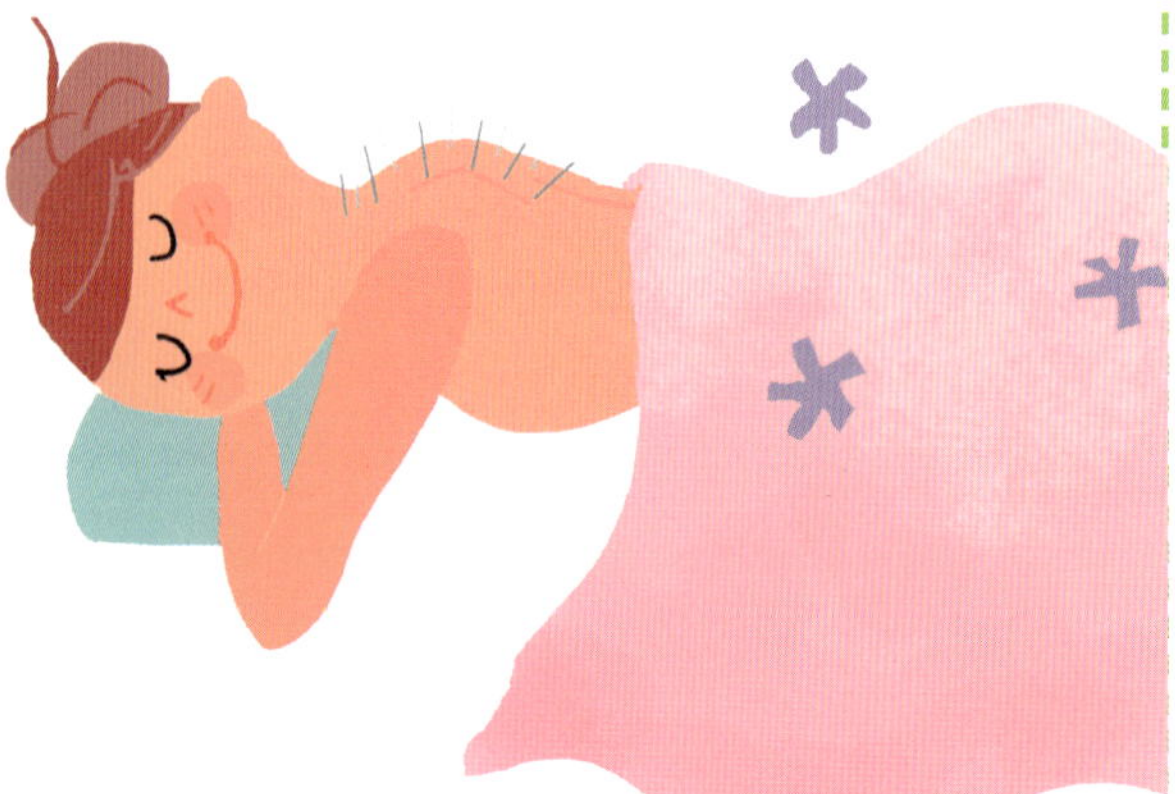

Topic

●情報には、ご注意ください！

鍼灸に関して、一番みなさんが知りたいこととして『妊娠率を高める効果』や『出産率を高める効果』があるかと思います。しかし、鍼灸に、これらの効果があるとは現在のところ、確認できていません。なかには宣伝で効果をうたうところもありますが、関係性はわからないのです。

●胚移植後のリラックスに！

よく胚移植後にリラックスしたいとお越しになる方がいます。大金をかけて不妊治療をしているのですから、どなたも妊娠したいという強い気持ちがあります。そのため、ダメだったらどうしようかとか、不安な気持ちもあり、落ち着かなかったり、不眠気味の方もいます。そのような気持ちをリラックスさせるための効果は高く、みなさん満足されています。

施術中にほとんどの方が眠ってしまいますし、また、家でもリラックスしてぐっすり眠ることができるようになったといわれます。

妊娠・出産に結びつくかどうかは、人それぞれに、その時々の卵子の質によっても違うでしょう。ですが体外受精治療周期など、よりよい状態で臨むために、血流をよくしたり不安を取り除いたりすることができ、これは治療周期を通して大切なこととなります。

鍼灸はどのように からだに働くの？

実際、鍼灸はからだにどのように働いてくれるのでしょう？

少し難しい話になりますが、鍼灸の刺激は、人のからだの自律神経系、内分泌系、免疫系、情動系の調整機能に及ぶ影響があることがわかっています。

神経には大きく『脊髄と脳からなる中枢神経』と『中枢神経から伸びる末梢神経』があり、末梢神経はさらに自律神経と体性神経に分けられます。

体性神経というのは自分の意思で動かすことのできる体の手足、目や口、首などの神経回路の総称をいい、自分の意思とは関係なく体の機能を調整していくための神経回路の総称を自律神経といいます。

この自律神経系には、体温調節や、内臓の働き、血流や循環などの機能があります。

体が冷えていれば身体の機能は鈍ってしまいます。内臓の働きが弱っていたり、血流や循環機能に問題があれば、栄養を体の隅々まで運ぶこともできません。それでは栄養の分解や吸収、排泄の働きが上手くいかず、とても健康とはいえず、不健康な状態となってしまい、それが心に及ぶこともあります。

そうならないように、またそのような症状がある時に鍼灸の心地よい刺激が身体をケアし、心身ともに健康な体になるよう働きかけることができます。

鍼灸効果で期待できること
- ●子宮や卵巣の機能改善
- ●ストレスの緩和
- ●血流改善
- ●抗酸化作用　など

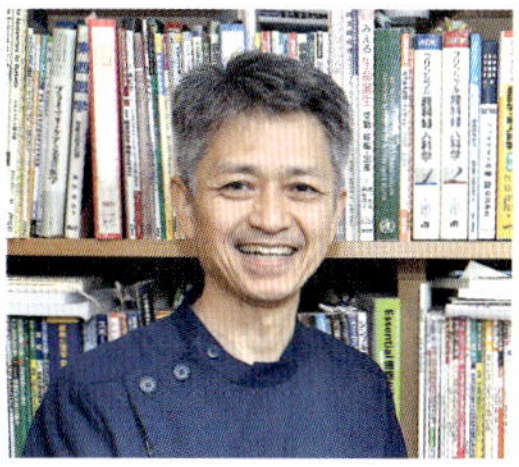

せりえ鍼灸室 院長
小井土 善彦 鍼灸師

SERIE WOMEN'S HEALTH CARE
せりえ鍼灸室（横浜）
TEL 045-262-5550
●〒231-0063 横浜市中区花咲町1-5 第一東商ビル704号室
JR 京浜東北線「桜木町駅」より徒歩5分
http://www.serie89.com

妊娠しやすいからだづくりのために

腸内フローラを増やそう！ 快便第一！ 乳酸菌も大事！

女性が便秘になりやすい理由の１つに、月経が関係しています。月経周期のなかでも黄体期は、黄体ホルモンが分泌されますが、この黄体ホルモンには、子宮の収縮運動を抑える働きがあります。これが腸に影響すると、腸の働きが弱まり便秘が起こりやすくなるというわけです。普段から便秘がちの人は、排卵期以降はさらに便秘に悩むことになるかもしれません。そこで、腸内フローラです！

腸の働きを活発にするためには腸内フローラを増やし、腸内フローラのバランスをイイ状態に保つことが大切です。また、女性の健康や妊娠、出産には、腟内環境の良し悪しは大切で、そこには腸内環境が密接に関係しているといわれています。腸内の乳酸菌が少ないことが、腟内の乳酸菌にも影響し、腟炎などが起こりやすくなるともいわれています。

腸内フローラをよりよくするための５か条

１、野菜を食べよう！

腸内の善玉菌、悪玉菌、日和見菌のバランスを保つために、善玉菌のエサとなる食物繊維を多く含む野菜、大豆食品、わかめなどの海藻類を食べましょう。ポイントは、赤（トマトなど）、青（ほうれん草など）、黄（かぼちゃなど）、黒（ひじきなど）です。また、抗酸化力の高い野菜を食べましょう。

２、白米よりも玄米！糖分は控えめに。

玄米の食物繊維は白米の6倍です。低糖質であることも腸内環境のためにもいいこと、でも糖質抜きもよくありません。白米、麦、砂糖などの糖質はできるだけ控え、野菜や果物などから摂りましょう。砂糖をオリゴ糖に変えるのもいいでしょう。

３、乳酸菌を摂りましょう。

納豆から納豆菌、醤油から麹菌、漬物から乳酸菌を摂ることができます。ただ、塩分には気を付けましょう。ヨーグルトなどからは、腸内環境によい乳酸菌、ビフィズス菌があります。商品をよく見て、多く含まれているものを食べましょう。

４、油に気を配りましょう。

「オメガ３」と呼ばれる多価不飽和脂肪酸を摂りましょう。これは青魚にも含まれています。ドレッシングや調味油に、亜麻仁油やえごま油などでつくるといいでしょう。逆にトランス脂肪酸を含む油に気をつけましょう。代表的な食品はマーガリンです。

５、水を飲みましょう。

人のからだは、約60％が水分でできています。季節に関係なく１日1.5～2リットルは必要ですから、適切な水分補給は欠かせません。不足しがちなカルシウムや、ミネラル分の多い硬水がいいでしょう。また,ミネラルウォーターにフルーツをいっぱい入れたデトックスウォーターもおすすめです。

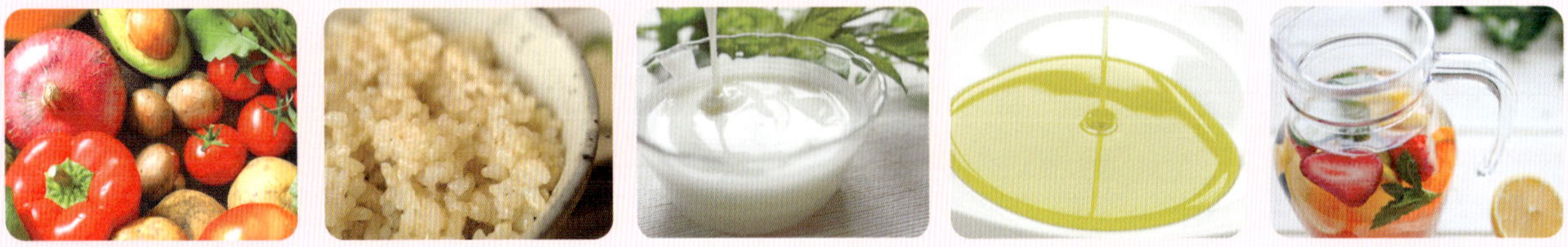

7色野菜でベジ妊活

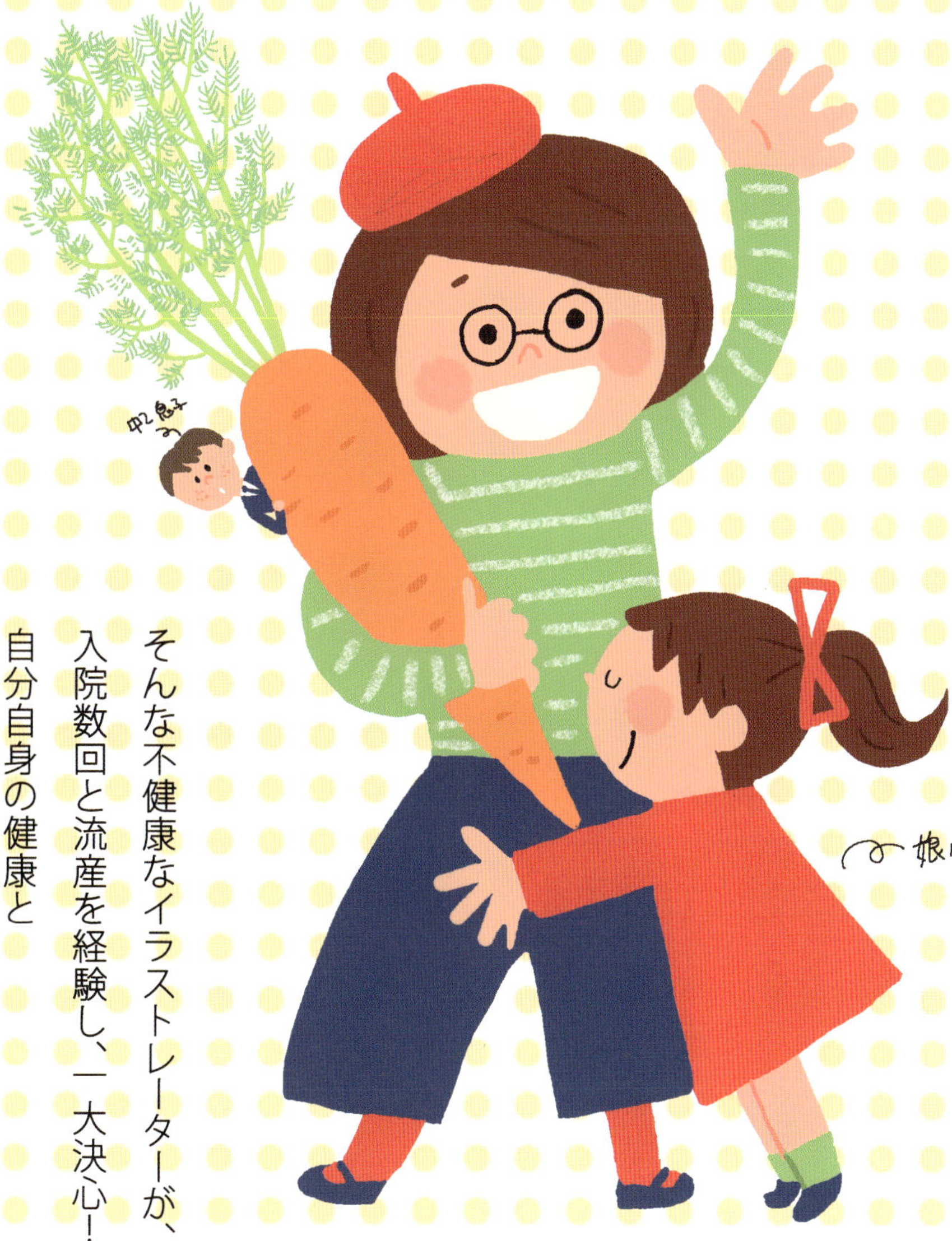

以前は、朝食抜き、昼は外食、夜はコンビニご飯。
毎日、終電で帰宅する生活でした。
仕事を辞めて、完全フリーランスになってからも
適当な食事と徹夜三昧。

そんな不健康なイラストレーターが、
入院数回と流産を経験し、一大決心！
自分自身の健康と
妊活、そして二人目不妊を乗り越えた
楽しくて美味しいベジ活生活のお話です。

野菜と妊活と

野菜オタクのイラストレーター
植木美江（よしえ）です。

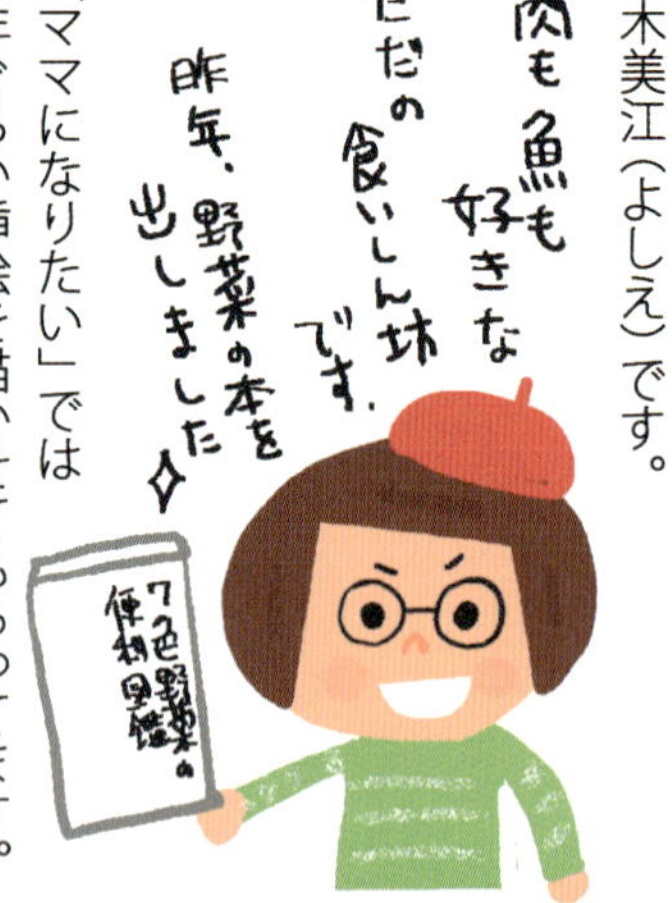

肉も魚も好きなただの食いしん坊です。
昨年、野菜の本を出しました☆
7色野菜の便利図鑑

「ママになりたい」では
13年ぐらい挿絵を描かせてもらってます。
野菜が好きすぎるため、
「ママなり」でもエッセイを描かせて
いただくことになりました。

野菜オタクになるきっかけ。
イラストの仕事だけでは食べて行かれず、
広告代理店でバイトをしていたのですが、
Wワークと不摂生がたたり、
原因不明の腹痛で何回か入院。
イラストの仕事は順調になってきたので、
バイトをやめ、そして結婚。
33歳で流産。
35歳で一人目出産。
38歳で流産。その後体調を崩す。
二人目不妊に悩みながらも
40歳の10日前に二人目を
出産することができました。

あんなに不摂生していたのにも関わらず
子供なんて簡単にできると
思っていたので、
流産した時は本当にショックでした。
親にとっては
子供一人亡くすことなんですよね。
妬んだり
泣いたり、怒ったり、
暗黒の時代でした。

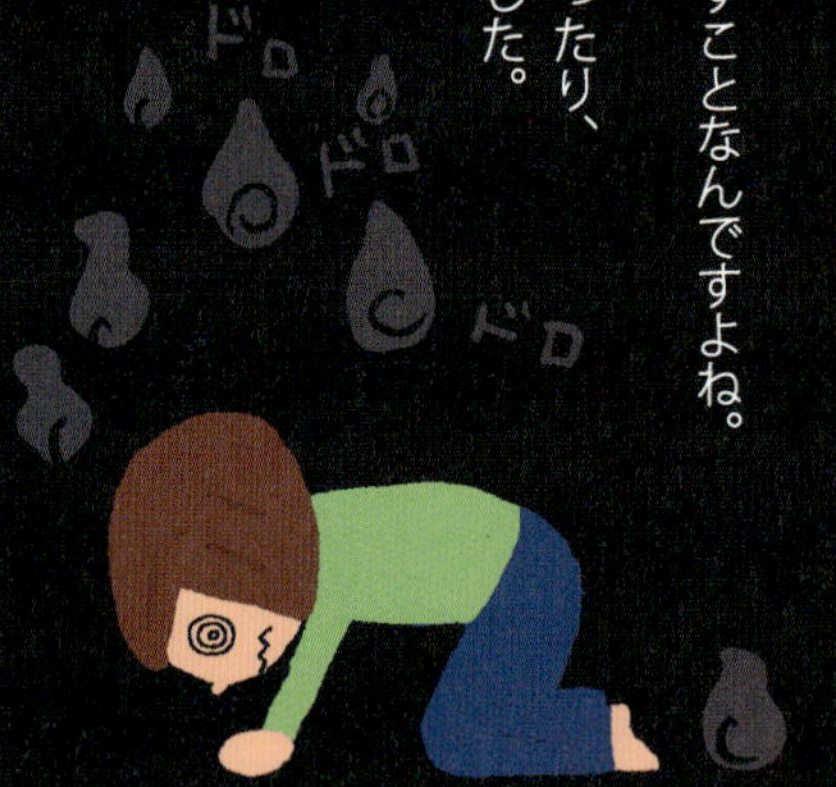

赤ちゃんがほしくてほしくて
漢方薬局に相談へ。
重い生理痛も
なぞの腹痛も
体がだるいのも
冷えからきているとのこと。
それから、
汗っかきなのは
代謝が良いわけじゃなく
脂汗だと判明。
仕事をしている時は
戦闘態勢なので
体が硬くこわばって、脂汗をかいていると。
私ってそんなにピリピリしてんの？

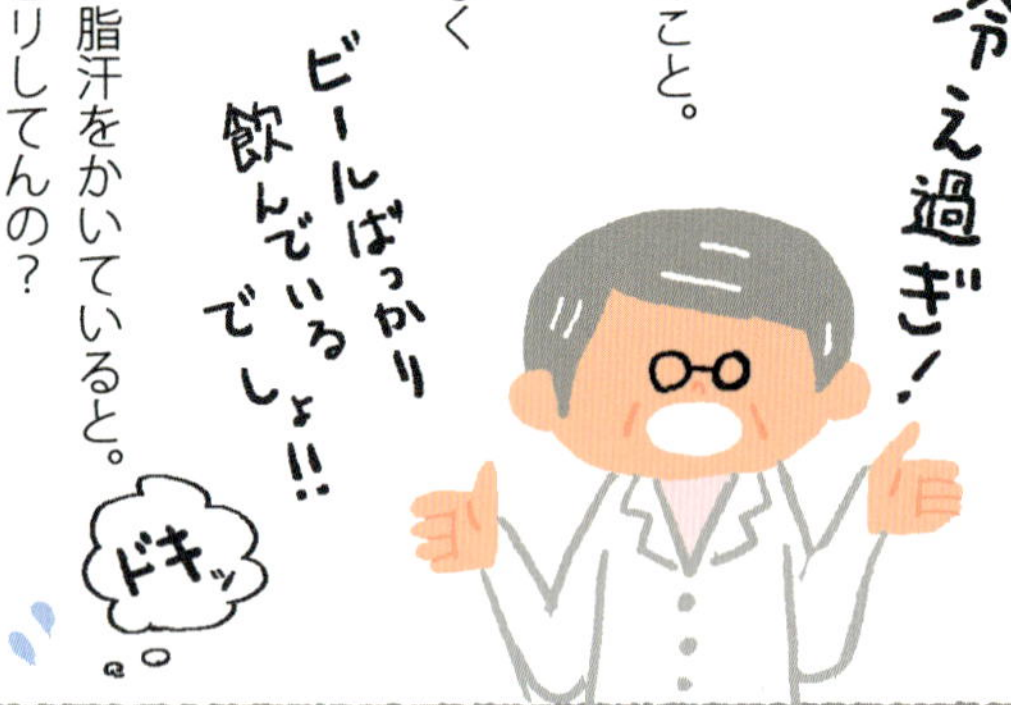

これは冷え過ぎ！
ビールばっかり飲んでいるでしょ!!
ドキッ

確かにお腹を触ると
人間じゃないみたいに冷たくて
石のように固い。
漢方薬を飲み続けると
みるみる体調が良くなり、
そのおかげかは知らないけれど
一人目に恵まれました。

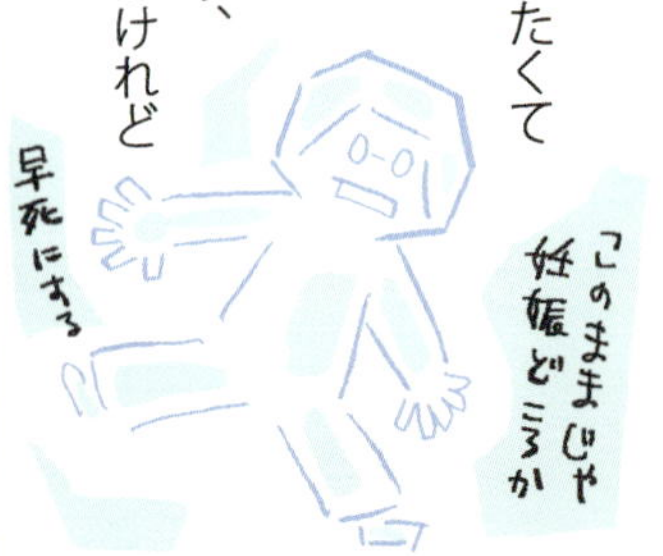

「このままじゃ妊娠どころか
早死にする

それでも、突然の腹痛は治らないし
二人目不妊にも突入。
漢方の成分は食品が多く、
これは食べることが
薬になるのでは？と思い、
食事内容を見直しました。
食いしん坊の私にはむいていたようで
二人目を妊娠できました。

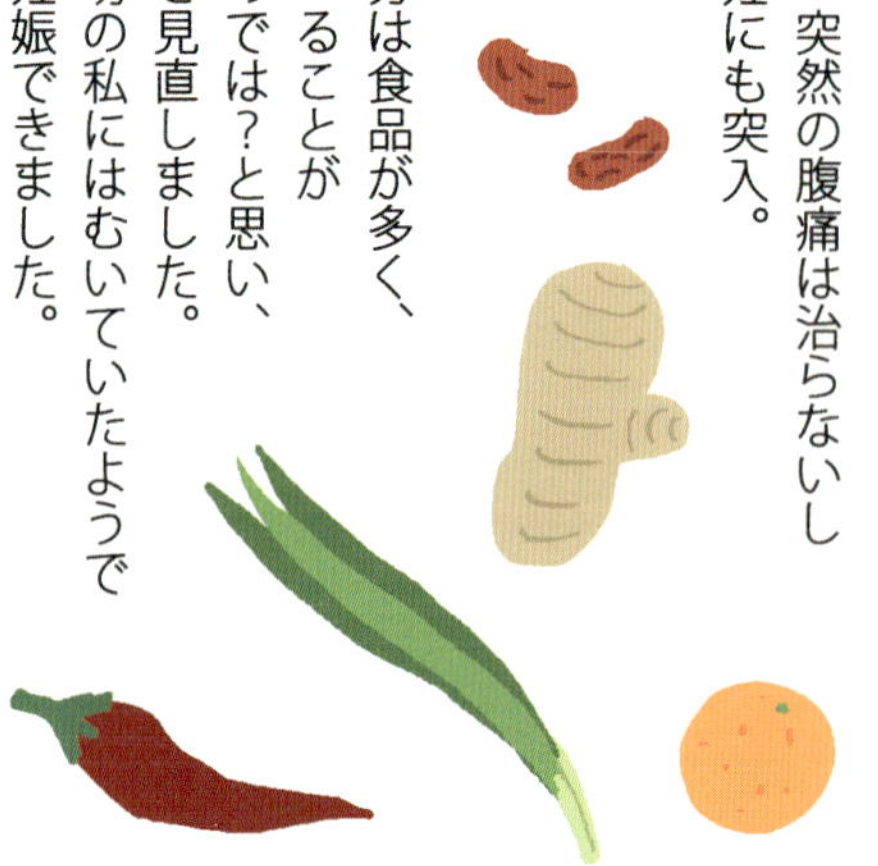

食生活を見直す中、
父が退職後、畑を始めたり、
農家さん、食育講師、
江戸東京野菜コンシェルジュ、
野菜ソムリエの
みなさんと出会い、
野菜についての知識を
蓄えていきました。
美味しくて健康的な野菜のお話、
はじまり、はじまり。

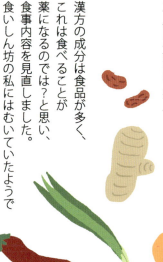

妊活といえば、これ！

葉酸

ベビーの健康のためにはもちろん、自分の貧血予防や免疫機能アップにと大活躍！

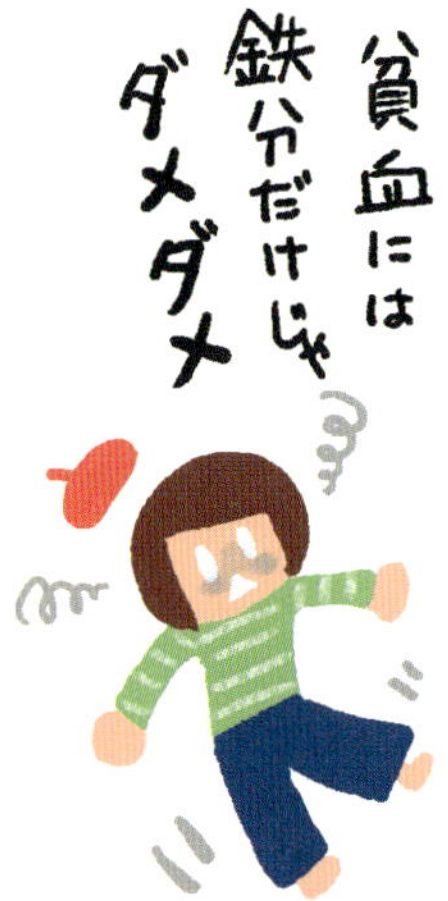
貧血には
鉄分だけじゃ
ダメダメ

妊娠計画中の女性なら、1日400μg。健康目的なら240μgなので夫婦で640μg摂取するには、ほうれん草1束半。毎日こんなに食べるかー！

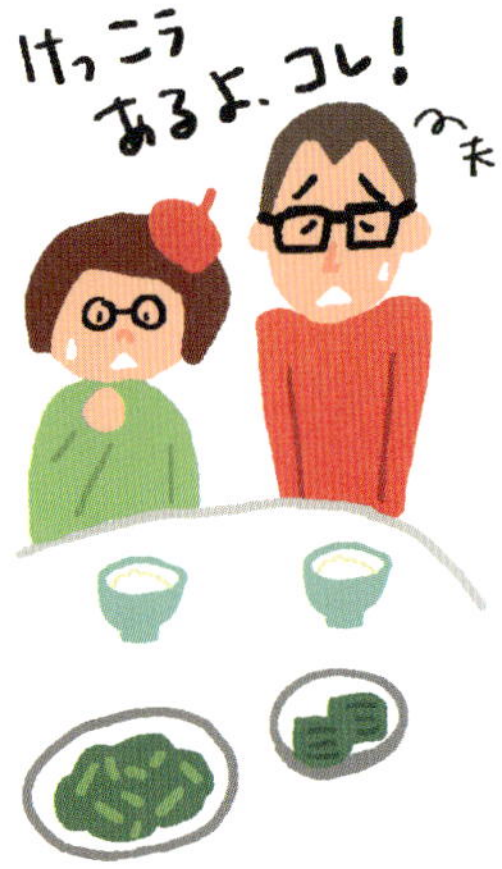
けっこうあるよ、コレ！

葉の中から見つかった栄養素なので、緑色の野菜に含まれることが多いようです。緑色ではないけれど、大豆やカボチャにも豊富に含まれています。

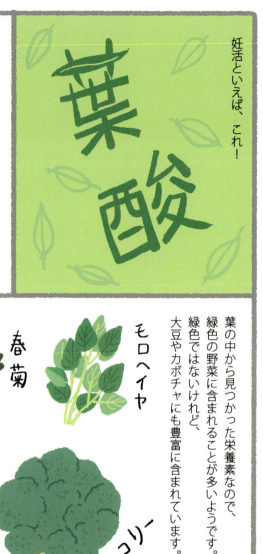

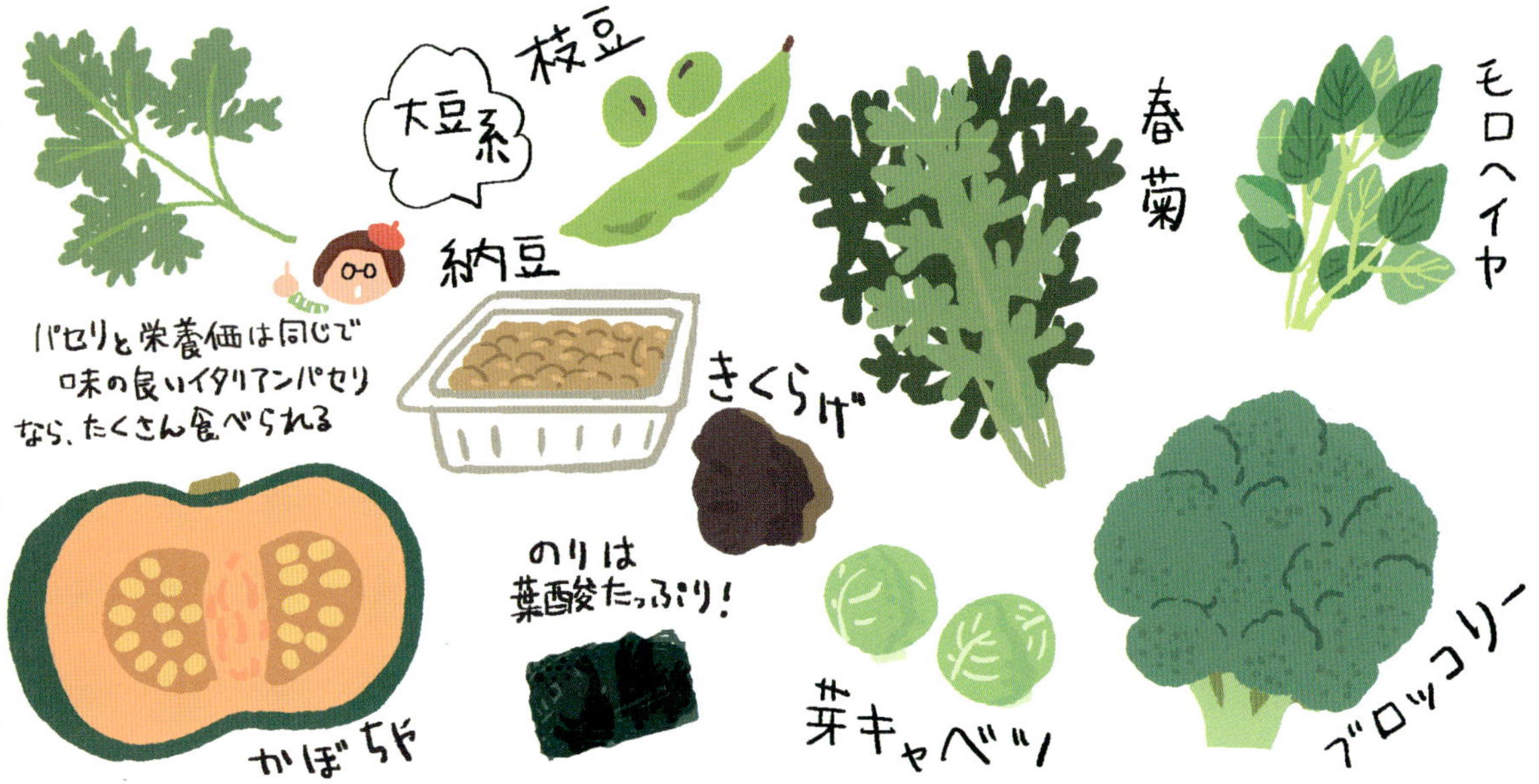
モロヘイヤ
春菊
枝豆
大豆系
納豆
パセリと栄養価は同じで
味の良いイタリアンパセリ
なら、たくさん食べられる
きくらげ
のりは
葉酸たっぷり！
ブロッコリー
芽キャベツ
かぼちゃ

葉酸はデリケートな栄養素。光に弱く、水に溶けやすく、加熱すると壊れてしまいます。買ってきたら、サッと洗って、サッと加熱、もしくはレンジでチンしてください。ほうれん草1束半を生で食べないと、640μg摂取できないってこと。そんな無茶な！

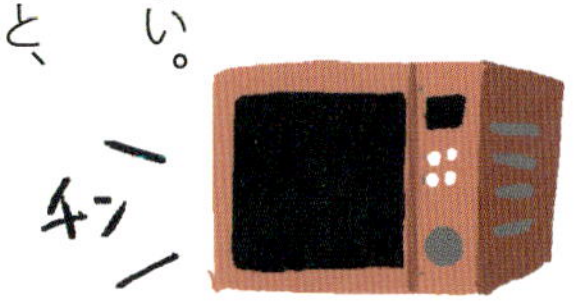

ちょい足しアイデア

オススメの摂取方法は、青汁。そこにちょい足しで葉酸豊富な豆乳と酒粕をプラスすると飲みやすく、摂取量アップ。

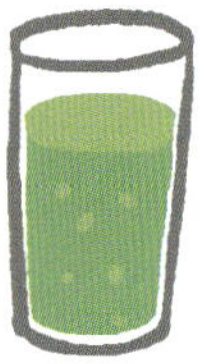

次に、グリーンサラダ。そこにちょい足しでドレッシングに抹茶とゴマを混ぜると摂取量アップ。

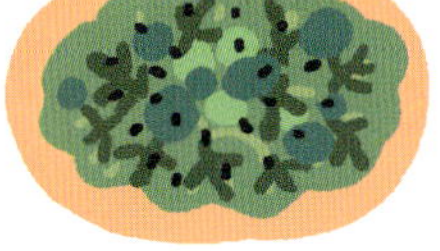

それと味噌汁。飲む直前にのりをちぎって入れると摂取量アップ。

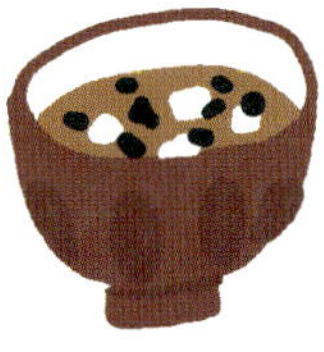

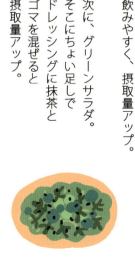

たんぱく質

筋肉作りだけじゃない、受精卵を作る大切な栄養素。

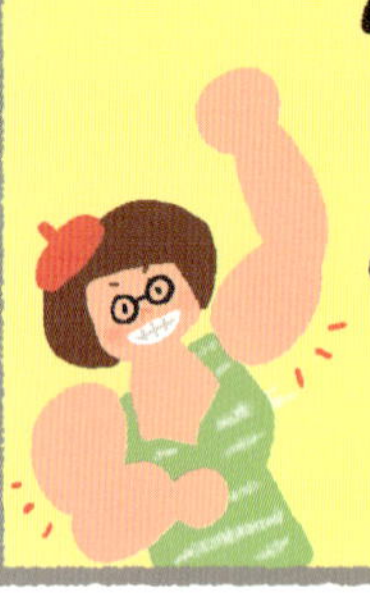

たんぱく質は肉・魚・卵から摂取するのが手っ取り早いのですがダイエッターには高カロリーなのでぜひ野菜で。

野菜は吸収率が良くないため、食べる時、ちょっと工夫をすると良いですよ。

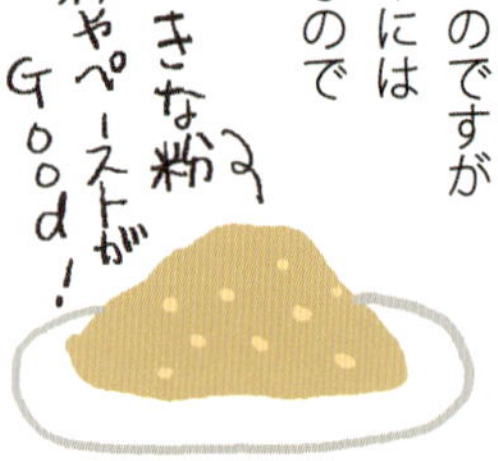

きな粉♪
粉やペーストがGood!

オススメなのは、ひきわり納豆。発酵&刻んであることで吸収率がグーンとアップ。

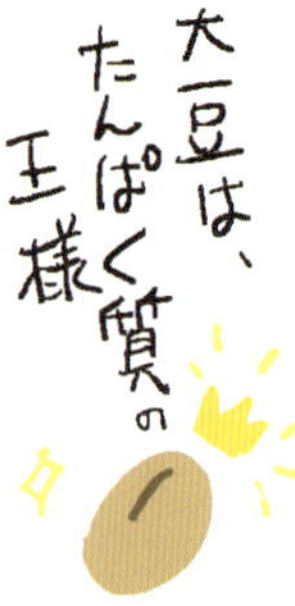

女性ホルモンに近いイソフラボン、男性ホルモンに必要な亜鉛もタップリ！

植物性たんぱく質が多い食品は芋類、ナッツ類、海藻。

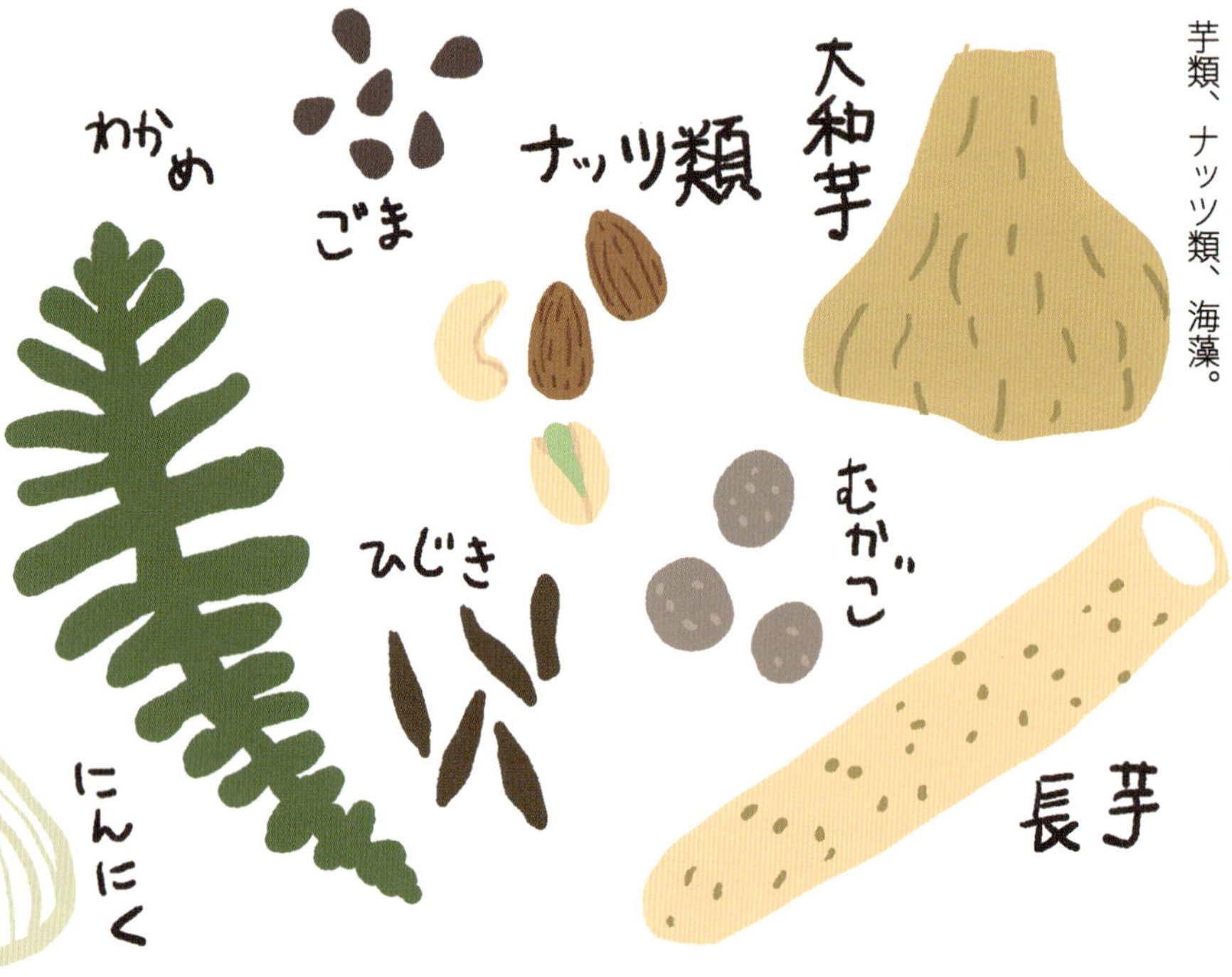

大和芋
ナッツ類
ごま
わかめ
むかご
ひじき
長芋
にんにく

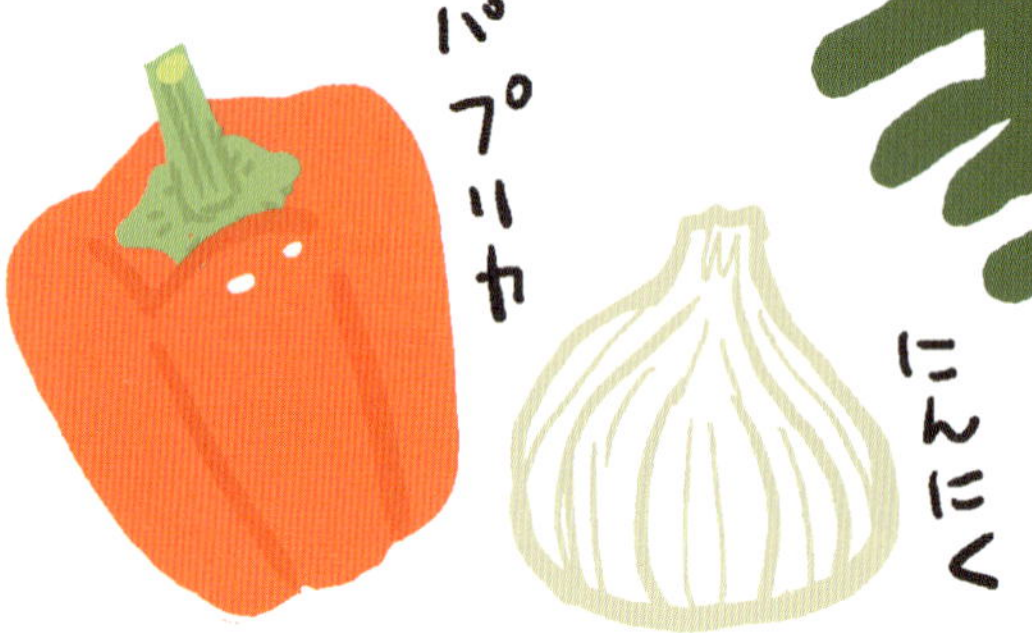

パプリカ

たんぱく質と一緒にビタミンB6を取ると吸収されやすいそうです。ビタミンB6が豊富な野菜はニンニク、パプリカ。ナッツ、ごま、大豆はたんぱく質とB6が両方豊富に含まれていて便利。

ちょい足しアイデア

私のオススメは冷凍豆腐。凍らせた豆腐を解凍するとあら不思議、高野豆腐みたい。煮物にするとたくさん食べられます。これにちょい足し。たんぱく質豊富なもどした干ししたけ、皮をむいた落花生を追加すればプロテイン煮物の完成。

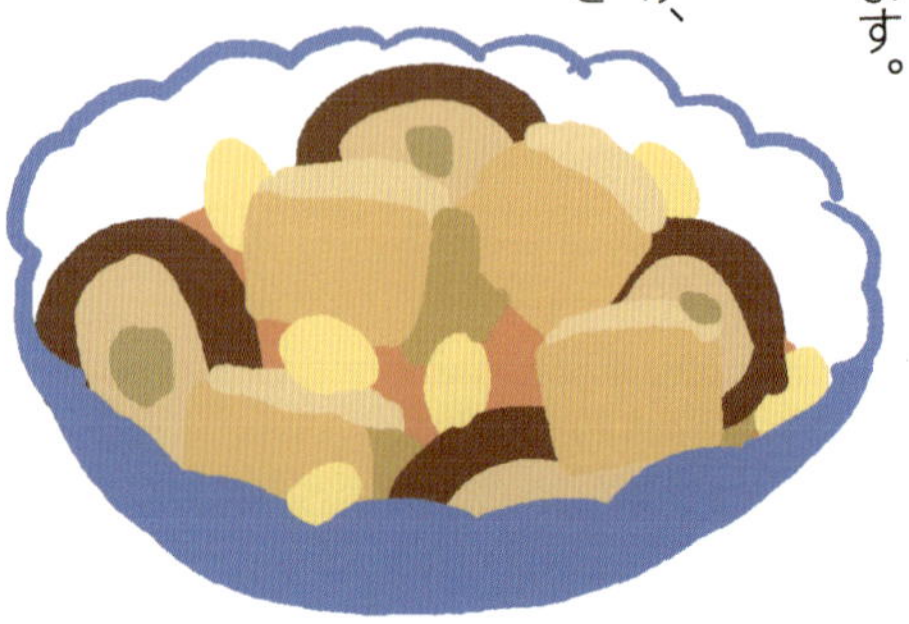

次は、ホワイトソースの代わりに長芋をかけたグラタン。具は鶏肉の代わりに豆腐にするとよりヘルシー。これにちょい足し。ビタミンB6のパプリカを入れるとカラフルグラタンに大変身！

色数が増えると食欲が増す

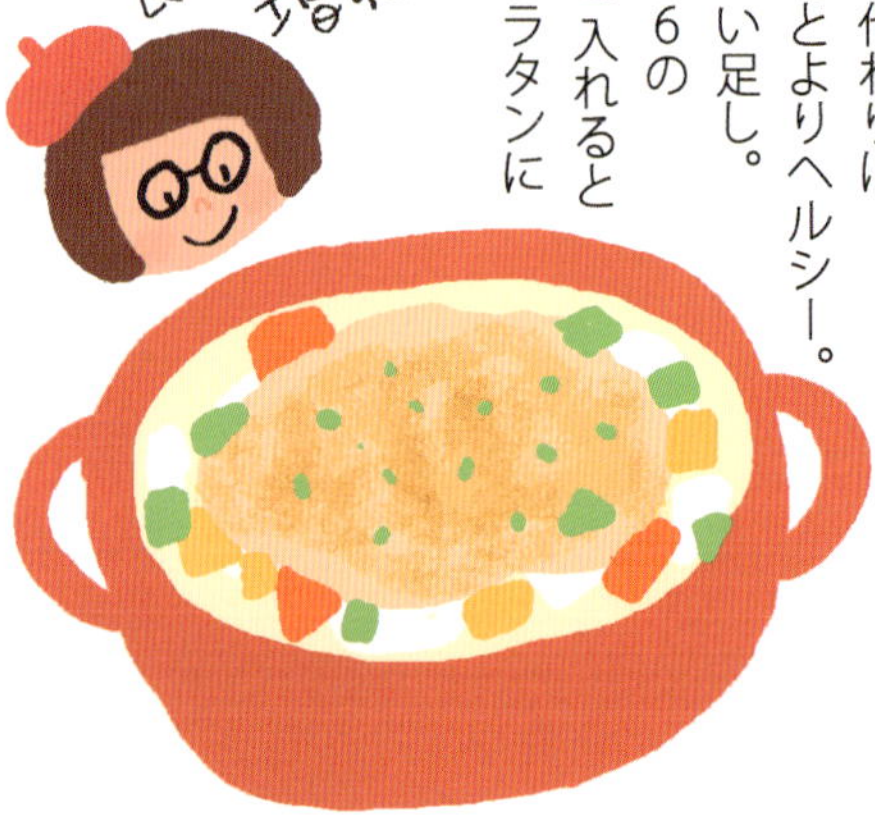

活性酸素を抑える

抗酸化作用

アンチエイジング

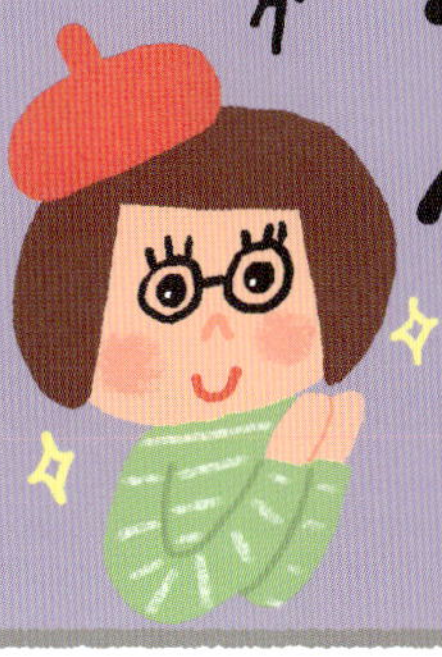

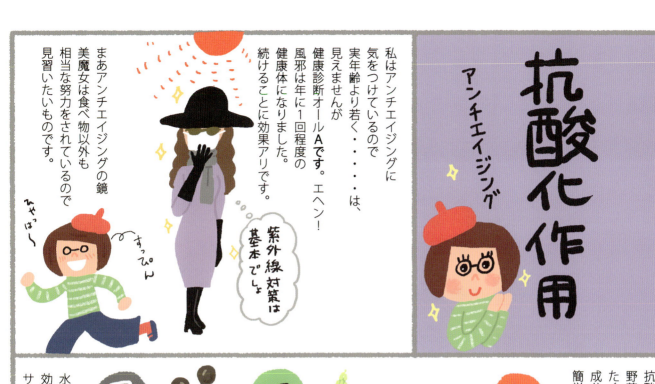

私はアンチエイジングに気をつけているので実年齢より若く・・・・・は、見えませんが健康診断オールAです。エヘン！風邪は年に1回程度の健康体になりました。続けることに効果アリです。

まあアンチエイジングの鏡美魔女は食べ物以外も相当な努力をされているので見習いたいものです。

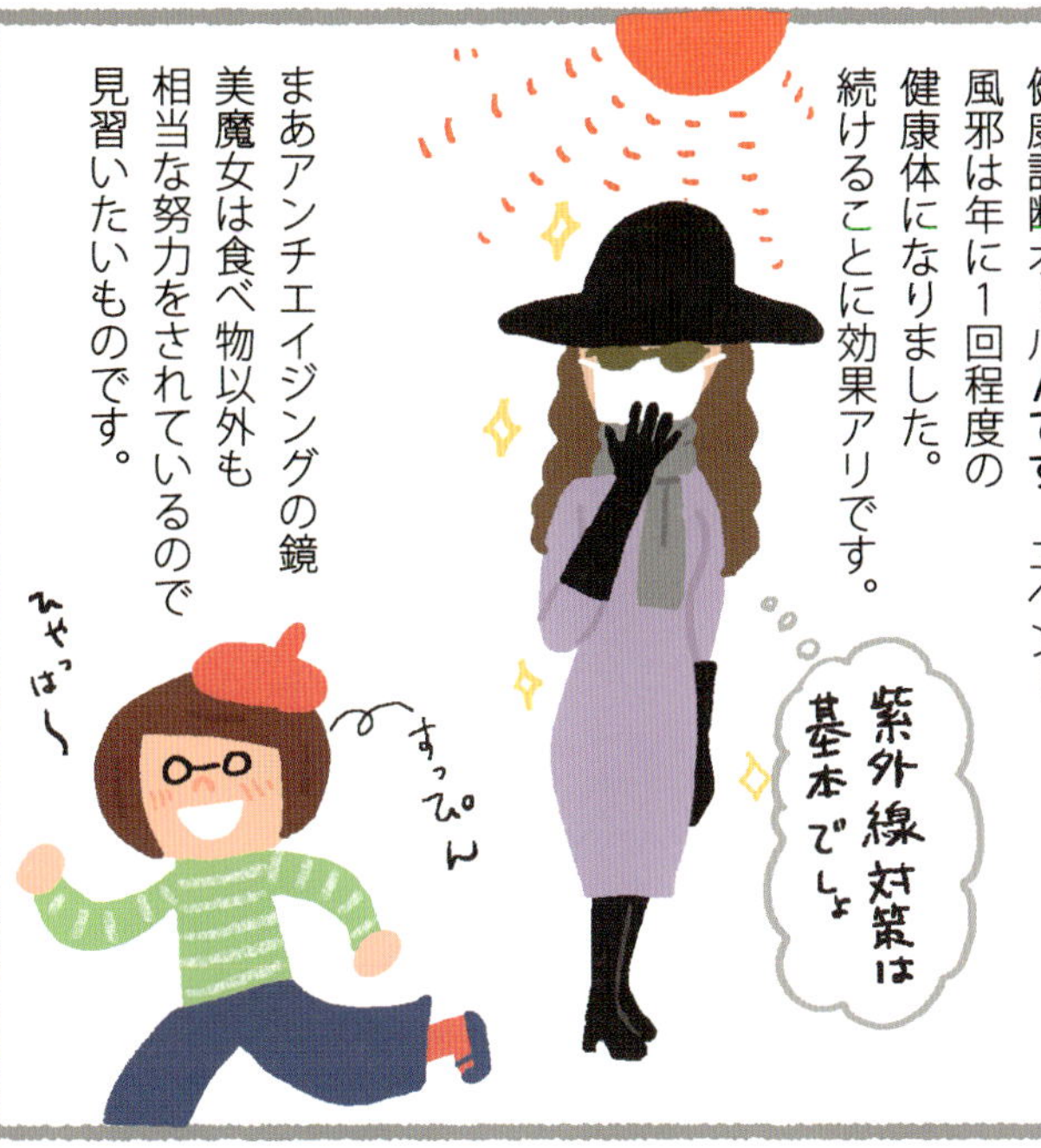
紫外線対策は基本でしょ
すっぴん
ひゃっは〜

基本的にほとんどの野菜は、抗酸化作用があるのです。野菜で効能が違うためたくさんの種類を摂取すると効果がアップ！成分にはいろいろありますが簡単な見分け方は「色」です。

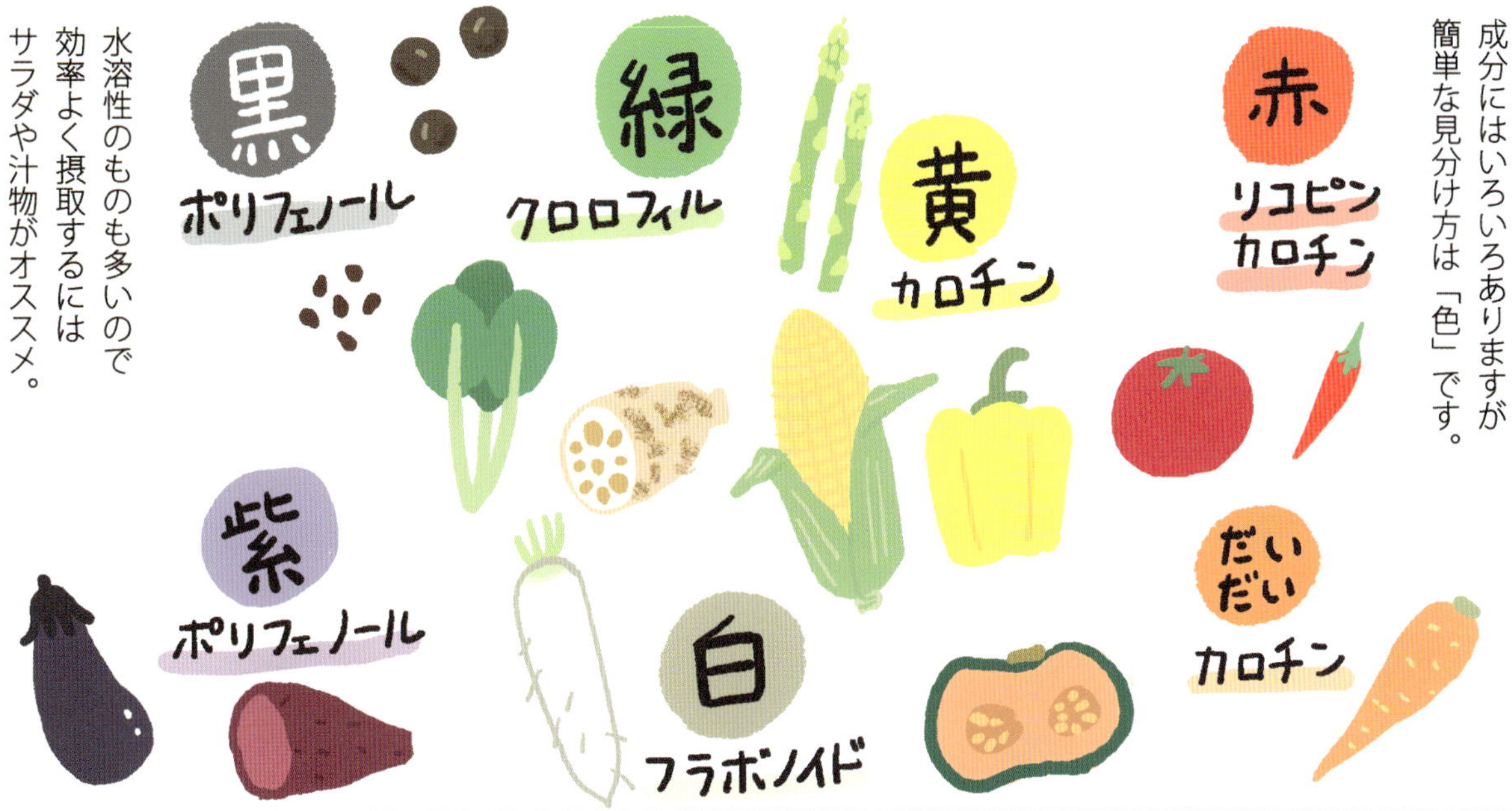
赤
リコピン
カロチン
黄
カロチン
緑
クロロフィル
黒
ポリフェノール
だいだい
カロチン
白
フラボノイド
紫
ポリフェノール

水溶性のものも多いので効率よく摂取するにはサラダや汁物がオススメ。

ちょい足しアイデア

オススメは温サラダ。栄養が水に流れにくく身体を温める効果のある蒸し料理。野菜は皮に濃い栄養が詰まっているのでよく洗って、できれば皮ごと使ってください。最近の国産野菜は農薬の量や散布回数も厳しく管理されているそうです。

抗酸化作用が強いショウガやニンニクの辛味成分をタレでちょい足しするとパワーアップ。

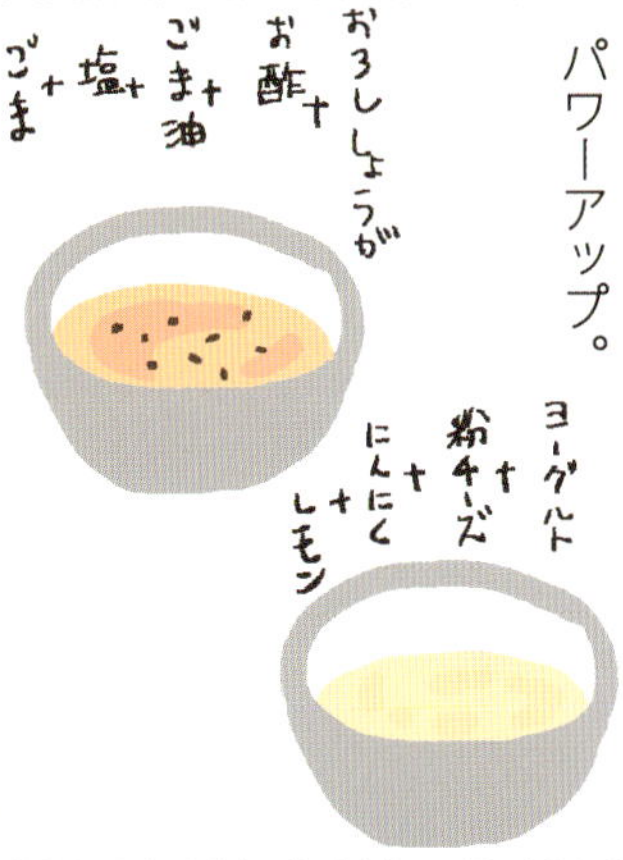
おろししょうが＋お酢＋ごま油＋塩＋ごま
ヨーグルト＋粉チーズ＋にんにく＋レモン

内側からポカポカ

体を温める

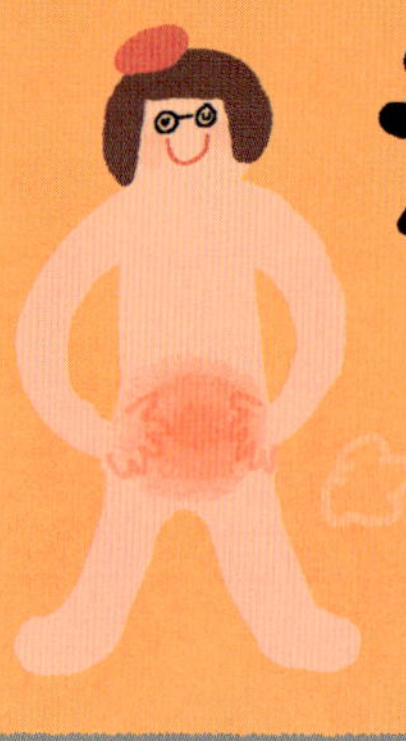

イラストレーターは、
とにかく一日中座っています。
私なんて1日200歩しか歩かない。
なので、この業界・・・痔持ちが多いんです。
（みんなバラしてゴメン）
私も常に便秘で
ひどいあり様でした。

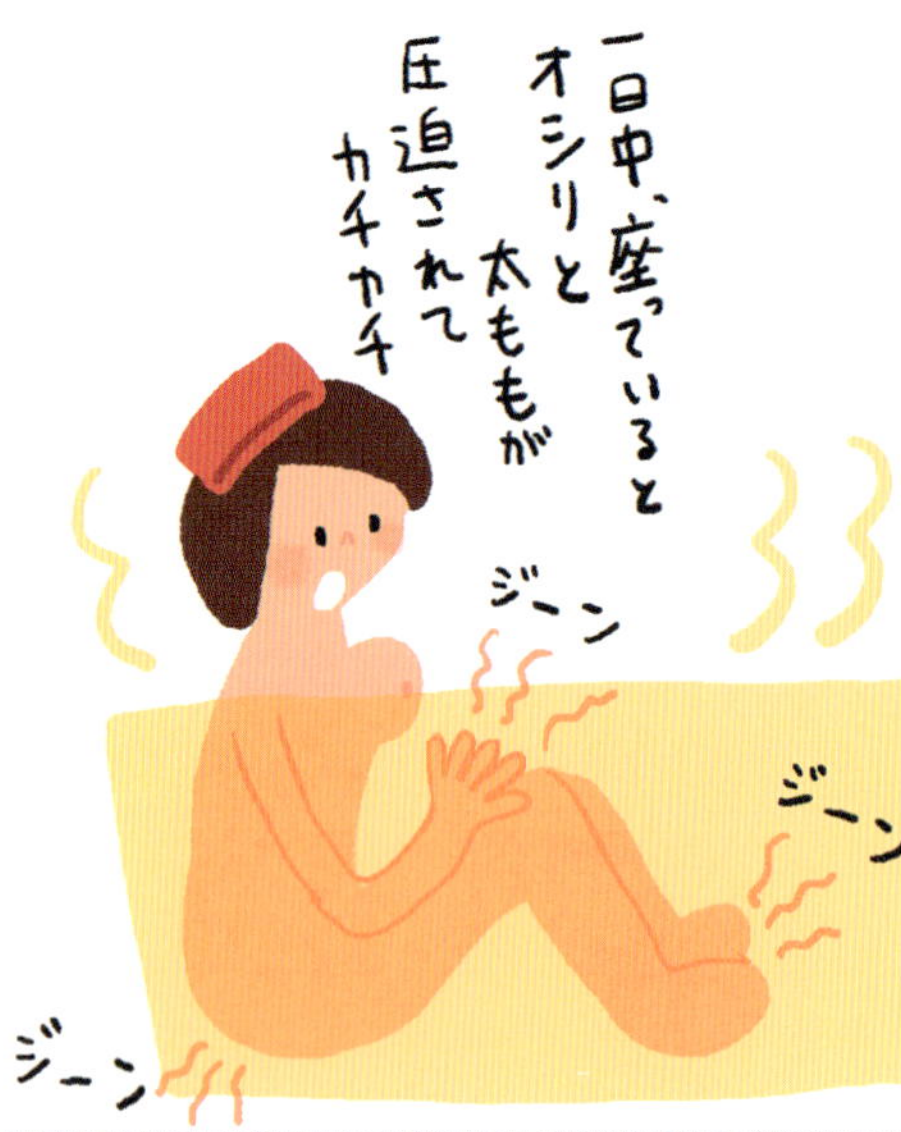
一日中、座っているとオシリと太ももが圧迫されてカチカチ
ジーン
ジーン
ジーン

寒い冬、お風呂に入ると
指先足先がジーンとしますよね。
私は冷えからオシリ周りもジ～ンとします。

くちびると肛門は、内臓と表皮の境目。
内臓の様子が見える場所なんだとか。
唇がシワシワカサカサ、
肛門ヒリヒリなんて時は、
内臓もシワシワヒリヒリ。
そりゃあ疲れるワケです。

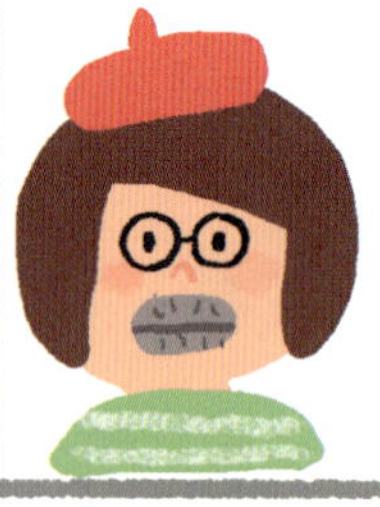

お腹を触って冷たいと感じたら、
まずは腹巻と靴下。
そして体を温める野菜を。

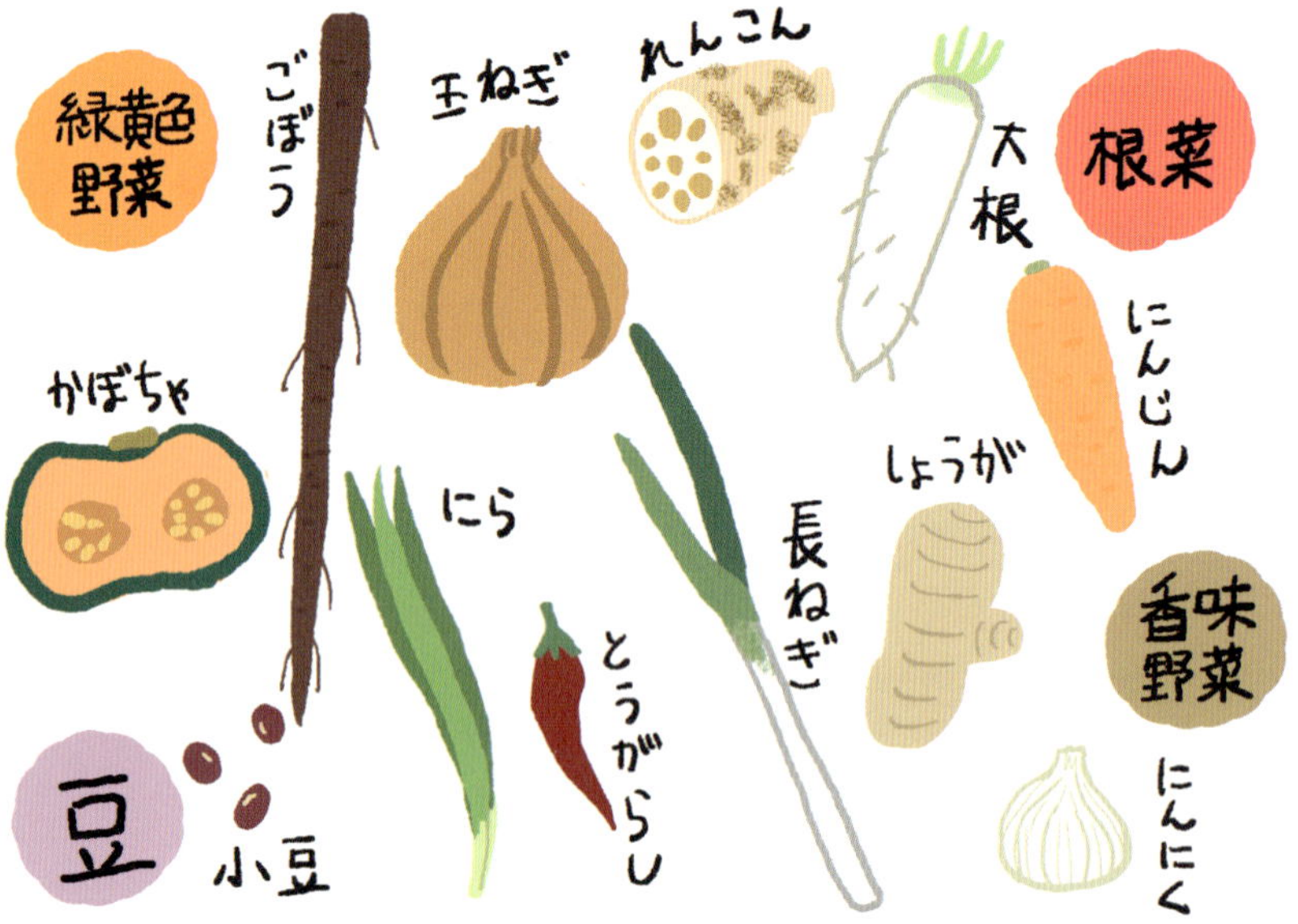
根菜
大根
れんこん
玉ねぎ
ごぼう
緑黄色野菜
にんじん
しょうが
香味野菜
にんにく
長ねぎ
とうがらし
にら
かぼちゃ
豆
小豆

ちょい足しアイデア

誤ってスパイスをターメリック2キロ
他のスパイスは1キロずつ
ネット注文してしまったため、
スパイスカレーが大ブーム（笑）
ですが、今回はカレールーで
いつものカレーを作る工程に
ちょい足ししていきます。

ちょい足し①
炒める時に
身体を温める効果のある
コリアンダーパウダーと
クミンシードを
小さじ1ずつ。

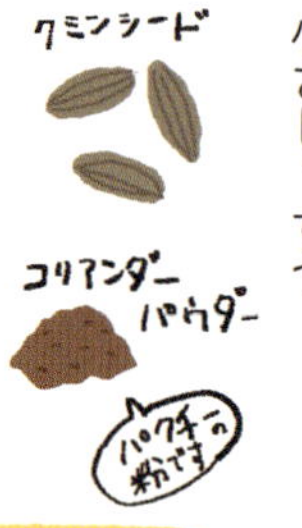

ちょい足し②
煮込む時に
洗った小豆を
一握り投入。
あとは普通に煮込む。

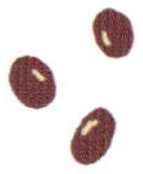

ちょい足し③
上段の身体を温める野菜のいくつかを
一口サイズに切って炒める
またはレンチンして
カレーの上にのせたら出来上がり。
カレー粉の懐の深さで
大体の野菜を包み込んで
まとめてくれます。

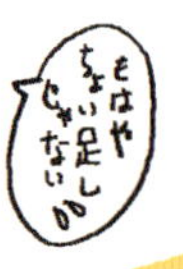

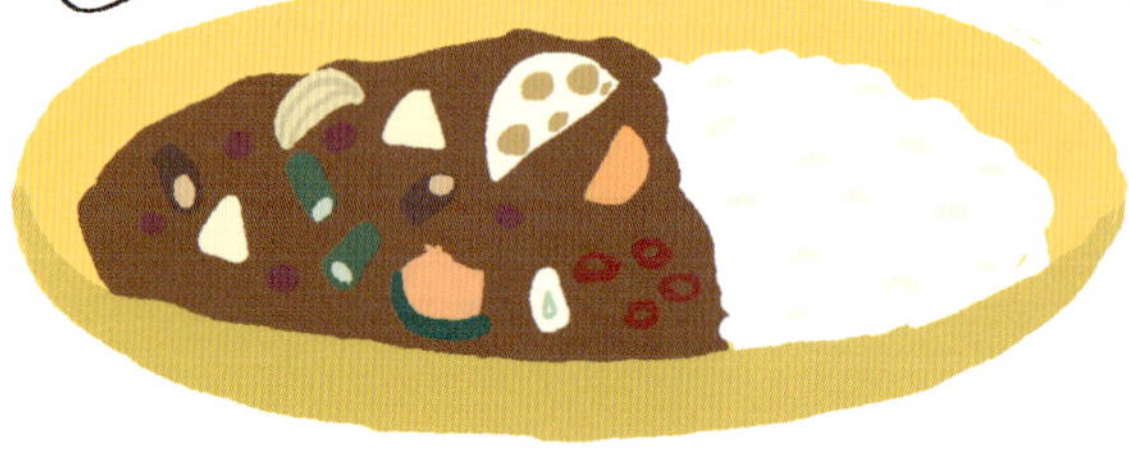

妊活に疲れた時に

ストレスをやわらげる

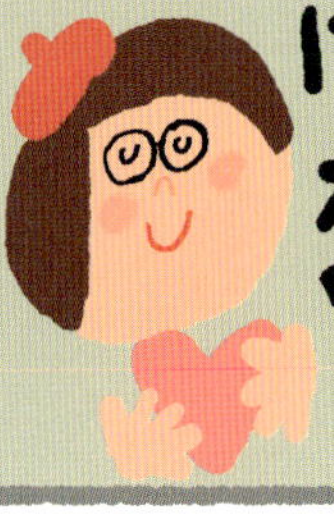

不妊は長く暗い道のりが続きますよね。自分が一番苦しいのに、追い討ちをかけるように、周囲の心ない言葉はかなり堪えます。傷口にグリグリと塩を塗られてしまったそんな時。野菜にはストレスが解消する効果もあるんです！

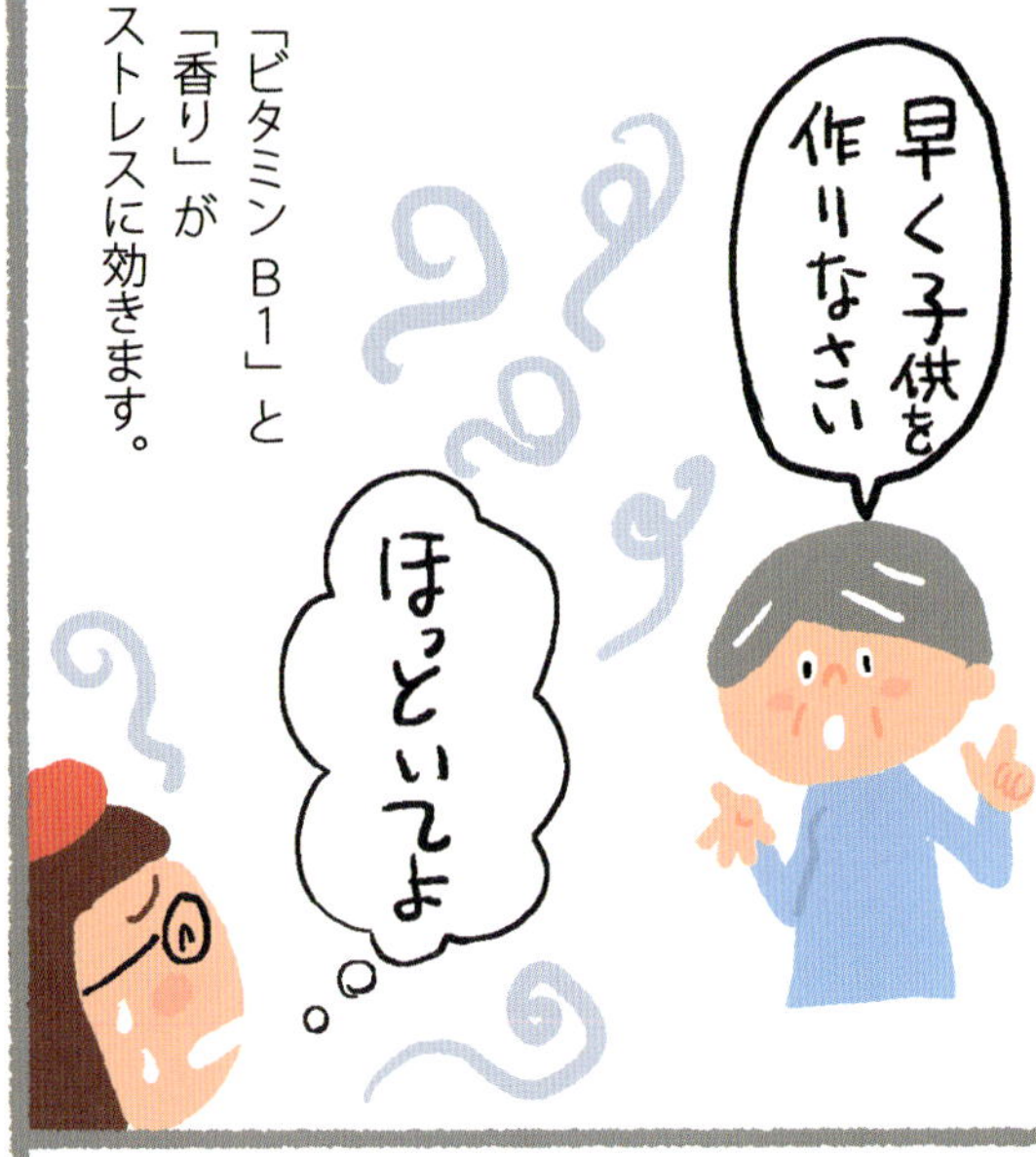

「ビタミンB1」と「香り」がストレスに効きます。

「ビタミンB1」なら

「香り」なら

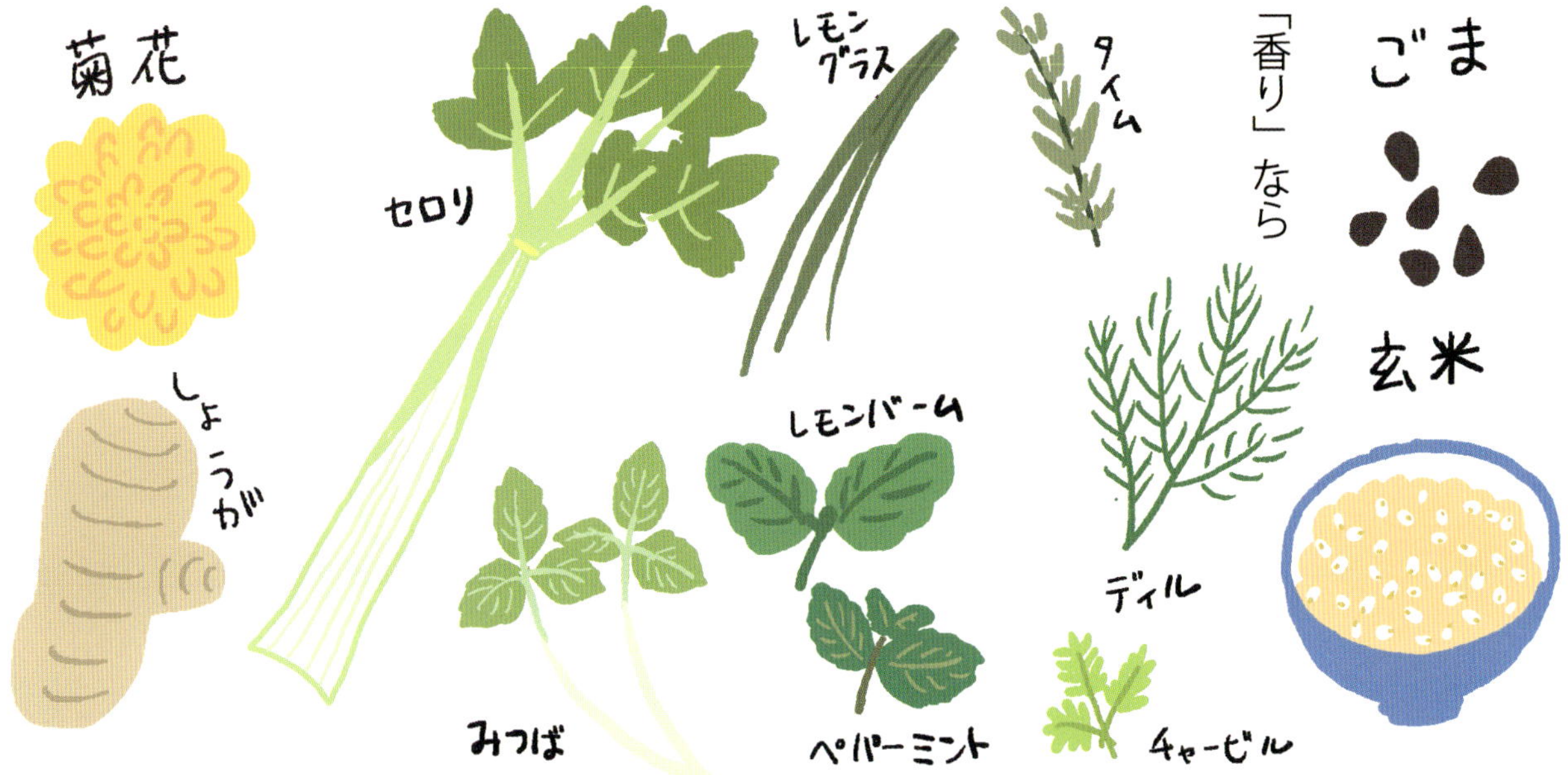

ちょい足しアイデア

いろんなお料理に使えますがおにぎりにちょい足しをご紹介。

「レモンバームにぎり」
刻んだレモンバーム＋ごま＋刻んだチーズ＋レモン汁＋ナンプラー

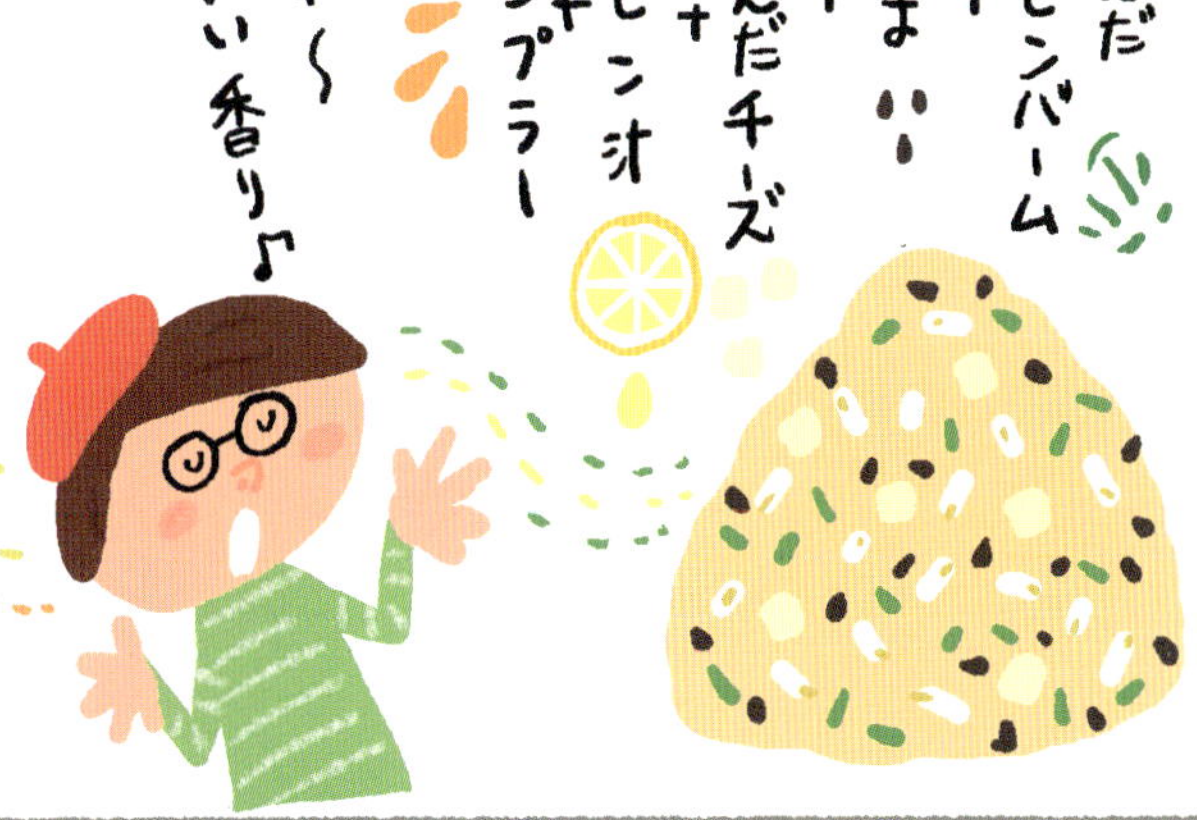

「しょうがにぎり」
刻んだしょうが＋ごま＋ごま油＋塩こんぶ

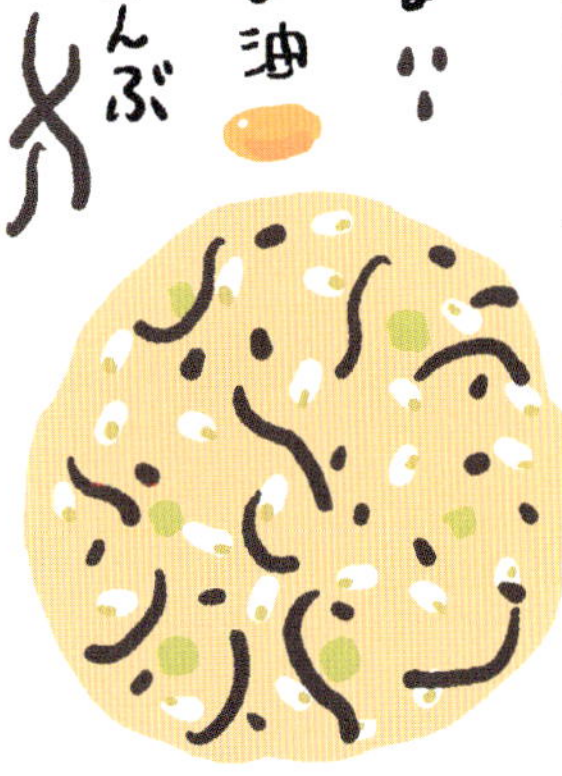

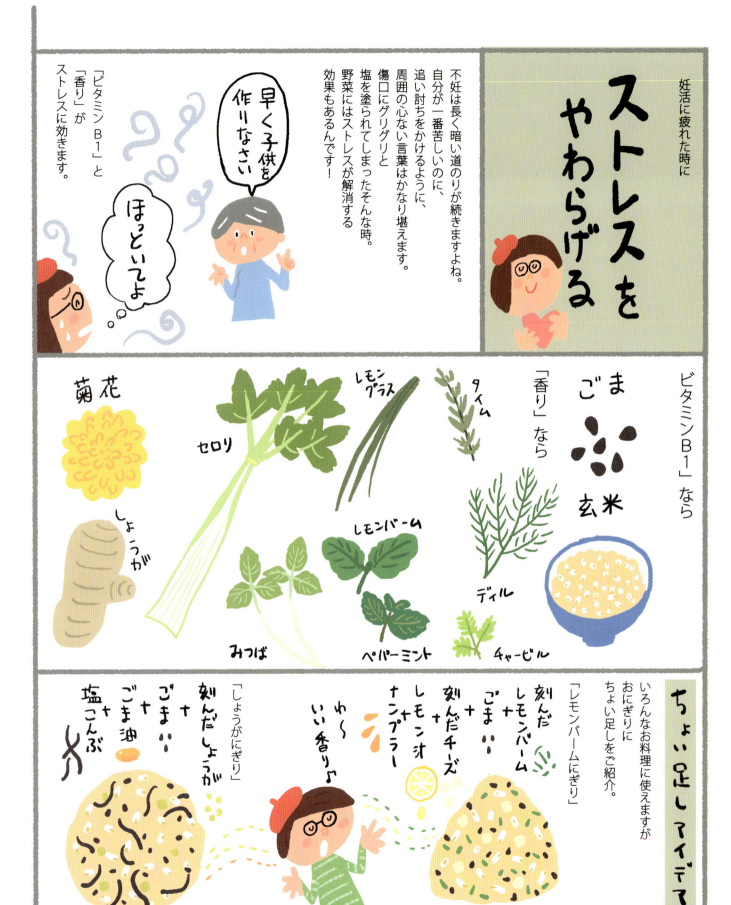

野菜の色イロイロ

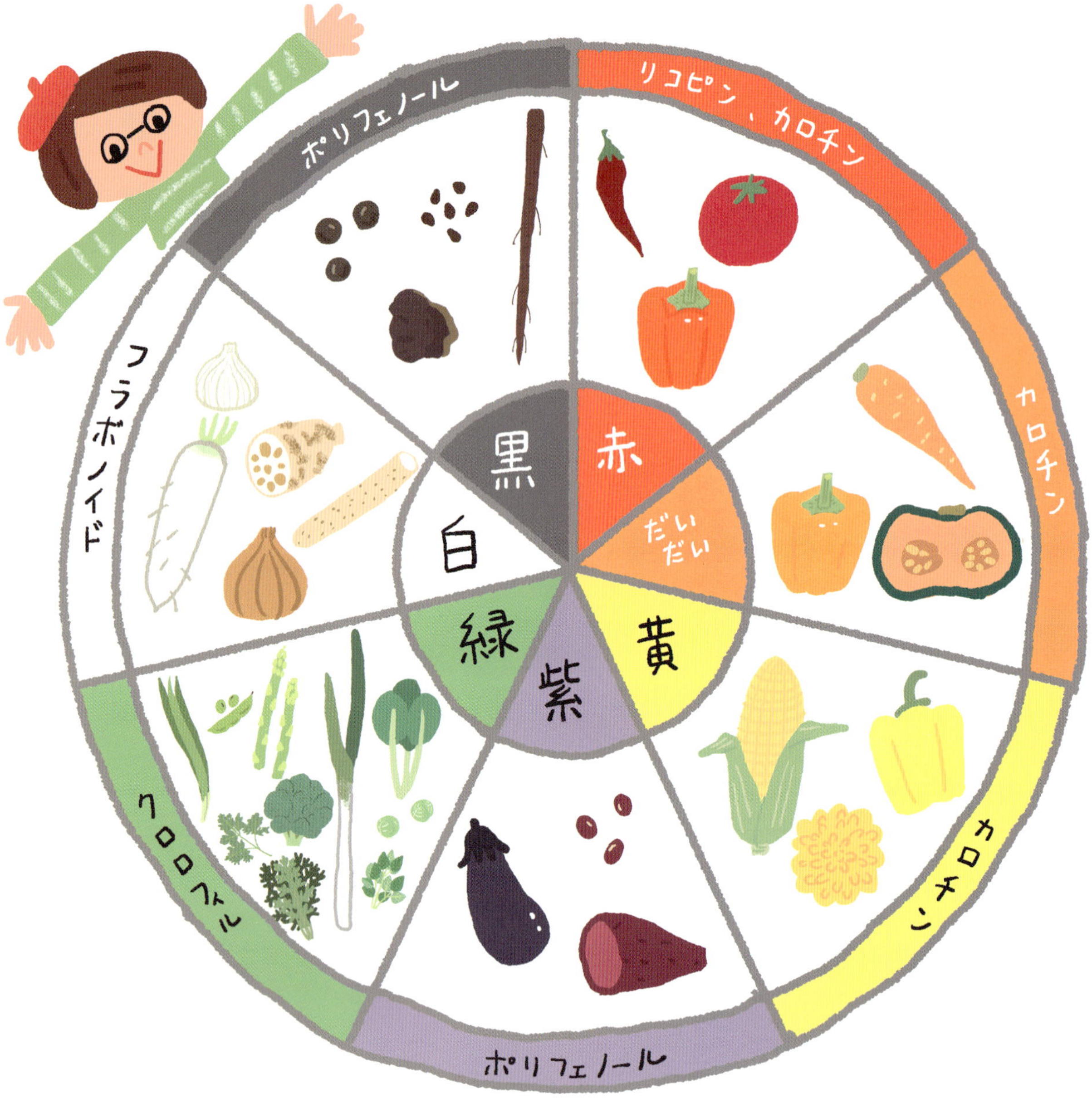

最後に

野菜の効能をあれこれお伝えしましたが、
「そんなの覚えられなーい!」
というアナタ。
上の表を参考にしてください。
覚えなくても
カラフルな食事になれば
間違いなく栄養満点。

野菜は下処理に手間がかかりますが、
皮をむかない、あまり火を通さない、で
手抜きができます。
一度軽く茹でて
冷凍庫にストックしておくと便利。

それから疲れた時は休む、家事の手を抜く、
頑張り過ぎないことです。
新しい家族を迎える時に
息抜き・手抜きがとっても
大切なスキルだからです。

そして一番体に良い食事は
パートナーと楽しく食べること。
レトルト食品だって
「こんな日もいいね、結構おいしいね。」と
笑いながら食べれば
心も体も温まります。

みなさんに素晴らしい誕生が訪れますように。

8
章

不妊治療にまつわる お金とマネープラン

i-wish…ママになりたい
Special Edition

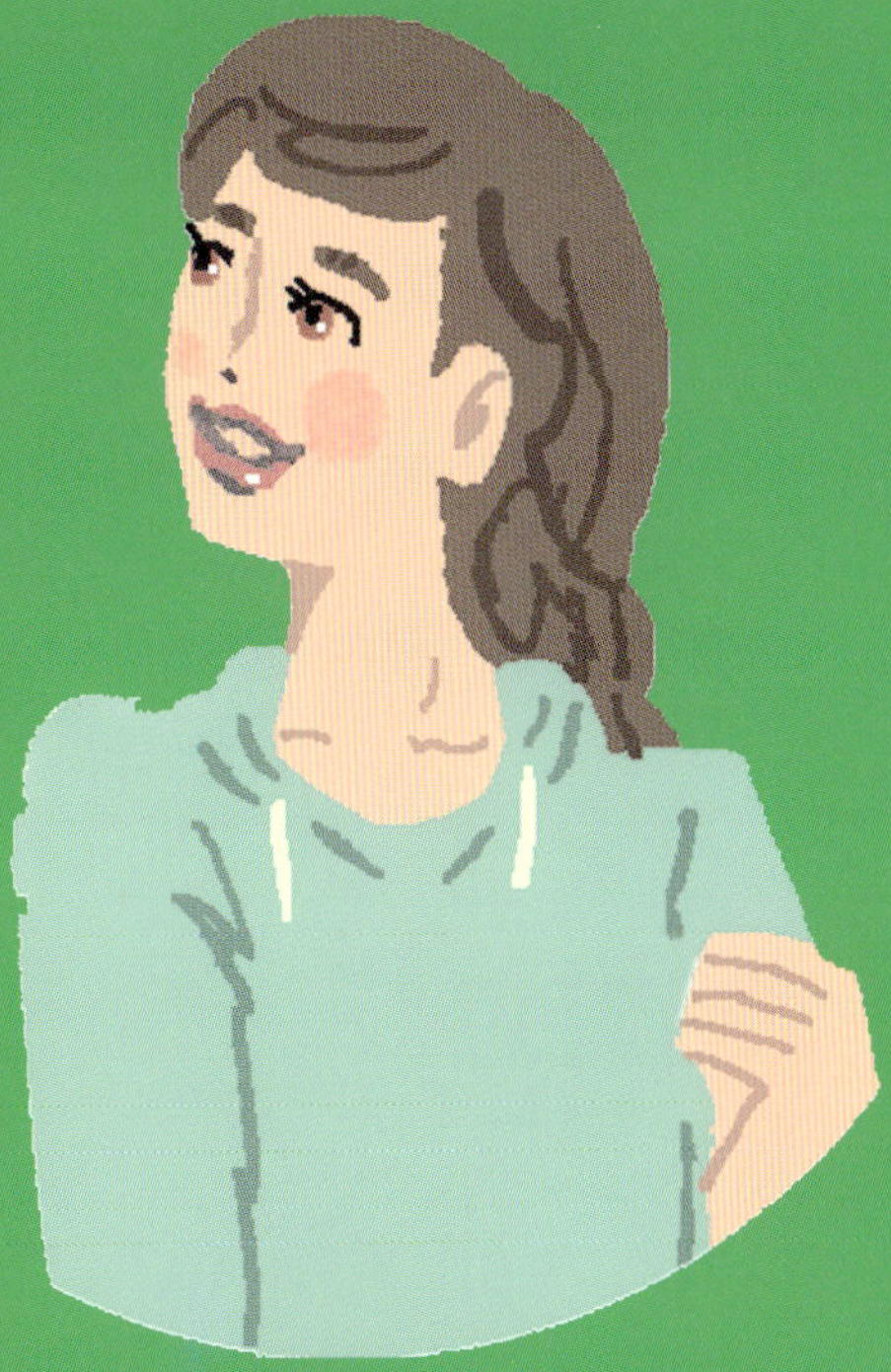

chapter 8-①

不妊治療にかかる費用

不妊治療はなぜ高い？

病院にかかる時、保険が適応される診療と保険が適応されない自由診療があることは、みなさん、ご存知ですね。

保険診療であれば、個人が負担する支払い額は3割で済みます。不妊治療でも初診や初診時の検査、タイミング療法などには、基本的に保険が適用されます。

ところが、人工授精、体外受精などは自由診療となり、1回の治療周期が終了するまでの投薬や検査、採卵手術、培養、凍結保存にかかる全ての費用が患者負担となるために高額な医療費がかかります。

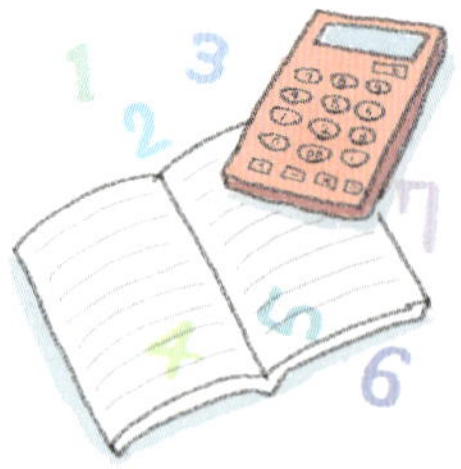

初診時に行う検査と費用

初診時に行う検査項目は、医療機関によって異なります。初診の予約をするタイミングで、どの程度の費用になるか確認しておくとよいでしょう。

高度生殖補助医療の費用

体外受精、顕微授精では、個々の状態によって使用する薬剤、量が異なり、治療費にも違いがあります。また、治療施設の規模や設備などによって治療費に差が出たり、高い価格設定になったりします。

施設によっては、複数回に及ぶ体外受精、顕微授精などの治療費に、減額制度や成功報酬制度を設けていたりするところもあります。

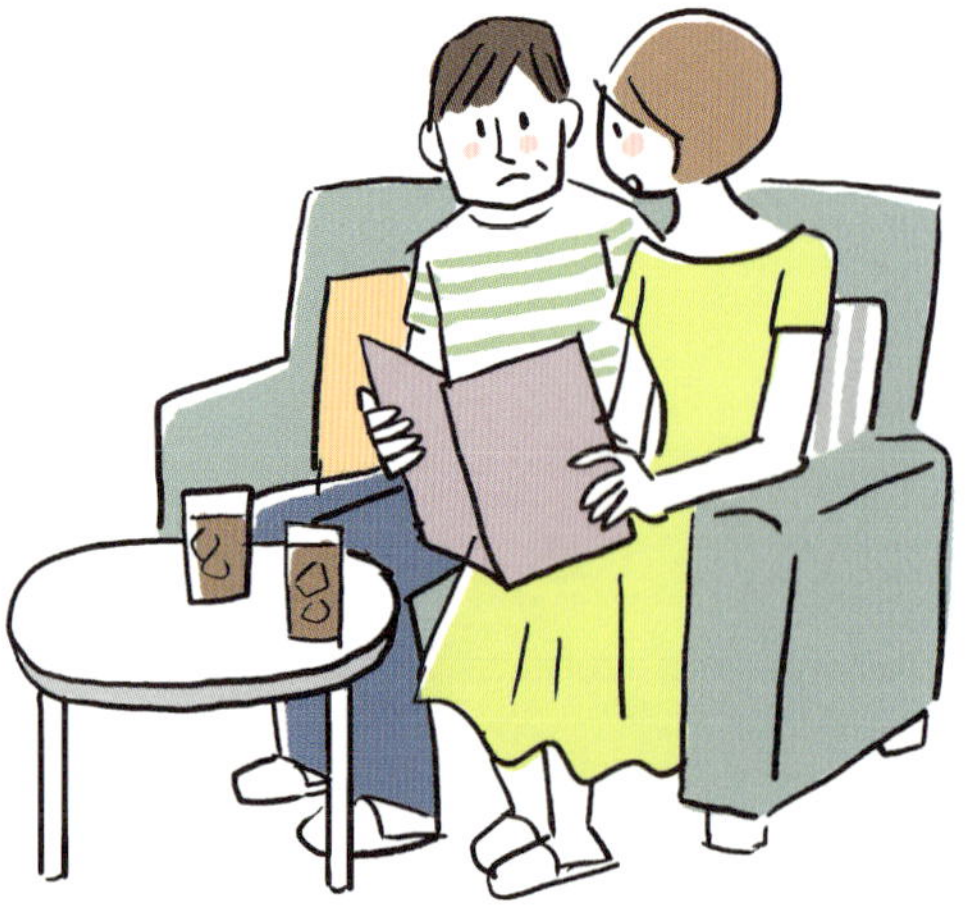

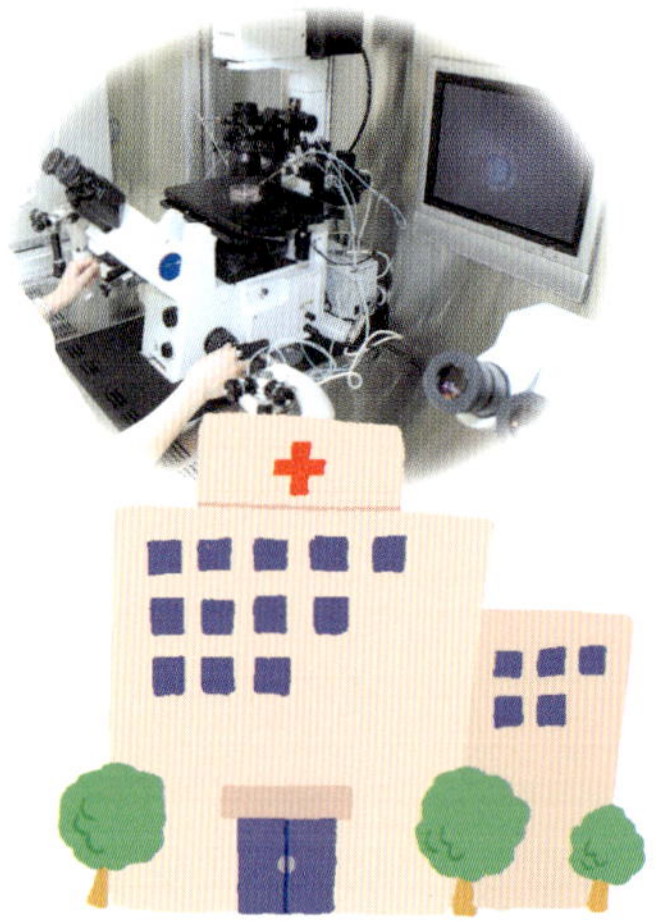

不妊治療にかかる費用の目安

初診料

クリニック　¥846（3割負担）
大学病院　¥846（3割負担）プラス　¥5,000（特定療養費／自費）

初診にかかる医療費

女性

初診	¥　6,000〜30,000 以上（行う検査によって違います）
卵胞期に行う検査	¥10,000〜
排卵期に行う検査	¥　6,000〜
黄体期に行う検査	¥　3,000〜
月経周期に関係なく行える検査	¥30,000〜

男性

初診	¥　6,000〜（精液検査や感染症検査など）

治療別医療費

タイミング療法	¥　6,000〜
人工授精	¥ 10,000〜
体外受精	
★通常媒精	¥200,000〜(初期胚培養まで)
★顕微授精	¥300,000〜(初期胚培養まで) ※採卵個数などによって変動
＊胚盤胞培養	¥ 30,000〜(上記★に追加)
＊胚凍結	¥ 50,000〜(上記★に追加) ※凍結胚数などによって変動
凍結保存の更新	¥ 10,000〜
凍結融解胚移植	¥100,000〜
精巣内精子回収術	
TESE	¥150,000〜
MD-TESE	¥300,000〜

※このほかに、治療周期中のホルモン検査や胚移植後の黄体管理、アシステッドハッチング、融解胚再凍結などに別途料金がかかるようです。

コラム

不妊治療と医療費控除

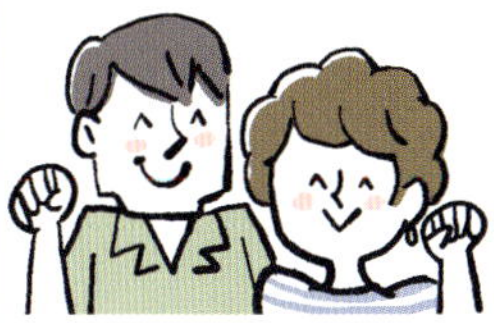

不妊治療でかかった費用は、確定申告の医療費控除に含めることができます。医療費控除で治療費を少しでも取り戻せるよう、ここで確定申告について知っておきましょう。

＊医療費控除

確定申告には、その年の１月１日〜12月31日までにかかった医療費が、世帯で10万円を超えた場合に、一部の金額が戻ってくる医療費控除があります。控除の上限額は、年間２００万円です。

還付金額は、算出した医療費控除の額に申告する人の所得税率を掛けると大体の目安がわかります。共働き夫婦の場合は、どちらが申告をするのが効果的なのかも計算しておきましょう。

また、過去に支払った医療費に関しても、５年前までの分については、遡って申告をすることができます。

自治体の支援を活用する

特定治療支援事業

体外受精は、高額な医療費がかかりますが、行政の支援制度を利用することで、費用の一部を取り戻すことができます。この支援制度は「不妊に悩む方への特定治療支援事業」といい、都道府県、政令指定都市、中核市が事業実施主体となり行っています。

支援対象者は、

（1）特定不妊治療以外の治療法では、妊娠の見込みがないか極めて少ないと医師に診断された法律上の婚姻関係にある夫婦。

（2）受診初日における妻の年齢が43歳未満である夫婦であることの2つが条件です。

支援は、日本産科婦人科学会に登録のある施設での治療となりますので、一度確認しておきましょう。

※特定治療とは、不妊治療の中でも、体外受精と顕微授精に特定していることを意味します。

不妊に悩む方への特定治療支援事業

対象となる治療

体外受精および顕微授精（以下、「特定不妊治療」とする）

給付の内容

○ 特定不妊治療に要した費用に対して、初回の治療に限り30万円、以降の１回の治療につき15万円（排卵を伴わない凍結胚移植等については7.5万円）まで助成する。

○ 通算助成回数は、初めて助成を受けた際の治療期間の初日における妻の年齢が40歳未満であるときは6回（40歳以上43歳未満であるときは通算3回）まで。

○ 特定不妊治療のうち精子を精巣又は精巣上体から採取するまでの手術を行った場合は、1回の治療につき15万円まで助成。
（排卵を伴わない凍結胚移植等は除く）

所得制限

730万円（夫婦合算の所得ベース）

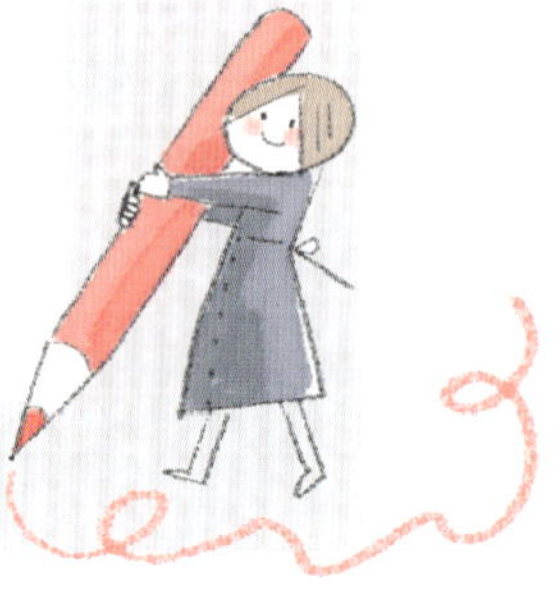

あなたの町の支援事業

都道府県などが主体となって実施する「特定治療支援事業」だけでなく、市区町村が独自に不妊治療の支援事業を行っているところもあります。

独自の支援事業を設けている市区町村に住民票がある支援対象者であれば「特定治療支援事業」だけでなく、自治体独自の支援も受けることができます。支援事業の有無や拡充内容は自治体によって異なるので、住民票のある自治体の広報誌や、ホームページなどで確認しましょう。

また、申請方法や提出期日は、市区町村によって異なりますので注意が必要です。

支援事業の申請後、審査期間を経てから入金されるので、治療費の支払いから支援金の入金までに期間があくことを覚えておきましょう。

支援事業 Q&A

Q 「特定治療支援事業」の助成制度の対象とならない場合、市区町村独自の助成は受けられませんか？

A 「特定一」の支援事業の対象であることを必須条件としている市区町村もありますが、市区町村の助成のみの申請を受け付けている自治体もあります。

Q 年収が730万円を超えています。助成対象からは外れますか？

A 会社員の場合、年収から給与所得控除を引いた後の金額が「所得額」です。年収が制限を超えていたとしても、所得は制限内に収まる可能性もあります。源泉徴収票などで確認してみましょう。

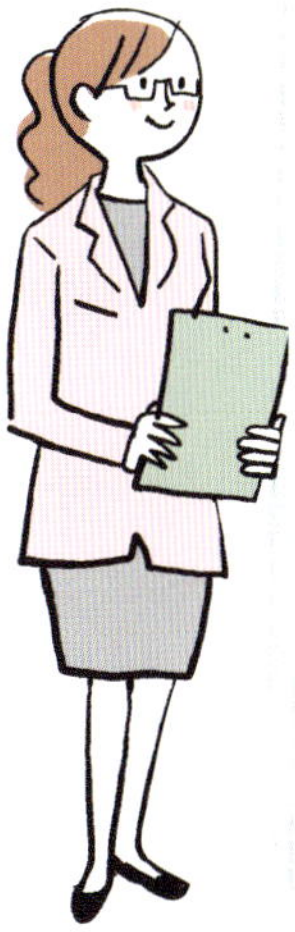

Q 治療の途中で妻の年齢が43歳になった場合、助成は受けられませんか？

A 治療を開始した時点での妻の年齢が43歳未満であれば、治療途中で43歳を過ぎても助成を受けることができます。

Q 自治体独自の支援事業には、どのようなものがあるのですか？

A
○ 助成限度額、助成回数の引き上げ
○ 支援対象の治療法を追加
○ 730万円の所得制限がない
などの支援拡充を行っている自治体があります。

全国の支援事業問い合わせ窓口をチェックしよう！

不妊に悩む方への特定治療費支援事業は、全国それぞれの自治体で行われています。この本では、277ページから紹介がありますので、参考にして下さい。また、掲載は、支援事業で同時に設置された不妊相談センターの窓口案内もありますので、合わせてご覧ください。

問い合わせ窓口

問い合わせ窓口の掲載は

277ページ～

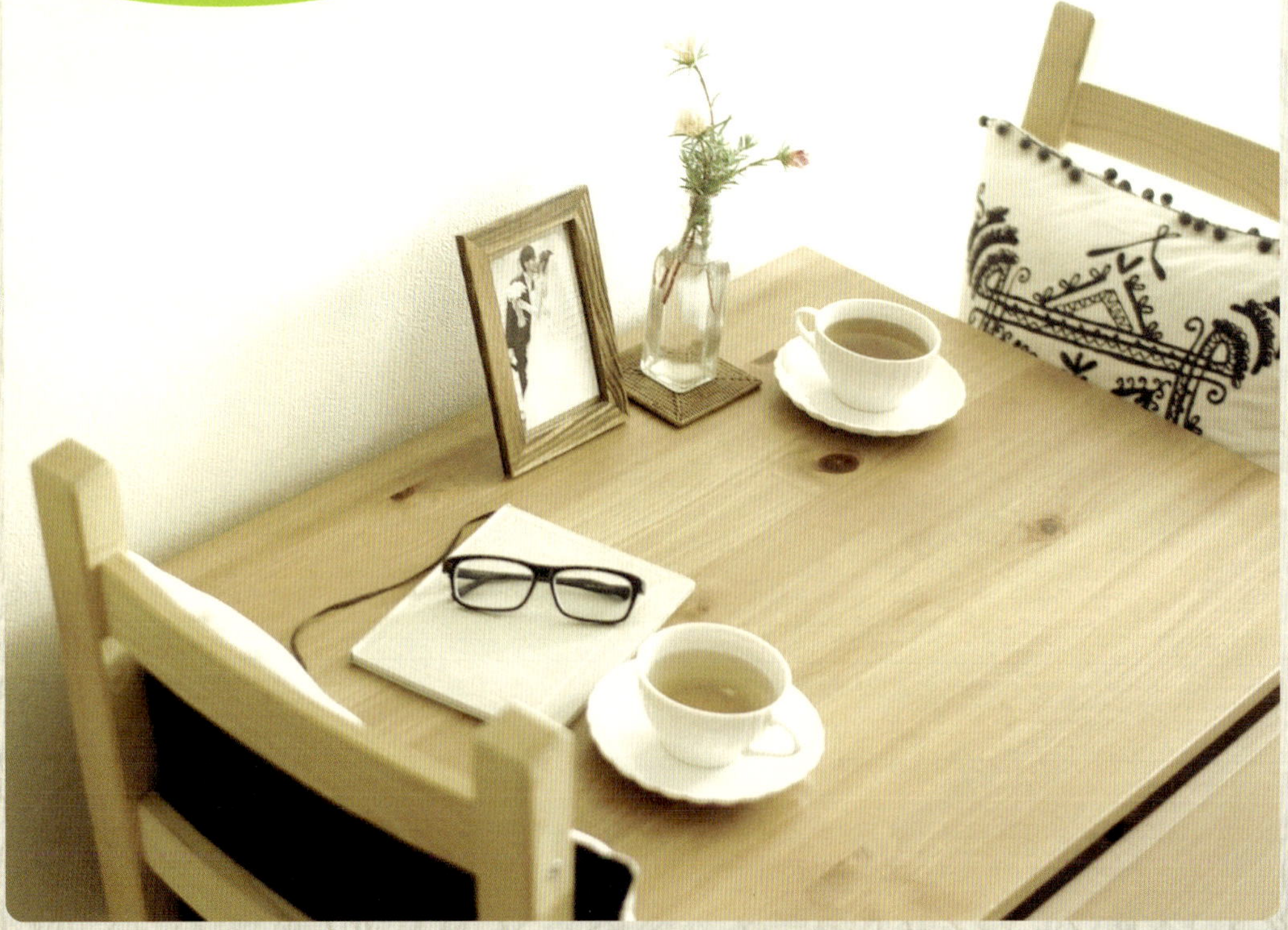

9
章

赤ちゃんを流産してしまう不育症のこと

i-wish...ママになりたい
Special Edition

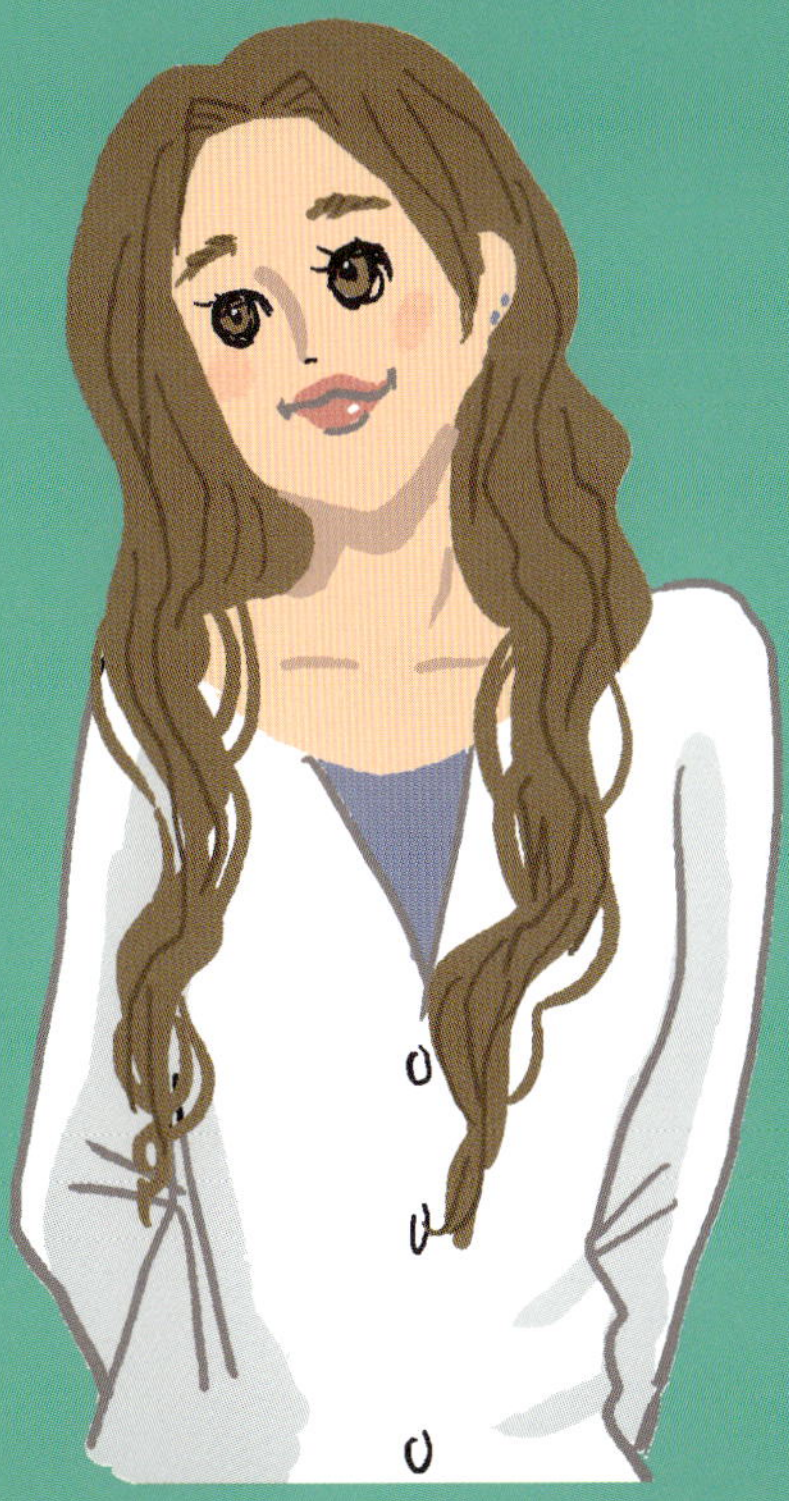

chapter
9-① 不育症と流産

不育症って何？

妊娠はするけれど、流産を繰り返したり死産になってしまったりすることを、不育症といいます。また、2回流産を繰り返すことを反復流産、3回以上の流産を繰り返すことを習慣流産といい、これに加えて死産、早期新生児死亡（生後1週間以内に赤ちゃんが亡くなってしまうこと）がある場合を、不育症と定義しています。

これは一人目の赤ちゃんか、二人目の赤ちゃんかではなく、流産を繰り返すことから考えるものです。

流産と生化学的妊娠

流産とは、妊娠したにもかかわらず、妊娠の早い時期に何らかの理由で妊娠が終結してしまうことをいいます。

日本産科婦人科学会では、妊娠22週（赤ちゃんがお母さんのお腹の外では生きていけない週数）より前に妊娠が終わることをすべて「流産」と定義しています。

全妊娠の15％前後が流産に至るという統計から、多くの女性が経験する妊娠トラブルだといえます。

生化学的妊娠とは、妊娠反応が陽性となった後、子宮内に胎嚢(赤ちゃんの袋)が確認される前に月経となり妊娠が終わってしまうことをいいます。現在のところ、流産には含めないことになっています。以前は化学流産とも呼ばれていましたが、流産と区別するため生化学的妊娠と呼ばれるようになりました。

流産の主な原因は？

妊娠12週未満に起こる早期流産のほとんどは胎児の染色体異常によるもので、偶発的に起こります。

染色体異常は、卵子、精子及び受精卵で起こります。男性の体内で日々新しくつくられる精子とは違い、卵子は女性の出生時からすでに卵巣に蓄えられているため、年を重ね、〝いわゆる〟老化現象が起こります。

卵子は、年齢に関係なくもともと染色体異常が起こりやすい細胞で、その確率は約25％、4個に1個は染色体異常が起こるとされています。

また、受精の過程や胚の成長過程でも、染色体異常は起こります。そのため、妊娠の成立前（あるいは着床前）に染色体異常によって発育をやめてしまう胚も少なくありません。

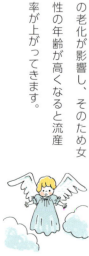

胎児の染色体異常には、卵子の老化が影響し、そのため女性の年齢が高くなると流産率が上がってきます。

受精から着床以前までに起こる染色体異常率

Moore KL、1988、改変　不育症学級より　表1

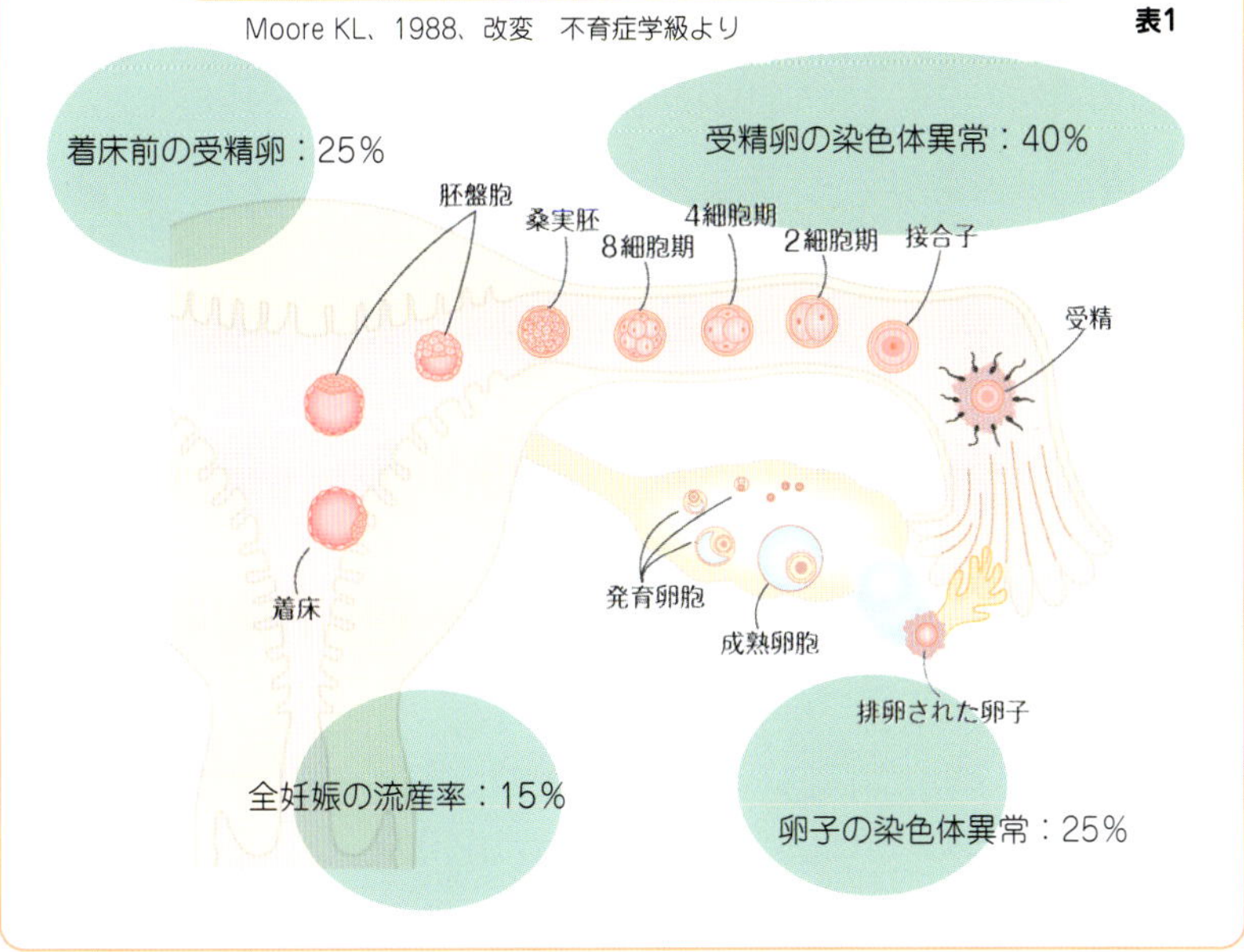

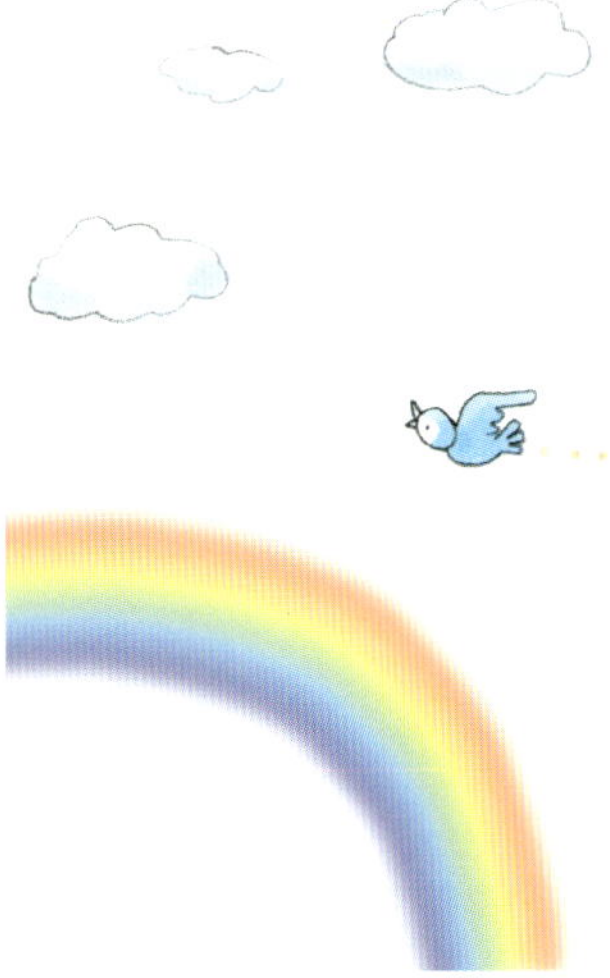

100個の卵子があったら？

受精卵から着床するまでに起こる染色体異常の様子を、100個の受精できる卵子を例に見てみましょう。

卵子の染色体異常率は25％ですから、100個のうち25個に染色体異常が起こり、残りの75個は正常卵子と考えられます。次に、受精卵の染色体異常率が40％とされていますから、75個のうち、30個に染色体異常が起こる可能性があり、残りの45個は染色体異常のおきていない受精卵と考えられます。この染色体異常がないと考えられる45個の受精卵も着床に向かい分割を繰り返しているうちに25％が染色体異常を発生すると考えられますので、11個の受精卵に染色体異常が起きることになります。

つまり、排卵された100個の卵子のうち34個には、着床するまでに染色体異常が起こらないだろうと推測できます。

計算上ではこのようにイメージできるのですが、実際には、この34個が染色体異常を持っていないと断言することはできませんし、染色体異常があるだろうとした66個のすべての受精卵の成長が止まり妊娠に至らないとは限りません。

なぜなら、妊娠してからも約15％に流産は起こり、そのうち80％が染色体異常によるものとされていて、実際に生まれてくる子にも0.6％の割合で染色体異常が起きているからです。この場合の染色体異常が、排卵から着床完了までのどの時点で起こって、出生に至ったものかはわかりません。

これらのことから、染色体異常は、卵子や受精卵に多く起こり、排卵から着床が完了するまでのどこの間にでも起こる可能性があることがわかります。

100個の卵子があったなら

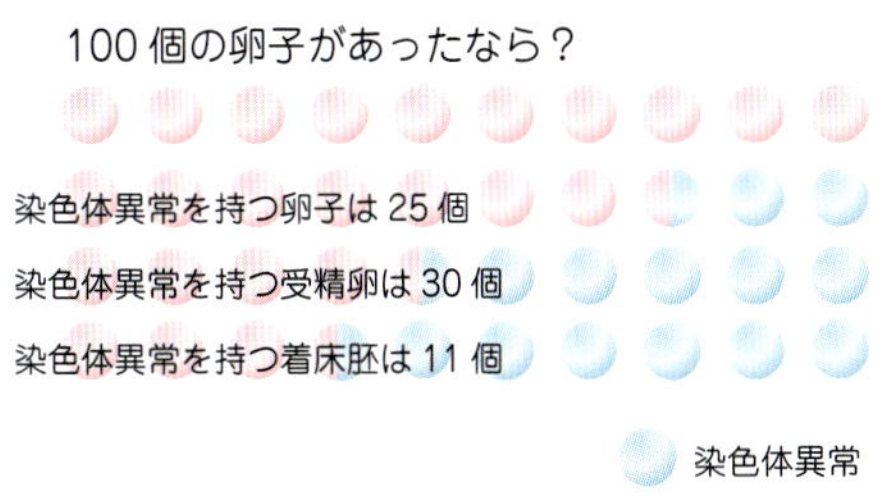

染色体異常が起こる可能性を見るものです。受精卵の染色体異常＝受精卵の発育停止、流産とは限りません。しかしながら多くは妊娠に至らず、妊娠したとしても流産となると考えられます。

chapter 9-②

不育症とは、どういうこと？

流産を繰り返したら、不育症なの？

定義としては、2回以上の流産、死産、あるいは、早期新生児死亡（生後1週間以内の赤ちゃんの死亡）がある場合を不育症とし、流産を繰り返す方も不育症に含まれます。

ただ、流産を繰り返し経験した方も、その後の妊娠で80％以上の方が出産されています。不育症の方の中にも、偶発的な胎児染色体異常による流産を繰り返した方たちも、多くいることが推測されます。偶発的流産は、次の妊娠には影響を及ぼしません。そのような方たちは、特別な治療を行わなくても次の妊娠で十分に出産が期待できますので、安心して妊娠できる環境が何より大切となります。しかし、60％程度の夫婦に何らかのリスク因子が見つかるとの見解もありますので、2回以上の流産を経験された場合は不育症検査を受けてみましょう。

流産を起こした週数によっては不育症かも

1回の流産であっても、不育症を疑うことがあります。それは、胎児の心拍確認以降、特に胎盤ができてくる妊娠10週以降で、胎児に染色体異常のない流産や死産、また重症の妊娠高血圧症候群により胎児の発育が遅かった妊娠を経験した場合です。

この場合、胎児の染色体異常ではなく、他のリスク因子があることが考えられ、不育症検査を検討したほうが良いといえるでしょう。

不育症は、基本的に胎児に染色体異常がない流産を起こしたケース、流産の要因となる何らかのリスク因子が見つかったケースとなります。

私は不育症なの？と悩んだら

流産や死産を経験した人の中には、自分は

リスク因子のある流産と偶発的流産・リスク因子不明の割合

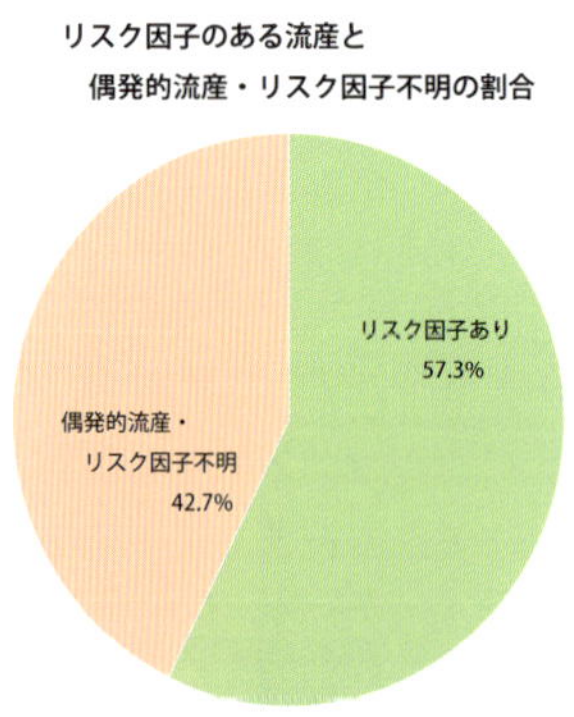

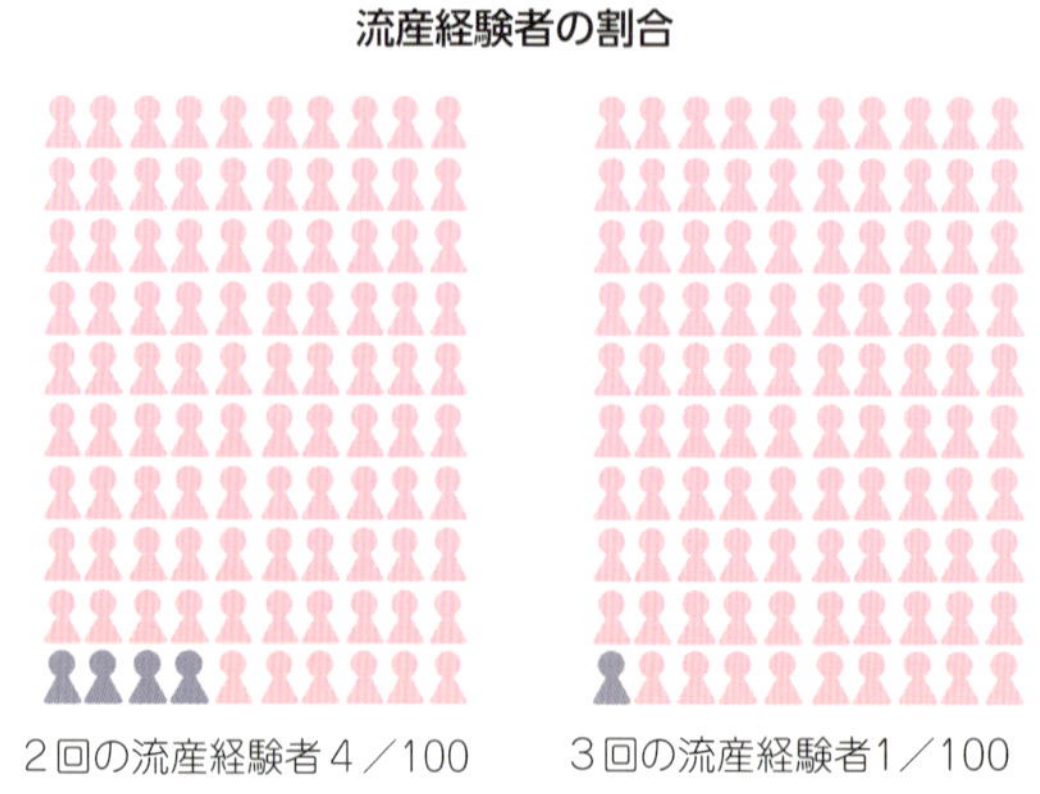

※リスク因子についてはｐ166参照

このまま子どもを授かれないのではないかと悩んだり、辛い経験をするくらいなら諦めようと考えたりする方もいるかもしれません。

しかし、不育症に悩む人の約85％は、その後無事に出産することができているという調査報告があります。

不妊症と不育症

不妊症も不育症も、結果的に子どもを抱けていない、また子どもを授かりにくいという点では同じですが、大きな違いがあります。

不妊症は、妊娠しづらい状態をいうのに対し、不育症は、妊娠はするけれど、妊娠継続が困難な状態をいいます。

つまり、不妊症は、妊娠するまでに問題や障害があり、不育症は妊娠成立後に問題や障害があるものです。中には不妊症に悩み、また不育症にも悩むという方もいることでしょう。

不育症メモ ①

＊２回以上の流産と、死産または早期新生児死亡を経験したことがある場合を　不育症　と定義する。

＊流産は、全妊娠の約10～20％に起こり、女性の年齢とともに流産率が上がる。

＊２回の流産経験者は約４％。３回以上の流産経験者は約１％。また流産を１回経験した人は約40％いた（厚生労働省不育症研究班調査から）

＊妊娠反応が陽性と出て、その後に月経がくる生化学的妊娠（化学流産）は、30～40％に起こる（Estimates of human fertility and pregnancy loss./Fertil Steril.1996 Mar;65(3):503-9.）

＊生化学的妊娠（化学流産）は、流産回数にカウントしない

＊不育症検査を行っても、リスク因子がわからないことが40％ほどあるが、そのほとんどが胎児の染色体異常を偶然繰り返したケースの可能性が高い

＊不育症に悩む約85％が出産することができている

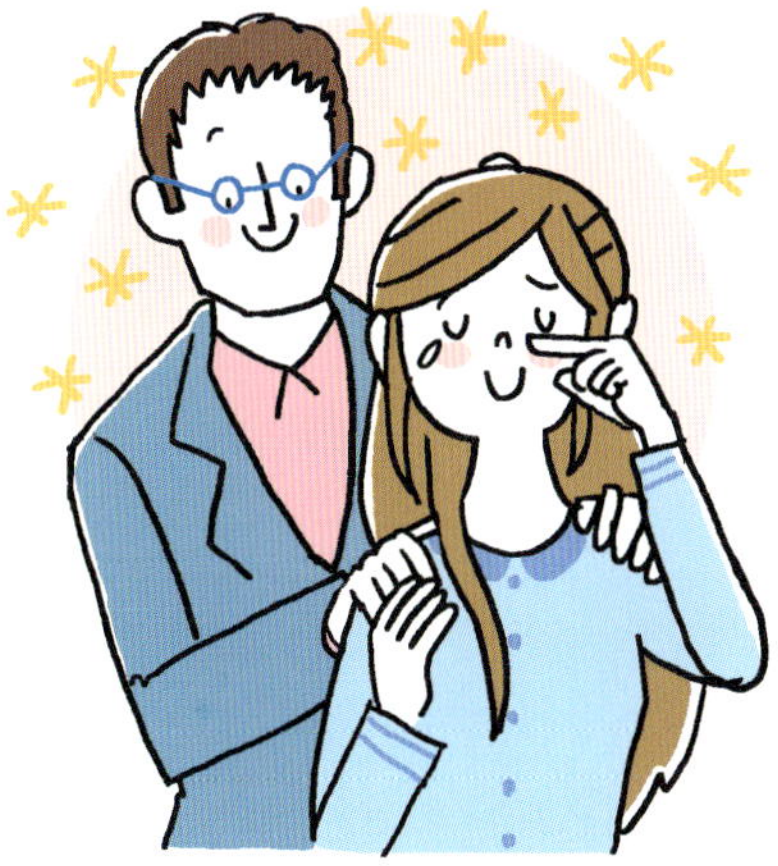

chapter

9-③ 不育症の検査

不育症のリスク因子とは

2回、3回と流産を繰り返す不育症と考えられるケースの中でも、偶発的流産・リスク因子不明が42・7%を占めています。偶発的流産とは、偶然起こった流産のことで、胎児の染色体異常による流産などが含まれ、多くのケースで母体に異常が見つかりません。

一方、不育症の57・3%に、何らかのリスク因子が見つかります。リスク因子というのは、不育症となる要素、要因があるという見方です。不育症の場合、流産を100%引き起こすような原因はなく、そのきっかけになる要素や病気を持っているという見方をします。そのため、不育症の原因ではなく、不育症の「リスク因子」といいます。

例えば、不育リスク因子となる自己抗体が見つかっても、必ずしもそれが原因で流産を引き起こすとは限りません。なかには、自己抗体を持ちながらも流産を起こさず、無事に出産にたどり着くケースもあります。

どんな検査があるの？

以前は、不育症自体があまり注目されておらず、流産をすることは仕方のないことと諦めていた時代もありました。そのため、かつては不育症の検査内容や治療方法も医療機関によって違いがありましたが、不育症研究班の提言により、現在では基本的には全国どこの婦人科でも同様の不育症検査を受けることができるようになりました。

リスク因子を知るための検査について、十分にエビデンスのある検査を「一次スクリーニング検査」とし、不育症との関連があると思われるものを「選択的検査」として、不育症研究班がまとめています。

○一次スクリーニング検査

一次スクリーニング検査には、子宮形態検査、甲状腺ホルモンや糖尿病の検査を行う内分泌検査、夫婦の染色体検査、血栓や流産のリスクとなる抗リン脂質抗体の有無を調べる検査があります。

○選択的検査

選択的検査では、抗PE抗体、第XII因子、プロテインS、プロテインCなどの血栓の要因となるものを調べます。

治療施設によっては、NK（ナチュラルキラー）細胞活性の値を検査しているところや、ストレス度テストを行っているところもあるようです。より専門的な診療を受けたいのであれば、不育症の専門外来を設けている施設、または不育症専門クリニックなどを受診するのが良いでしょう。

1
2
3
4
5
6
7
8
9
赤ちゃんを流産してしまう不育症のこと

不育症の検査

（不育症研究班）

一次スクリーニング検査

1 子宮形態検査	子宮卵管造影検査(HSG)、または超音波検査
2 内分泌検査	(甲状腺ホルモンや糖尿病など) 甲状腺機能 fT4、TSH　糖尿病検査 血糖値
3 夫婦染色体検査	夫婦の血液検査
4 抗リン脂質抗体検査	(血栓や流産のリスクとなる抗リン脂質抗体の有無) 抗 CLβ2GPI 複合体抗体 、抗 CLIgG 抗体、抗 CLIgM 抗体 ループスアンチコアグラント

選択的検査

5 抗リン脂質抗体検査	(一次スクリーニング検査以外の抗リン脂質抗体の有無)　抗 PEIgG 抗体　抗 PEIgM 抗体
6 血栓性素因スクリーニング	(凝固因子検査) 第 XII 因子活性、プロテイン S 活性もしくは抗原 プロテイン C 活性もしくは抗原、APTT

不育症検査や治療にかかる費用は？支援はあるの？

不育症の検査や治療の内容は、人によって異なるため、一概にどのくらいの費用がかかるとはいえません。検査内容や治療内容によっては、保険適用外のものも多くあります。

また、不妊症に比べてあまり注目されていなかった不育症ですが、近年、不育症に対しても支援事業を設ける自治体が増えてきました。県が主体となって支援事業を行っているところもあれば、市区町村が主体となって行っているところもあります。

自治体ごとに支援対象者やその要件を定めているので、自分の住んでいる自治体に支援事業があるかどうか、また、自分が支援対象に該当するかどうか、調べておくとよいでしょう。

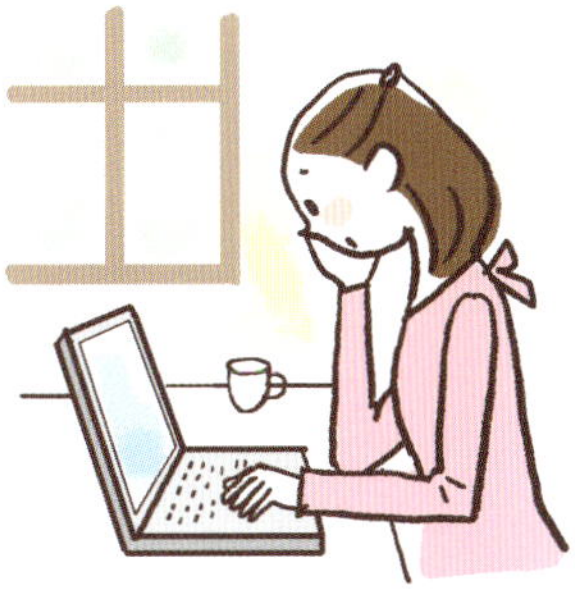

不育症のリスク因子と治療方法

不育症のリスク因子とは

不育症のリスク因子は、

① 内分泌異常によるもの
② 血液凝固異常・抗リン脂質抗体によるもの
③ 子宮形態異常によるもの
④ 夫婦のどちらかに染色体の構造異常があるもの
⑤ 偶発的流産・リスク因子不明（多くは胎児の染色体異常）

の5つに大別することができます。

① 内分泌異常

内分泌異常には、甲状腺異常や糖尿病があります。

甲状腺ホルモンが出過ぎるのが甲状腺機能亢進症で、少ないのが甲状腺機能低下症といい、どちらの状態も流産のリスク因子となる内分泌異常です。

治療方法

まずは、内科での甲状腺疾患の治療が先決です。ただし、内科の治療で甲状腺機能が安定してきたといっても、流産が起こらないというわけではありません。甲状腺疾患は、いくつもの自己抗体を併せ持つことが多くありますので、不育症のリスク因子となるようなありますので、不育症のリスク因子となるような自己抗体を持っていないか検査をする必要があります。

また、ケースとしてはあまり多くありませんが、糖尿病も不育症リスク因子としてあげられます。

糖尿病の場合、胎児が正常に発達・発育できず奇形が生じることが流産につながるのではないかと考えられています。

母体が糖尿病の場合、妊娠前に十分に血糖コントロールをすることで流産を防ぐことができるので、内科で血糖コントロールを徹底し、それから妊娠に臨むようにしましょう。

内分泌異常を認めた場合は、妊娠前から妊娠経過中、産後にわたり、内科的な管理・治療が必要となります。

② 血液凝固異常・抗リン脂質抗体

血液凝固異常とは、血小板の異常や血液を固まらせるタンパク質の異常などによって起こり、止血が難しい出血傾向と、血液が固まりやすい血栓生成傾向があります。

抗体は、有害な異物や細菌、ウイルスに対して作られ、体を防御する免疫機能の一つです。自己抗体とは自分自身の細胞や組織に対して作られる抗体です。自己抗体がつくられると、自分の体に向かって攻撃をすることがあり、自己免疫疾患の原因となります。

抗リン脂質抗体も自己抗体の1つであり不育症、早産、胎児発育不全、妊娠高血圧症候群に関係することが知られています。

この2つのリスク因子が不育症全体の約3分の1ほどを占めています。血液凝固異常には第Ⅻ因子欠乏、プロテインS欠乏、プロテインC欠乏などがあり、抗リン脂質抗体には抗カルジオリピン抗体やループスアンチコアグラント抗PE(フォスファチジルエタノールアミン)抗体などがあります。抗PE抗体の病原性については、専門家によって意見の分かれるところですので、不育症リスク因子としては厚生労働省不育症研究班の報告では分けて集計されています。

また、抗リン脂質抗体には数週間開けて再検査すると陰性化している事もあります。陽性から陰性化した場合、偶発的抗リン脂質抗体陽性例と診断され治療方針が変わる場合がありますので、必要に応じて数週間後に再検査を行うことがあります。

妊娠10週目頃に胎盤ができ、妊娠の血液は普段よりも水分量が増えることで、胎児へ酸素や栄養を送りやすくなります。

しかし、胎盤の中の血流はゆっくりとしているため、血栓ができやすい場所で、これに母体が血液凝固異常・自己抗体のリスク因子を持つことで、さらにそのトラブルを引き起こしやすくしてしまいます。胎盤に起こった血栓が要因となって、胎児への血流が滞り、十分な酸素と栄養が供給されず、子宮内で胎児が死亡し、流産となってしまうのです。また、最近の研究では抗リン脂質抗体は血栓を引き起こすだけではなく、胎嚢のまわりに炎症を引き起こし、その結果、流産を引き起こすことも知られてきました。

治療方法

血液凝固異常や自己抗体は、先にあげたように1つではないため、その状態、症状に合わせて、アスピリンやヘパリンなどを使って血液を固まらせない、血栓のできにくい状態を保つ治療を適切に受けることによって、80〜90％の人が妊娠を継続し、出産に成功しています。

ただし、一度出血してしまうと血が止まりにくくなるので、治療を受ける場合はふだん以上に、怪我や事故に遭わないよう十分注意することが大切です。

③子宮形態異常

子宮形態異常、いわゆる子宮奇形で、特に問題になるのは、中隔子宮です。中隔子宮は、

不育症のリスク因子

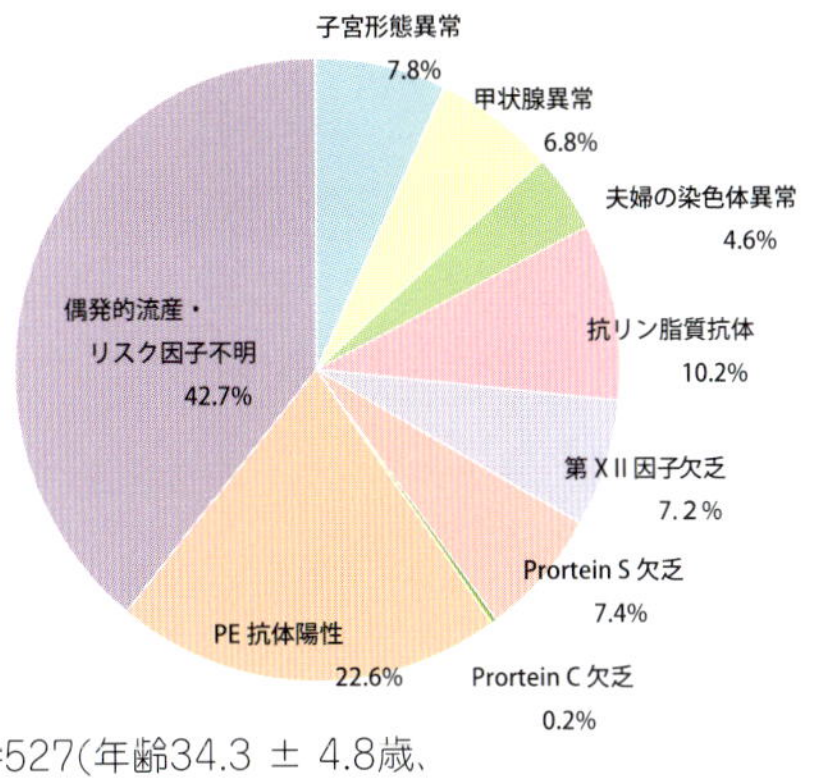

n=527(年齢34.3 ± 4.8歳、
既往流産回数2.8回 ± 1.4回、重複有43件)
厚生労働省不育症研究班

抗凝固療法治療回数別治療成績

治療法	治療成績（妊娠成功率）	染色体異常を除いた妊娠成功率
アスピリン療法	69%	79.0%
アスピリン+ ヘパリン療法	84.4%	87.8%
血液凝固異常・抗リン脂質抗体陽性の無治療群	24.0%	28.5%

厚労省報告表4 改変

子宮の外観は正常ですが、子宮内腔に仕切りのようなものがあり、内腔が左右に分かれている形態異常です。中隔子宮以外では、双角子宮でも子宮形成術が行われることが多くありましたが、不育症研究班による平成22年の子宮奇形を持つ反復流産患者の妊娠帰結調査では、双角子宮は形成術による有効性は明らかになっていないと報告しています。

治療方法

流産後の検査から中隔子宮と診断された最初の妊娠で、手術をせずに臨んだ60％、最終的には78％の人が出産できているという統計があります(不育症研究班の提言書より)。

また、手術によって、中隔である仕切りを深く削ってしまうと子宮破裂を起こす原因になることもあり、あえて手術をせず、次回の妊娠に臨むという選択肢もあるでしょう。また、最近では内視鏡によって中隔を切除するより低侵襲な方法が選択されるようになってきています。

いずれにしても結果として、中隔子宮の手術をした人の約81％、手術をしなかった人の約54％が診断後の初回で妊娠、出産しています。

④ 夫婦の染色体構造異常

夫婦のどちらかが染色体に構造異常をもつために、流産を繰り返してしまうことがあります。

不育症の夫婦の染色体を調べると、およそ5％の夫婦に染色体の変化が認められます。

多くは、均衡型転座、ロバートソン転座といわれる、染色体の位置に変化を認める転座保因者です。染色体に過不足がないので、生活や健康などには全く支障はありませんが、精子や卵子の一部に染色体の過不足を認めます。このような精子や卵子は受精しても育たないことが多く、ほとんどが流産となります。

不育症リスク因子となる中隔子宮と正常な子宮

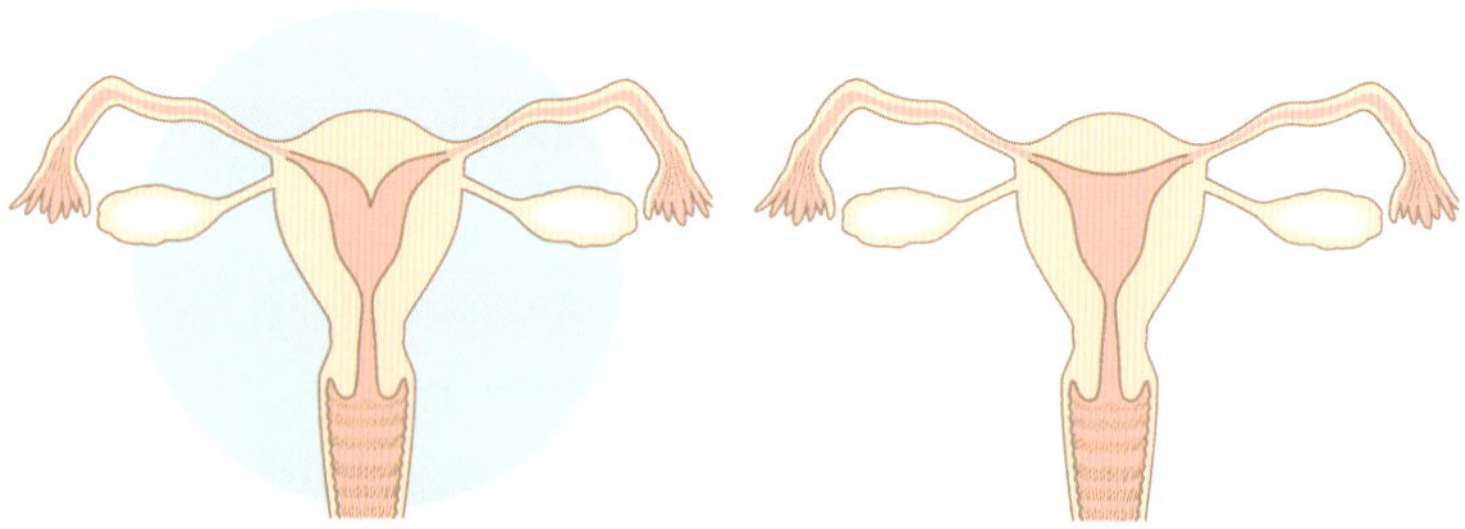

中隔子宮

子宮の外観は正常。内腔に仕切りがある。不育症リスク因子。

正常な子宮

生殖期間中の子宮の大きさは鶏卵ほど。閉経すると、だんだん縮んでいきます。

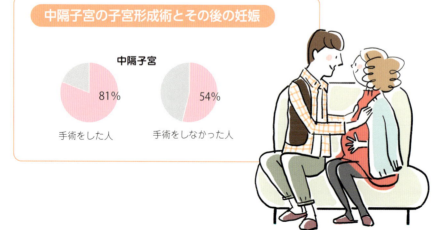

中隔子宮の子宮形成術とその後の妊娠

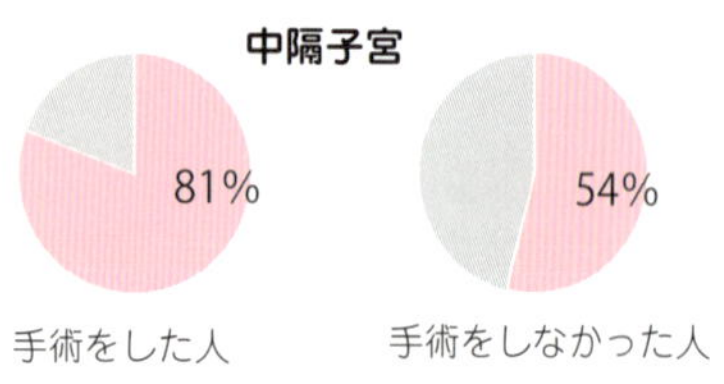

治療方法

　均衡型転座やロバートソン転座などの構造の異常そのものを変えることはできません。胎児の染色体に構造異常がない、または均衡型転座である場合には生まれてくることができるため、妊娠に繰り返しチャレンジすることになります。

　また次回の妊娠に臨むにあたっては、遺伝カウンセリングを受けることも大切です。

　そのほかには、体外受精を前提とした着床前診断があります。着床前診断は、体外受精によって得た胚の染色体を調べ、異常のない胚を移植し、妊娠を目指す方法です。何度も流産を繰り返し、夫婦に染色体異常が見つかった場合に受けることができます（ただし着床前診断を受けるにあたっては、日本産科婦人科学会への申請が必要で、事例ごとに審査があります）。

　着床前診断を受けることで、できる限り流産の回数を減らすことができるというメリットがあります。しかし、染色体に構造異常のない胚がすべて着床できるとは限りませんし、流産が起こらないというわけではありません。

　また、着床前診断を行った夫婦と行わなかった夫婦を比べても、子どもを授かった割合に有意差はなかったという調査報告（名古屋市立大学とセントマザー産婦人科医院）もあります。

　夫婦に染色体の構造異常がみつかった場合、着床前診断を受けるかどうかは、夫婦でよく話し合いましょう。

染色体の構造異常と流産

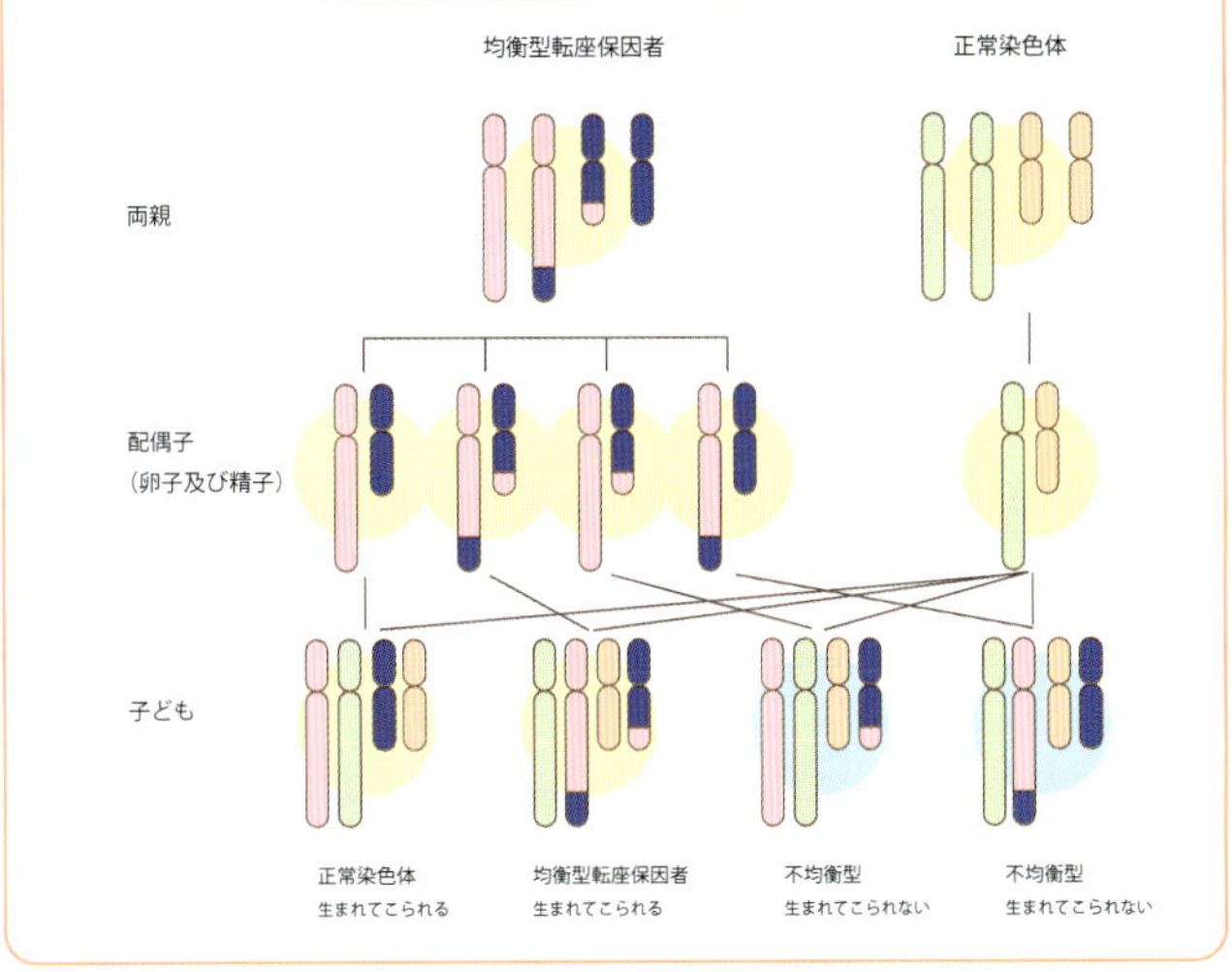

着床前診断の流れ

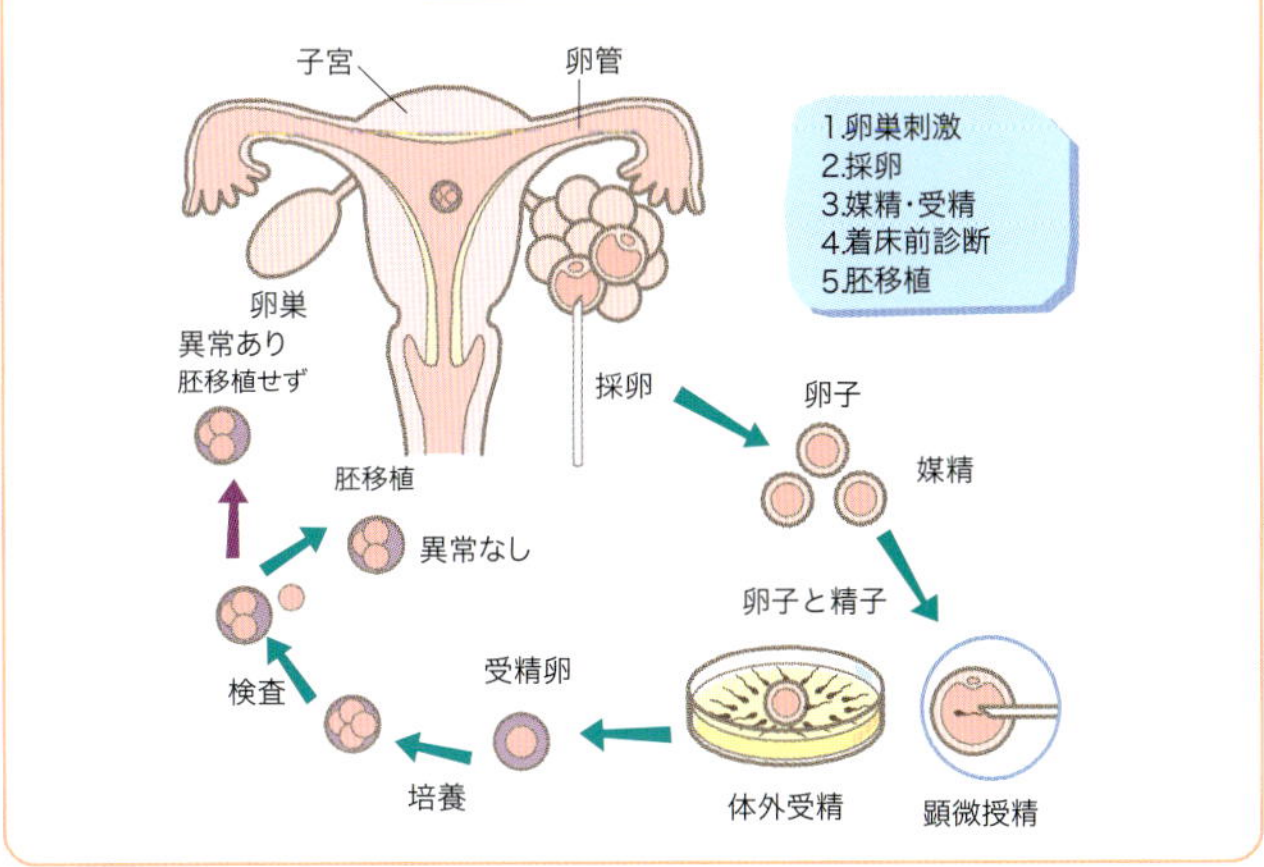

⑤ 偶発的流産・リスク因子不明

　流産になる要因として一番多いのが偶発的流産で、胎児の染色体異常による自然淘汰がほとんどです。この場合、一通りの検査を行っても、何ら問題や異常が見つからずリスク因子不明となりますが、「異常なし」と診断され、ほとんどが無治療で次回の妊娠に臨むことになります。

不育症リスク因子がみつからない場合は？

　母体に不育症リスク因子がなかったとして

も、繰り返し流産が起こることもあります。

流産した胎児の染色体を調べると約80%に染色体異常が見つかるといわれ、これをもとに計算してみると、2回流産した人のうち2回とも染色体異常だった人は64%、3回流産した人のうち3回とも染色体異常だった人は51%、4回流産した人のうち4回とも染色体異常だった人は41%いることになります。このことから、染色体異常による流産がたまたま繰り返されてしまう確率は、意外と低くないということがわかります。

ですから、不育症検査で「異常なし」と診断されたら、十分なカウンセリングを受けて、次回の妊娠に対しての不安が薄らいで心が十分に回復してから臨むとよいでしょう。

また、胎児の染色体異常よる流産は、女性の年齢と卵子の質に深い関係があります。

体外受精で胚移植を何度行っても着床しない、妊娠が成立しない、また流産を繰り返す方の場合の多くは、卵子の質に問題があることが考えられ、これは年齢が上がることで顕著になっていきます。

女性の年齢と流産率

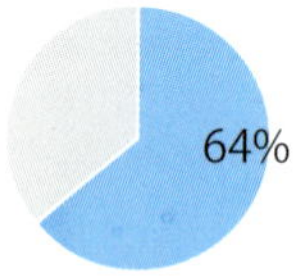

2回流産した人のうち、
2回とも染色体異常だった人

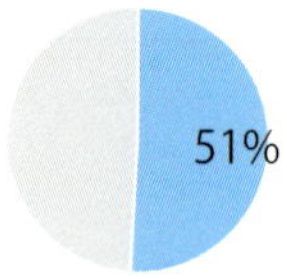

3回流産した人のうち、
3回とも染色体異常だった人

女性の年齢と流産率

年齢	流産率
平均	15 %
35歳	20 %
40歳	40 %
42歳	50 %
42歳以上	80 ～90 %

不育症メモ ②

＊流産胎児の約80%に染色体異常がみつかる

＊計算上で2回流産して、2回とも染色体異常だった確率は64%、3回は51%

＊不育症検査でリスク因子なし、「異常なし」と診断されたら、次回妊娠前に十分なカウンセリングを受けることが大切

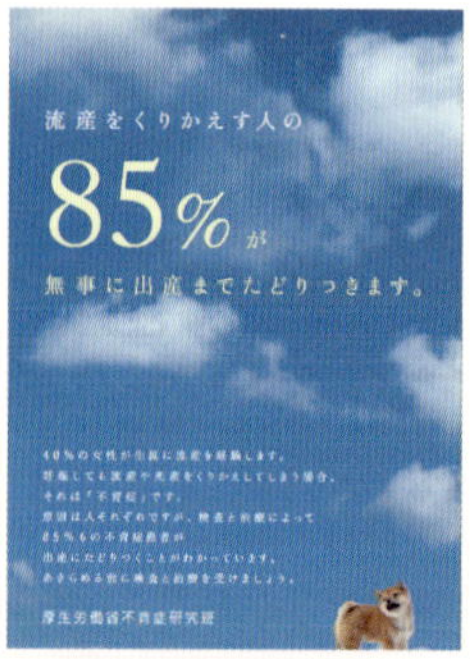

流産をくりかえす人の
85%が
無事に出産までたどりつきます。
厚生労働省不育症研究班

厚生労働省不育症研究班　ポスター

不育症のアレコレ 話題や疑問！

1 毎日の食生活 何かいいものある？

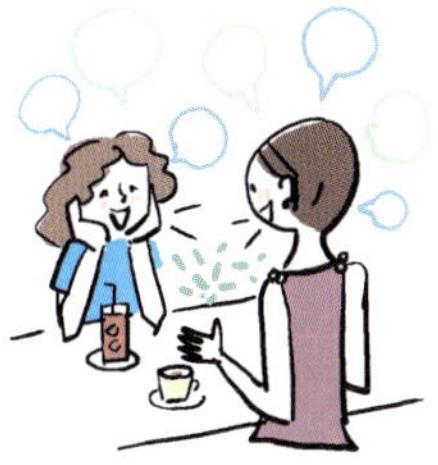

ポイントは、血液サラサラ効果のあるものです。例えば「納豆」と「タマネギ」はいかがでしょう。

タマネギは生で、水に晒さず、辛いままがいいかもしれません。

納豆と生のタマネギを合わせて食べてもいいですよね。そのほかには、青魚や、海藻、ヨーグルト、しょうがなども血液サラサラ効果があるようです。

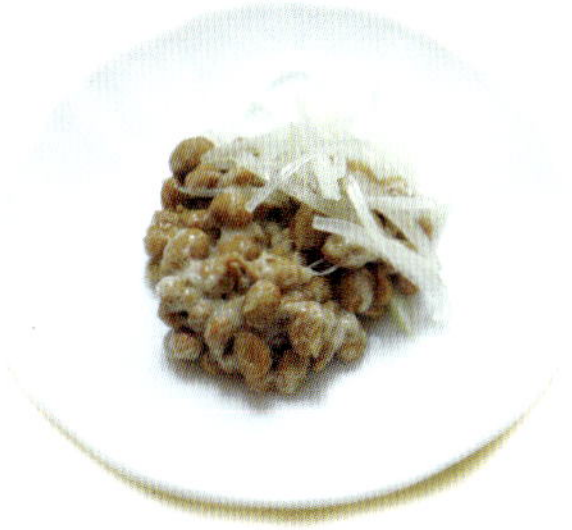

2 いいサプリメントはあるかな？

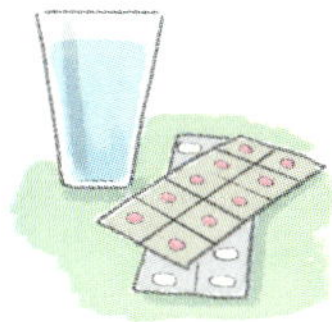

サプリメントは、薬ではなく栄養補助食品なので、あくまで日頃の食生活の中で不足しがちなものを補う目的で摂取するものです。

そのため、「不育症に良い」「流産防止になる」というエビデンスのあるサプリメントはありません。ただ、大切な栄養分というものはあります。たとえば、抗酸化作用のあるビタミンC（緑黄色野菜など）、ビタミンE（魚卵など）や、β-カロテン（緑黄色野菜など）など。食事から摂ることを心がけ、足りない分はサプリメントで補いましょう。また、葉酸（緑黄色野菜など）は胎児の成長に欠かせません。これが不足すると胎児の神経管閉鎖障害などのリスクが上がります。緑黄色野菜に多く含まれていますので、ほうれん草のおひたしと、魚卵の煮付けで抗酸化力、葉酸アップを狙ってはいかがでしょう。

3 2人目なのに不育症？

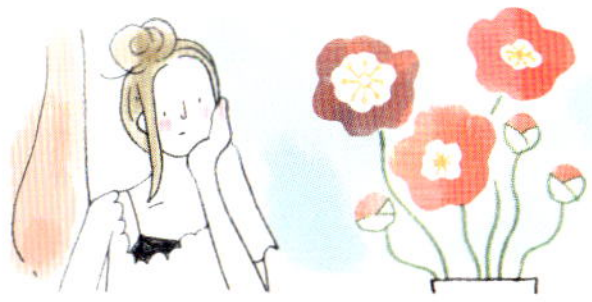

「2人目の赤ちゃんを望んで妊娠。でも、流産になってしまう。不育症なの？」1人目の時は、ちゃんと妊娠して出産しているんだから…と疑問に思う方もいるでしょう。

流産を100％引き起こす強力な原因はなく、またリスク因子があっても、すべての妊娠で流産を起こすことはありません。つまり、1人目の妊娠、出産は、そのリスク因子をうまくすり抜けたということも考えられます。

もしくは、最初の妊娠がきっかけで抗リン脂質抗体などができてしまった可能性もあります。誰でも妊娠中は、出産の出血に備え、血液が凝固しやすい体に変化します。前の妊娠経過中に妊娠高血圧症候群などになった方は、特に注意する必要があるでしょう。

不育症と着床障害

着床障害とは

体外受精において、良好胚を何度も移植しているのに、妊娠しない。または生化学的妊娠（化学流産）になってしまう場合、卵子の質や胚の問題ではなく、受け入れる母体環境に何か問題があると考えるのが着床障害です。

ただし、妊娠成立の要は卵子の質にあることに変わりありません。この卵子の質は年齢に関係しますから、年齢の高い方が何度も良好胚を移植しているにも関わらず陽性反応がでない、また流産を繰り返し起こしたというのは、加齢による影響であり、多くのケースで着床障害にはあたりません。そのため、明らかな着床障害というケースはごく少ないのではないかという医師もいます。

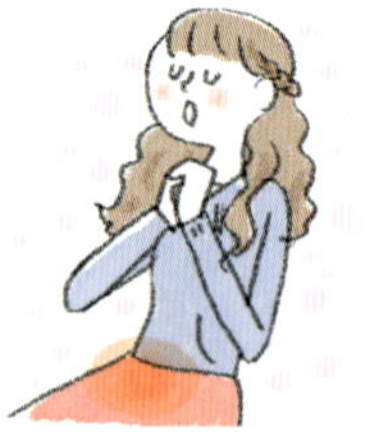

着床障害は不育症なの？

着床に関しては、一般的には不妊治療の領域と考えられます。

体外受精では「何度良好胚を移植しても妊娠しない」「何度も生化学的妊娠になる」ということも経験する方もいます。原因は前にも述べた通り胚の質によると考えられます。しかし、不育症リスク因子がごく早期に影響を及ぼした場合も「何度良好胚を移植しても妊娠しない」「何度も生化学的妊娠になる」という結果になるのではないかという考えもあります。

また、不妊治療中に流産を繰り返し不育症の治療が必要となる方や、不育症の方が妊娠しづらくなり体外受精などの不妊治療を行うこともあります。

このように、「不妊」と「不育」の境界は曖昧であるのが現状です。そのため対応にも違いがあるかもしれません。

不育症検査を不妊治療患者に実施した場合

不妊治療患者に対する不育症検査の実施に関する報告が2つあります。

1つ目は、3回以上の胚移植をしても妊娠が成立しなかった方で着床障害が疑われるケースに不育症検査を実施した報告です。

3回以上の胚移植をしても妊娠が成立しなかった44人中29人になんらかの抗リン脂質抗体に関するいくつかの自己抗体が見つかりました。

また、何度も良好胚を移植しても、まったく妊娠反応がでないという方に対して、不育症検査を実施したところ約64％に血液凝固異常が見つかったと報告しています。さらに、生化学的妊娠を繰り返す着床障害の方へ不育症検査を行ったところ、不育症患者とよく似た結果となり自己抗体や血液凝固異常が見つかったとも報告し、これらから、着床障害は

不育症の一部であると考えざるを得ないとしています。（※1）

2つ目は、不育リスク因子陽性が体外受精における着床障害を予測できるかを報告したものです。この研究発表は、40歳未満の胚盤胞移植を行った90症例に不育症検査を実施しています。臨床的妊娠をした症例に1つでも不育リスク因子が見つかったを陽性群とし、見つからなかったを陰性群として、その有意差を比較したところ、体外受精に至るまでの検査結果（FSH値や胞状卵胞数など）に有意差はなく、臨床的妊娠に至った陽性群15症例と陰性群30症例にも有意差はなかったと報告しています。また、初回胚移植で臨床的妊娠に至った28症例と、2回以上の胚移植を行っても妊娠に至らない32症例についても不育リスク因子陽性率に有意差はなかったとしています。このことから不育検査の結果は、着床障害を予測できないだろうと結んでいます。（※2）

2つの研究発表には、研究対象に違いもあり、一概に比べて判断することは難しいでしょう。ただ、何度も良好胚を移植しているのに陽性反応がでない方、生化学的妊娠を繰り返す方は、不育症治療を専門とする医師の診察を受けてみるのも1つの方法です。

※1 着床障害、反復生化学的妊娠症例に対する不育症的検索の必要性　産婦人科の実際　第62巻　第7号　杉俊隆

※2 不育リスク因子は高度生殖補助医療の成績に影響を与えるか？　日本産科婦人科学会誌　第65巻　第2号　竹下俊行、吉田淳、峯克也ら

不育症治療と着床障害

では、不育症の方にするような治療をすれば、着床障害の方は妊娠するのかを考えた場合はどうでしょう。これに関しては、2003年に報告があります。何度も胚移植をしている抗リン脂質抗体または自己抗体を持つ方に不育症治療は適応するのか？という研究方法として二重盲検査にて、アスピリン＋ヘパリン注射を用いた1グループと偽薬を用いた2グループにわけた結果、アスピリン＋ヘパリン注射を使っても効果は上がらないことから、不育症治療に準じた方法ではなく、着床障害の治療には独自なものを検討する必要があるだろうと結んでいます。（※3）

胚移植の日から不育症治療をしたら？

二重盲検査（実施している薬や治療法などの性質を、医師にも患者にも不明にして行う方法）にて実施

1グループ（治療グループ）	2グループ（プラセボ：偽薬グループ）
胚移植日から ヘパリン自己注射＋アスピリン	胚移植日から 生食自己注射＋サッカロース（砂糖）
妊娠反応陽性率 … 14.6%	妊娠反応陽性率 … 17.6%
臨床的妊娠率 ………6.8%	臨床的妊娠率 ………8.5%

治療薬を使った1グループ、偽薬を使った2グループに有意差はなく、胚移植日からヘパリン＋アスピリンを用いることは着床率を上げることにつながらないだろう。

※3：A randomized, double-blind, placebo-controlled trial of heparin and aspirin for women with in vitro fertilization implantation failure and antiphospholipid or antinuclear antibodies. Fertil Steril. 2003 Aug;80(2):376-83.

chapter 9-⑥

私にあった着床時期を知る

胚移植のタイミングの決め方

体外受精において胚移植のタイミングは、受精からの経過日数と胚の成長、ホルモン環境、子宮内膜の厚さと黄体ホルモン値などから判断されます。またそれは、子宮内膜に着床の窓が開かれる着床時期であることが重要で、この時期に合わせて移植日を決定します。

しかし、このタイミングがズレていれば、着床障害となる可能性があるでしょう。

着床時期を知るERA検査

子宮内膜には、胚を受け入れやすい時期があり、これを着床の窓と呼んでいます。着床の窓が開かれているのは、排卵から5～7日目で、この時期に胚盤胞は子宮内腔に到着し、着床を始めます。不妊治療をするしないに関係なく、誰でもおおよそこの時期に着床の窓が開き、胚を受け入れることができます。

しかし、厳密にはこの着床に適した時期は個人差があり、排卵からの経過日数などからそれが判断できないことがあり、これが着床しない要因になっていると考え、一人ひとりの着床に適した時期の指標とされるのがERA検査です。

ERA検査の対象と方法は？

ERA検査は、良好胚を2回以上移植しても着床しなかった方を対象に実施しています。

検査方法は、着床の窓が開いていると考えられる時期に、子宮内膜をピペールという専用器具で採取します。自然周期で胚移植を行っている方は排卵から5日目、ホルモンを補充して子宮内膜を整えている方は黄体ホルモンを投与してから5日後（P+5）に内膜を採取します。

採取した子宮内膜にある236個の着床に関わる遺伝子について調べ、その時の子宮内膜が着床に適した時期であったかを解析します。着床に適した時期であれば「Receptive（受容期）」、着床時期から外れていれば「Non-Receptive（非受容期）」という結果が出ます。

例えば、ホルモン補充をおこなって胚移植していた方のP+5の子宮内膜が「Non-Receptive（非受容期）」という結果の場合、遺伝子の発現具合からみて、もう1日前がReceptiveだろう（P+4）、またはもう2日くらい後がReceptive（P+7）だろうなどの結果も併記されてきます。この結果を踏まえて胚移植をすることで約3割妊娠率が向上したとESHRE（ヨーロッパ生殖医学会）などで発表があり、国内でも導入するクリニックが増えています。

今月15日の胚移植に向け、3人の女性がERA検査をした結果からわかったスケジュール

例えば、胚盤胞を今月15日に移植する治療計画の3人の場合

	ERA検査 初回 検査日（P+5）	2回目検査 1回目で指定された再検日	着床に適した日	黄体ホルモン剤 投与の開始日（凍結融解胚移植）
Aさん	▶ Receptive	→	▶ P+5	移植の5日前 今月10日から 黄体ホルモン開始
Bさん	▶ Non-Receptive ▶再検日 P+4	▶ Receptive	▶ P+4	移植の4日前 今月11日から 黄体ホルモン開始
Cさん	▶ Non-Receptive ▶再検日 P+7	▶ Receptive	▶ P+7	移植の7日前 今月8日から 黄体ホルモン開始

※D3の初期胚を移植する場合、AさんであればP+3が移植日になり、P+5には初期胚は胚盤胞となり透明帯から脱出し、着床する日と考えます。黄体ホルモン剤を投与する開始日は同じです。

Sun	Mon	Tue	Wed	Thu	Fri	Sat
● 黄体ホルモン剤開始日					1	2
3	4	5	6	7	8 Cさん	9
10 Aさん	11 Bさん	12	13	14	15 胚移植	16
17	18	19	20	21	22	23
24	25	26	27	28	29	30

※15日の移植に向け、ERA検査を元に、Aさん、Bさん、Cさんの黄体ホルモン剤の投与開始日が決まりました。

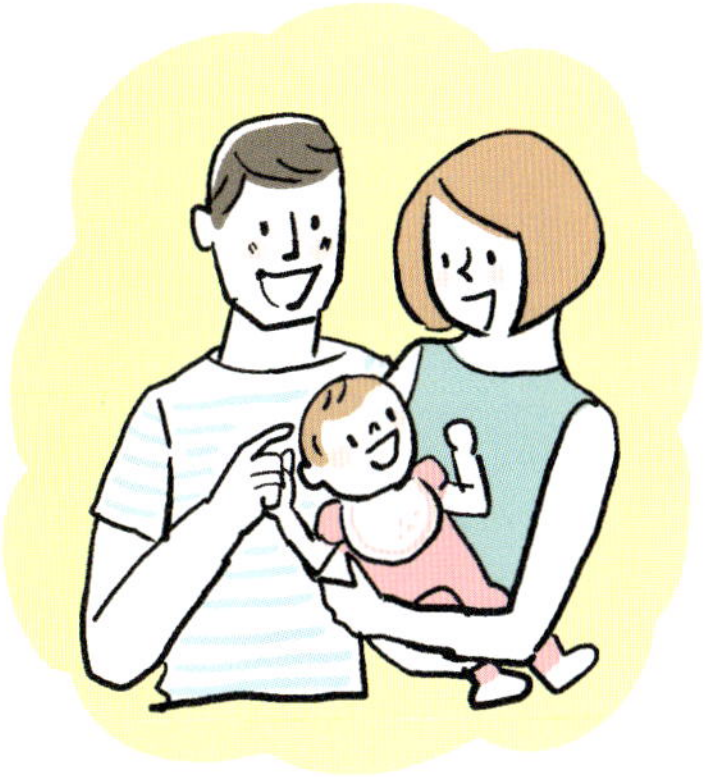

コラム

不育症と年齢

不育症と年齢については、密接な関係があります。年齢を重ねれば、卵子の老化は進みますし、子宮筋腫や子宮内膜症などの好発年齢は妊娠適齢期に重なります。

また、年齢を重ねると免疫系のバランスが崩れやすく、自己抗体を作りやすくなる傾向になるため、それらを総合して考えても、年齢を重ねるほど妊娠しにくく、流産しやすいといえるでしょう。

40歳以上になると、妊娠も、妊娠継続も難しくなってきます。そのため年齢を重ねるごとに流産率も高くなっていき、35歳くらいからは平均を超える20%となり、40歳では40%、42歳では妊娠しても半数が流産になるといわれています。

不育症を乗り越えよう！

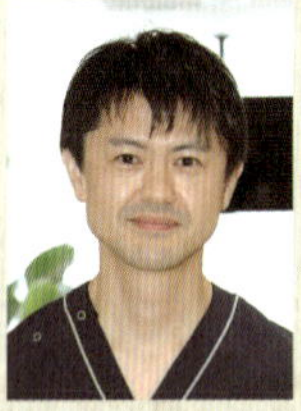

メッセージ

今回、不育症のページを監修しました峯です。不育症では、妊娠の喜びから流産や死産という悲しみを突然ご経験されることとなり、その時の精神的なご負担は計り知れないものがあるかと思います。どうかあきらめず、焦らないでください。深い喪失感から立ち直るためには、十分に悲しむことも必要となります。悲しむことが明日の挑戦や勇気につながります。時間や周囲の支えも必要です。

不育症は正しい診断と治療を行うことにより、80％以上の方が赤ちゃんをご出産なさっています。お一人で悩んだり、ご家族だけで悩まずに、ぜひ専門の医療機関にご相談にいらしてください。

不育リスク因子のしっかりとしたスクリーニングを行い、次回の妊娠に万全の体制を備えることが不育症治療の第一歩です。また、ご夫婦で不育症に関する共通の認識を持つことも、不育症と向き合うためにはとても大切な事です。ぜひご夫婦で受診なさってください。

皆様が安心できる環境で不育症を乗り越え、不安を希望に変えていただくことを心から願っております。

峯レディースクリニック 院長
峯 克也

10
章

妊娠後の
ライフプラン

i-wish...ママになりたい
Special Edition

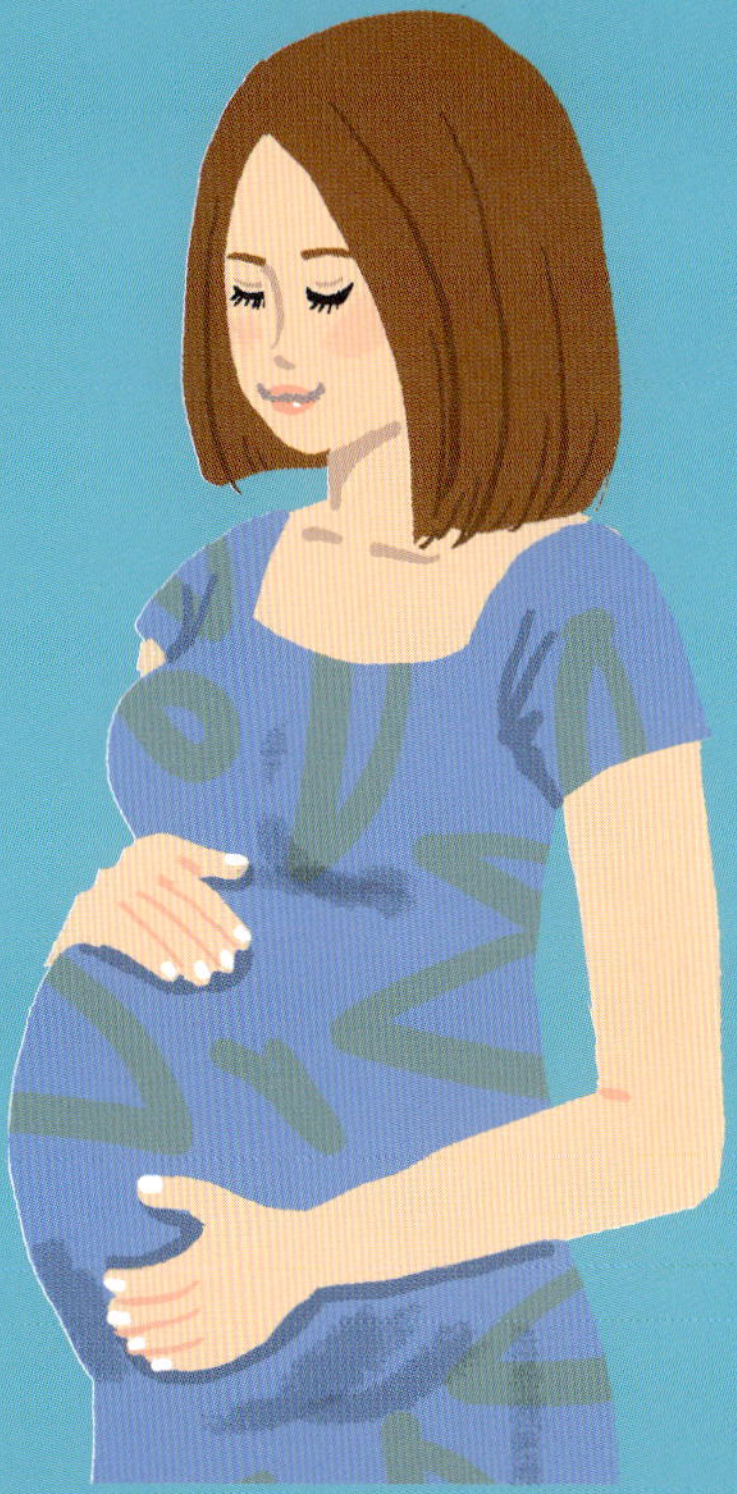

chapter 10-①

不妊治療からの妊娠

不妊治療、とくに体外受精からの妊娠は心配ないの？

辛かった不妊治療から妊娠反応が陽性になり、胎嚢、心拍を確認できるようになれば一安心です。不妊治療でお世話になった医師からも「そろそろ産科へ転院ですよ。どこに行きますか？紹介状を書きましょう」と言われ、どこで出産するか、また病院探しが始まります。ここで、これまで不妊治療をしてきた方、とくに不妊治療期間の長かった方は、不妊治療から妊娠、出産へとシフトするのに不安などもあり、気持ちがついて行かないことに苦労する方もいるでしょう。

どのような方法で妊娠までたどり着いても、その先の妊娠の経過や胎児の発育に違いはありません。

不妊治療をしての妊娠でも、赤ちゃんは生まれてきます。もしも何かトラブルがあったとしたら、それは不妊治療で妊娠したからとか、体外受精で妊娠したからとか、自然妊娠ではなかったからなどではなく、母体や胎児の問題、また出産時のトラブルから起こっていることが大半で、それは誰にでも起こる可能性があるということも知っておきましょう。

体外受精や顕微授精によって生まれたきた子どもが発達障害や、内臓疾患、内臓奇形になる確率が自然妊娠で生まれた子どもよりも高いといわれることもありますが、これには今後も長い年月をかけた調査が必要で、まだまだ決着はついておらず、わからないことはたくさんあります。

ただ、これまで体外受精によって生まれた子どもの多くは、順調に発育し、成長をしています。例えば、世界初の体外受精児の女の子は、今では母親となっています。その妹もまた体外受精児ですが、2人とも自然妊娠で出産し、子どもを授かっています。

妊娠から出産まで起こることは、誰でも同じように楽しみもあり、また注意も必要です。

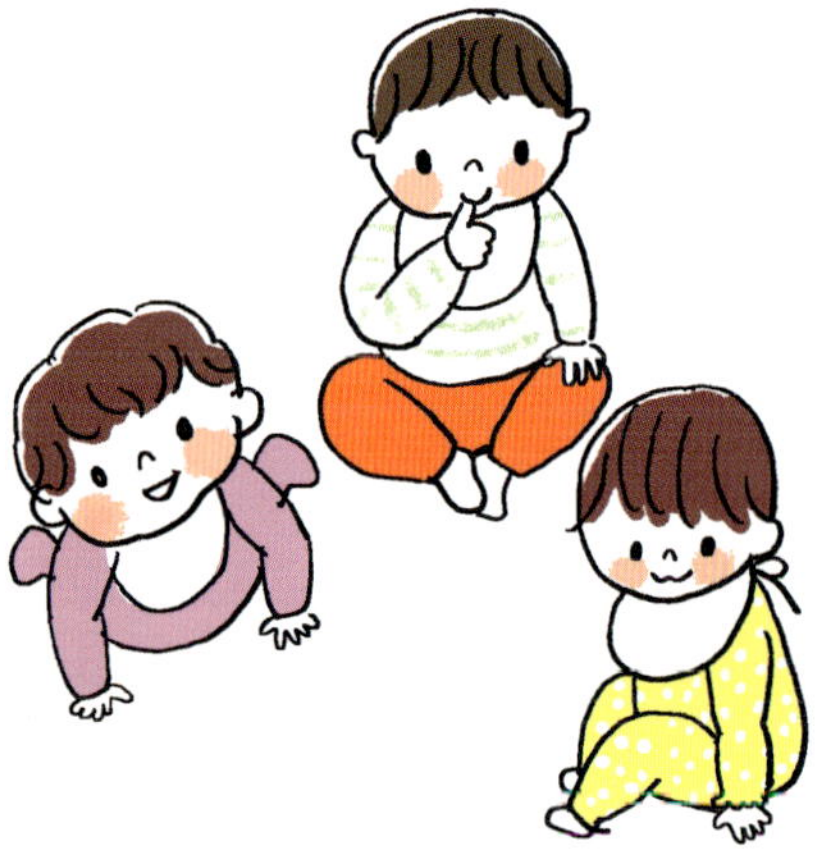

不妊治療のゴールはどこに？

不妊治療は、妊娠がゴールではありません。その先にある、出産、育児、そして、生まれた子どもが一人前になって巣立つまで、そして、生まれた子が幸せであるようにとずっと続く子育てをするための通過点です。

出産まで健康に過ごせるよう気をつけて、しっかり体力をつけましょう。

妊娠中に、「不妊治療をしたことが……」と、不安になることがないように２つのポイントをおさえておきましょう。

まずは、不妊治療をしなければ、子どもが授からなかったということの理解と納得です。

２つめは、妊娠、出産のトラブルや病気は、高年齢母体に起こりやすいこと、また肥満や痩せなどはリスクが高いこと。そして、出産経過中に起こるトラブルが意外に多くあることを覚えておきましょう。ですから、妊娠中、出産中のトラブルを回避する、予防するためにも、高年齢に起こりやすいトラブルについて知識を持つこと。肥満や痩せについては、できる限り早めに改善すること。そして、偏りのない食生活を送ることを心がけましょう。

妊娠が成立したら、次の通過目標は出産です。今は、不妊治療で頭がいっぱいで、そんな先のこと…と思うかもしれません。ですから、この10章に書いてあることは心の片隅に置いておくだけで十分です。

そして、ときどき開いて読んでみてください。あなたの赤ちゃんのために。

妊娠がわかったら欲しくなるもの

インナー

妊娠初期のお腹が目立たない時は、今までのインナーでも十分ですが、だんだんとおっぱいも大きくなり、お腹も大きくなっていきます。

乳首も敏感になるので、締め付けない、肌にもやさしいソフトな素材がいいでしょう。

インナーは、出産後も使える授乳期用のキャミソールやブラジャーとショーツがおすすめです。

授乳期用のインナーは、タテにもヨコにもぐんと伸びる素材で作られていて、赤ちゃんにおっぱいをあげる時にも、ブラジャーを取らなくても無理なく下げることができます。

また、キャミソールはお尻がすっぽり隠れるほど着丈が長く、冷えから守り、汗も吸ってくれるので重宝します。

ショーツもお腹がすっぽり入り、履きこみ丈が深くなっています。

レギンスやタイツ

レギンスやタイツも、お腹が大きくなれば、今、使っているものが履けなくなります。また妊娠後は下半身がむくみやすくなるので着圧タイプのものもおすすめです。

ただし、締め付け感が強いものはNG。

季節に合わせて用意をしましょう。

マタニティーウェア

妊娠中もおしゃれは楽しみたいものです。

授乳する時のための授乳口のついたトップスやワンピースもおすすめです。授乳口がどこにあるかわからないようにデザインされているものも多くあるので、お腹が少し大きくなってきてから、季節とTPOに合わせて選んでみましょう。

抱き枕

お腹が大きくなってくると仰向けでなんて眠れません。また横向きで寝るのも意外と苦しい感じもします。抱き枕があると楽な姿勢で眠ることができます。

出産後には、授乳クッションとして、また赤ちゃんのお座りを支えるアイテムとしても大活躍します。

母子手帳ケース

妊婦健診のたびに母子健康手帳と診察券、お薬手帳が必要になります。これに加えて、妊婦健診用の補助券なども一緒にしまっておく専用のケースがあると便利です。

母子手帳は、赤ちゃんが生まれた後には赤ちゃんの成長と健康を守るためにも必要になります。

出産後には、ママの診察券に加えて、赤ちゃんの診察券なども一緒に保管しましょう。

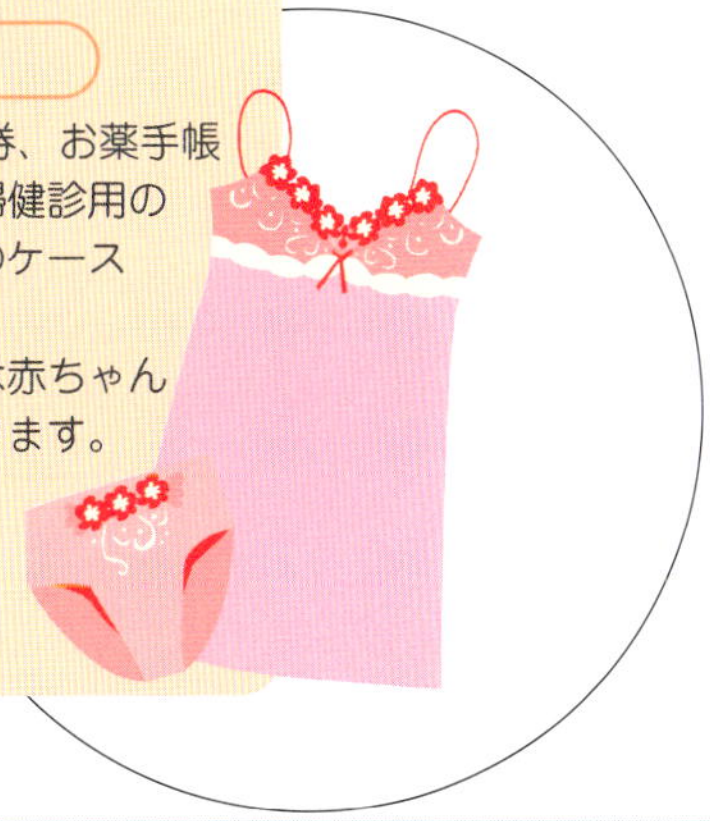

chapter
10-②
妊娠と周囲への報告

母子健康手帳をもらいましょう!

妊娠が成立し、妊娠8週くらいになると母子健康手帳の交付を受けるように医師から妊娠届出書が発行されます。これらとマイナンバーカードや身元を確認できるもの（免許証など）、また外国籍の方は在留カードなどを持って居住する自治体の保健センターなどへ行きましょう。双子の場合には、2冊が発行されます。このとき、妊婦健康診査の受診券や補助券を一緒に交付される自治体もあります。妊婦健診を受ける際に必要になるので大切に保管しましょう。

妊婦健診を受けるときには、毎回、この母子健康手帳が必要になり、妊娠期から乳幼児期までのママと赤ちゃんの健康に関する重要な情報を1つの手帳で管理します。

母子健康手帳には、なにが記録されるの?

＊ママが記入すること

表紙には、保護者（ママ）の名前、赤ちゃんの名前と生年月日を記入する欄があります。赤ちゃんの名前などは、出産後に記入します。

職業欄や職場の環境などについても書く欄があります。職業によっては、医師や助産師からアドバイスを受けた方がいい場合もありますので、しっかり書きましょう。

最終月経開始日、初診を受けた日、胎動を感じた日などの記入があります。

最終月経開始日は、予定日を決める上でも大切になります。体外受精でもホルモン周期で凍結融解胚移植をした場合には、胚移植日が大切になってきます。

産科に転院する際、紹介状を持っていけば安心です。

＊病院で記入すること

妊娠週数や妊婦健診を受けた日、子宮の大きさや腹囲、血圧、浮腫、尿タンパクなどをお医者さんが記入します。健診前には、必ず尿検査、体重測定があります。尿検査では尿糖を調べ、妊娠糖尿病を早期に発見するために行います。続けて+（プラス）が出たら要注意です。そのほかに行った検査なども記入されます。

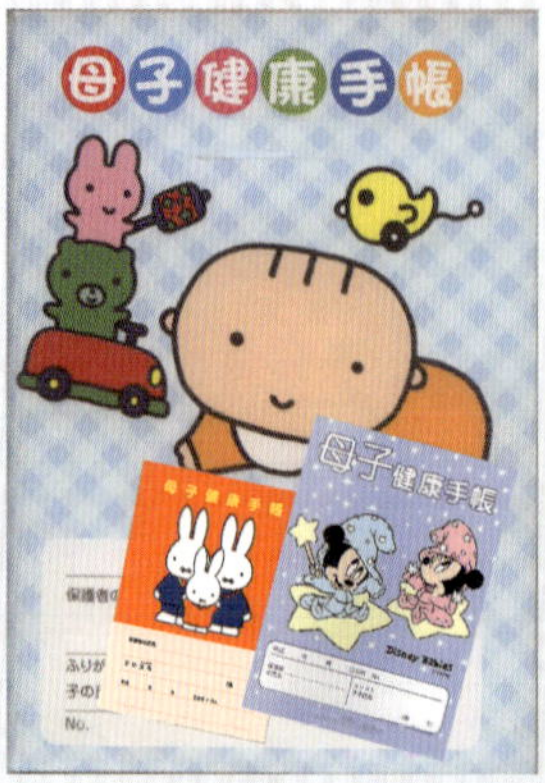

妊娠したこと、いつ話す?

○両親にはいつ?

両親や義両親には、赤ちゃんの心拍が確認でき、一安心できた頃がいいでしょう。同居している場合には、早めに伝えておく方が安心です。

兄弟や親族には、安定期に入ってからでもいいでしょう。

つわりが始まり、家事や生活が思うようにいかないこともありますし、妊婦健診で通院する場合には、助けてもらうこともあるかもしれません。妊娠後は、ママと赤ちゃんの健康のために家族に協力してもらいましょう。

○友人にはいつ?

友人へは、安定期に入ってから伝えましょう。不妊治療をしていたことを知っている親しい友人であれば、早めに伝えてもいいですが、思わぬところで話題に出ることもあるので、注意も必要です。

先輩ママなら、いろいろアドバイスも聞けるので、妊娠生活中には心強い存在になるでしょう。

○会社にはいつ?

遅くとも母子健康手帳をもらった以降のなるべく早くに会社に報告しましょう。

妊娠初期は、まだお腹も目立たず周囲の人には妊娠をしているかがよくわかりません。胎盤ができあがる妊娠13～14週くらいまでは、つわりがひどい方もいますし、中には仕事内容を変更してもらわなければならない方もいるでしょう。業務に支障をきたさないためにも、つわりが始まる頃には、報告をしておきましょう。

妊婦健診は、妊娠23週までは通常4週に1回、妊娠35週までは2週に1回、それ以降は出産まで毎週必要になります。妊婦健診を受けるためには勤務の調整も必要になります。これについては男女雇用機会均等法第12条にもあり、会社の就業規則への記載がなくても、申請すると通院休暇を利用することができます。ただ、無給か有給かは会社の就業規則によります。会社側から時間給や有給をとるように指示することは認められていません。また、出産を機に退職を考えている場合には、仕事の引き継ぎも必要ですし、産前産後休業と育児休業をとる場合には、会社との関係を良好に保つためにも早めに報告しましょう。

コラム

つわりって、なに?

妊娠判定の時に、HCG値に一喜一憂した方もいるでしょう。胚が着床していく時にHCGが盛んに分泌されますが、このHCGが脳の嘔吐中枢を刺激することから吐き気や嘔吐が引き起こされるのではないかといわれています。

妊娠初期の胎盤が出来上がる妊娠13～14週までは盛んに分泌されますので、この辺りがつわりのピークになり、多くの方はだんだんと症状も軽くなっていきます。

つわりの間は、思うように食べられず体重が減る方もいて、「赤ちゃんが心配」と思うかもしれません。この時期は、ママの体に蓄えられた栄養で赤ちゃんは十分に育ちますから、あまり気にしないで食べられる時に食べられるものを食べましょう。お腹が空くと余計に気持ち悪くなるという方もいるので、小さなおにぎりを用意しておいたり、外出をする時はクッキーなどを持っているといいでしょう。ただ、水も飲めないほどひどいつわりは「妊娠悪阻」といって治療が必要になります。ガマンをしないで、すぐに受診をしましょう。

つわりは、個人差があり、食べると吐くという方もいれば、何でも食べられるけど匂いが敏感になって吐き気がする、いつも眠いという方、また全くつわりの症状がないという方もいます。

chapter 10-③

妊婦健診と妊娠経過、胎児の発育

マタニティーカレンダー

快適なマタニティーライフのために知っておきたいママの変化と赤ちゃんの成長をまとめました。また、妊婦健診の回数と行うことも紹介しています。

赤ちゃんに出会うために必要な健診です。必ず受けましょう。

	妊娠初期			
妊娠週数	① 0 1 2 3	② 4 5 6 7	③ 8 9 10 11	④ 12 13 14 15
産	流産			
健診回数	4週に1回			
妊婦健診の内容の例	毎回行う検査 ・問診 ・内診 ・体重測定 ・血圧測定 ・尿検査 ・超音波検査（初診では妊娠反応も） など 妊娠初期に1回行う検査 ・血液検査 梅毒血清反応、 HBs抗原検査 HCV抗体検査 貧血検査 風疹抗体 HIV検査 血液型検査 ALT検査 血糖値検査 など			
母体の変化と赤ちゃんの大きさ	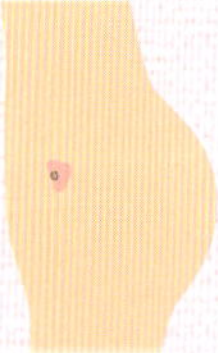 子宮：鶏卵大	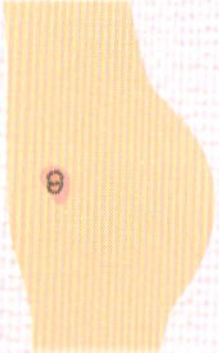 妊娠7週の赤ちゃん 身長　約2～3cm 体重　約4g	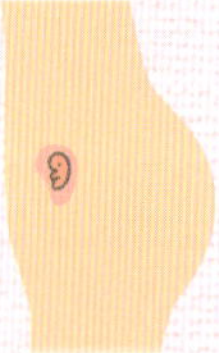 妊娠11週の赤ちゃん 身長　約8～9cm 体重　約30g	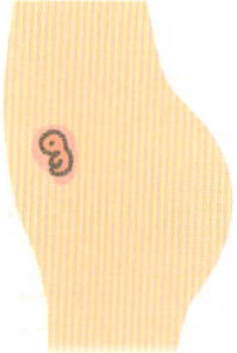 妊娠15週の赤ちゃん 身長　約15cm 体重　約120g
	・妊娠の兆候も自覚もまだない。 ・からだの中では卵子と精子が出会い、新しい命が芽生え始めている。 ・人によっては、妊娠3週頃に倦怠感やほてりを感じることがある。	・月経が止まり、空腹時にムカムカすることがある。 ・基礎体温の高温相が続く。 ・乳首がかゆくなったり、敏感になることがある。	・吐き気、嗜好の変化などつわり症状が本格化してくる。 ・白いおりものが増える。 ・乳房の張りが多くなり、乳首も敏感になる。 ・頻尿や、便秘になる人もいる。	・大半の人のつわりが落ち着いてくる。 ・乳首のまわりが黒ずみ、乳房がグンと大きくなる。 ・足の付け根が痛んだり、つったように感じることもある。
胎児の成長	・卵子と精子が出会い受精卵（胚）となる。 ・胚は、細胞分裂を繰り返しながら、1週間ほどで子宮内膜に着床する。 ・最終月経の開始が妊娠0週0日。	・まだ胎芽と呼ばれ、人間の胎児の形になっていないが、だんだんと頭部と胴体に分かれ、尾が短くなり、手足が伸びてくる。 ・目、鼻、口などがわかるようになる。	・頭、胴、四肢がはっきりして、人間の胎児らしい格好になる。 ・消化器も形成され、心臓、肝臓が活動をし始め、性差もでてくる。 ・10～11週になると、子宮内で飛び上がるなど、動きが活発になる。	・胎児の発育がもっとも活発になる時期。 ・各器官がほぼ形づくられ、その働きも活発になる。 ・子宮内で跳ねたり、いろいろな格好をしている。

	妊娠中期			妊娠後期			
月	5	6	7	8	9	10	
週	19 18 17 16	23 22 21 20	27 26 25 24	31 30 29 28	35 34 33 32	39 38 37 36	42 41 40
分娩区分			早産	早産	早産	正期産・満期産	過期産
健診	4週に1回	4週に1回	2週に1回	2週に1回	2週に1回	毎週	毎週
検査	毎回行う検査 ・問診 ・内診 ・体重測定 ・血圧測定 ・尿検査 ・超音波検査 ・浮腫検査 ・腹囲と子宮底長測定 など 中期に行う検査 ・乳房の観察			・問診・内診 ・体重測定・血圧測定 ・尿検査・超音波検査 ・浮腫検査 ・腹囲と子宮底長測定 ・貧血検査 など	・問診・内診 ・体重測定・血圧測定 ・尿検査・超音波検査 ・浮腫検査 ・腹囲と子宮底長測定 ・ノンストレステスト など	毎回行う検査 ・問診・内診 ・体重測定・血圧測定 ・尿検査・超音波検査 ・浮腫検査 ・腹囲と子宮底長測定 ・ノンストレステスト など 1回行う検査 ・骨盤X線検査	
赤ちゃん	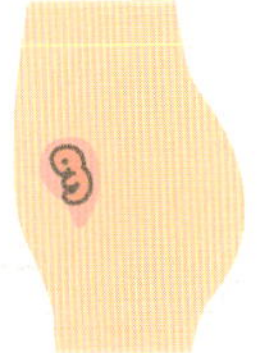 妊娠19週の赤ちゃん 身長　約25cm 体重　約300g	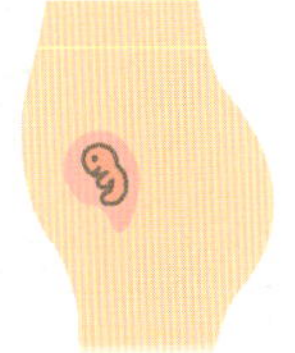 妊娠23週の赤ちゃん 身長　約30cm 体重　約650g	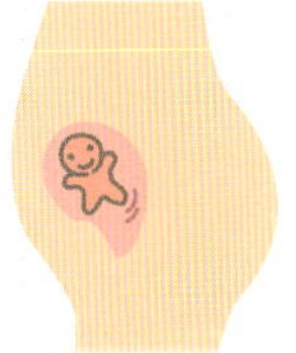 妊娠27週の赤ちゃん 身長　約35cm 体重　約1000g	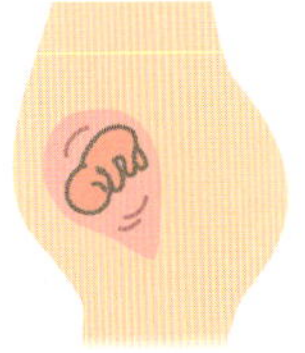 妊娠31週の赤ちゃん 身長　約40cm 体重　約1500g	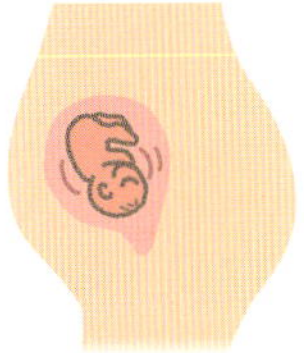 妊娠35週の赤ちゃん 身長　約43cm 体重　約2300g	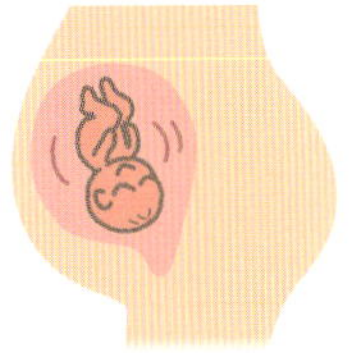 妊娠39週の赤ちゃん 身長　約50cm 体重　約3000g	
母体の変化	・胎盤が完成し、安定期に入る。 ・乳房がグングン大きくなる。 ・下腹部のふくらみがやや目立つようになる。 ・早い人では、胎動を感じることもある。	・お腹がグンと大きくなる。 ・大きくなったお腹に膀胱が押されて頻尿になる。 ・多くの人が胎動を感じる。 ・乳腺が発達し、おっぱいが出る人もいる。	・おへその上までふくらむ。 ・足や外陰部のむくみや腰痛や足がつることもある。 ・貧血になりやすく、便秘や痔になることもある。 ・胎動を頻繁に感じる。	・下腹部や外陰部、乳首のまわりの色がさらに濃くなる。 ・お腹が大きくなるにつれて、背痛や腰痛が強くなり、妊娠線が出ることもある。 ・お腹が張る回数が増えてくる。	・子宮で胃が押され、食事が進まないこともある。 ・心臓が圧迫されるので、動悸や息切れが起こりやすくなる。 ・お腹が張り固くなり、おりものがやや増えてくる。	・胎児が下降することにより、お腹のふくらみが、前下方に下がり気味になる。 ・胃や胸の圧迫感がなくなるが、膀胱が圧迫され、頻尿になる。	・胎盤機能の衰えの確認をし、必要があれば医療的処置により出産を促す。
胎児の様子	・心臓や肺の動きが活発になり、聴診器で心音が聞こえるようになり、耳、鼻、口が形づくられ、髪の毛やつめが生えてくる。 ・子宮内での動きが活発になる。 ・羊水を飲んで、排尿する。	・全身に産毛が生え、眉毛やまつ毛もでき、まぶたを開くことができるようになる。 ・骨格がしっかりし、皮膚はピンク色をしている。羊水の量が増え、活発になる。	・心音が大きくなり、よく聞こえるようになる。 ・外の光を感じるようになる。 ・頭を下にして、うずくまる姿勢になり、子宮内での位置が定まってくる。	・聴覚の機能がほぼ完成し、外の音に反応を示すようになる。 ・皮膚に赤みがかかるが、皮下脂肪は、まだ少ない状態。 ・羊水が増えなくなり、子宮内での位置と姿勢が決まってくる。	・皮下脂肪が増えシワが少なくなり、皮膚に張りが出て、からだが丸みをおびてくる。 ・つめや髪の毛が伸び、産毛が消える。	・髪の毛が2~3cm位に伸び、皮下脂肪が十分について、外形上発育が完了する。 ・手足の筋肉、内臓機能、神経系統も十分に発達し、子宮外の生活に対応する準備が整う。	・胎児の様子をNST(分娩監視装置)などでよく観察し確認をする。

chapter 10-④

妊娠中の心配
～流産は比較的多いトラブル～

正しい流産の知識を知っておこう

妊娠初期、とくに不妊治療を経て妊娠した場合は「もしも流産してしまったら…」と不安になる人も多いはず。でも、正しい知識を身につければ、むやみに不安に陥ることはありません。

流産は、妊娠22週より前に妊娠が終了してしまうことをいいます。最近、市販されている妊娠検査薬の精度が良く、月経予定日に妊娠検査薬を使っても陽性反応が出ることがあります。そのため「妊娠した！」と喜んだのもつかの間、数日後に月経がきて「流産した…」と落胆するということも少なくありません。これは生化学的妊娠で、妊娠が成立する前のことなので流産ではありません。

体外受精の流産率は25～30％といわれていますが、年齢が上がるにつれて流産率も上がります。その要因は、女性の年齢にあるといわれています。いずれにせよ、不妊治療をするしないにかかわらず、「流産は決して珍しいことではない！」ということを知っておきましょう。

流産には2種類ある

流産には大きく分けて2種類、妊娠12週未満の「早期流産」と妊娠12週以降の「後期流産」があります。

早期流産は、赤ちゃん自身の染色体異常が主な原因で、予測も予防もできません。生化学的妊娠も早期流産も「私のせいで…」「あの時、無理をしたから…」など、ママが自分を責める必要はまったくありません。

後期流産は、主に母体に原因があります。具体的には、子宮内感染や子宮口が開いてしまう子宮頸管無力症、子宮筋腫などがあげられますが、早期発見し適切な治療を行えば、流産を防ぐこともできます。

後期流産を予防するために心がけましょう！

- 長時間のドライブは避ける
- からだを冷やさないようにする
- 疲れないように。ストレスをためないように工夫する
- 激しい運動は避ける
- 重い荷物を運ばない。大きい荷物を持たない
- セックスはほどほどに。コンドームをつけること

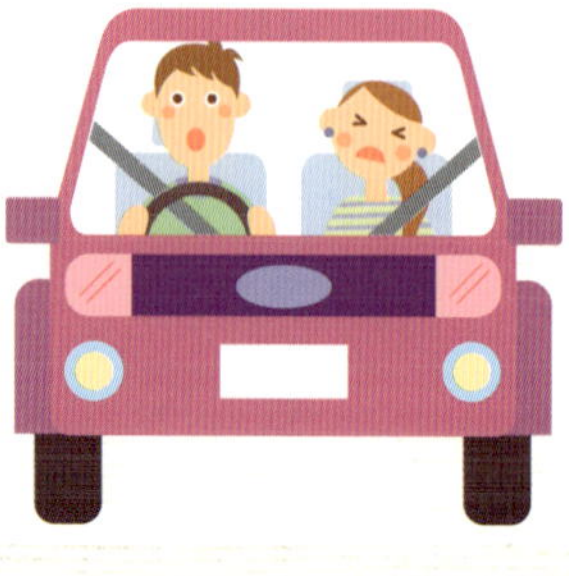

妊娠特有の不調に注意

もともと心疾患や腎疾患などの病気がある人が妊娠したり、妊娠中に新たな病気を発症すること（妊娠高血圧症候群や妊娠糖尿病など）を「妊娠合併症」といいます。それまで健康だった人でも患うことがありますから、妊婦健診をきちんと受けて予防と早期発見を心がけましょう。

心疾患や腎疾患、糖尿病など持病のある人は、妊娠がわかった時点で持病と産婦人科、双方の主治医に相談するようにしてください。

また、妊娠中は、合併症以外にも体調が悪くなることがあります。どんな病気があるか、予防法などを知って、出産の日まで健やかに過ごしましょう。

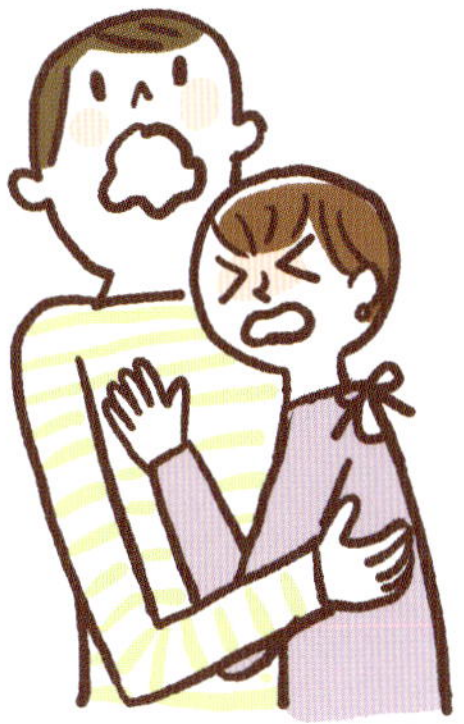

妊娠中のトラブル

さまざまなトラブルを知っておこう

流産以外にも、妊娠中はさまざまなトラブルがあります。
代表的なものは次の通り。正しい知識があれば、いざというとき安心です。

子宮外妊娠

子宮以外の場所に胚が着床してしまうことを子宮外妊娠といいます。妊娠反応が陽性になったけれど、超音波で子宮内に胎嚢などが見えないことでわかります。

特に多いのは、卵管へ着床してしまうものですが、そのほかには腹腔や卵巣、子宮頚管などにもあります。何度も繰り返すことがあるので注意が必要です。

卵管に着床した場合には、妊娠５～６週頃に少量の出血があり、下腹部が痛むこともあります。卵管が破裂すると激しい痛みが起こり、大量に出血して大変危険なので、少量でも出血をしたらすぐに病院へ連絡しましょう。

体外受精では子宮外妊娠になる確率が高いといわれますが、単一胚移植をすること、また胚盤胞移植をすることで、自然妊娠と変わらないといわれています。

胞状奇胎

妊娠初期に胎盤の一部である絨毛が変化した袋が異常増殖し、ぶどうのような状態になり、子宮を満たしてしまいます。原因は受精時の異常から起こり、特に40歳以上になると胞状奇胎の確率が高くなるといわれています。症状は重いつわり、不正出血や腹痛などです。

胞状奇胎はエコー検査でわかることが多く、治療法は、子宮から胞状奇胎を取り除くために掻爬手術をします。ただし、胞状奇胎は絨毛ガンになる可能性もあり(40歳以上は高リスク)、もう子どもは望まないという人は子宮摘出をすることもあります。術後6カ月～1年間は予防のため避妊が必要で、ガンへの推移がないか経過を見守る場合もあります。

切迫早産

切迫早産は、早産になりそうな状態をいいます。お腹の張りが続いたり、なかなか治らない、また出血に気がついたら、すぐに病院に連絡をしましょう。

病院では、子宮口の開きやお腹の張り、赤ちゃんの心拍の状態を観察して、子宮の収縮を止める薬を点滴するか、または服用します。中には入院を必要とすることもありますが、自宅で安静にするようにいわれることもあります。その場合には、家事などもせず、１日でも長く赤ちゃんがお腹の中にいられるように安静に過ごすことが大切です。高年齢や肉体的、精神的疲労が要因になることもあります。

切迫流産

流産の一歩手前だが、妊娠を継続できる可能性がある状態のこと。妊娠12週未満で診断された場合、超音波検査で胎児の心拍を確認できれば、妊娠をほぼ継続できる可能性が高いです。12週以降の場合は流産のリスクが高く、子宮収縮抑制剤を使用するなど原因に応じた治療が必要です。

切迫流産を知らせるサインは、出血や下腹部の痛みなどがあるので。注意しましょう。

妊娠高血圧症候群

体への負担が大きくなってくる妊娠20週以降に発症することが多く、高血圧とたんぱく尿とむくみが３大症状です。原因は、はっきりわかっておらず、妊娠による体の変化に、その機能が追いついていかない、適応できないためではないかと考えられています。

体の変化に適応しづらい初産婦は経産婦よりもなりやすく、また35歳以上の場合はリスクが高くなるため、高年齢の初産婦は特に注意が必要です。そのほかでは、肥満やもともと血圧が高い場合にも注意が必要です。

重症になると胎盤の機能が衰え、赤ちゃんへ酸素や栄養素がスムーズにいかなくなるため早産のリスクが高まり、ケースによっては死産することもあります。また母体もけいれんを起こして昏睡状態になるなど、ママにも赤ちゃんにも命の危険が及ぶことがあります。このためママと赤ちゃんの状態によっては早産であっても帝王切開で出産させた方がよいと判断されることもあります。

何より大切なのは妊婦健診を受けることです。病気が見つかっても、高タンパク、低カロリー、減塩の食生活を送り、安静にし、降圧剤を服用することになるでしょう。

予防には、妊娠前から規則正しい生活と適度な運動、適切な体重管理を行うこと。また、ストレスをためないことも大切です。

気をつけてほしいママのタイプ

- はじめて妊娠した人
- 35歳以上の人
- 双子や三つ子などの多胎妊娠をした人
- 太り過ぎている人
- ハードな仕事をしている人
- 高血圧などの持病を持っている人

妊娠糖尿病

これまで糖尿病にかかったことがないのに、妊娠中に、血糖値が上がる病気です。妊娠すると胎盤では血糖を上げやすいホルモンが分泌されます。そのため母体は、すい蔵から分泌されるインスリンが多くつくられますが、それが追いつかずに血糖値が上がってしまうことから起こります。妊婦健診の基本検査である尿検査で尿糖の値が高かったり、２～３回続けてプラスになった場合にはさらに検査をします。

妊娠糖尿病になると赤ちゃんが大きくなりすぎ、出産時に4000gを超えたり、新生児低血糖になったりします。また、出産後、ママが本当の糖尿病になることもあります。

35歳以上の初産、家族に糖尿病の人がいるとリスクが高いといわれています。また肥満気味の方も気をつけましょう。

治療は、カロリー制限など食事療法が主なもの。重症の場合は、インスリン投与となります。そうならないためにも、１日３食適量を規則正しく食べる、食事はゆっくりと、甘いものや脂っこいものはなるべく避け、ウォーキングなど軽い運動を習慣づけるなど、ふだんの生活にも気を配るようにしましょう。

気をつけてほしいママのタイプ

- 35歳以上ではじめて妊娠した人
- 家族に糖尿病の人がいる
- 太り過ぎている人
- 以前に4000g以上の赤ちゃんを出産した人

早産

妊娠22週～妊娠37週で出産することを早産といい、妊娠高血圧症候群や多胎妊娠の人がなりやすいといわれています。また子宮頸管無力症（子宮口が開いてはいけない時期に子宮口が開くこと）とそのために子宮口を開かないよう手術した人や前置胎盤（出産時、赤ちゃんの出口となる子宮口を胎盤がふさいでしまう状態）も注意が必要です。そのほかではクラミジア感染症や心身の疲労も原因のひとつ。ストレスが大きい場合には、無理をしないように過ごしましょう。

出血がある場合には、少量でもすぐに病院に連絡をしましょう。また前期破水をすると赤ちゃんが細菌に感染する危険性が高まり、早産になることが多くなります。

１日でも長くママのお腹にいられるよう早産を防ぐことが大切です。お腹の張りが続く、なかなか治らない場合には要注意です。

気をつけてほしいママのタイプ

- 双子や三つ子などの多胎妊娠をした人
- 子宮筋腫がある人
- 妊娠高血圧症候群や妊娠糖尿病の人
- 子宮頸管無力症の人
- 前置胎盤の人
- ストレスの大きい人

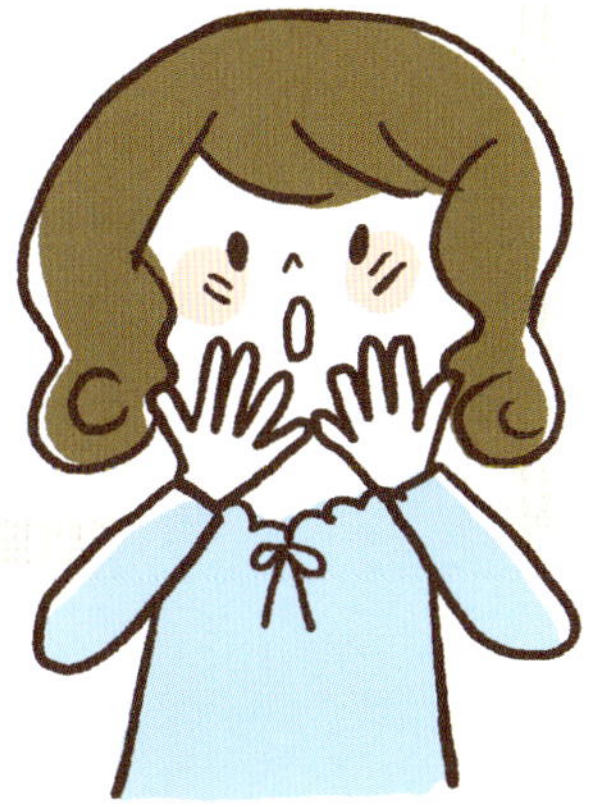

どこで産もう？ 病院選び
～どこで出産する？ 出産したい？～

病院の種類と特徴

妊娠がわかったら、早めに選んでおきたいのが実際に赤ちゃんを生む出産施設です。ひと口に出産施設といっても、総合病院から個人病院、助産院などその種類はさまざまで、立会い出産ができるところ、完全個室の病院などタイプもいろいろあります。

また、どのような方法で出産したいかによっても病院選びは変わってきます。ラマーズ法（呼吸法を基本）、ソフロロジー法（陣痛はお産に必要なエネルギーという考え方）、無痛分娩（麻酔で陣痛を軽くして産む方法）、LDR分娩（陣痛、分娩、回復まで1つの部屋で過ごすこと）などさまざまあります。

いいなと思う方法、またそれを行っている施設などから、いくつかリストアップをして、その中から、自分の条件に近いところを選ぶとよいでしょう。

あなたは、どこで産みたい？

総合病院・大学病院

ベッド数１００床以上の大規模施設。産婦人科以外にもさまざまな診療科目があり、ＮＩＣＵ（新生児集中治療室）を備えた病院も。多胎妊娠や切迫早産などリスクのある人や、糖尿病などの持病のある人にとっては安心の施設。

産科専門病院

出産専門のベッド数20床以上の施設。産婦人科の医師も常駐。ＮＩＣＵがあったり、栄養指導や育児サークルをはじめマタニティヨガなど産前産後のフォローが充実した施設も。また、最初から最後まで同じ医師に診てもらえる確立が高いのも魅力。

個人病院・クリニック

ベッド数19床以下で、産婦人科医が個人で開業している施設。地域密着型で、最初から最後まで同じ医師に診てもらえることが多く、コミュニケーションが取りやすいのが利点。ただし、緊急時は院内で対処ができないため、提携先の高度な医療設備を備えた病院へ搬送されるケースが多い。

助産院

助産師が介助し、出産を行う施設。医師の立会いがなく、助産師は医療行為を行うことができないため、妊娠経過が順調で母子ともに健康、かつ正常分娩の可能性が高い人のみを受け入れることが多い。アットホームできめ細かな対応が魅力。緊急時は、提携先の病院へ搬送される。

里帰り出産

パパが仕事で忙しく１人で出産・育児をするのは大変、初産だからいろいろ不安といった理由で、里帰り出産を考えている人も多いでしょう。

里帰り出産をするなら早めに家族と相談し、実家近くの出産施設をリサーチして分娩予約することをおすすめします。そして、現在通院している出産施設にその旨を伝え、紹介状を書いてもらいましょう。この紹介状を持って、出産前に一度、里帰り先の出産施設で診察をしてもらってください。施設によっては、妊娠中期までに初診を受けないと転院できないといった場合もありますので注意を。

帰省は妊娠中期、遅くとも34週目までにすると安心です。妊娠経過をみながら、また転院先の出産施設とも相談しながら決めるとよいでしょう。

ちなみに、妊婦健診の費用を助成する公費補助券は、里帰り先では使えない可能性が大。

ただし、あとで申請すれば一部助成してくれる自治体もあるので、お住まいの市区町村に問い合わせをしましょう。

NICUとMFICU

NICU（新生児特定集中治療室）とは、早産や低体重児、生まれつきの病気を持った赤ちゃんを24時間態勢で見守り、治療などを行う施設です。主に大学病院や総合病院、小児専門病院などにあります。

NICUでは、赤ちゃんとの面会も両親のみ可能（マスク、ガウン等着用）。沐浴やおむつ交換、授乳などの練習ができる施設を備えているところもあります。

MFICU（母体胎児集中治療室）は、ママと赤ちゃん双方を24時間態勢でケアし、必要に応じた治療や処置が行われる場所。重症妊娠高血圧症候群や全置胎盤ほか、病気など重いトラブルを抱えた赤ちゃんに対応する設備とスタッフを揃えています。総合周産期母子医療センターなどにあります。

医学の進歩で出産も安全にできるようになりましたが、何が起こるかわからないというのも事実です。こうした施設があることも覚えておくのはもちろん、病院選びの条件のひとつにするのもよいでしょう。

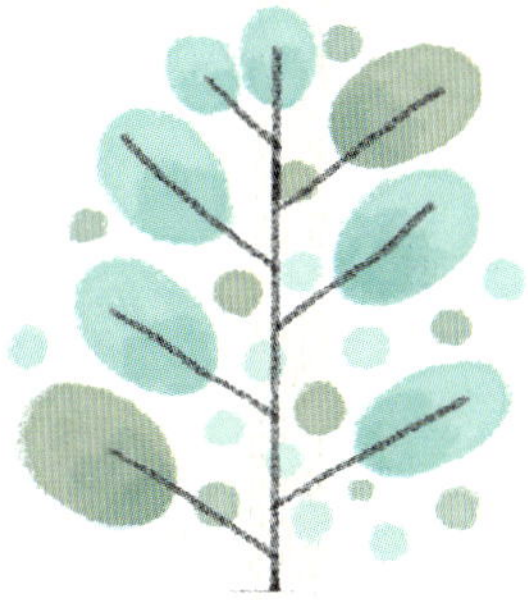

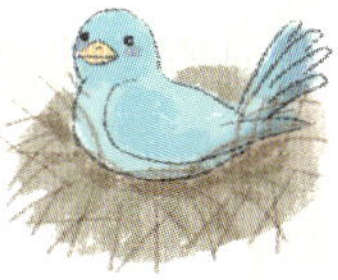

パパ&ママ学級

出産施設や各自治体が開催する「パパ&ママ学級」には、ぜひ参加しましょう。

妊娠中の過ごし方や出産の流れをはじめ、産まれた赤ちゃんのお世話の仕方までを医師や助産師、保健士、栄養士といった専門家がレクチャーしてくれます。赤ちゃんの人形を使った沐浴やおむつ替えの練習などもあるので、安心です。

パパ&ママ学級はママにとってはもちろんですが、パパにとっても妊娠・出産について勉強をするいい機会。妊婦ジャケットを着て妊婦のお腹の大きさや重さを体験したり、お産の進み方などを学ぶことで、改めて出産の大変さや素晴らしさがわかるでしょう。

また、パパ&ママ学級には、同じ時期に出産する人たちが集まるので親しみやすく、友だちや仲間を作りやすいというのもメリット。
情報交換したり、不安なことを相談し合ったりできるでしょう。

開催時期については、各出産施設や自治体によって異なりますので、事前に確認してください。

出生前診断

出生前診断とは

出生前診断とは、お産の前に赤ちゃんに病気や異常などの先天的異常がないかどうかを調べることをいいます。例えば、心臓に穴があいている、ダウン症などの染色体異常あるといったことです。

対象となるのは、検査によって違いがあります。

不妊治療から、やっと妊娠して授かった命ですが、元気に生まれてくるのか、問題はないのかと心配もあるでしょう。特に高年齢になると染色体異常の確率も上がります。

受ける？ 受けない？

出生前診断には、賛否両論あります。

当事者でなければ「不妊治療をして、やっと授かったのに、出生前診断してどうするつもりなの？」と批判的に考える人もいれば、「やっと授かったからこそ、問題がないのか知っておきたいと思うよね」と肯定的に考える人もいるでしょう。出生前診断を受けない夫婦にも、また受ける夫婦にも、さまざまな思いがあり、決断もあります。

障害を持って生まれてくる子を産んでも育てていける自信がないと思う夫婦がいるかもしれません。また、障害を持って生まれてくるなら、その心構えも環境も整えたいと思う夫婦もいるでしょう。

何が正解で、何がいけないということはありません。受けるか、受けないか、またどう決断するか、自分たち夫婦の最善をみつけてほしいと思います。

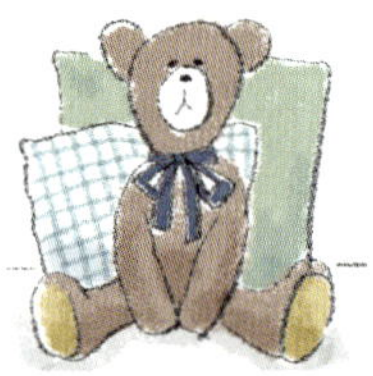

○超音波検査

対象になる人

妊婦健診を受けるすべてのママ

超音波で赤ちゃんの心臓に逆流や奇形がないかを調べ、また、無脳症などもわかります。とくにNTといい、赤ちゃんの首の後ろのむくみが一定以上だと染色体異常や奇形の確立が高いといわれます。超音波検査は、妊婦健診を受けるすべて妊婦に実施しています。

○母体血清マーカー検査

対象になる人

妊娠15週から17週頃までの希望者

検査は、妊娠15週から17週頃までの希望者が受けられます。ママの血液から、赤ちゃんが染色体異常を持っている確率を推定します。

確率を推定しているだけなので確率が低くても染色体異常がある可能性があり、逆に高くても染色体異常ではない可能性もあります。

確定診断をするためには羊水検査や絨毛検査などを受ける必要があります。医師によっては、検査を申し出ても勧めないこともあります。

◯羊水検査

対象になる人

妊娠15週から17週頃までの希望者

（特に染色体異常の保因者、染色体異常児を出産したことがある、出産時、ママが35歳以上、超音波検査でNTのむくみが心配される、母体血清マーカー検査の確定診断など）

妊娠15週から17週頃にお腹から子宮内に針を刺し、羊水を採取して染色体異常や遺伝疾患などを調べます。羊水中に浮いている胎児由来の細胞を調べるので、診断制度は高く確定診断になります。ただし、流産等のリスクもあります。

◯絨毛検査

対象になる人

妊娠9週～11週頃までの希望者

（特に染色体異常の保因者、染色体異常児を出産したことがある、出産時、ママが35歳以上、超音波検査でNTのむくみが心配される、母体血清マーカー検査の確定診断など）

妊娠9週～11週に胎盤の一部である絨毛を採取して検査。染色体異常や遺伝疾患などがわかるが、羊水検査より流産の確率も高いといわれます。

◯新型出生前診断（NIPT）

対象になる人

①出産予定日の年齢が35歳以上
②染色体異常児を出産したことがある
③パパかママが染色体転座保因者である
④超音波検査でNTのむくみが心配される
⑤母体血清マーカー検査の確定診断

新型出生前診断（NIPT）とは、ママの血液に含まれている赤ちゃんのDNAを検出することで、染色体の数が正常かどうかを調べる検査です。この検査では、21トリソミー、18トリソミー、13トリソミーという3つの染色体異常を調べます。

受けられる期間は、妊娠10週目～18週目です。

新型出生前診断は、陰性結果の正確性がとても高いのが特徴です。この検査で陰性が出ればほかの染色体検査を受ける必要はなく、ママの採血だけで検査できるのもメリットです。逆に陽性の場合、異常がある可能性は非常に高いのですが、確定ができません。はっきりさせたいのであれば、さらに羊水検査などを受けなければならず、これが最大の難点です。

また、NIPTの前に検査の意義の説明と遺伝カウンセリングを実施すること、受診者は、それらを受ける必要があります。

検査の内容や方法のほか、検査結果による選択肢とそれに関する情報提供をしたり、結果を受けたその後の生活に対することなどが話されます。

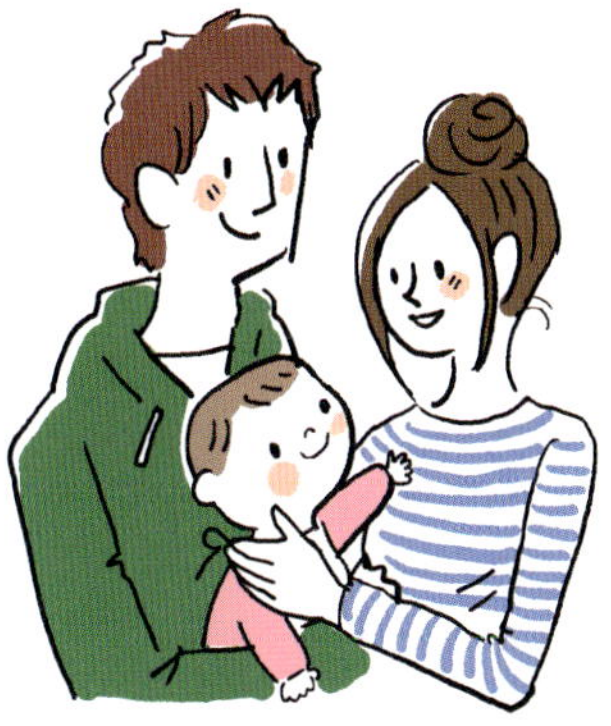

chapter 10-⑧

赤ちゃんが生まれる！～正期産と早産～

正期産とは？

一般的に、出産予定日は最終月経日を妊娠0週0日とした280日後となる妊娠40週0日となります。ですが、実際は多少前後して赤ちゃんは産まれてきます。

妊娠36週を過ぎた赤ちゃんは、すべての臓器の機能が完成し、睡眠と覚醒のリズムも新生児と同じようになっています。もういつでも外の世界へ出て行ける準備ができている状態です。妊娠期37週0日～41週6日までの5週間を満期とし、この期間での分娩を正期産（または満期産）としています。また、39週0日から40週6日までの期間に生まれた赤ちゃんの健康状態が最も良好であるとされています。

正期産は、ママと赤ちゃん双方にとって、もっともリスクが少なく、安全かつスムーズに出産できる時期です。ですから、予定日より多少早い出産でも遅い出産でも、心配し過ぎないで大丈夫です。

ただし、妊娠42週を過ぎると過産期と呼ばれ、胎盤の機能が低下する、赤ちゃんがお腹の中で育ちすぎて過熟児、巨大児になるなど、母子ともにリスクが高まることもあります。その場合は、陣痛促進剤などで出産を促すなど、ママや赤ちゃんの様子を見ながら出産に臨みます。

体外受精で妊娠すると早産になりやすい？

妊娠22週から37週に出産してしまうことを早産といいます。体外受精で妊娠した場合、自然妊娠に比べて早産のリスクが若干高くなるといわれています。早産で生まれた赤ちゃんは、体がしっかりと発育していないため、呼吸障害や後遺症などの問題が起こりやすくなります。

では、なぜ体外受精で早産のリスクが上がるのかといえば、実は、その要因や原因はよくわかっていません。ただ、不妊治療をしなかった方でも妊娠するまでの期間が長いと早産や妊娠高血圧症候群などの妊娠合併症などのリスクが増えるという報告もあります。

(Hum Reprod, 28, January 2013, 125-137)

体外受精をする夫婦は、妊娠しづらいわけですから、妊娠するまでの期間も長くなりがちです。母体年齢も高い傾向になりますから、不妊治療の受け方にも通じてくるでしょう。

妊娠する方法が何であれ、元気で健康な赤ちゃんが生まれるように正期産までしっかりママのお腹の中で成長してもらうことが大切です。妊娠後は、長時間の立ち仕事を避ける、疲れ、ストレスをためない、睡眠を十分にとるなど、ふだんから体も心も健やかに過ごせるよう心がけましょう。それでも、下腹部の痛みや出血がある場合には、早めに医師の診察を受けましょう。

安産を迎えるための日常生活

[旅行は？]

旅行は妊娠中期以降の安定期に、医師と相談して許可をもらいましょう。ですが、安定期がノーリスクだということではありません。

旅行先でもしものことがあったら、どこに産婦人科があるか、緊急の妊婦を受け入れてくれるのかなどを確認しておくことが重要です。

スケジュールはゆったりと、国内旅行にしましょう。

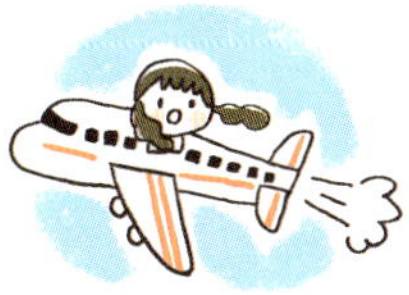

[映画は？]

大勢が密集し、また狭い空間に長時間いると、風邪や感染症などの危険にさらされます。

行ってはいけないわけではありませんが、マスクをする、手をよく洗う、うがいをするなどして予防をしましょう。

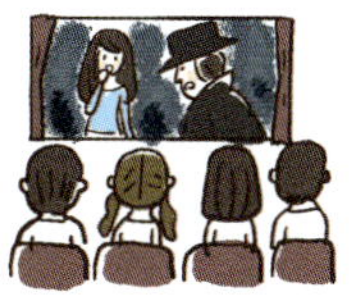

[性生活は？]

妊娠中の性生活は、いつでもストップできること、また挿入を目的としないことを念頭にしましょう。

精液には子宮を収縮させる物質が含まれていますので、腟内での射精も我慢しましょう。これは安定期に入っても同じように注意が必要です。

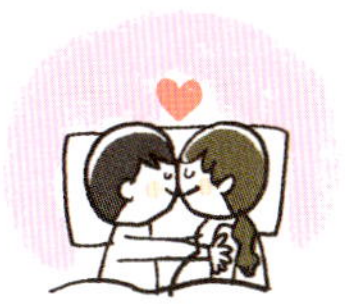

[引っ越しは？]

妊娠中、または産後の引っ越しは避けるのが基本ですが、やむを得ない場合には、引っ越し業者にすべて任せる、または引っ越しの日は実家で過ごすなどしましょう。

引っ越しによって、産科を転院しなければならない場合には、早めに転院先を見つけ、紹介状を持って転院するようにしましょう。

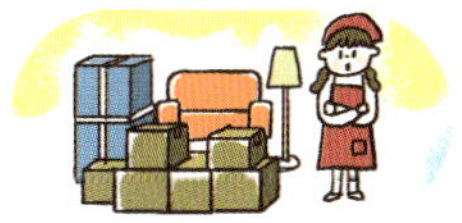

[自転車は？]

妊娠中期以降の自転車はおススメできません。バランスを崩して転んだら大変ですから、自転車には乗らないほうが安心です。

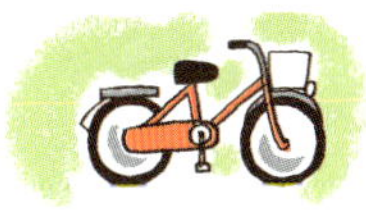

[バスや電車は？]

通勤にバスや電車を使う人は、なるべく時間をずらして混雑を避けられるように会社と相談をしましょう。

また、普段も混雑時は避けるようにしましょう。

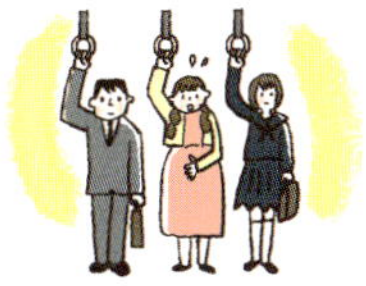

[葉酸は？]

葉酸は妊娠を希望する女性が積極的に摂るべき栄養素の１つです。妊娠初期に葉酸を十分に摂ることで赤ちゃんの神経管閉鎖障害のリスクを減らすことができるため、妊娠を希望する女性はいつ妊娠しても大丈夫なように、１日400μgをサプリメントなどから摂るように厚生労働省も推奨しています。

今日から葉酸を始めましょう！

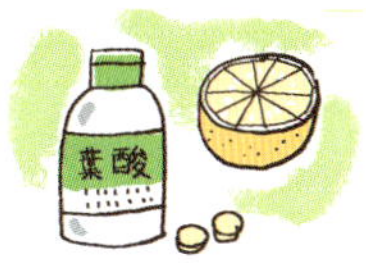

[ショッピングは？]

歩きっぱなし、立ちっぱなし。また人が大勢集まるバーゲンなどは避けましょう。なるべく空いた時間にゆっくりと歩いて、十分に休憩をしながら買い物をしましょう。これは普段のスーパーへのお買い物もです。

重い荷物は、ご主人に任せましょう。

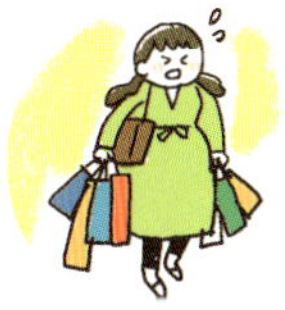

[自動車は？]

自動車に乗るときには、なるべく短い時間で、長距離になる場合には十分な休憩を入れましょう。

運転については、なるべくご主人に任せること、また妊婦は、シートベルトの着用義務が免除されていますが、お腹の赤ちゃんを守る一番の方法はお母さんがシートベルトをすることです。

妊婦用のシートベルトもありますので、シートベルトを着用しましょう。

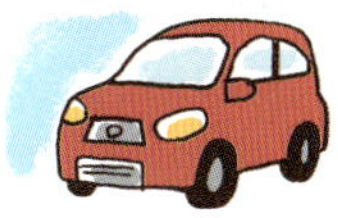

[歯医者さんは？]

妊娠初期は、つわりで治療が難しい人もいるでしょう。

また、妊娠後期になると、治療中に仰向けの姿勢で長時間いるのは苦痛になります。

歯は、妊娠前に治療をすべて終えているように日頃から気をつけましょう。

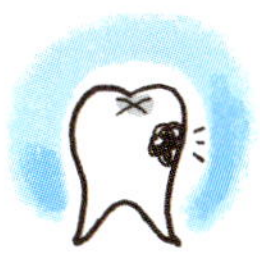

[家事は？]

家事をするにも無理は禁物です。

お腹が大きくなるに従って、動くのが大変になってきますので、休みながらこなしましょう。洗濯物は、目の高さ程度の高さに干すのが安全です。また日頃の買い物は、宅配サービスなどを利用するといいでしょう。

chapter 10-⑨

赤ちゃんが生まれる！ ～正常分娩～

正常分娩とは？

妊娠36週を過ぎると、赤ちゃんは背中を丸め手足をお腹にぐっと引きつけて産道を通る姿勢になります。赤ちゃんの頭が骨盤に入ると、みぞおちまで膨らんでいたお腹は、下がったようになります。

この頃、ママの体には不規則なお腹の張りや痛み（前駆陣痛）が感じられるようになってきます。やがて張りや痛みは規則的になり、それが10分間隔になると、いよいよ出産のはじまりです。

病院に連絡して、入院準備をして病院へと急ぎましょう。

一般的には、正期産と呼ばれる37～41週（→P.194）に自発的に起こった陣痛により、産道（膣）を通って赤ちゃんを出産することを正常分娩（経腟分娩）といいます。

分娩の経過

出産の流れは、次のように3段階に分けられます。

規則的な陣痛がきてから子宮口が全開になるまでが分娩Ⅰ期で、出産においてもっとも時間がかかる時期です。分娩Ⅱ期は子宮口が全開して赤ちゃんが産まれるまで、分娩Ⅲ期は赤ちゃん出産後、再度弱い陣痛が起こり胎盤が出るまで。進み方には個人差がありますが、初産の人ですべてが終了するまでに約10時間以上かかるといわれています。

では、次に各段階の赤ちゃんやママの様子を詳しく説明します。

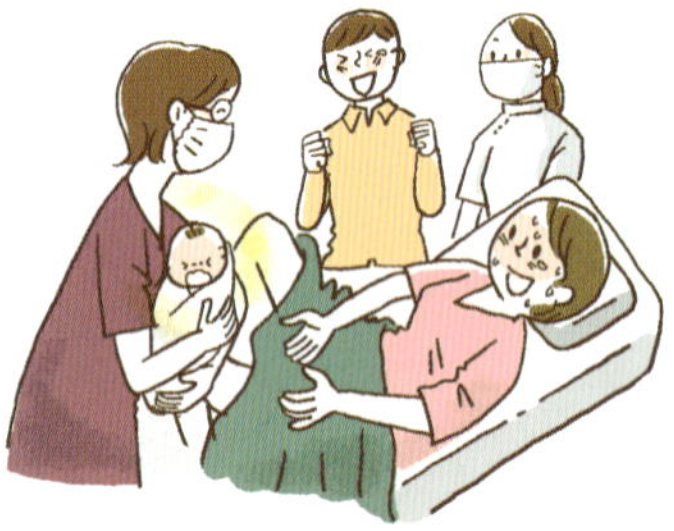

コラム もうすぐ出産！のサイン

出産が近づくとそれを知らせるサインがママの体に現れます

こちらも注意！ 前期破水

赤ちゃんを包む卵膜が破れ、中の羊水が出てしまうこと。通常は陣痛がきてから起こるが、陣痛前に破水することも。すぐに病院へ。

1 前駆陣痛

不規則なお腹の張りや痛み。本格的な陣痛の前に現れ、痛みはそれほど強くもなく間隔もまばら。次第に遠のいていき、いつの間にか治まる。

2 おしるし

子宮の収縮によって赤ちゃんを包む卵膜と子宮壁がずれることで、粘り気のあるおりものに少量の血が混ざったようなものが出る。量や色には個人差あり。

分娩Ⅰ期

10分間隔の規則的な陣痛が起きてから、子宮口が全開になるまで［初産で6～10時間］

赤ちゃん

腕を胸の前で合わせるようにして体を縮めながら、ママの骨盤内に入りやすいよう体勢を整えつつ子宮口の方へと降りてきます。

その後、少しずつ回転しながら、骨盤の出口へ。

ママ

準備期と呼ばれる分娩Ⅰ期の初期に、前駆陣痛やおしるしがあることもあります。この段階で入院準備を整えておき、陣痛が10分間隔になったら出産施設へ向かいましょう。出産施設へ着いたら、しばらくは病室などで過ごします。陣痛も強くなり、いきみたくなりますが、まだ開き切っていない子宮口に負担をかけるのはNG。痛みをやわらげる姿勢などを見つけたり、呼吸法で落ち着かせるなどして、なるべくリラックスを。出産においてこの分娩Ⅰ期が一番の長丁場、もうすぐ会える赤ちゃんのためにもがんばりましょう！

出産施設の処置など

内診でママの子宮口の開きや赤ちゃんの下がり具合をチェックしたり、分娩監視装置で子宮の収縮や赤ちゃんの心拍を確認します。また、陣痛の痛みをやわらげるマッサージやいきみを逃すためのアドバイスなども。

分娩Ⅱ期

陣痛が2～3分おきで子宮口が全開し赤ちゃんが生まれるまで［初産で1～3時間］

赤ちゃん

会陰から頭を覗かせ、体を横向きにしながら肩から体と徐々に外に出てきます。

子宮収縮による押し出す力を利用しながら、頭をねじ込むようにして産道を通るのです。そのため、他の骨は発達し硬くなっていますが、頭蓋骨だけは柔らかく産道に合わせて縮みます。

ママ

分娩室へと移動し、いよいよ出産となります。

陣痛間隔は縮まって痛みも強くなり、子宮口は全開。破水が起こり、羊水が流れ出します。やがて陣痛とともに赤ちゃんの頭が見え始め、痛みが治まると引っ込みます。これを繰り返すうちに徐々に頭から体が出て…無事出産です。助産師の合図、陣痛のタイミングに合わせていきむようにするとスムーズです。

出産施設の処置など

助産師などがいきむタイミングなどを指示。

必要な場合は、出産をスムーズにする会陰切開や吸引分娩、鉗子分娩などを行います。

分娩Ⅲ期

赤ちゃん出産後～胎盤が出るまで［初産で15～30分］

赤ちゃん

へその緒を切ったり、体についた血液や体液などをとってきれいにします。その後、保温用ベッドに寝かせ、呼吸、皮膚色、心拍などの確認をします。

ママ

出産後、しばらくするとまた軽い陣痛がやってきて、子宮から剥がれた胎盤が排出されます。この胎盤が出たら、お産は終了。ママは分娩台に乗ったまま2時間ほど横になります。これは体を休めるためはもちろん、出血や血圧の変化など、様子が急変したときにすぐに処置を行うためでもあります。

出産施設の処置など

赤ちゃんのへその緒を切り、健康チェックをします。胎盤を取り出し、会陰切開した場合はその縫合をするなど、ママへの医療措置も行います。

［参考］ https://health.goo.ne.jp/medical/10370800

chapter 10-⑩

赤ちゃんが生まれる！ ～帝王切開術～

帝王切開術とは

何らかの理由で正常分娩（経腟分娩）ができない場合に、開腹手術をして赤ちゃんを取り出すことを帝王切開といいます。

体外受精では、帝王切開になる確率が若干高いといわれていますが、体外受精だから帝王切開になるというよりも、子宮や卵巣の病気やトラブルがあること、高年齢であることなどが要因となっているようです。つまり不妊原因が関係しているということになります。

帝王切開というと、ネガティブに捉えられがちですが、ママと赤ちゃんの命を守るための立派な出産方法です。

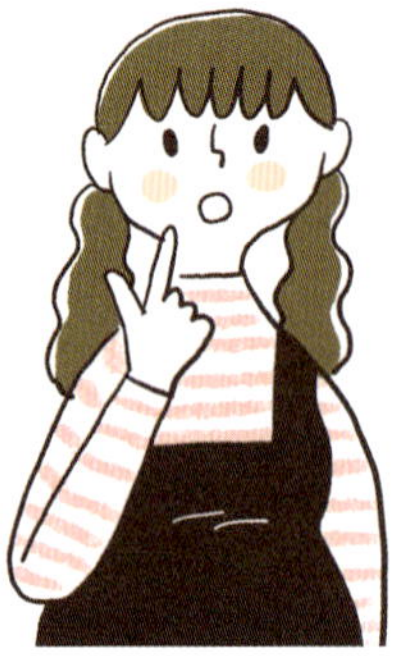

予定帝王切開

予定帝王切開とは、予め出産方法が帝王切開と決まっているケースのことをいいます。理由は逆子や双子などの多胎妊娠、前置胎盤、高齢出産などさまざまです。

前回、帝王切開で出産している人などは、妊娠初期の段階で帝王切開を決めてしまう場合もありますが、一般的には妊婦健診で経過を観察し妊娠10カ月に入ってから判断します。手術日は、赤ちゃんの発育状況なども考慮した上で決定しますが、妊娠38週頃に行うことが多いようです。

予定帝王切開の場合は、手術前日に入院することがほとんどです。医師や助産師から手術についての説明を受け、さまざまな検査を行います。不安なことは、事前に聞いておきましょう。

手術自体は1時間程度で終了します。

予定帝王切開になる主な原因

[逆子]

お腹の中で頭が上になっている逆子の場合は、赤ちゃんの安全を考え、ほとんどが帝王切開になります。お尻から産道を進む（単臀位や複臀位）は、経腟分娩になる場合も。

[前置胎盤]

胎盤が子宮口をふさいでいる場合。ただし、胎盤の位置によっては、帝王切開への切り替えの準備をしつつ、経腟分娩を試みることもあり

[その他]

高齢出産（40歳以上）、前回も帝王切開で出産した場合など

[多胎妊娠]

双子以上の多胎妊娠は、赤ちゃん同士が邪魔し合い児頭回転（頭の向きを変えながら産道を通ること）がうまくできない、早産になりやすく未熟な赤ちゃんが多いなどが理由

[合併症など]

糖尿病や心疾患などの持病、重度の妊娠高血圧症候群など、母体にかかる負担が大きいと判断された場合

緊急帝王切開

出産の途中、何らかのトラブルによって急遽、帝王切開に切り替えることを緊急帝王切開といいます。

例えば、胎盤が子宮から剥がれる常位胎盤早期剥離や、赤ちゃんより先にへその緒が出てきてしまう臍帯脱出など、赤ちゃんや母体に危険が及ぶ場合です。また、微弱陣痛などでなかなかお産が進まず、正常分娩（経膣分娩）が困難であると判断された場合にも、途中から帝王切開に切り替えます。

緊急帝王切開となった場合は、主治医より帝王切開に切り替えるという説明があります。その後、同意書に本人、または家族がサインします。

緊急帝王切開は一刻の猶予も許されない状況が多いため、医師や助産師とじっくり話し合うといった余裕はないかもしれませんが、限られた時間でも気になることは質問、相談しておきましょう。

手術後の経過

帝王切開の場合、手術当日から医師の許可が出るまでは絶飲食になります。手術後は、点滴で栄養と水分補給をします。また、しばらくは安静にしていなければならず、トイレは、カテーテルを通して排尿します（導尿）。

手術の翌日には、尿のカテーテルも抜かれ、痛みはあるものの少しずつ体を動かせるようになり、だいたい術後6日ほどで退院できます（個人差あり）。翌日には、赤ちゃんにも会えるでしょう。

帝王切開はお腹を切る手術です。術後は、傷口が痛みますし、合わせて子宮が収縮する後陣痛の痛みもあります。つらくて絶えられない場合は、我慢せず鎮痛剤を処方してもらいましょう。もちろん、母乳に影響のない薬を処方してくれますので、安心してください。

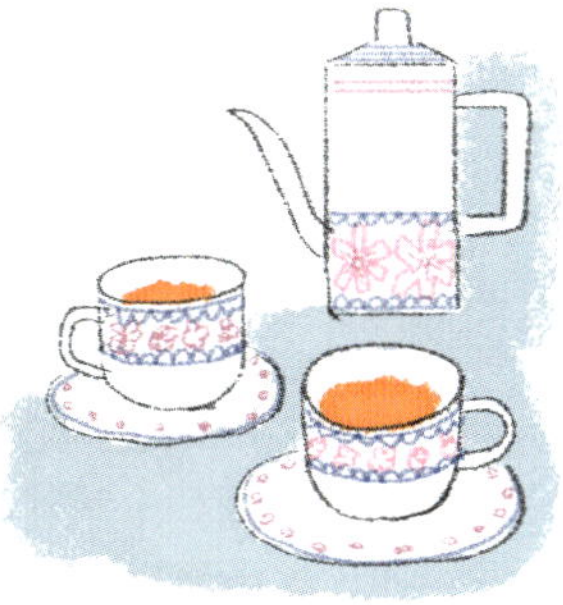

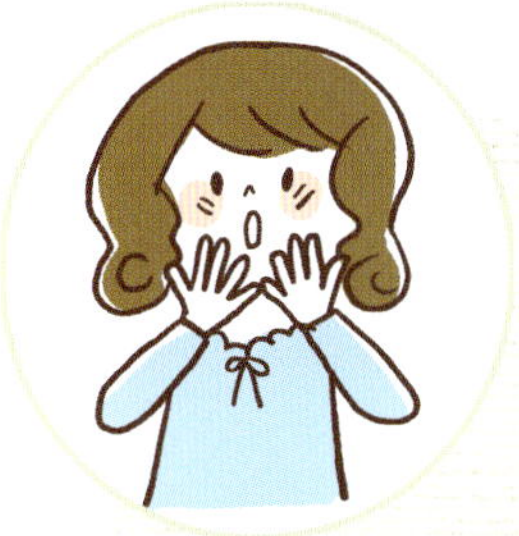

緊急帝王切開になる主な原因

［ 常位胎盤早期剥離 ］

胎盤が子宮から剥がれることで、赤ちゃんに酸素が供給されなくなったり、ママも大出血を起こす危険な状態。
早急に、帝王切開に切り替えられる。

［ 臍帯脱出 ］

赤ちゃんより、へその緒が先に出てきてしまう状態。
へその緒が圧迫され、赤ちゃんに酸素が届かないなどの危険が。お尻から生まれる逆子に多い。

［ その他 ］

微弱陣痛などで陣痛促進剤の投与などをしても、お産が進まないなどの難産、赤ちゃんの心拍数が減少するなど、一刻も早く赤ちゃんをお腹から取り出す必要がある時。

赤ちゃんが生まれるまでに

妊娠する方法は、夫婦それぞれにいろいろな方法があります。でも、赤ちゃんが生まれるまでは、どのような方法で妊娠をしても変わりはありません。大事に育むために、母体が健康であることはもちろん大切ですから、そのために妊婦健診があります。パパや家族は、ママをバックアップして生まれてくる赤ちゃんを楽しみに待ちましょう。

赤ちゃんに会う日までママとパパがすること

どこで産むか？ 早く決めましょう

赤ちゃんをどこで産むかは、不妊治療中から目星をつけておくといいでしょう。あまり神経質になる必要はありません。また、里帰り出産を希望する場合には、実家近くの出産施設にも早い段階で診察を受けましょう。

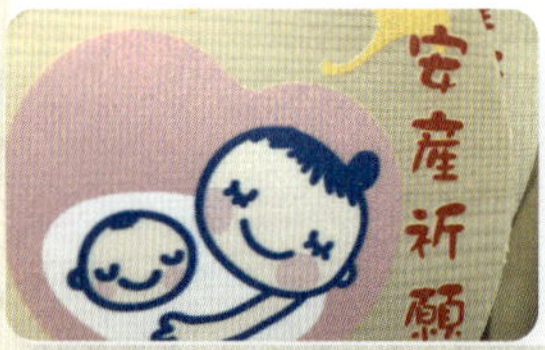

パパは、自分のことは自分で！

赤ちゃんが生まれるまで、そして生まれてからも、ママの体は赤ちゃんと共にあります。家事の分担も大切ですが、自分のことは、なるべく自分でするようにしていきましょう。それも大切なバックアップです。

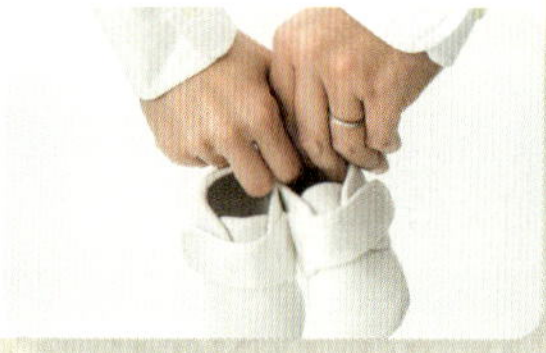

ママはきちんと妊婦健診を受けましょう

ママは、定期的に妊婦健診を受けましょう。ママの健康は、赤ちゃんの健康につながります。赤ちゃんに会う日まで、気をつけることは、誰でも同じです。心配しすぎず、大事に毎日を過ごしましょう。

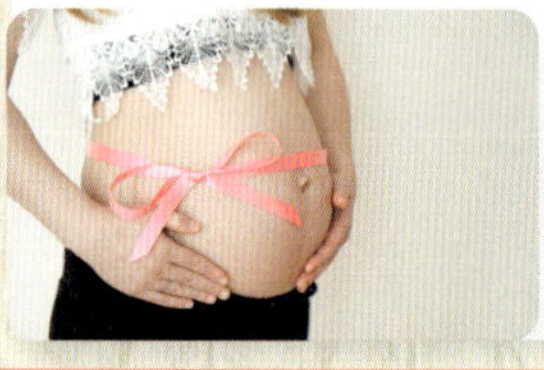

パパも一緒に妊婦健診へ！

ママのお腹は、だんだんと大きくなります。赤ちゃんの様子や成長は、エコー検査を通じてわかることもたくさんあります。ぜひ、一緒に妊婦健診へ行って赤ちゃんの様子を見てみましょう。

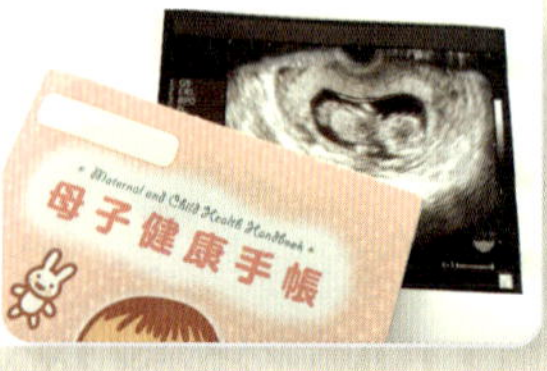

赤ちゃんを迎えるまでに

不妊治療から解放されて、「やれやれ」なんて思っているヒマもなく、今度は赤ちゃんを迎えるために、いろいろなことが起こります。今までの生活と大きく違うのは、新しい命が宿って、生まれてこようとしていることです。赤ちゃんは、赤ちゃんのペースで大きくなります。そして、赤ちゃんが生まれてくる時を決めます。パパやママの生活は、その命を守るために一変するでしょう。赤ちゃんが生まれてくるまでの間は、パパとママになる準備の期間でもあります。これからの暮らし、どう子育てをしていくかなど話しておきましょう。

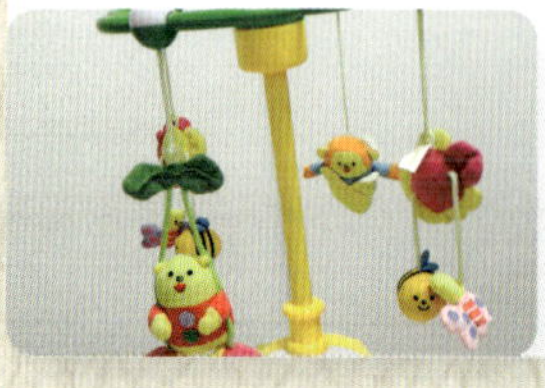

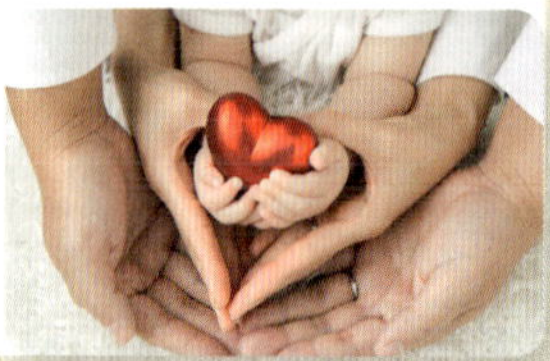

11
章

出産後のプラン

i-wish...ママになりたい
Special Edition

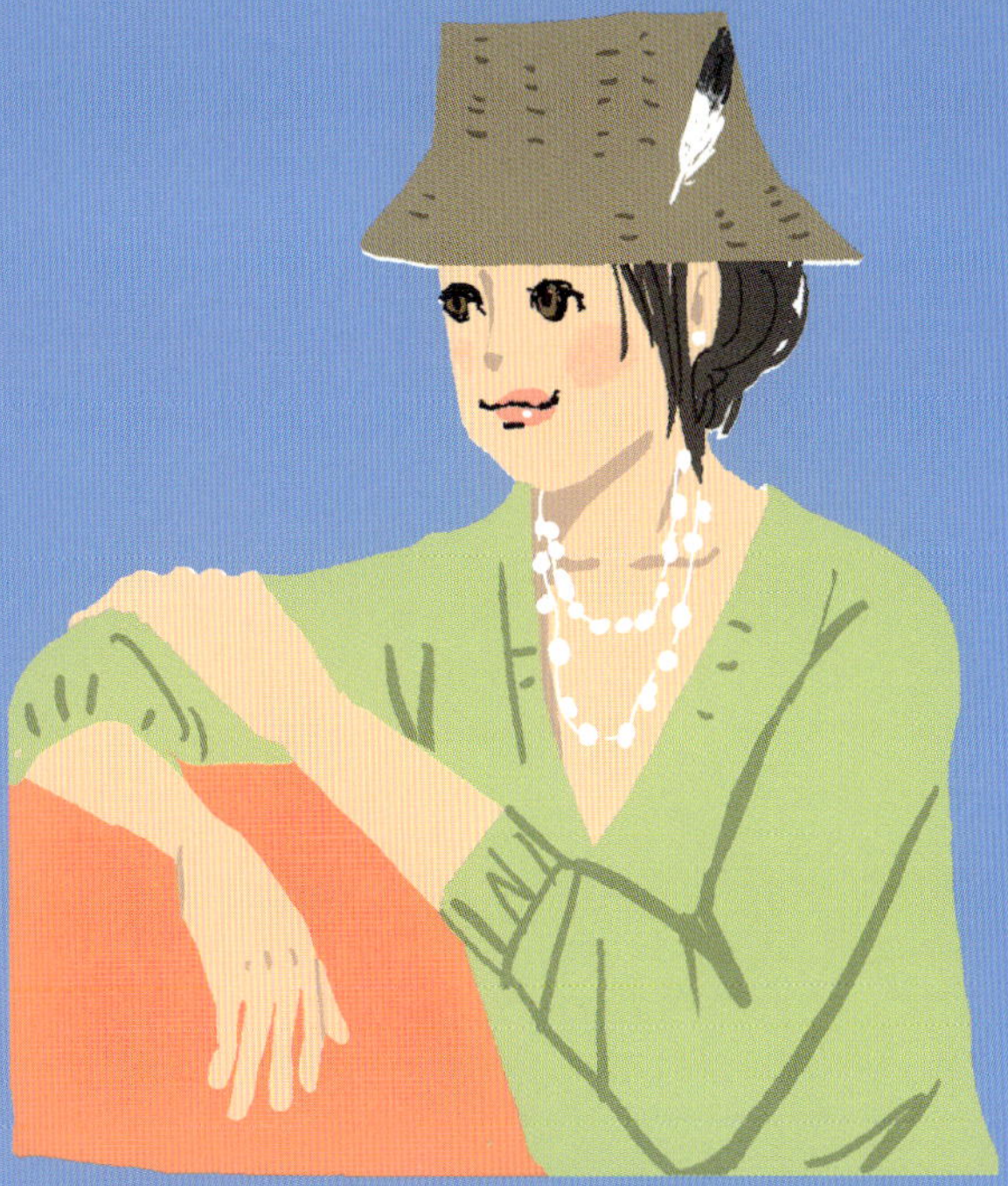

chapter 11-①

入院中から始まる育児

出産後のママのからだ

出産後、ママのからだの中では大きくなった子宮が、妊娠前の状態に戻ろうとしたり、ホルモンのバランスが変わり、乳腺の働きが活発になったりと、急激な変化が起こります。入院中は無理をせず、疲れをとることを優先させましょう。

○**後陣痛**

出産後に、子宮が元の大きさに戻ろうとするときに生じる痛みのことで、分娩当日から翌日にかけての痛みがピークであることが多く、その後、徐々に収まっていきます。

○**悪露《おろ》**

お産を終えた子宮から排出される血液などの分泌物のことで、出産直後が最も量が多く、1～2カ月程度で収まっていきます。

○**産褥熱《さんじょくねつ》**

産後1～10日以内に、38度以上の高熱が出ることがあります。産道や会陰切開（分娩時、産道の裂傷を避けるために切開する処置）の傷に細菌が入ることなどから起こります。

赤ちゃんとの入院生活

入院中は、授乳の方法や沐浴指導などがあり、退院後の赤ちゃんとの生活に必要なことを助産師が教えてくれます。

また、入院中は母子同室であったり、別室であったりと病院によってさまざまです。

母子同室は、基本的にママと赤ちゃんは一緒の部屋で過ごしますが、完全母子同室は、退院まで一日中同じ部屋で過ごします。また、朝から夜間は母子同室が基本で、深夜は預かってくれるところもあります。

母子別室の場合には、授乳の時間に新生児室へいくところと、授乳時のみママの部屋へ連れてくるというところなどがあります。

母乳育児をするためには、授乳時間に決まりのない母子同室の方がいいでしょう。産後の疲れから体力を回復したいなら別室がいいでしょう。自分が何を優先するかによって、同室がいいか、別室がいいかが変わってきます。自分の日頃の体力なども考えながら、病院選びの時に、そのあたりもチェックしておきましょう。

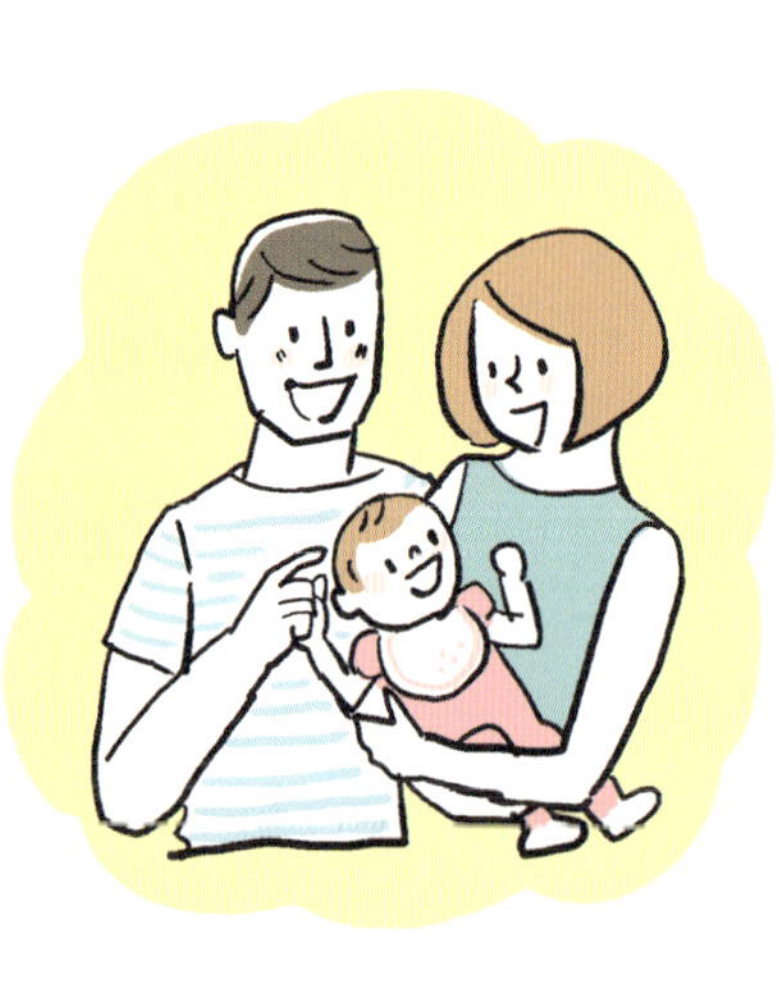

新生児のからだ

視覚

生まれてすぐの視力は0.02～0.03程度。まだはっきりとものを目でとらえることができませんが、動くものや人をとらえる力があります。

聴覚

ちゃんと聞こえています。おなかの中にいるときからママやパパの声がわかり、様々な音を聞き分けることができます。

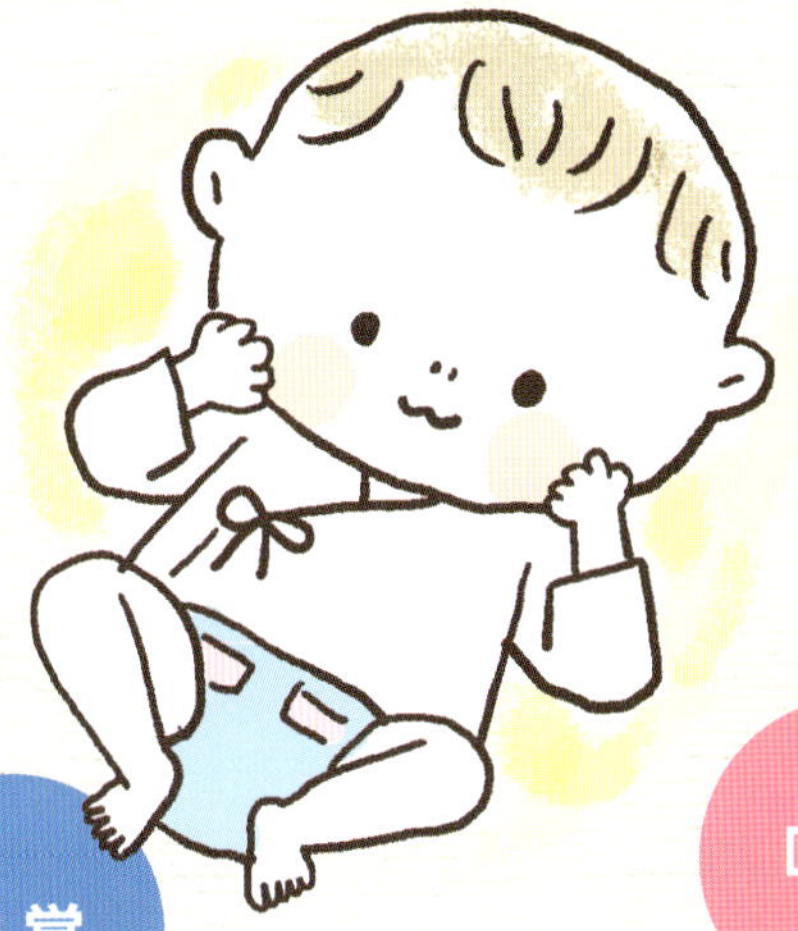

嗅覚

かすかですが，においを感じられます。

触覚

手に触れたものを握ろうとします（把握反射）。また、口元に乳首や指などが触れるとちゅぱちゅぱ吸いつこうとします。（吸啜《きゅうてつ》反射）

味覚

おっぱいやミルクの味を感じることができます。

● K２シロップ

ビタミンKが不足することによって起こる、「乳児ビタミンK欠乏出血症」を予防するために飲ませます。入院中に２回、生後１カ月のときに１回、計３回飲みます。

● 黄疸

生後２～３日目の新生児に現れる症状で、血中の「ビリルビン」という物質が作用し、肌や目の色が黄色く見えるようになります。１～２週間かけて徐々に収まっていきます。

授乳指導

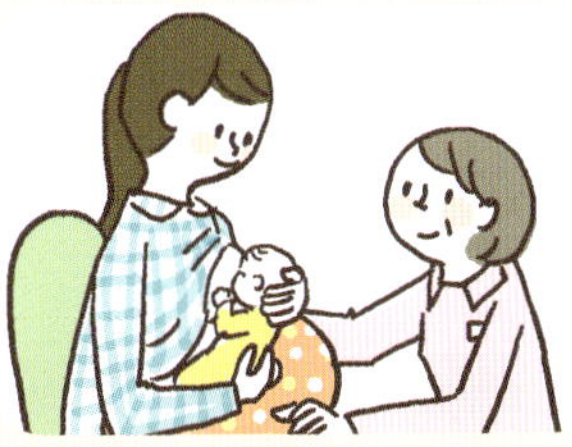

抱っこの仕方や、おっぱいやミルクの飲ませ方、時間のタイミングや間隔、げっぷのさせ方などを助産師が指導してくれます。

沐浴指導

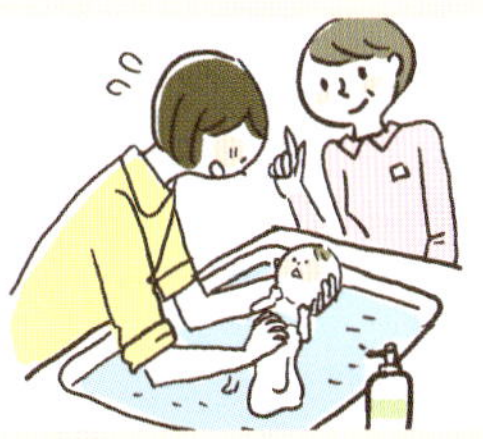

実際に赤ちゃんを沐浴させながら、洗い方を学びます。

赤ちゃんとママの一日

赤ちゃんとママの一日のスケジュール例

6(時)	7	8	9	10	11	12	13
ねんね	授乳・おむつ	ねんね		授乳・おむつ	おむつ	ねんね	

授乳 1日2〜3時間おき

新生児はおっぱいを一度にたくさん飲むことができません。飲むようすを確かめながら、ちょっとずつ、回数を分けて与える必要があります。粉ミルクの場合は面倒でも作り置きをせず、毎回調乳しましょう。

おむつ 授乳のタイミングで替えるのがおすすめ

新生児は新陳代謝が活発。おしっこやうんちを1日に10回くらいします。おしりの汚れはおむつかぶれの原因になりやすいので、気づいたらこまめに替えてあげましょう。

赤ちゃんとの生活がスタート

生後2カ月くらいまでは、3時間おきに授乳が必要です。生後3カ月を過ぎると、昼夜の区別がつき、ママもまとまった睡眠をとれるようになるでしょう。

思うように寝てくれない、おっぱいを飲んでくれないといったことがあると、不妊治療を経験したママのなかには、自分の治療が原因で、赤ちゃんに問題が起こっているのではないか？と悩んでしまう方もいるようです。不妊治療で生まれたからといって、ほかの赤ちゃんと何も変わりません。

赤ちゃんもひとりの人間。意思があり、感情があり、ママに訴えたいことがあります。自分の思い通りにならなくて当たり前です。この時期にしか体験できない赤ちゃんとの生活を目いっぱい楽しみましょう。

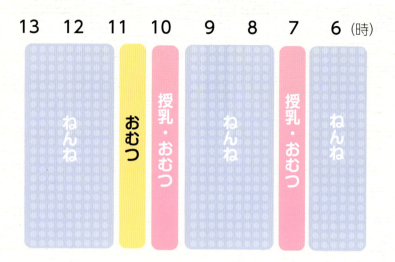

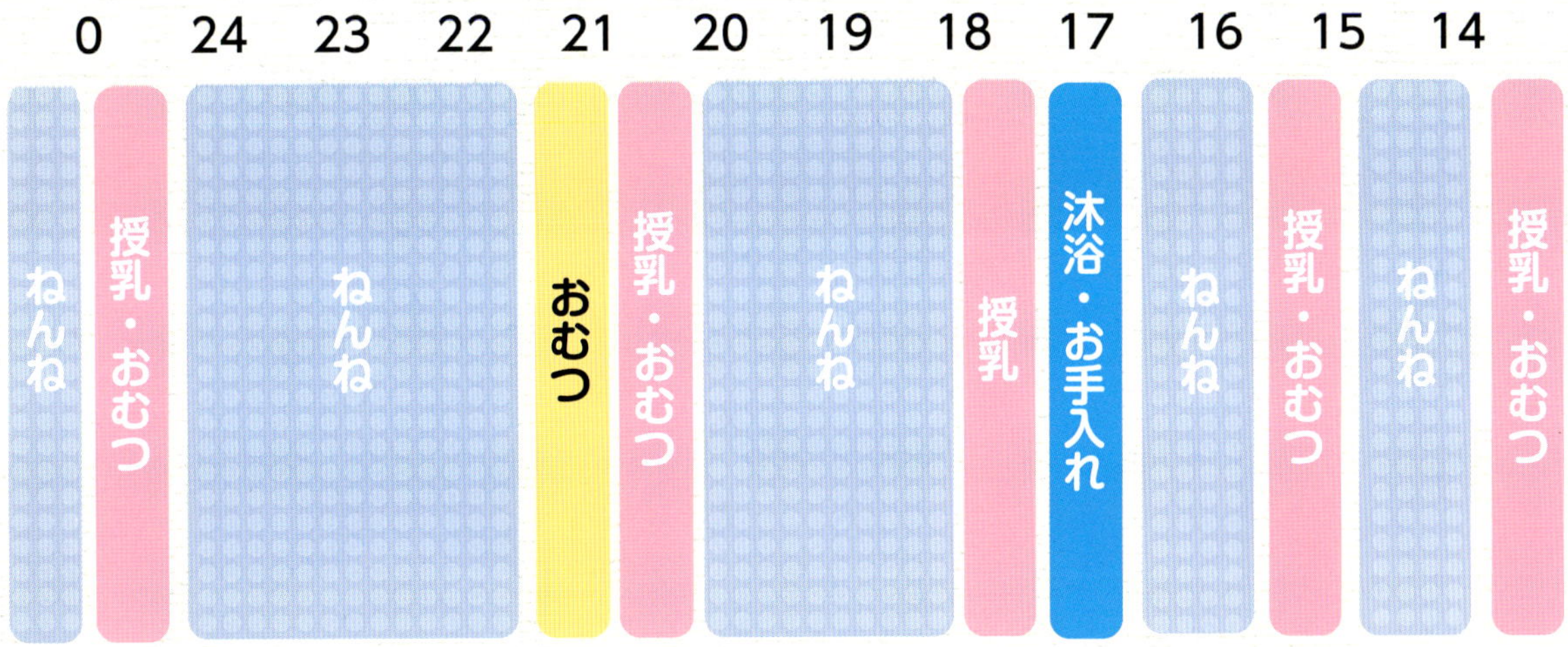

夜泣き **抱っこであやして 時間があいたら授乳を**

新生児は昼夜の区別がつきません。新生児の授乳は、夜も2～3時間おきです。日中、赤ちゃんが寝ているときなど、ママは休めるときにしっかり睡眠を取り、体を休めましょう。

お手入れ **沐浴後のケア**

沐浴だけでは落としきれない細かな汚れを取ってあげます。特に、目、耳、鼻、口元などはしっかりケアしましょう。肌も乾燥に弱いので、ベビーローションなどで保湿してあげると安心です。

沐浴 **授乳直後は避け 機嫌のよいときに**

生後1カ月までは、大人と同じお風呂には入れないので、ベビーバスなどの専用の浴槽で沐浴させます。湯冷めしないよう、着替えなどをきちんと準備してから入れましょう。

産後に起こりがちなトラブル

腰痛

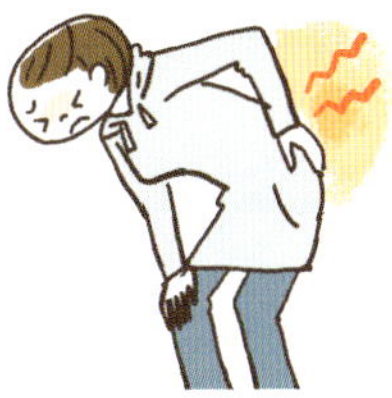

お産で骨盤には大きな負担がかかっています。ゆがみが出たり、うまく元に戻らなかったりすることもあるので、医療機関を受診するようにしましょう。

産後うつ

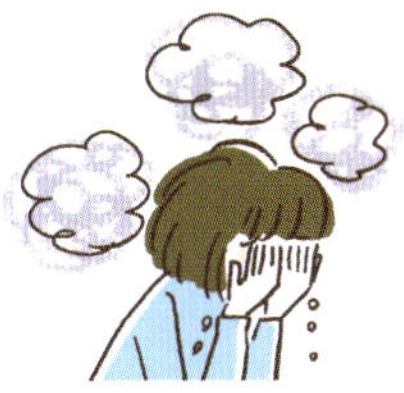

妊娠中と出産後では、ホルモンバランスが大きく変わり、精神的にも不安定になりやすくなります。思い悩んだときは、周囲の助けを借りましょう。

悪露が続く

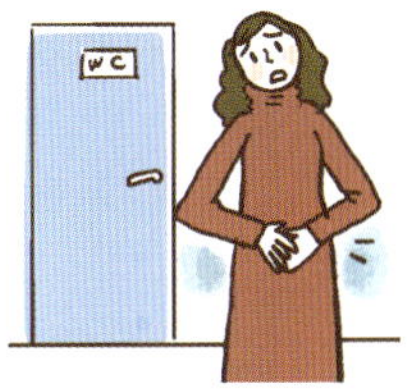

少なくなってきたと思った悪露が増えたり、終わったと思った悪露が再開したりしたときは、子宮の回復が遅れているサインです。鮮血が続く場合は、受診を。

chapter 11-③

赤ちゃんとの生活に必要なこと

名前を考えよう

名前は、わが子への最初のプレゼントです。また、一度つけた名前は、よほどのことがない限り、変更は認められません。後悔のないよう、ふたりでよく話し合って、しっかり考えて名前を決めましょう。

● 出生届

生まれた日から数えて14日以内に役所へ届けます。届けは、出す前にコピーしておくとよい記念になります。

生活環境を整えよう

退院後、赤ちゃんが快適に暮らせるように、生活環境を整える必要があります。赤ちゃん用品は、最低限必要なものは揃えておき、足りないものを後で買い足していけば大丈夫です。家の模様替えはパパに協力してもらい、ママの入院中までに済ませておきましょう。

また、赤ちゃんの成長とともに、過ごしやすい生活環境かどうかを見直すことも大切です。

● ねんね期

新生児期の赤ちゃんは、1日のほとんどを布団の上で過ごします。ベビー布団やシーツの洗い替えや天日干しをこまめにすることが大切です。

特に気を付けたいのが、転落事故です。寝返りを打てない新生児でも、バタバタと手足を動かしているうちに位置がずれ、ベビーベッドから落っこちてしまう可能性もあります。柵を外したままにしないなど、対策をきちんとしましょう。

● ハイハイ期

ハイハイができるようになると、赤ちゃんの行動範囲は一気に広がります。家具の角に頭をぶつけたり、落ちているものを口に入れたり、ホコリを吸い込んだりしてしまわないよう、赤ちゃんが安全に動き回ることができる環境を整えましょう。お風呂やトイレで遊ばないよう、水回りの安全対策も大切です。

忘れずに健診を受けよう

生後1カ月頃、赤ちゃんにとって初めての健康診断（1カ月健診）があります。このとき、ママも産後のからだの状態を一緒に診てもらいます。健診には、母子健康手帳も忘れずに。赤ちゃんはその後も、3カ月健診や6カ月健診などの定期健診のほか、必要な時期に予防接種が必要です。育児に追われて忘れてしまわないように気を付けましょう。

赤ちゃん用品リスト

肌着

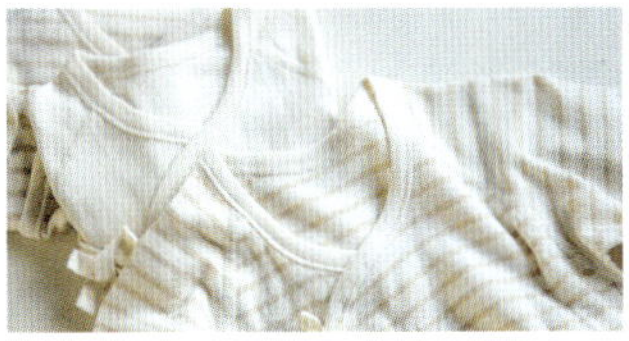

季節に合った袖の長さや生地の種類を選びましょう。ついつい何着も買ってしまいがちですが、赤ちゃんはすぐに大きくなります。その時期の必要に応じた量を買えば大丈夫です。

授乳用品

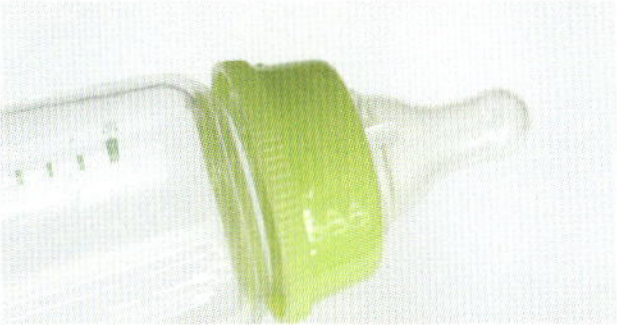

母乳で育てたい人も、哺乳瓶と乳首は1セット用意しておきましょう。母乳パッドは、母乳育児のママの必須アイテムです。こまめに交換し、おっぱいを清潔に保ちましょう。

おむつ

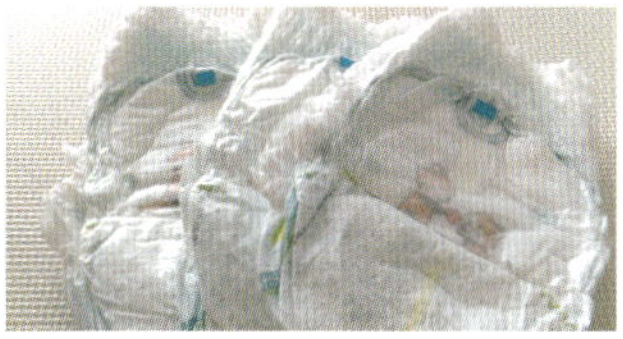

ねんね期はテープタイプ、ハイハイ期はパンツタイプがおすすめです。布おむつを使いたいママは、手づくりもできます。挑戦してみるのもいいですね。

バス・お手入れグッズ

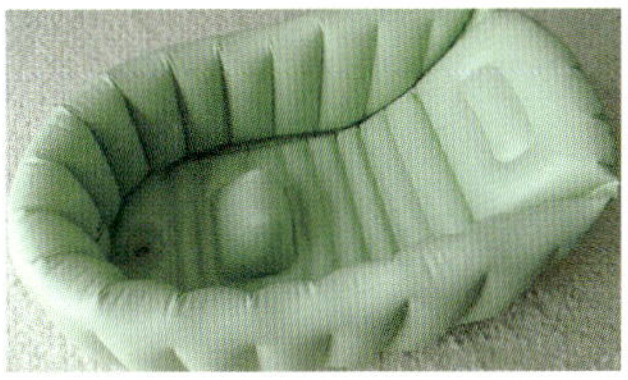

ベビーバスはバルーンで膨らませるタイプのものもあります。赤ちゃんのケア用品はこまごましたものが多いので、整理整頓を心がけましょう。

寝具

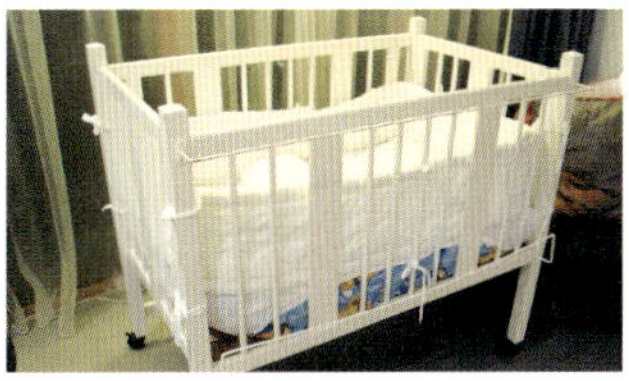

生活様式に合った寝具を用意しましょう。ベビーベッドなどの大型用品は、レンタルなどのサービスを使うのもいいでしょう。

ベビーシート（チャイルドシート）

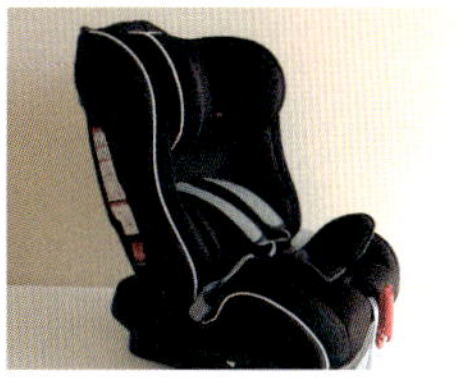

生まれたばかりの赤ちゃんでも、自家用車に乗るときは必要です。退院時にマイカーで帰る場合にも必要です。

出産後のライフスタイルを検討しよう

女性の社会進出とともに、出産後も働くというライフスタイルを選ぶママが多くなりましたが、社会の育児に関する整備や理解はまだ発展途上です。仕事においても、子育てにおいても、周囲にサポートをしてもらえるよう、ママ自身がどうありたいかをしっかりと考え、伝えておくことが大切です。

仕事を続ける人は、産休前に、復帰のタイミングの目途を伝えている場合が多いですが、実際に育児をしていくうちに考えが変わったり、保育園の状況で復帰の時期が前後したりすることもあります。時短勤務のシステムなどを活用し、会社にとっても自分にとっても働き始めるベストなタイミングを検討しましょう。

いざ働きたいと思っても、保育園に入ることが困難な地域（待機児童問題）もあるのが実情です。事前に自分の居住する地域の入園実態や、入園する際の選考方法を調べておきましょう。また、自治体の一時保育施設や、病児保育のサポートなども活用できるよう、調べておくと安心です。

家族とともに

赤ちゃんが生まれたその日から、育児が始まります。入院中には、おっぱいのあげ方、オムツの替え方、お風呂の入れ方などの指導を受け、退院したその日から自分たち夫婦の手で赤ちゃんのお世話をします。

小さな赤ちゃんですが、いろいろなことを目にし、耳にし、感じ、スポンジのようにさまざまなことを吸収しながら、日々成長し、日々出来ることが増えていきます。赤ちゃんの成長を楽しみましょう。

赤ちゃんと一緒にパパとママがすること

産後は十分に体を休めながら

出産は、とても体力が必要です。十分に体を休めたいと思っても、赤ちゃんは2カ月を過ぎる頃までは昼夜を問わず、おっぱいやオムツ替えなどのお世話が必要です。赤ちゃんが寝ている時は、ママも体を休めましょう。

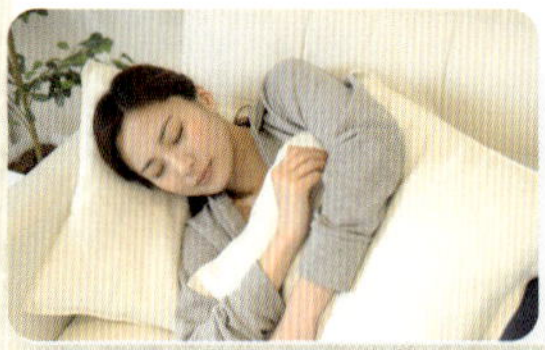

ママを十分にいたわって

生まれたばかりの赤ちゃんに、多くの人がお祝いをします。でも、パパは、まずママに、赤ちゃんを産んでくれた感謝をしましょう。これから、育児が始まります。パパは、ママと赤ちゃんを守ってくださいね。

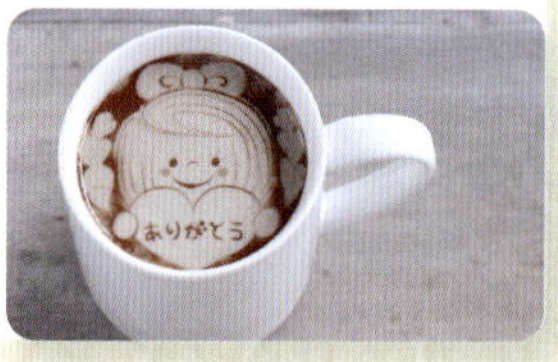

手抜きも大事な家事のスキル

あれもこれも完璧にやろうとしたら、ストレス増大です。育児には手を抜けないところもありますから、家事は手抜きをしながらやりましょう。おかずを作り置きしたり掃除や洗濯物は空いてる時間にこなしたりしましょう。

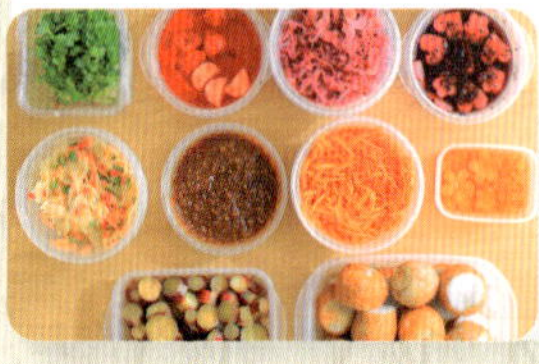

パパも積極的に育児を

パパとママが協力し合って生活することが大切です。最近では、育児休暇を取得するパパも増えてきました。最初のうちは慣れない育児でママも大変です。ママをサポートしながら、積極的に赤ちゃんのお世話を。

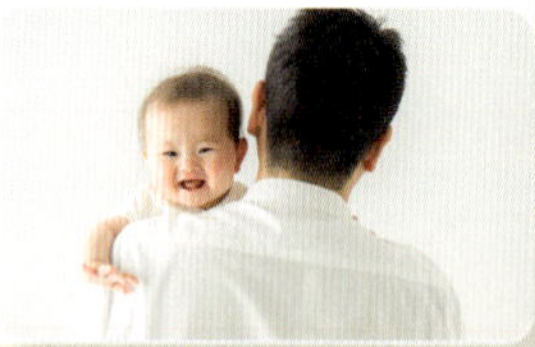

パパとママが健康でいること。仲良くいること

パパとママが健康でいることが、赤ちゃんの生活には重要になります。赤ちゃんには1カ月健診、3カ月健診や予防接種があり、その都度、発達や成長を確認します。パパとママも年に一度は健康診断を受けて、自分たちの健康を確認しましょう。

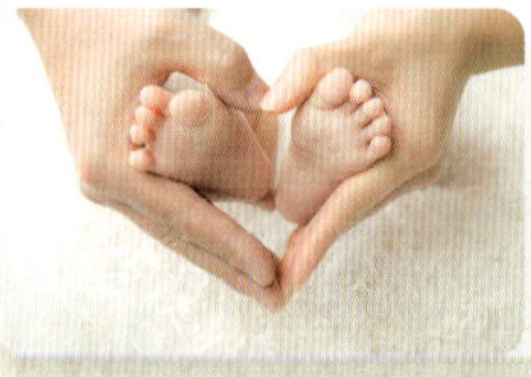

また、パパとママが仲良く暮らしていくことも大切です。赤ちゃんが生まれると、なかなか夫婦の時間が取りづらくなりますが、赤ちゃんが寝ている間に、その日にあったことなど話しながらゆっくりと過ごすことも大切です。

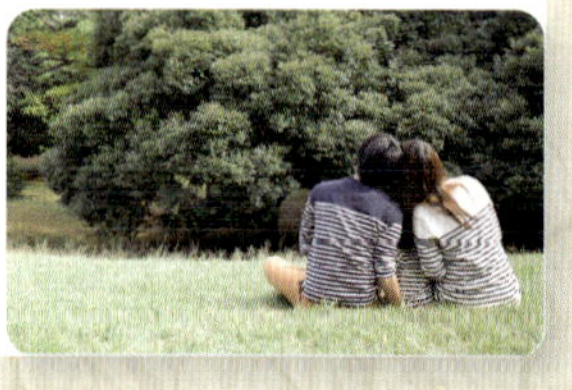

12
章

治療を終える

i-wish…ママになりたい
Special Edition

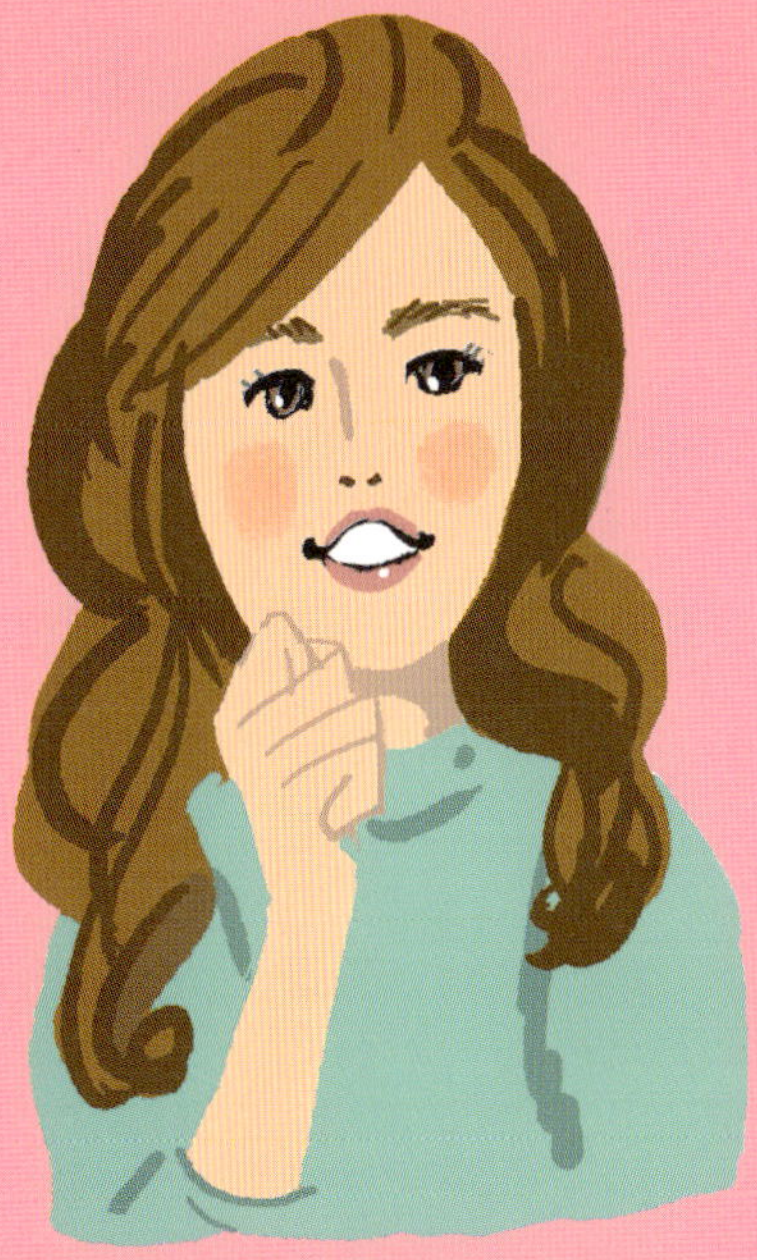

chapter
12 治療を終える

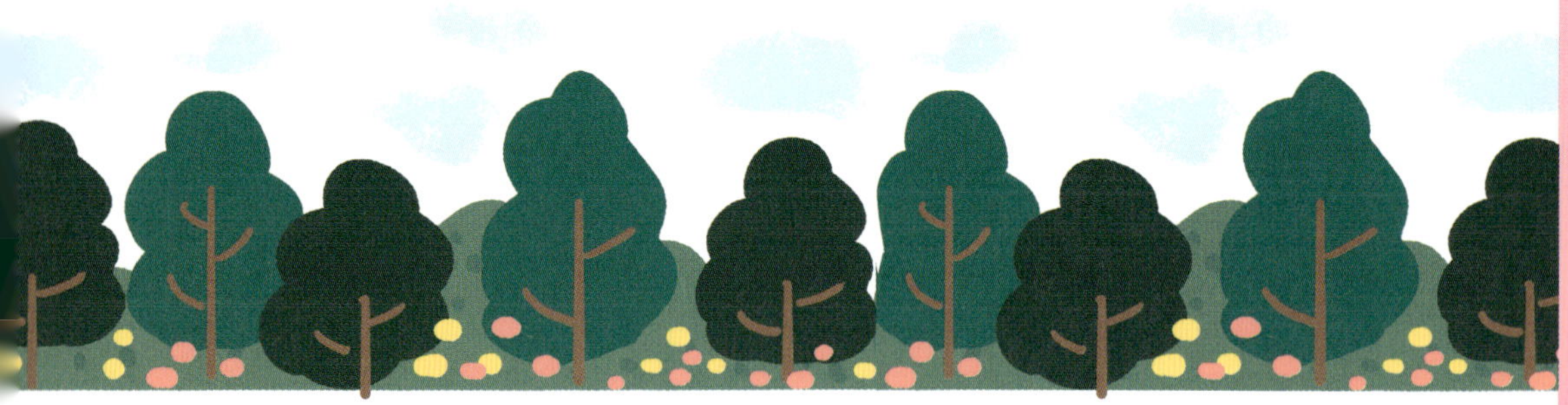

自分の意思で治療を終える

不妊治療を終える方法は、夫婦それぞれ。人それぞれです。

不妊治療は、赤ちゃんが授かること、そして育児をスタートすることを目指したものですが、不妊治療から卒業する夫婦の中には、赤ちゃんが授からなかった夫婦もいます。

「何度挑戦しても、『妊娠しない』『胚が育たない』『卵子が採れない』現実を目の前に叩きつけられ、心が折れそうになりながら、いえ、心を折られながら、その都度這い上がって気持ちを切り替えてきました。

でも、年齢を重ねるにつれ、その気持ちに体がついてこないことも出てきたり、とにかく、本当に疲れました」と話す、治療を終えた夫婦もいます。

年齢は若いけれど、早発閉経などで同じような状況になっている方もいるでしょう。また経済的なことが理由となって治療を終えていくというケースもあるでしょう。

不妊治療は、病気やケガと違って、治療をすれば治る可能性があるというものではなく、だんだん良くなっているという実感も持てず、妊娠したかしないか、赤ちゃんを抱けたか抱けなかったか、結果はいつも黒か白のどちらかしかありません。

体外受精での妊娠の確率は30％程度ですから、3〜4回治療をする中で妊娠していくという確率的な計算はできますが、その確率論は、さらに厳しい条件の夫婦には見合わないこともあります。それに治療費は決して安くありません。

ですから、体外受精に臨む前に回数を決めておく、また使う医療費の金額を決めておくなど、ある程度の目安を持っておく必要があるという夫婦もいます。

目安ですから、その通りにするということ

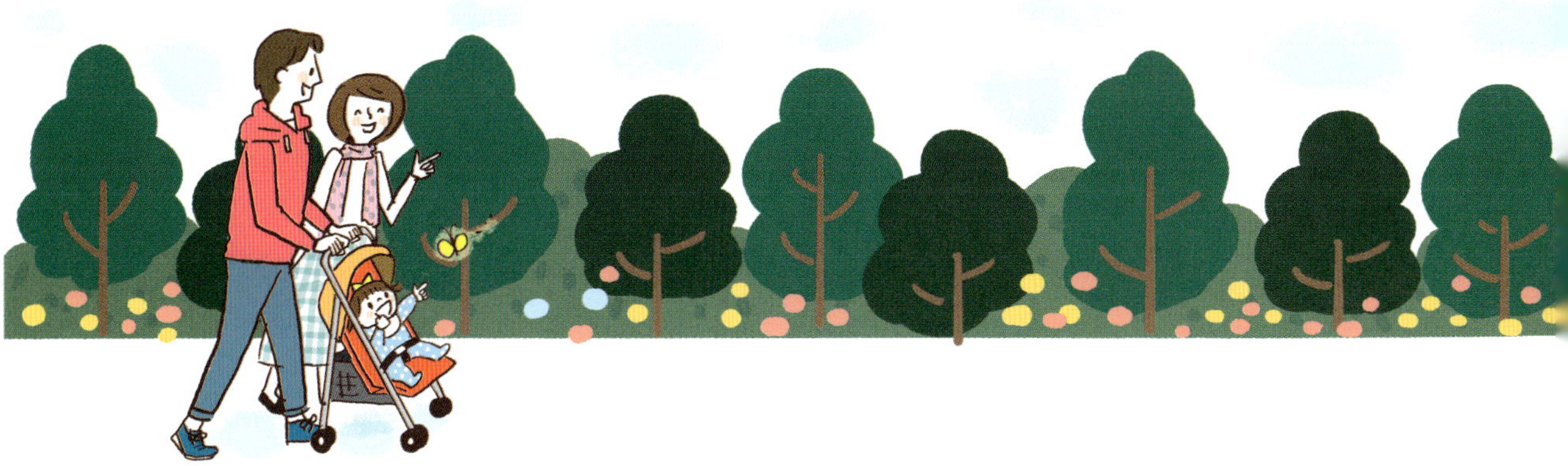

ではありませんが、もしも、赤ちゃんが授からなかった場合、自分たちの意思で治療を終えられるように、一歩一歩、夫婦の足で進めるように、話し合って、協力し合ってほしいと思います。

子どもを育てる方法は、養子や里子を育てることで叶えることもできます。

もちろん、夫婦2人の生活を選択していくこともあります。

卵子提供や精子提供による生殖医療は？

夫婦間の不妊治療を終え、中には卵子提供や精子提供、また代理母という生殖医療を選択する夫婦もいます。

日本国内では、卵子提供などの第三者が関わる生殖医療については、ごく限られた施設で個々の倫理観で実施されている程度で、ほとんどが諸外国で受けています。また、生まれてくる子の福祉が守られるような法整備はされておらず、これらに関する社会的なサポートも充実していません。

海外で治療を受けても、ドナーが誰であっても、生まれてくる子どもは、自分たち夫婦の子どもです。

愛して、与えて、育む大切な子どもです。

ただ、夫婦がどれだけよく考えて選んだ道でも、それを子どもがどう受け止めるか、また受け入れてくれるかはわかりません。

ドナーが誰なのか、遺伝子上の母親、父親は誰なのか、その出自を知る権利を子どもは持っています。

生まれてくる大切な子どもが幸せであるように、また幸せになるように親になる前から、どう子どもを育てていくのか、十分に考えて選択してほしいと思います。

最後に

不妊治療のその先にも、まだまだ人生は長くあります。夫婦がともに暮らす時間の長さからしたら、不妊治療はそんなに長い期間ではありません。

でも夫婦にとって、とても大切な時間です。

悔いを残さないように、悔いの残らないように、治療を選択してほしいと切に思っています。

実際のクリニックを見ておきましょう！

妊娠のしくみや男女の性差、役割、そして不妊の原因や検査と治療など、基本的なことを出産・育児まで含め、色々まとめてきました。ここからは、実際の不妊治療施設の様子が分かるページです。取材時のメッセージ、ピックアップ紹介、勉強会…。さらに全国875施設を掲載したリストページがあります。

治療施設をたずねて…

不妊治療専門の医師たちのメッセージ

説明会は、妊娠や不妊治療の知識を得るためにとても役立ちます。
みなさん、早い時期から参加されるといいですね。……………………………214

松本 和紀 医師　松本レディースクリニック　東京都・豊島区

体外受精は、患者さんのためにあるもの。それは、体に優しい自然妊娠をお手本にした自然周期法がいいのです。……………………………………218

越知 正憲 医師　おち夢クリニック名古屋　愛知県・名古屋市

医師は、患者の身体情報をわかりやすく伝えるトランスレーター。説明不足から、患者さんが治療への不安や心配を抱えないための努力が大切。……222

詠田 由美 医師　IVF詠田クリニック　福岡県・福岡市

いっぱい話そう。なんでも話そう。そこから赤ちゃんを授かる道をみつけよう！
……………………………228

花岡嘉奈子 医師　はなおかIVFクリニック品川　東京都・品川区

何も知らないままに治療を受けると不安!? そこで、どのような治療がベストなのかを知り医師としっかり協力し合うことが大切。……………………………232

徳岡 晋 医師　とくおかレディースクリニック　東京都・目黒区

胎児の疾患や異常をチェック！お腹の赤ちゃんは無事に生まれてくるかな!?
不安を抱えて過ごすよりも胎児エコーで確認を。………………………………234

前田 和則 医師　オーク住吉産婦人科　大阪府・大阪市

体外受精のクリニックを2016年に開院。できるだけ早く赤ちゃんを授かって欲しい！その思いで自分が信じる治療を推し進めています。236
奥田 剛 医師　日暮里レディースクリニック　東京都・荒川区

開院したクリニックで不妊症も不育症も診ています！……………238
峯 克也 医師　峯レディースクリニック　東京都・目黒区

夫婦二人の卵子と精子で子どもが授かり、幸せな家族ができる
それが不妊治療です。……………………………………………240
池永 秀幸 医師　馬車道レディスクリニック　神奈川県・横浜市

子どもが欲しい人を子育てまで導くこと。それが不妊治療の大きな役目です。必要な時には私たちにお任せください。………………242
大谷 徹郎 医師　大谷レディスクリニック　兵庫県・神戸市

勉強会に行こう！　……249
全国で行われている不妊セミナー・勉強会や説明会の紹介をしています。

全国の不妊治療病院＆クリニック　……261
最寄りの病院（クリニック）はどこにあるの…？
あなたの街で不妊治療を受けるためのお役立ち情報です。

北海道・東北 ……262
関東 ………………262
中部・東海 ………269
近畿 ………………272
中国・四国…………274
九州・沖縄…………275

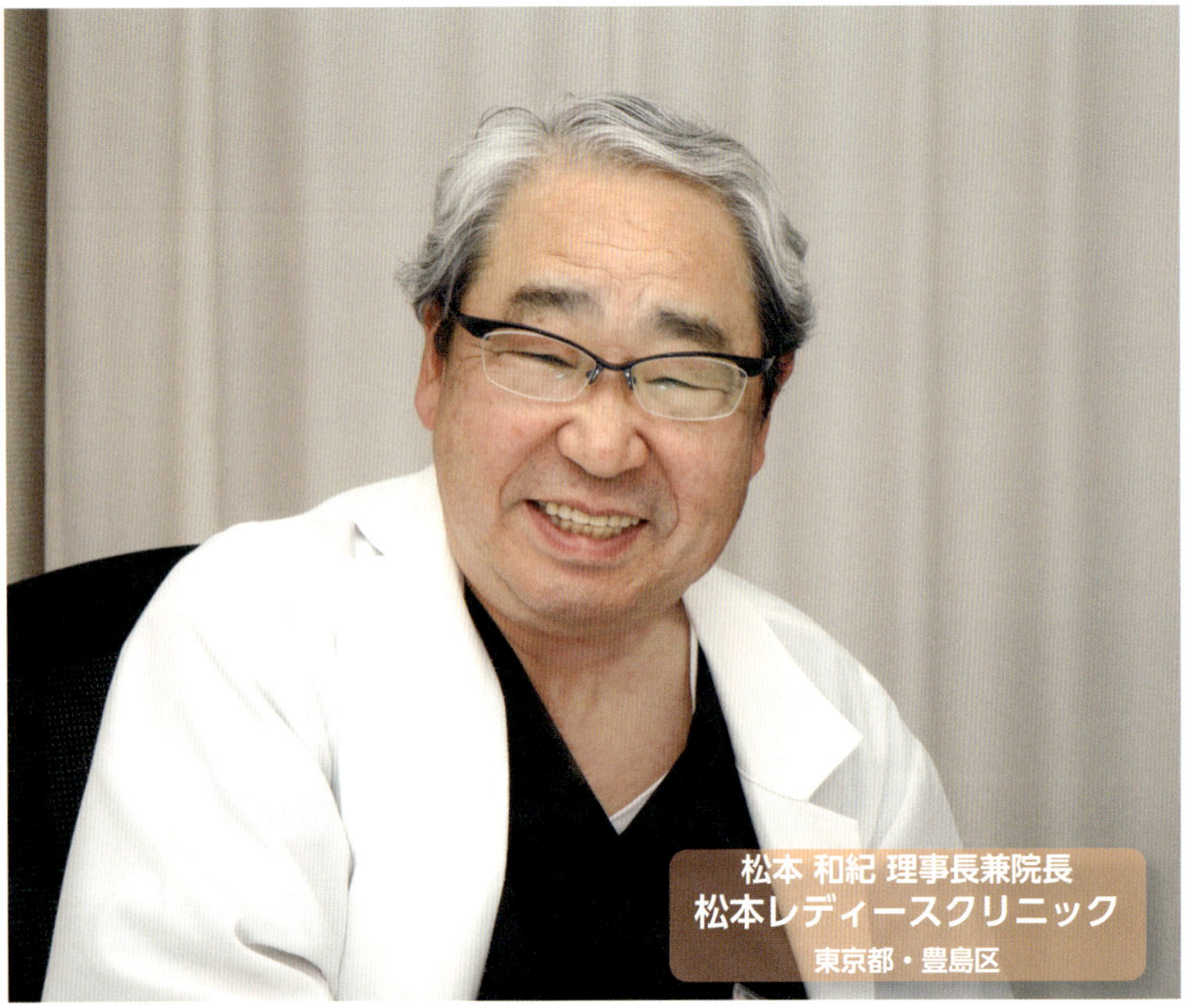
松本 和紀 理事長兼院長
松本レディースクリニック
東京都・豊島区

説明会は、妊娠や不妊治療の知識を得るためにとても役立ちます。みなさん、早い時期から参加されるといいですね。

「ひとくちに不妊症といっても、絶対不妊（まったく妊娠する可能性がない）の方はまれで、何らかの原因で妊娠する確率が低下している状態の方がほとんどです。その低下した妊娠率を少しでも上げようとすることが不妊治療。赤ちゃんが欲しい方、妊娠したい方は、早めの相談が肝心！」と先生は話し、毎週開催している説明会は、不妊治療での大切なことや体外受精の現状を知っていただくのにとても役立っていると話してくださいました。

今、学校のクラスに1人は体外受精児

毎週説明会を開催しているとのことですが、不妊症の方は増えているのでしょうか。

少子化と言われ、年間の出生児が100万人をきる昨今、お子さんを望まれて不妊治療施設を訪れる方は多くなってきています。それには不妊治療が世の中に浸透し、受けやすくなっていることも理由にあげられるでしょう。

また、体外受精の技術も上がり、人工授精などまでの一般不妊治療では妊娠できなかったご夫婦にも子どもが授かるようになったことも大きいことです。

説明会では、この体外受精の

話が中心になります。

　体外受精は、イギリスのエドワーズ博士とステプトー医師が1978年に最初に成功し、女の子が生まれています。そして、エドワーズ博士は2010年にノーベル生理学・医学賞を受賞しています。

　日本では1983年に東北大学の鈴木雅洲医師らが成功し、その後は技術的、医学的な発展も進み、今では学校のおよそ1クラスに1人の割合で体外受精により生まれたお子さんがいらっしゃいます。

　体外受精を受けられるご夫婦も多く、それによって授かった命も多く、治療件数も飛躍的に伸び、今では世界一です。多くのメディアでも体外受精の情報を扱い、特殊な治療、特別な方法というイメージも低くなってきました。

説明会を始めたきっかけと、その様子は？

説明会を始められたきっかけは何でしょう？

　医療において、患者さんに治療の説明をすること、そして患者さんが理解され納得して治療が進められることが大切で、これをインフォームドコンセントといいます。インフォームドコンセントを限られた診療中に効率よく行うために基本的な部分は誰にでも必要なことなので、複数組のご夫婦を集めて少人数で行ったのが始まりです。

　今のスタイルはクリニックを移転してからで、セミナールームを確保したことで定期的に多くのご夫婦にお集まりいただけるようになりました。

　開催は、第1土曜～第3土曜までが体外受精の教室で、第4土曜日が妊活セミナーとなります。説明は、私だけでなく看護師と培養士も担当し、大きなポスターを準備するなどして、できるだけわかりやすく説明を行うようにしています（内容は次々ページ「説明会のここが良い！」で紹介）。

IVF教室の風景

参加者の声

今日は体外受精の説明会です。実際に参加してみて、約2時間があっという間に過ぎました。いえ、あっという間というより、内容が充実していたため、はじめから終りまで順を追ってテンポの良い映画を見ているように時が過ぎ、話もわかりやすく、知識が身に付きました。本当に参加して良かったです。

Aさん（近所にお住まい）

＊＊＊＊＊＊＊＊＊＊＊＊＊＊

※日程の詳しくはホームページをご覧下さい

http://www.matsumoto-ladies.com

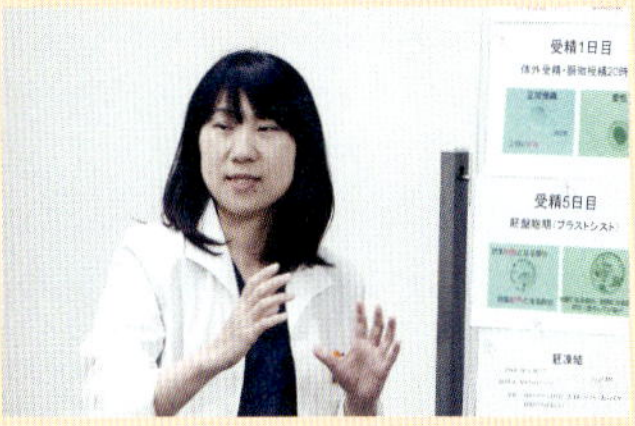

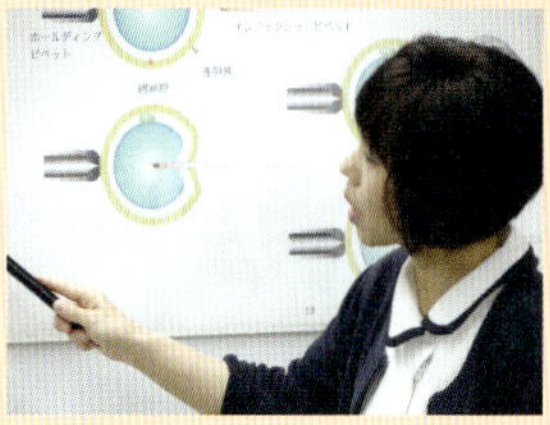

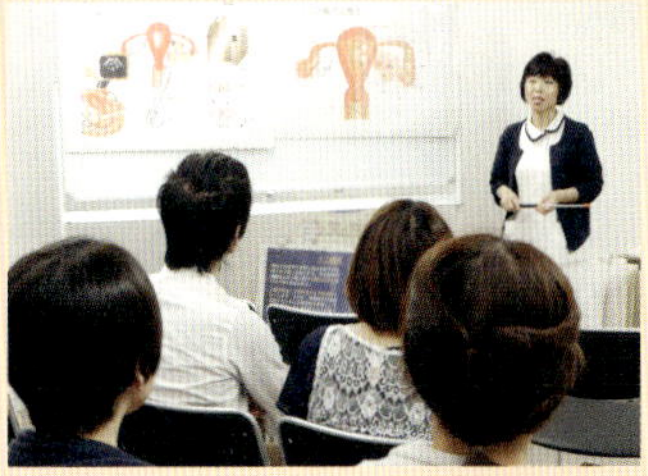

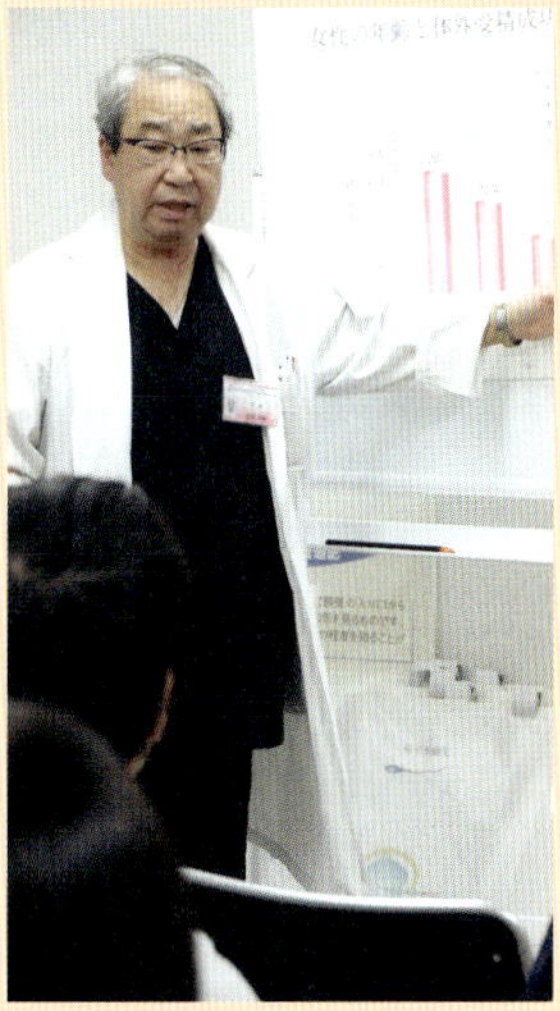

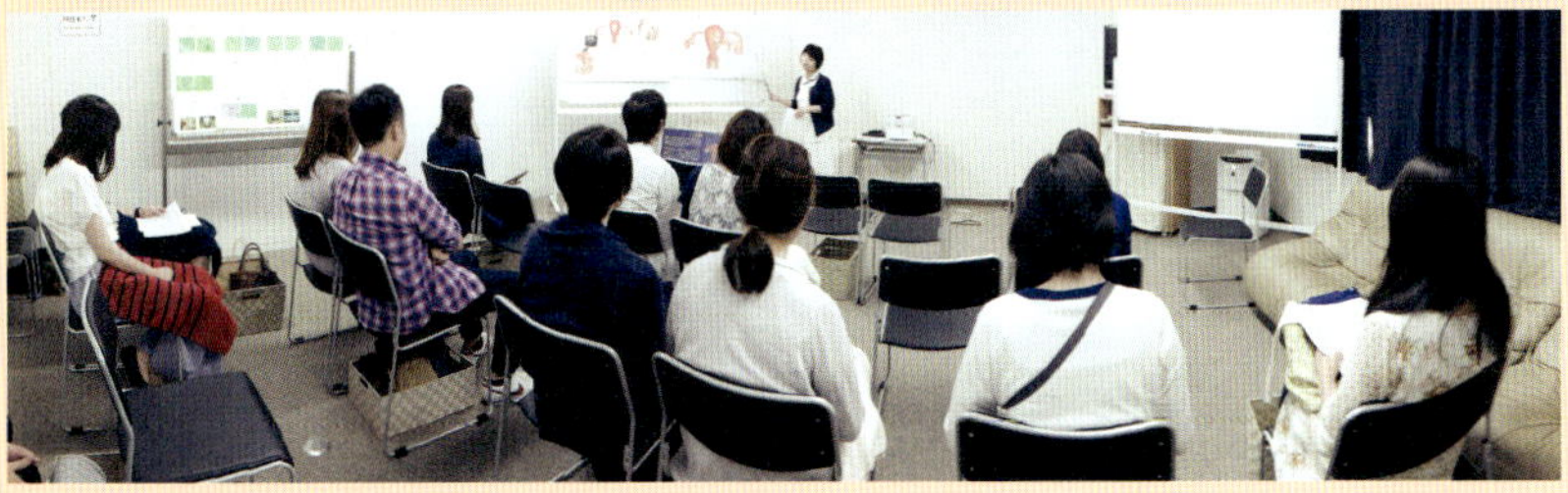

参加されたご夫婦の様子はいかがですか？

説明会に参加されているのは、ごく普通のご夫婦ばかりですね。

不妊症は、外見からはわかりませんし、みなさん、普通のどこにでもいるご夫婦です。そのため、お子さんができないことへの悩みも疑問も深いのだと思います。時にはお子さま連れの夫婦を見て傷ついたり、泣いてしまったり、夫婦がお互いに辛くあたってしまうこともあるでしょう。

また、ほかの病のように痛みや痒みなどの不快な症状や日常生活への支障もありませんし、多くの夫婦が結婚して当たり前のように子どもを授かるため、私たちも「大丈夫！」と思われる方も多いことでしょう。

今日は体外受精教室でしたが、第4土曜は「妊活セミナー」を開催し、病院デビューのご夫婦にちょうど良いプログラムもあります。

体外受精教室は、既に病院に通院されている方で、治療の適応が体外受精になることがわかっているご夫婦が多いですし、実際にその治療予約の方法までお話しています。

妊活セミナーでは妊娠そのものに対しての知識を得るとともに、不妊治療の方法や生活の工夫など、夫婦でできることもお話しながら不妊治療の方法と現状をご理解していただくのですが、みなさん真剣に聞かれ、ホッとされ、安心して帰られる方が多いようです。

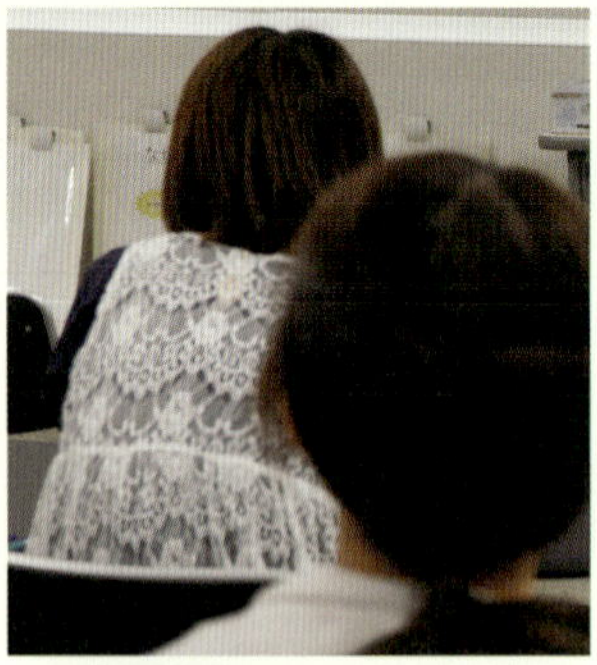

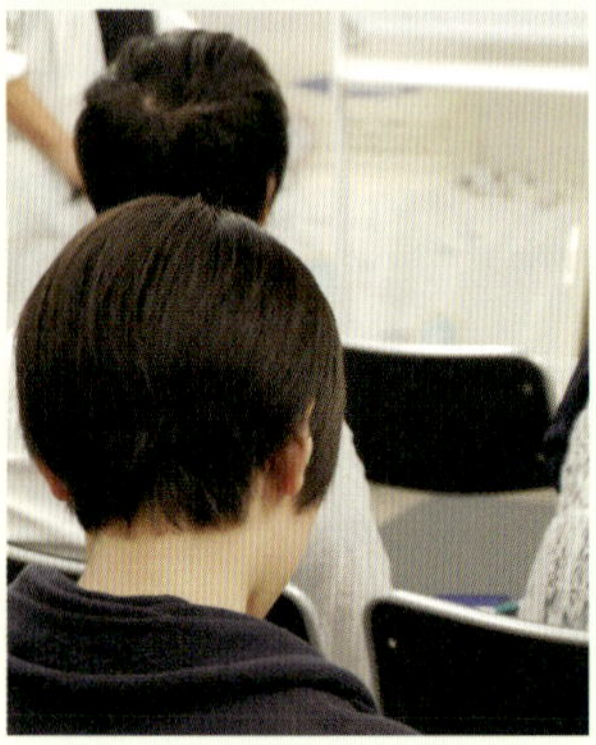

体外受精の治療情報を真剣に聞く参加者

不安なく、理解して治療に臨めるようにすることが大切。

妊娠は、年齢の影響も大きく受けますから、できれば早い時期に専門のクリニックで診てもらうのがいいでしょう。

生殖に適した期間に、しっかり治療とも向き合っていただければ結果も十分に期待できます。

そこで、赤ちゃんが欲しい方、妊娠したい方は、早めに相談することが肝心で、妊活セミナーはとても役立つと思います。

また、ひとくちに不妊症といっても、絶対不妊（まったく妊娠する可能性がない）の方はまれで、何らかの原因で妊娠する確率が低下している状態のご夫婦がほとんどです。

不妊治療は、その低下した妊娠率を少しでも上げようとする方法です。

ご夫婦で参加されれば、2人の理解も深まり、協力体制も深まりますので、ぜひご夫婦で参加していただきたいものです。

これら説明会は、さらに治療に臨むときにも治療方法や内容の理解も早く、それが期間や妊娠までの時間の短縮にもつながり、今では説明会は必須となっています。

スタッフも小気味好く説明

スタッフさんも説明がとても上手ですね。

看護師長はBS放送の講座に出ていたこともあり、話も分りやすくとても上手です。培養士もしっかりとわかりやすく説明しています。スタッフにとっても患者さんご夫婦を見て、実際にお話したり、表情を見ることが高い意識で看護業務や培養業務を行うためのよい機会となっています。

コミュニケーションは大切！ 自分を紹介することも大切

最後にしっかりとご自分の経歴やエビデンスあるお話をされていましたね。

患者さんとのコミュニケーションは大切です。かといって診療中にその都度ていねいに同じ話をするよりも、もっとしっかりと患者さんを診たいので、説明会でみなさんに挨拶をしています。

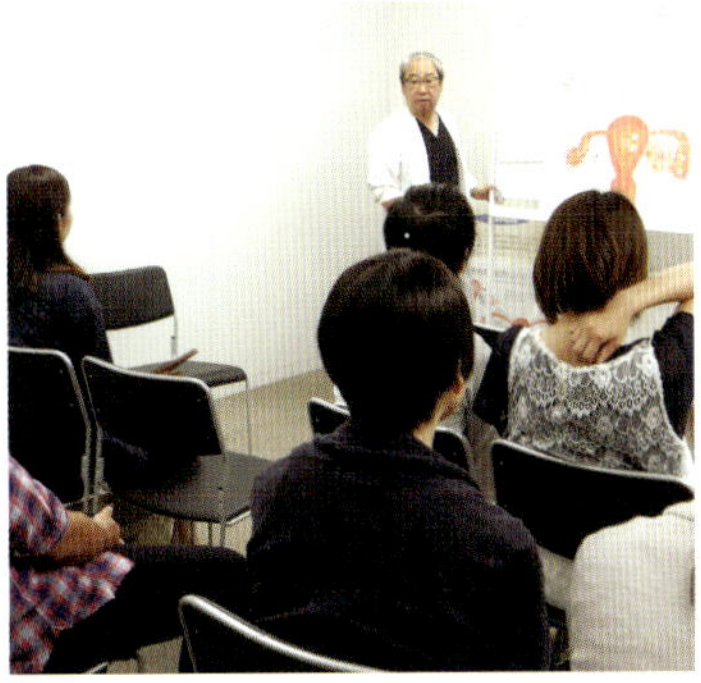

自分が生殖医療とどう取り組んできたのか、現状がどうなのかを伝えることは、患者さんと共に子どもへの夢を叶えていこうという私の思いを伝えることでもあるのです。

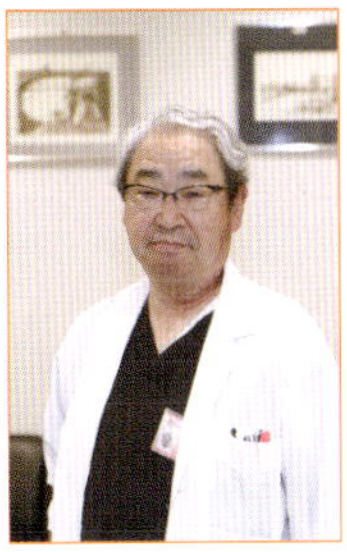

松本レディースクリニック
松本 和紀 理事長兼院長

Dr.Matsumoto Kazunori Plofile

東京慈恵会医科大学卒業
同大大学院博士課程修了　医学博士
英国ロンドン大学リサーチフェロー

●専門
日本産科婦人科学会産婦人科専門医
日本生殖医学会生殖医療専門医
母体保護法指定医

●職歴
東京慈恵会医科大学大学院博士課程修了後、東京慈恵会医科大学産婦人科講師（不妊・生殖班班長）診療医長を経て
松本レディースクリニックを開院

説明会のここが良いところ！

妊娠と不妊のことがわかる

正しい情報と最新の情報

ちまたにあふれる情報には偏りや誤り、古い情報が混在していて素人が区別することは大変難しいものです。現場のプロが話す情報は正しい情報と最新の情報ばかりです。

体外受精の方法と流れがわかる

体外受精への疑問が解消

体外受精は不妊治療の中でも高度な技術を必要とする高額な治療です。適応となったら、しっかり説明を聞いて理解し納得して受けることが大切です。説明会では治療方法からスケジュール、そして培養まで、一通りの情報をGETすることができます。

助成金の案内がある

少しでも金銭的負担を軽く

治療にかかった費用負担を軽くするための助成金の情報も案内されます。居住する自治体によって助成内容に違いがあるため、よく聞いておきましょう。

医師の話が聞ける

医師の人柄や院内の雰囲気もわかる

医師の話から、考えや人柄に触れることができ、受診前に自分との相性もはかれるでしょう。また、スタッフや院内の雰囲気もわかり、通院にも心の余裕が持てるでしょう。

Matsumoto Ladies Clinic
MLC
http://www.matsumoto-ladies.com

松本レディースクリニック
電話番号. 03-5958-5633

診療科目／『高度生殖医療』『婦人科医療』
診療受付／（月～金）8:15～12:30　14:30～18:00
（　土　）8:15～11:30　13:45～16:00
休　診　日／日・祝日
変更情報等、HPで確認ください。

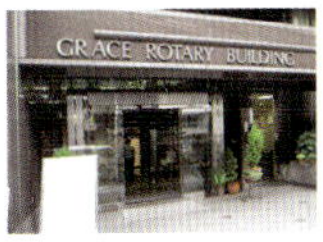

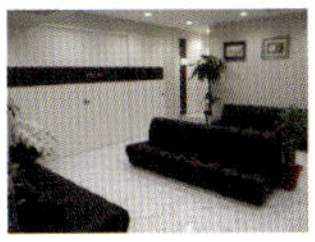

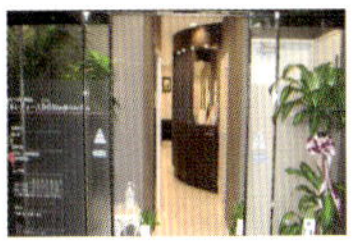

〒170-0013　東京都豊島区東池袋2-60-3　グレイスロータリービル1F
JR池袋駅 東口北から徒歩6分

体外受精は、患者さんのためにあるもの。それは、体に優しい自然妊娠をお手本にした自然周期法がいいのです。

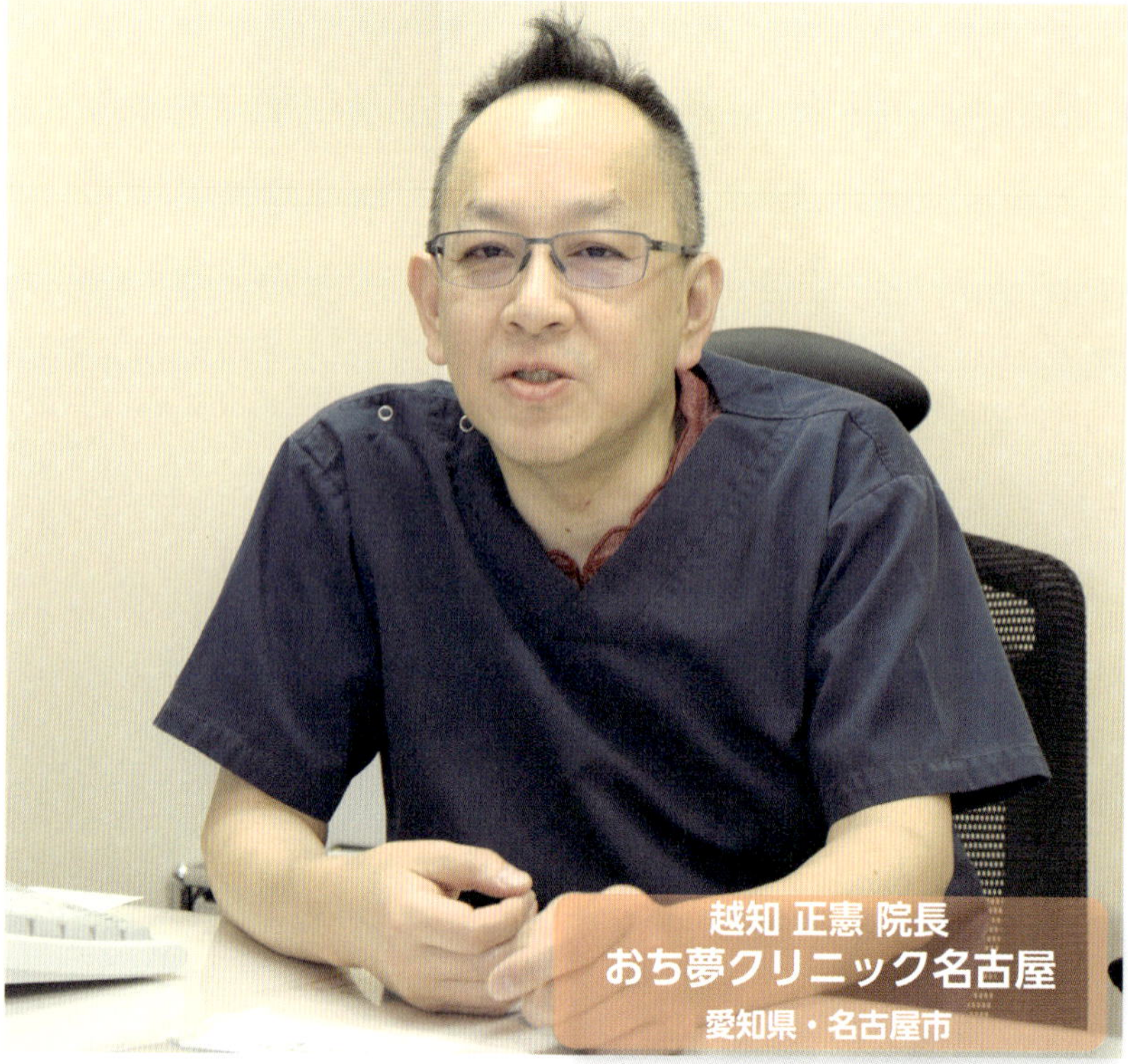

越知 正憲 院長
おち夢クリニック名古屋
愛知県・名古屋市

自然に排卵する卵子に注目し、質の良い卵子を得ることから良好胚を育て、単一胚移植で妊娠を目指す。

おち夢クリニック名古屋・越知正憲医師は、この方針で自然周期体外受精を行い、複数胚移植と代わらない妊娠率と一桁以下の低い多胎率を実現してきました。それは、まだ日本産科婦人科学会でも単一胚移植を原則にする以前、かつて不妊治療が多くの多胎妊娠を生み周産期医療を疲弊させていた頃からです。そして、かれこれ10年以上が経ちますが、なぜ、自然周期体外受精なのか？

そのお話を改めてうかがいました。

患者とともにあること

先生の考える不妊治療の原点はどこにあるのでしょう。

不妊治療は、患者さんのためにあるものです。それは一般不妊治療でも体外受精でも、患者さんの健康を損なうこと無く、最善の方法で妊娠に導くことを考えて行わなければなりません。それには、患者さんが本来持っている妊娠する力を最大限に生かすことが大切で、医療はそれをサポートするものです。

それを突き詰めて考えていけば、自然周期の良さがはっきり見えてきます。原点は、そこにあります。

自然周期体外受精のポイントとメリット

具体的にどのような診療を行っていくのですか。

はじめに、卵を良い形で治療に活かすために、卵巣内の卵がどのような状態にあるのか、情報を集めます。ここではホルモン検査とエコーによるモニタリングが重要になります。

では、ポイントをわかりやすく追ってお話しましょう。

❶卵巣内の様子を把握

ホルモン検査で月経周期における卵巣内の様子を把握して、その方の排卵のクセなども知ることが必要です。

❷自然妊娠の流れ

性生活からの妊娠は、どなたも同じように射精、排卵、受精、着床が滞りなく起こることが必要です。そのどこかで問題や障害があって妊娠が成立していないわけですから、何が原因になっているのか、妊娠を望んで性生活を送ってきた期間、検査や実際に行った治療から考えて適応する治療を行います。

❸体外受精の排卵誘発

体外受精が必要となったとき、採卵する周期に質のいい卵子が得られるように準備することも大切です。そのために採卵周期前には十分に卵巣を休ませたほうがいい方もいます。十分に卵巣を休ませることで、採卵周期にはよりよい状態で卵巣が働いてくれるでしょう。

排卵誘発方法は、❶の情報をもとに、採卵周期のホルモン値などから決定します。その方の持っている力を十分に発揮できるよう、サポートするように薬とその量を決めて、血液検査や超音波検査で卵胞の成長を確認していきます。

そのためにAMHの検査機器も導入し、院内で1時間もかけずに結果を知ることができ、採卵周期のAMH値をすぐに反映することができます。

排卵誘発法の決定にはAMH値も重要です。

また、多くの薬を使う調節卵巣刺激法で心配される卵巣過剰刺激症候群を引き起こす心配がないことも自然周期法の特徴となります。

❹採卵日の決定

卵胞が十分に成長することが、卵胞の成熟につながります。血液検査と超音波検査から十分に成長したと判断できたら、採卵日を決めていきます。

❺土日でも採卵。緊急な採卵も

採卵手術日が土日になる場合もあります。中には予測よりも早くに排卵が起こると思われる方もいます。人それぞれクセもあり、周期によっても違ってきます。そういった方には、すぐに対応できるように緊急採卵手術が行える態勢を整えておくことも重要です。

これは卵巣が決めることなので、それに合わせて患者さんも医師も動かなくてはなりません。いい状態で卵子を得るためには、卵の状態に合わせて患者さんも医師もスケジュールを変更しなくてはならないこともあります。

❻採卵数

採卵では両卵巣から数個、卵巣機能の良い方では5〜7個の成熟した卵子が採卵できます。

自然周期だから、採卵数は少ないということはありません。もともと持っている卵巣機能によって違ってきます。

また、アロマターゼ阻害剤を使って卵の成長をサポートする

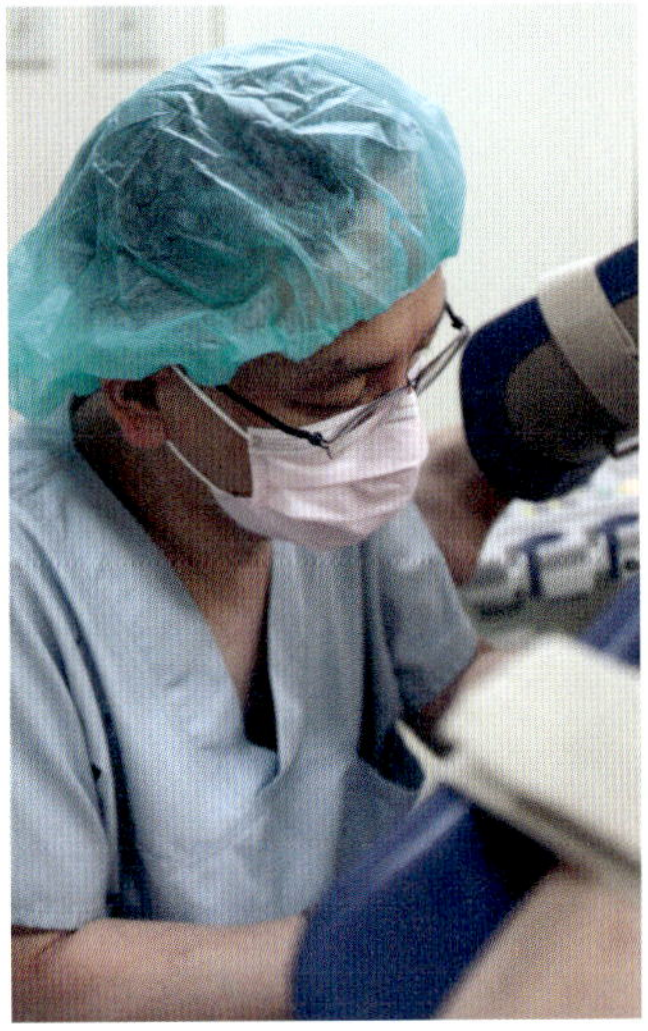

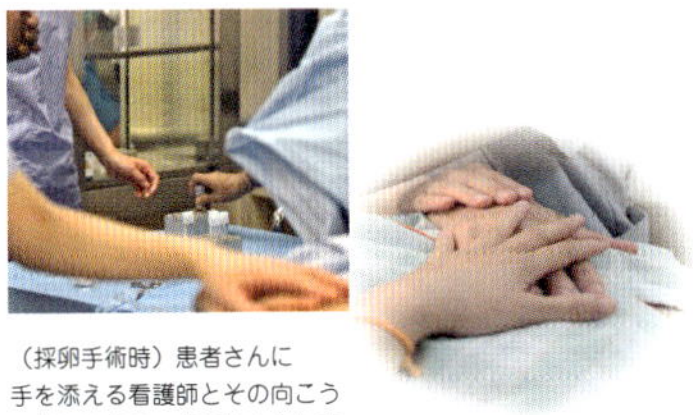

（採卵手術時）患者さんに手を添える看護師とその向こうに採れた卵子、卵子はさらに奥の培養室へ

ことで小卵胞から成熟卵子が得られるケースもありますので、複数の卵子を得られることも少なくありません。

❼子宮は1人用

胚は単一胚移植を行います。これは、日本産科婦人科学会が原則単一胚移植と会告を出す前から行ってきました。そのため、これまでの多胎率は、多い年でも1％あるかないかくらいでした。不妊治療は、妊娠すればいいわけではありません。ママとパパになるための治療ですし、赤ちゃんも健康に生まれてくることが一番です。

人の子宮は1人用ですから、移植する胚も1個です。それも自然周期体外受精の大切なポイントです。

このように患者さんとともにあること。患者さんの幸せがともにあること。それが生殖医療の大切さであると考えて、自然周期を中心に不妊治療を行っています。

そして、十分に良い結果が出せるようベストを尽くすことを診療の原点としています。

お手本は体内環境 培養室がバックアップしていること

不妊治療では培養室が大きな意味を持つといいますが、培養室で大切にしていることは何でしょうか。

採卵後、卵子は培養室で預かり胚移植のときまでお世話します。本来、卵子は体の中にありますが、採卵手術によって体外環境に出されることで大変なストレスがかかります。将来、命に結びつくかもしれない貴重な患者さんの卵子ですから、大切に扱うのは基本中の基本です。ですから培養環境は、できるだけ卵子や精子、胚にとってストレスが無いよう体内の環境を模して守っていくことが重要です。

胚を育てるインキュベーター（培養器）や培養液の選択も大切です。胚の成長を確認するためにインキュベーターから出し、顕微鏡で見ますが、その際にかかる胚のストレスを軽減することも重要です。ですが、どれだけ技術が高くても、小さな胚にとってはストレスがかかります。そこで胚を出し入れすることなく培養できるタイムラプス型のインキュベーター（培養器）が発表された時、私たちは、実際の胚培養をするためにメーカーの技術者とともに調整し、国内でも一早く取り入れました。

このタイムラプス型のインキュベーターを今では10台設置し、ほぼ全症例で使用しています。

タイムラプス画像で胚の状態を確認し、さまざまな胚の情報を読取り、さらに成績を上げることができるようになりました。

培養士も患者さんとともに育ちます

培養士にとっても、患者さんを第一に考えていくことが大切なのですね。

体外受精では培養室の働きが要となります。培養室は生命の発生となる場ですから、培養士の技術はもちろん資質も問われます。

培養環境は、設備などのハード面だけでなく、培養士の技術や知識などのソフト面をしっかり整えていくことが、卵子や胚にとって良い環境づくりになります。そのためのトレーニングも欠かせません。

私たちのクリニックには厳しいカリキュラムとトレーニングがあり、キャリアを積んだ培養士が高い技術と倫理観で、ご夫婦のために努めています。

その中で、培養士は胚移植前に胚の状態などを説明し、直接夫婦の声を聞くようにしています。そうすることで、自分たちがご夫婦から預かっている卵子や精子、胚の大切さ、そしてご夫婦の希望に対して結果を出すことの大切さを強く思い続けることができます。

また、培養室の作業は機器類

の進化もあり、働き易くなってきた面もあれば、その進化に合わせ、常にハイレベルでいなければならないため、日々の努力が必要です。

医師と患者のもと 看護師はより優しい サポートを

看護師さんは、どのようなことが大切になりますか?
(看護師長にうかがいました)

看護師は、一般的に行う看護業務において、医師と患者さんをつなぐ役目がありますが、患者さんには不安もありますから、気持ちに寄り添っていくことが大切です。

そのために、初診やふだんの診察、検査や処置、そして待ち時間の患者さんの様子などにもアンテナを張り、何気なく、けれどもきめ細やかな対応で治療をサポートできるよう、スタッフ同士も連絡を密にしています。

ただ優しく柔らかに接するばかりでなく、厳しくなることもあります。例えば採卵手術中の動いてはいけない時に、厳しく声をかけて患者さんの安全を守ります。それ以外は、そっと手を握って手術の経過を説明します。患者さんの安全を守り、気持ちを落ち着かせるサポートの1つです。

薬に関しては、処方する薬剤や注射をわかりやすく説明することが大切になります。

治療に関する質問にも、治療方針や医師の意図がしっかり伝えられるよう、質の高さと情報の深さも要求されます。ですから、治療に関する情報に追いついていくために、学ぶことや緊張の連続です。その上で私たち看護師は、患者さんお一人おひとりがストレスの少ない環境で治療が受けられるよう、患者さんに寄り添っていなければならないと思っています。

そして、ご夫婦にお子さんが授かることは、本当に嬉しいことです。

おち夢クリニック名古屋
越知 正憲 院長

Dr.Ochi Masanori Plofile

■1983年、名古屋保健衛生大学卒業、同大学産婦人科学教室入局 ■1989年～、藤田保健衛生大学大学院卒業。聖霊病院、名古屋第一赤十字病院、八千代病院不妊センター副部長、竹内病院トヨタ不妊センター所長 ■2004年5月、最新の設備・技術を持った『おちウイメンズクリニック』を開設 ■2007年、永遠幸グループとして『おち夢クリニック名古屋』へ改名
●日本卵子学会（評議員） ●日本受精着床学会 ●日本生殖医学会 ●A-PART（理事） ●ESHRE ●日本アンドロロジー学会

おち夢クリニック名古屋

電話番号. 052-968-2203
診療科目／『高度生殖医療』『婦人科医療』
診療受付／午前（月～日・祝）9:30～12:30
（金、日：指定患者様のみ）
午後（月～木）16:00～18:00
（火：指定患者様のみ）
休 診 日／金、土、日の午後と祝日の午後
変更情報等、HPで確認ください。

〒460-0002 愛知県名古屋市中区丸の内3-19-12
久屋パークサイドビル8F
交通▶名古屋地下鉄 名城線・桜通線 久屋大通駅
徒歩1分

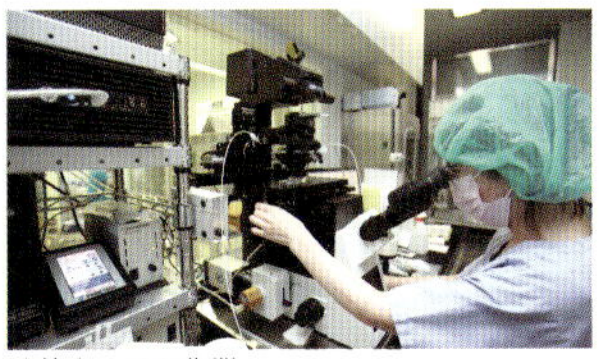
培養室・ICSI作業

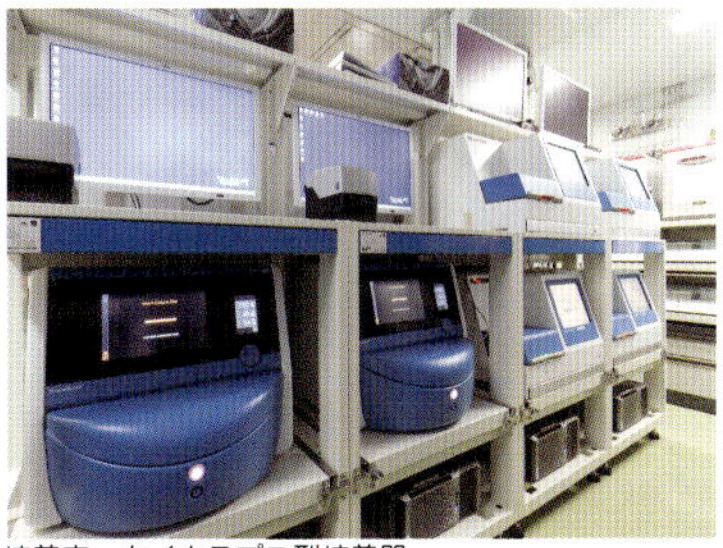
培養室・タイムラプス型培養器

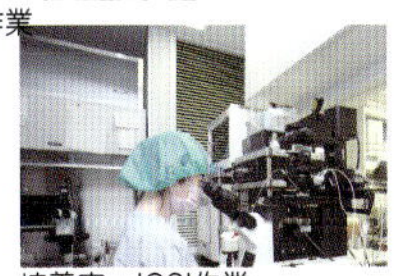
培養室・ICSI作業

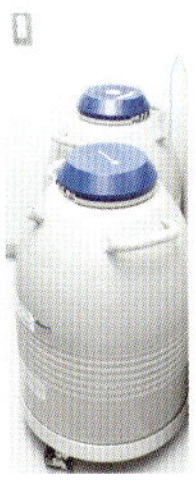
凍結タンク

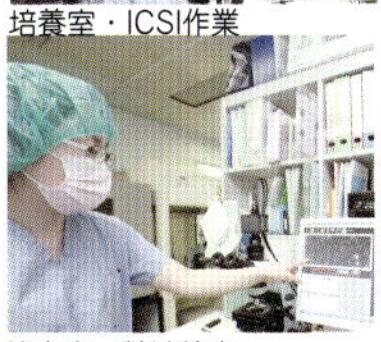
検査室・精液検査

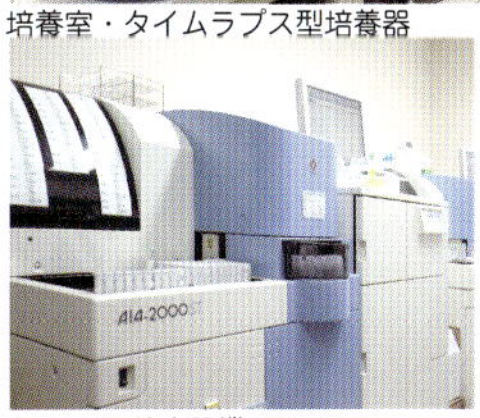
ホルモン検査器機

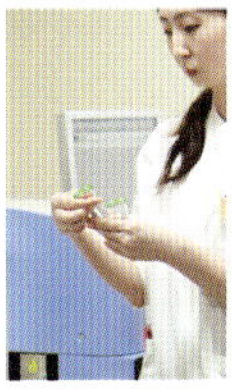
検査技師と検体

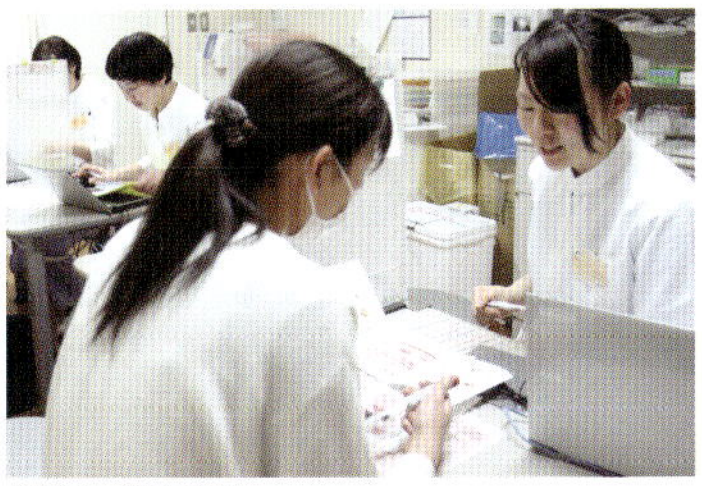
処置室・薬の説明

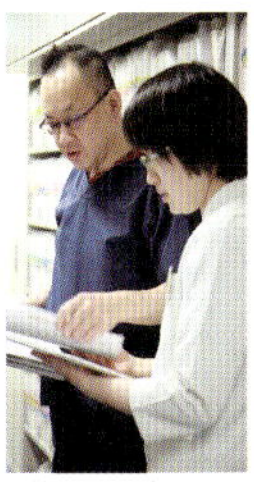
培養士と打合せ

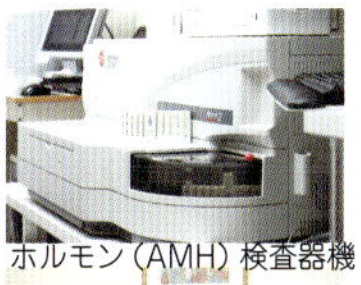
ホルモン（AMH）検査器機

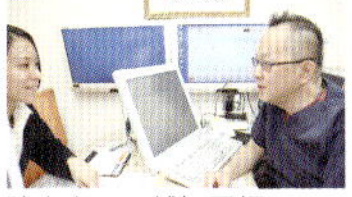
診察室での越知医師

医師は、患者の身体情報をわかりやすく伝えるトランスレーター。説明不足から、患者さんが治療への不安や心配を抱えないための努力が大切。

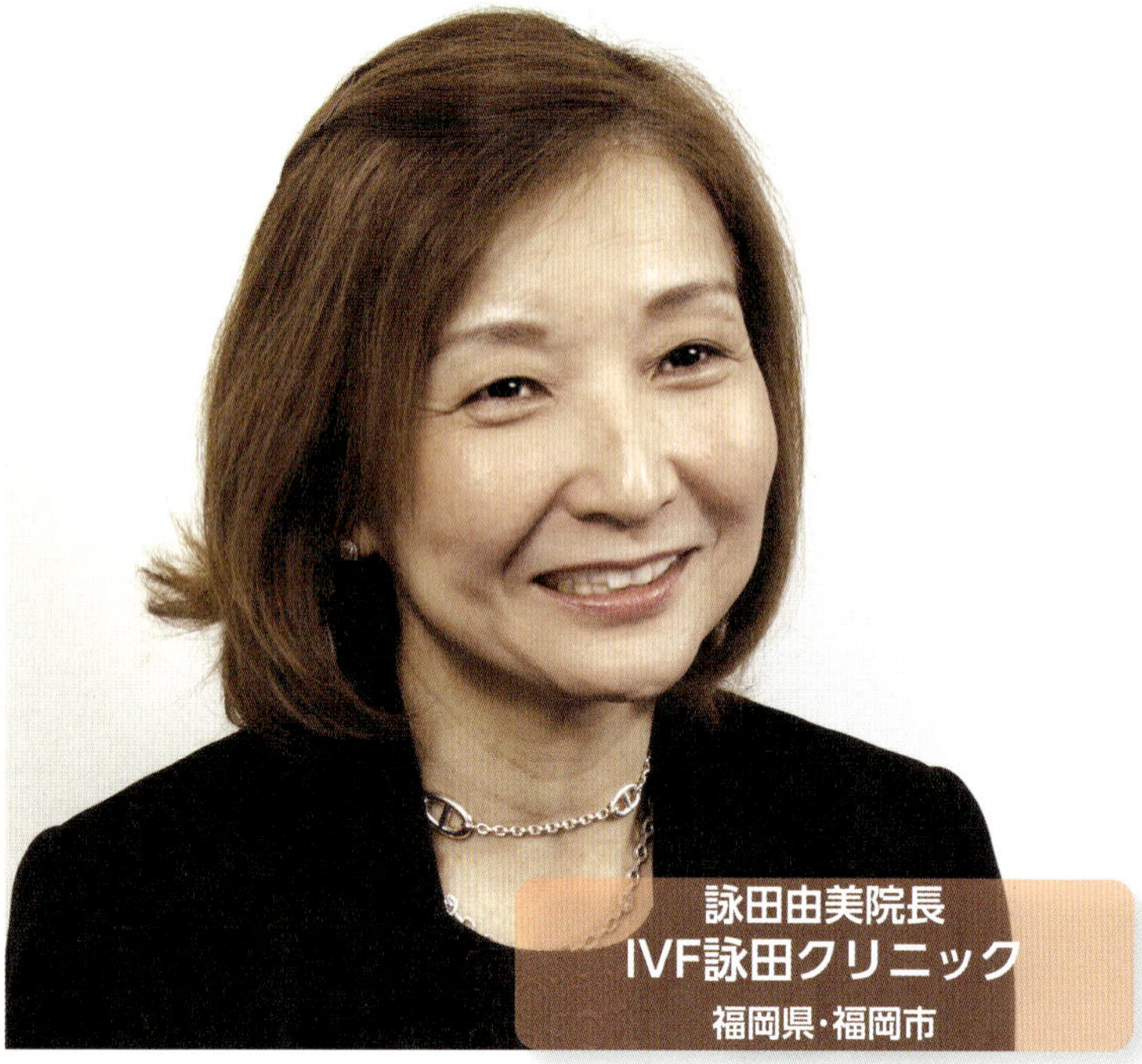

詠田由美院長
IVF詠田クリニック
福岡県・福岡市

不妊治療では、医師が患者さんの不妊原因を的確に把握して、しっかり診ていくことが大切です。そして、治療をオープンにしてきちんと説明しながら状況を伝えていくことも大切です。

そのために不妊治療施設では、色々な発想や設計、または方針で努力をしているようです。

九州は福岡にあるＩＶＦ詠田クリニックでは、診療フロアの増設の際に特別なアイディアを実現し、見違えるほどの施設へと進展しました。新しいフロアは生殖医療の心臓部となる設備（採卵〜検卵、培養、体外受精や凍結保存など）が最新の設計で凝縮されています。その中心が、患者さんがガラス越しに見ることのできるラボ（培養室）です。

ガラス窓越しに見える クリーンな培養室

見える培養室をつくった理由は何でしょう?

私たちは、診察や検査、治療から得られたデータをわかりやすく伝えるトランスレーターです。それは、的確な治療をするためでもあり、赤ちゃんを授かりたいと通院される患者さんが自分の身体をコントロールするためでもあるのです。

その中で『見える培養室をはじめとする設計』は、患者さんにとってわかりやすく不安の少ない、そして心配のない治療を実現するために役立つと考えてのことでした。

実際にガラス窓越しに（培養室を見ながら）患者さんが『きっと無事に育って私のところに戻って妊娠してね！』と拝んでいることもあります。

そして患者さんが見ていることで、スタッフの責任感もさらに充実し、自分たちの役目を深く理解して仕事に臨んでいます。

採卵手術前に 院内ツアーで 説明や紹介を実施

院内ツアーが好評とのことですが、それも説明の一環ですね。

院内ツアーは、初めて体外受精を受ける方を対象に採卵手術の前に行うツアーです。

もちろん説明の一環ですが、事前に採卵当日のルートをまわることで、当日に患者さんが困らないようにと、また、心配にならないようにと始めたものです。あらかじめ目にし、歩いてみることで理解もしやすいですし、みなさんとても安心されます。

具体的には、メディカルコーディネーターが担当し、診療部の上階にある手術室や安静室、培養室を案内しながら、受付方法や採卵手術時の手順、準備などを説明していきますが、細かくはロッカーの使い方や着替え、そしてベッドの使い方、どのように手術が行われるのかを説明します。培養室前では採卵した卵子がどのように預けられているか、精子との受精や受精卵がどのよう育ち、凍結保存含め、移植までの流れを説明します。

携わるスタッフの姿も見ることができますから、安心感と医師やスタッフへの信頼にもつながるものと思っています。

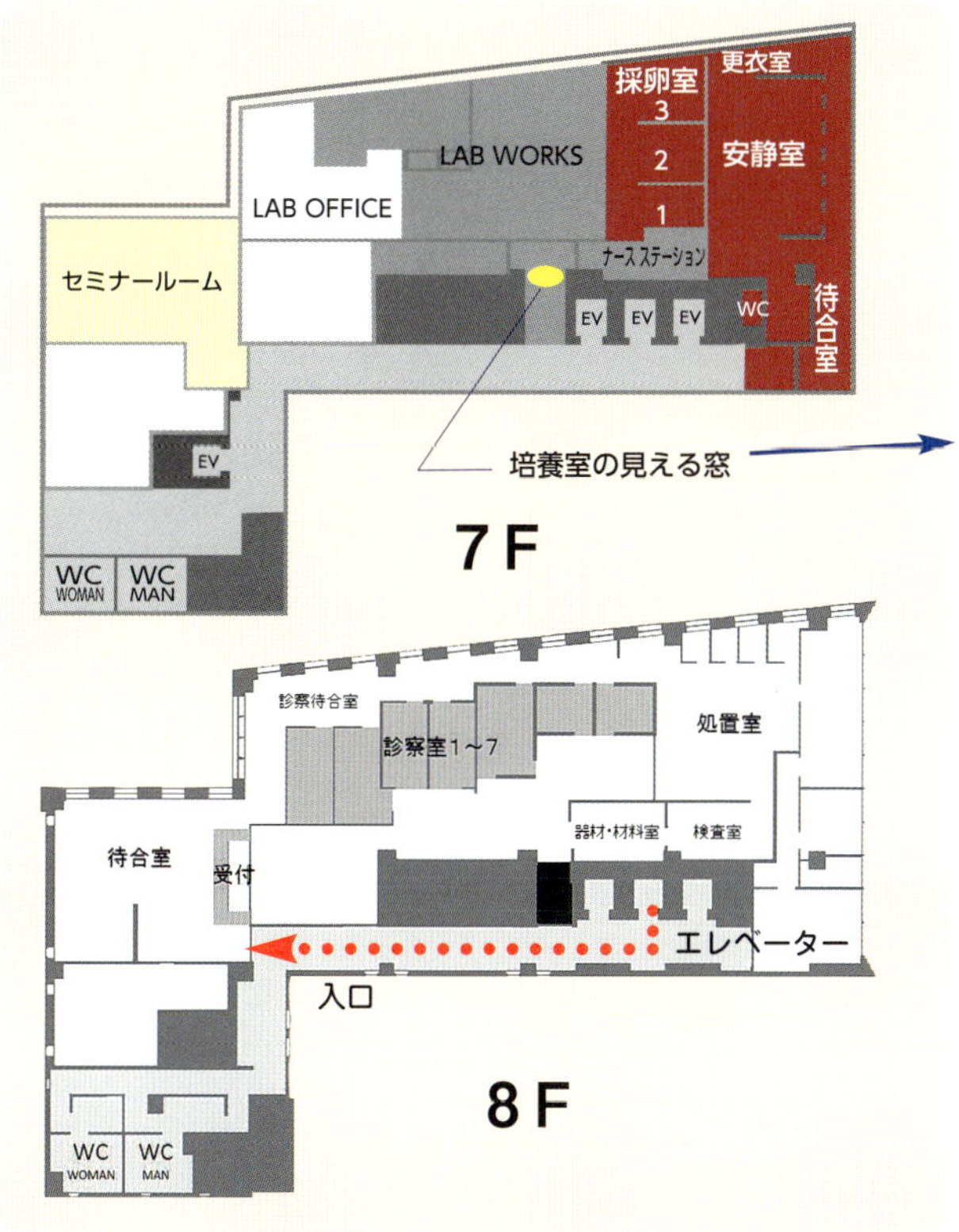

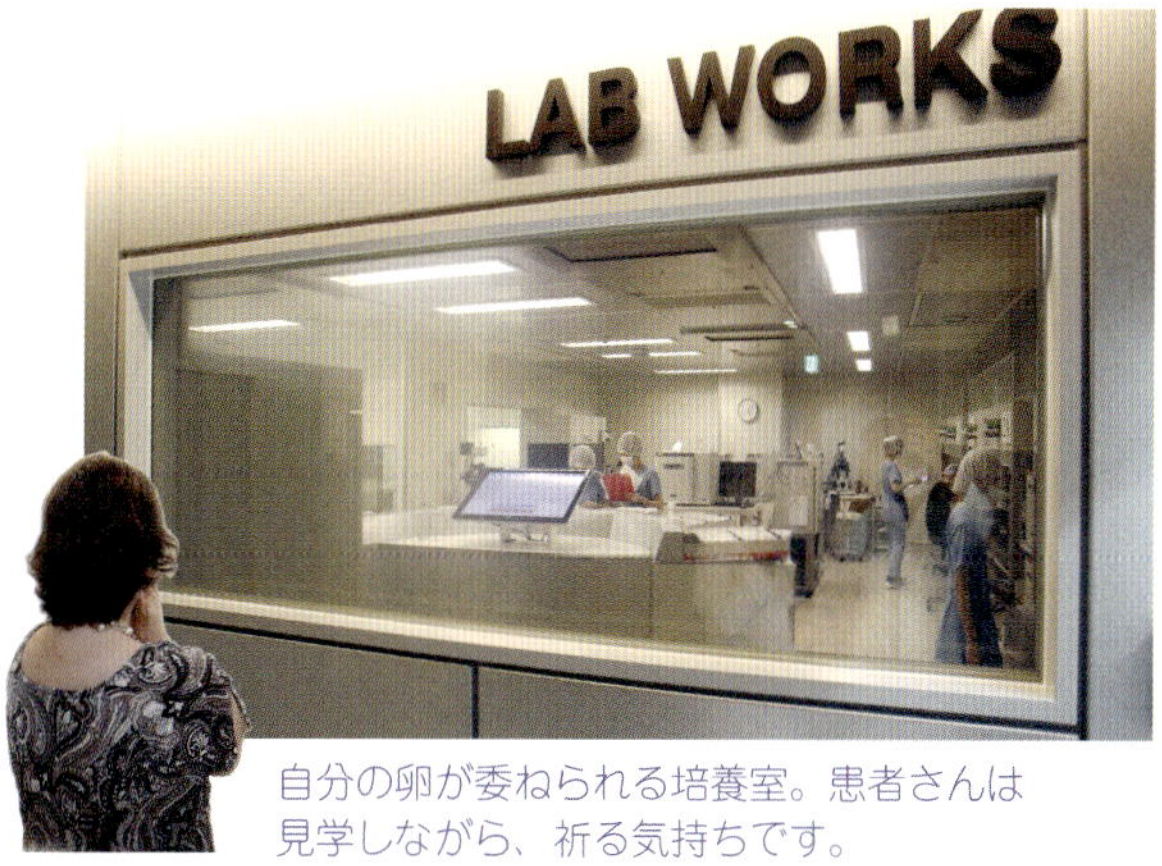

自分の卵が委ねられる培養室。患者さんは見学しながら、祈る気持ちです。

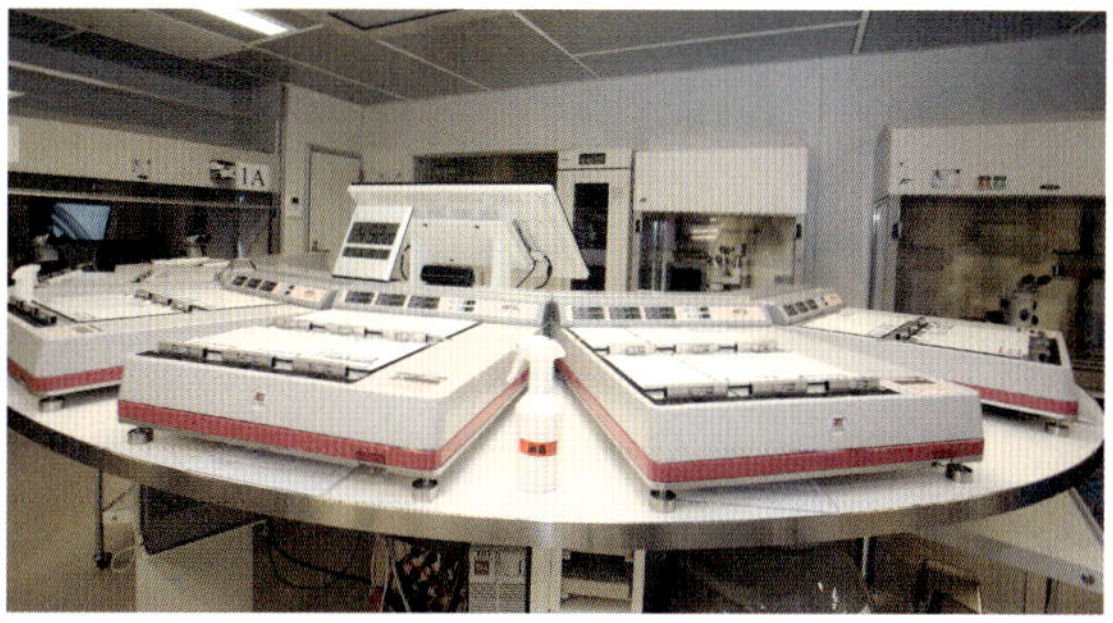

＊クリニック内部見学ツアー＊

Clinic
Floor INFORMATION

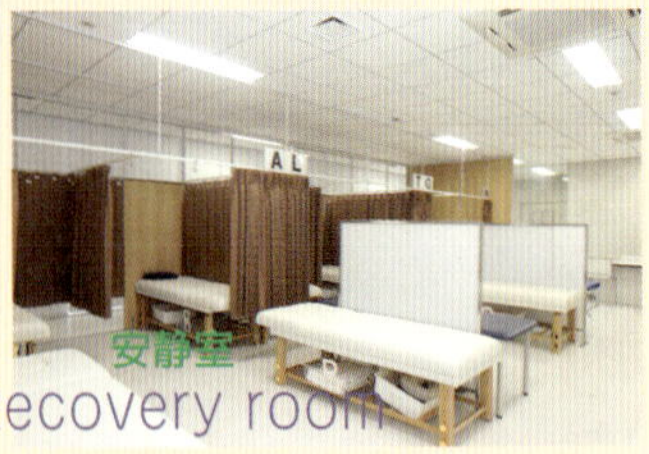

安静室
Recovery room

安静室。採卵手術を待つ人、終わった人などが休むことになる部屋。「この距離。1人じゃないんだ…。みんな、がんばってる」と、安心感も生まれそうです。

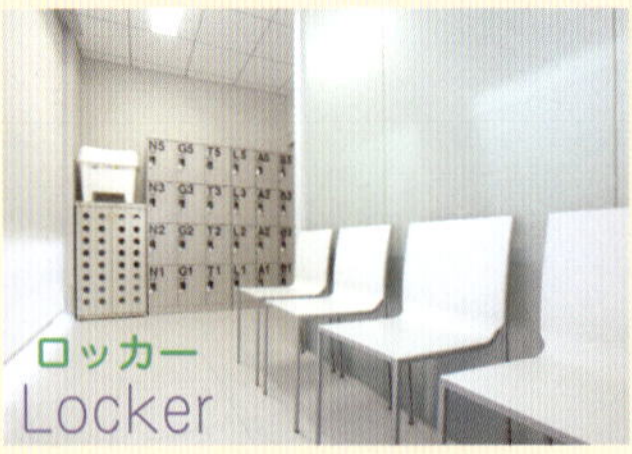

ロッカー
Locker

ロッカーには靴を預け、着替えてリカバリールームへ。NGTLABは、NAGATA LABのこと。手術の日、どこのロッカーになるかな～？

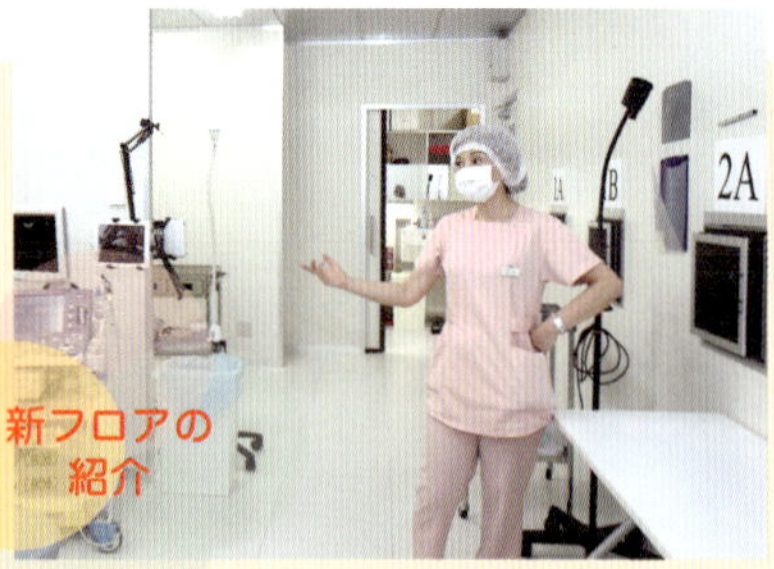

新フロアの
紹介

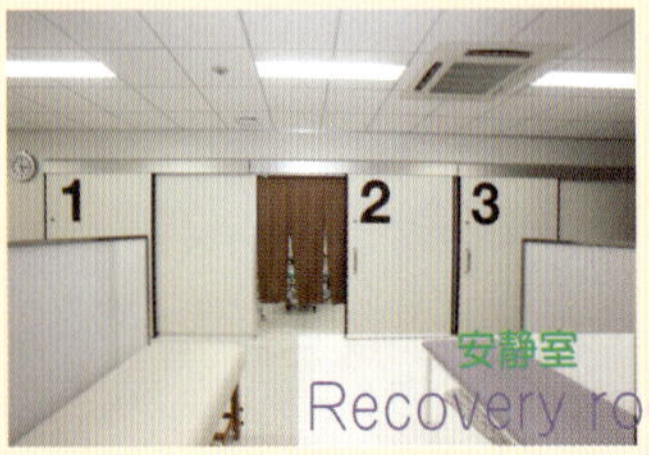

安静室
Recovery room

安静室からオペ室をみると、大きく番号が表示されています。そこを通れば手術台。そして手術台の向こうには同じ番号表示されたパスボックス。その先は培養室。

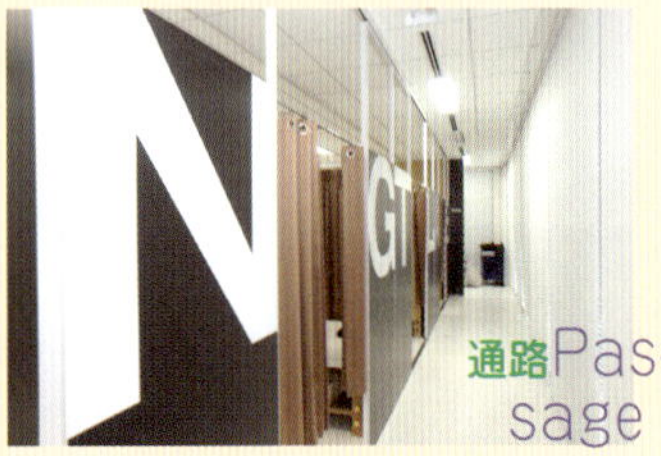

通路 Passage

着替えたら、ベッドへ。それぞれがカーテンで仕切られていますが、オープンで圧迫感がありません。

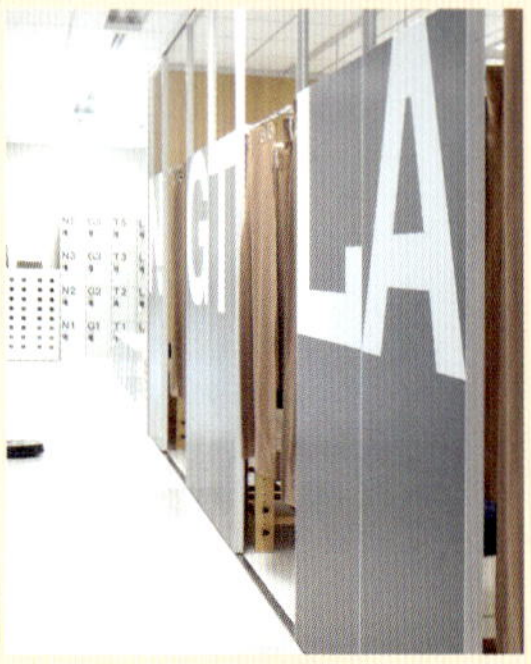

患者さんにとってエントランス
となるロッカールームからの通路

LAB
WORK

培養室の
仕事

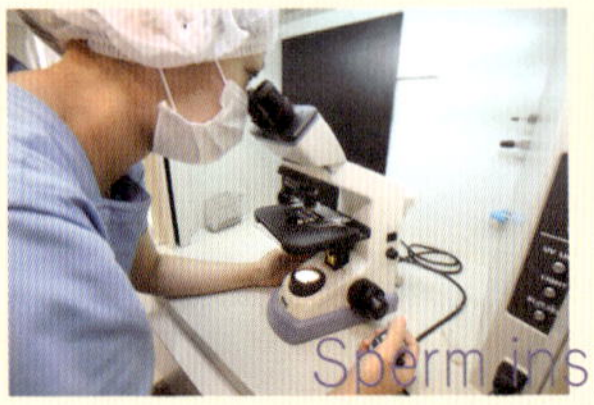

精液検査
Sperm inspection

媒精、顕微授精とそれぞれを行う前に、ご主人の精液検査が行われます。精子数、運動精子数などを調べ、洗浄濃縮し、また検査をします。その結果から、媒精か、顕微授精かが決められることもあります。

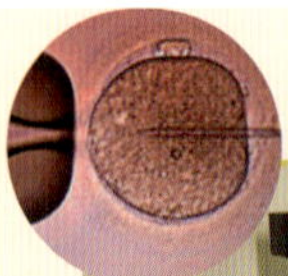

ICSI顕微授精

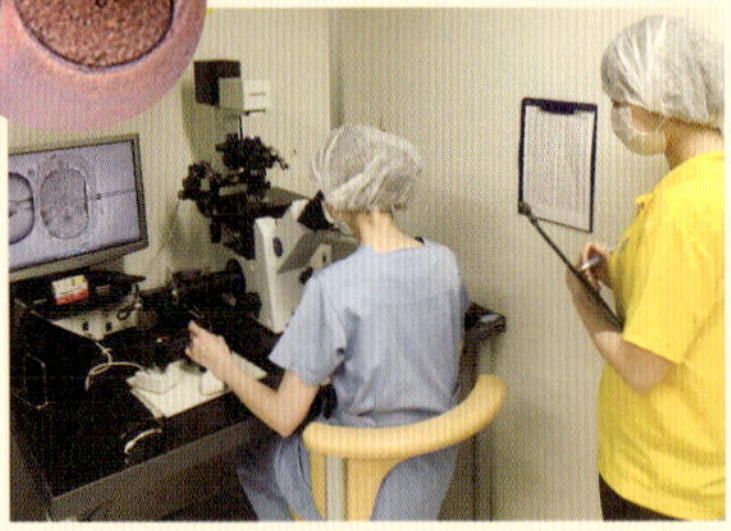

精子が極端に少ない、また前回体外受精での受精率が低かった場合などに顕微授精をします。元気な精子を1個捕まえて、直接、卵子の細胞質へ注入します。

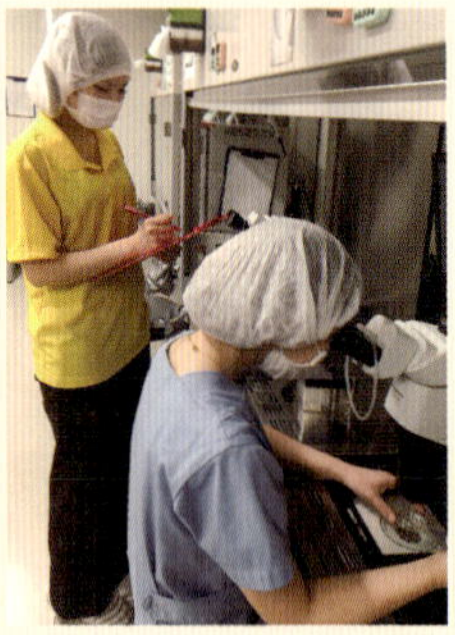

IVF体外受精

ディッシュにある卵子へ精子を振りかけるようにして行うのが媒精（通常の体外受精：コンベンショナルIVF）です。培養士の後ろには、ダブルチェックの役をしながら、作業を見守り補助をするラボコーディネーターがいます。

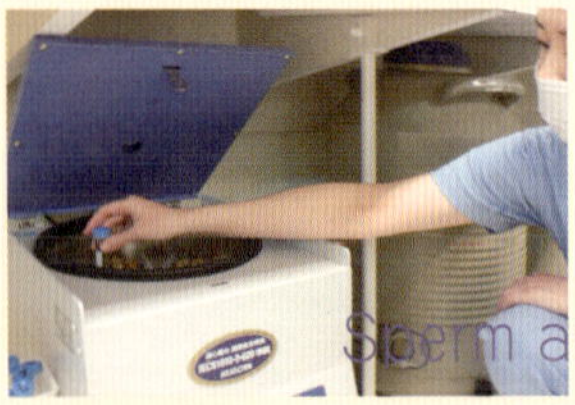

精子調整
Sperm adjustment

試薬と遠心分離機を使って、精液は洗浄、濃縮され元気のいい運動性のある精子が集められます。

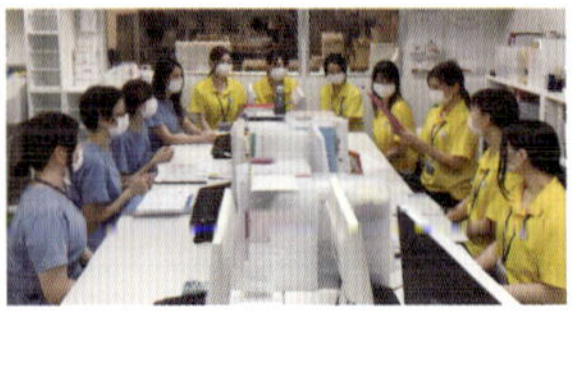

ミーティング
Staff meeting

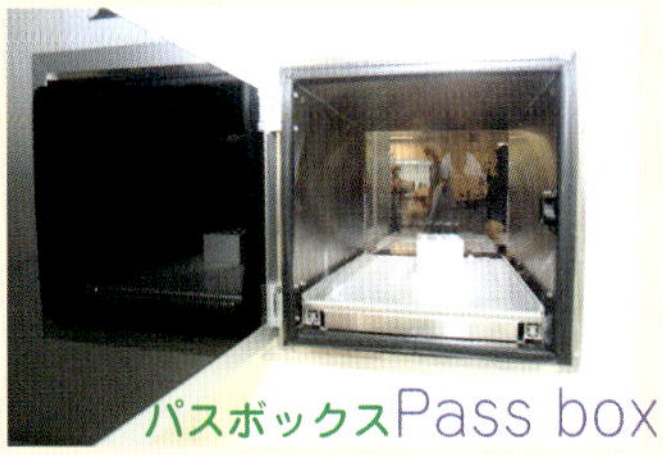

パスボックスPass box

採卵手術で採取された卵胞液は、パスボックスのドアを開いて、パスボックス内へ。そしてそこから培養室へ。戸を閉めてから培養室側が開くようになります。そうすることで、培養室のクリーン度が保たれます。

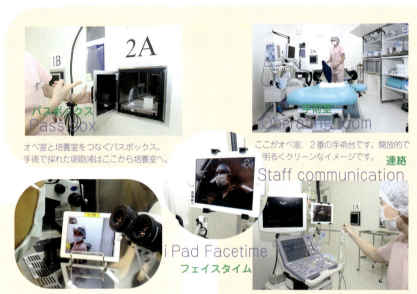

パスボックス
Pass box

オペ室と培養室をつなぐパスボックス。
手術で採れた卵胞液はここから培養室へ。

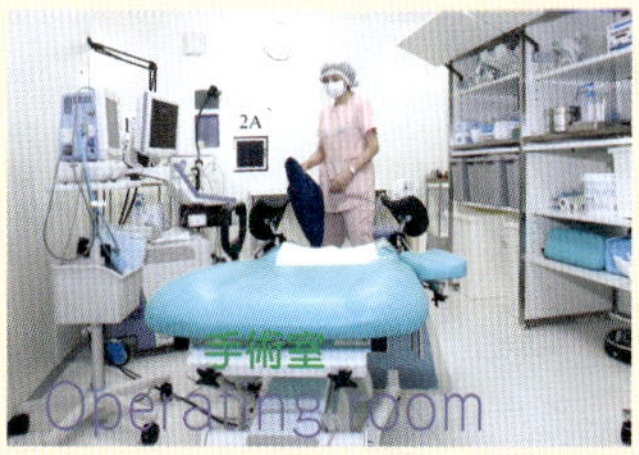

手術室
Operating room

ここがオペ室、２番の手術台です。開放的で明るくクリーンなイメージです。

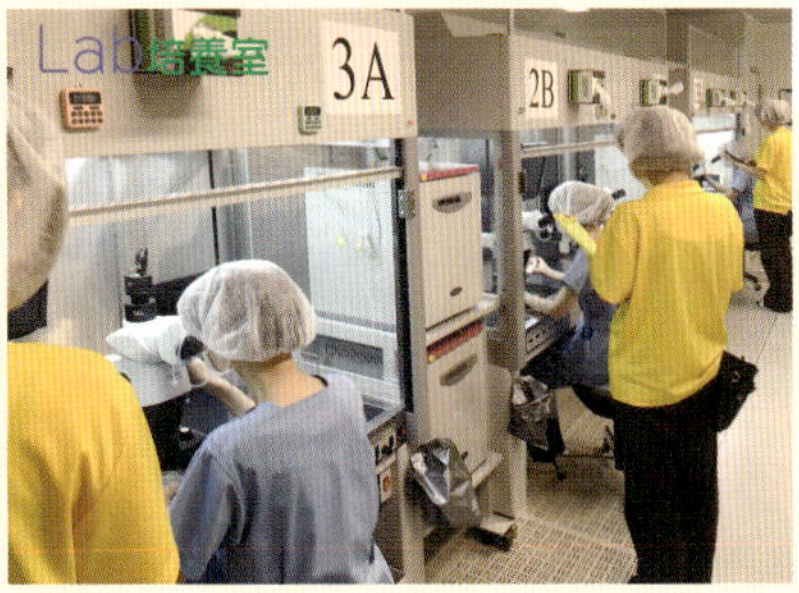

Lab 培養室

こちらが培養室側。オペ室の手術台番号と連動してクリーンベンチ（作業台）にも番号が記されています。そこに、それぞれのパスボックスがあり、手術室とつながっています。

連絡
Staff communication

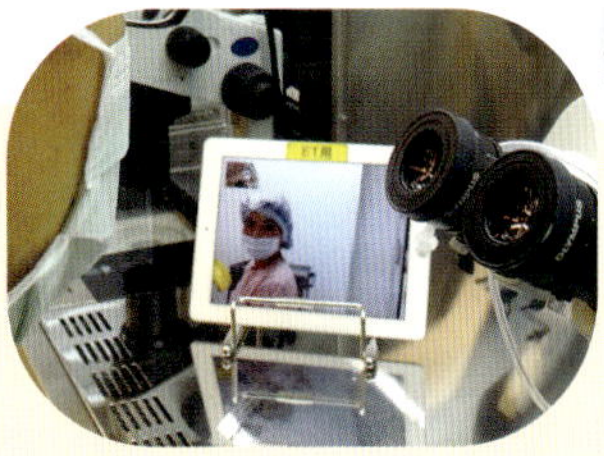

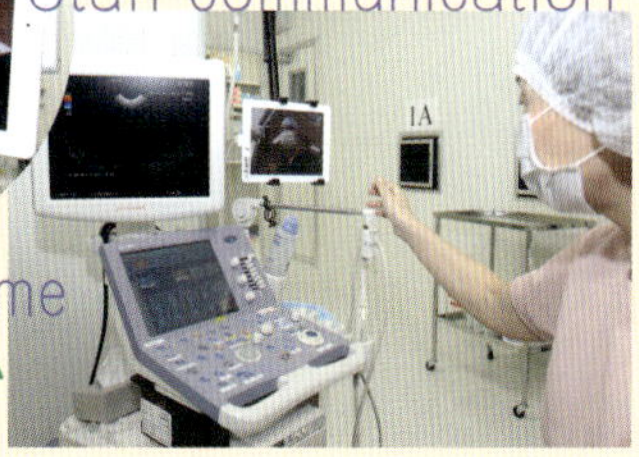

i Pad Facetime
フェイスタイム

オペ室と培養室とは、iPadのFaceTime（テレビ電話）を使用して連絡し合います。医師のiPadには培養士が、そして培養士の iPad には医師が、ご覧のように映ります。この他、スタッフそれぞれとの連絡には iPodで同じくFaceTimeを使用して連絡しています。

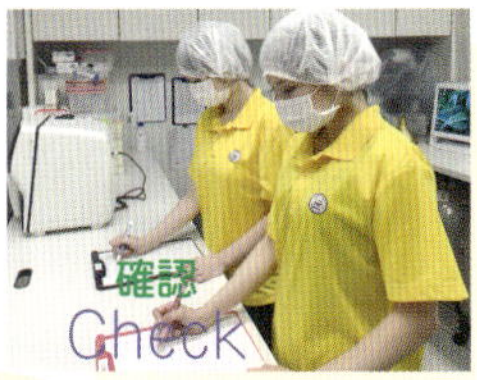

確認
Check

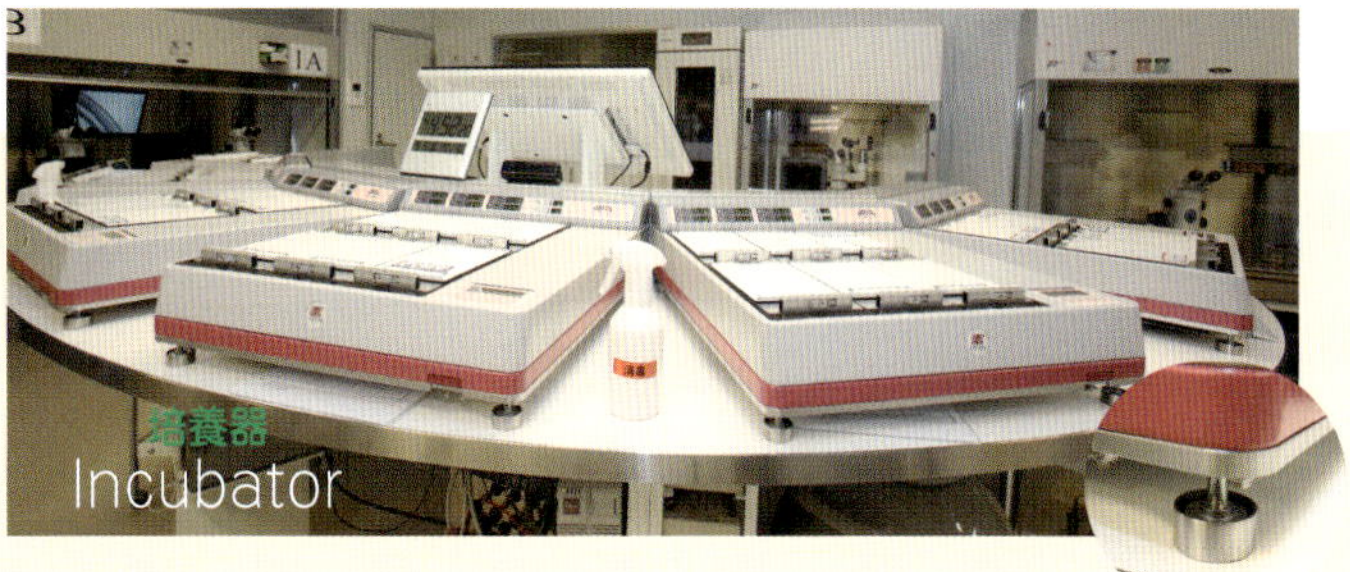

培養器
Incubator

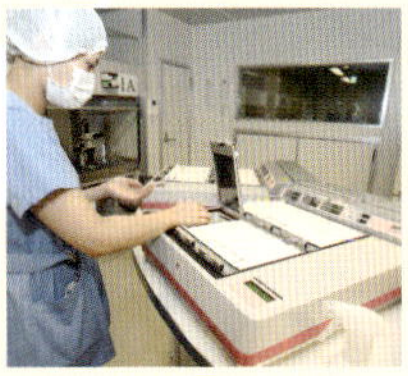

受精後は、インキュベータへ入れ培養します。このインキュベータは個別になっており、それぞれの扉ごとに湿度やCO2などの管理ができるようになっています。１つのインキュベータには６つの扉、１つの扉に１組の夫婦の胚が育てられています。１つの扉には、6個までディッシュが入ります。また、2005年の大地震の教訓からインキュベータ１つずつに免震機能も付いています。

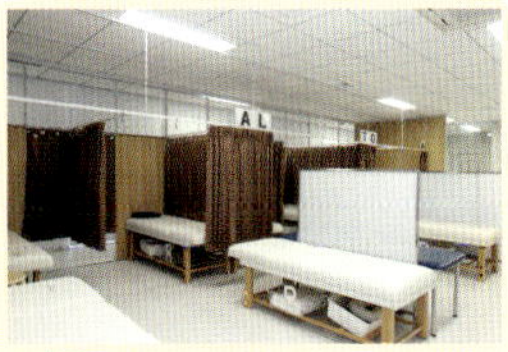

Recovery room
安静室

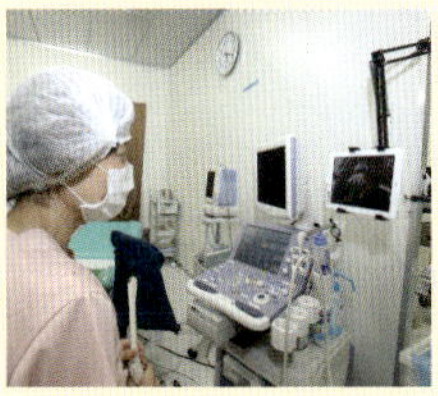

Embryo transfer
胚移植

胚移植へ Embryo transfer

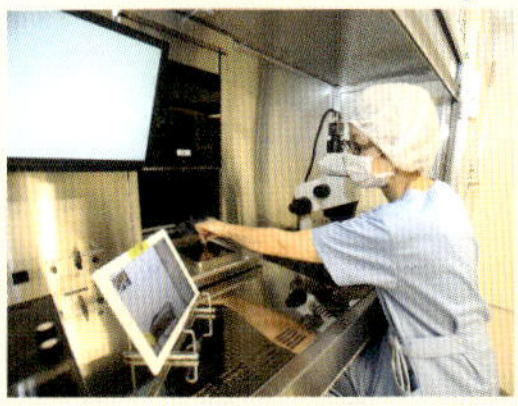

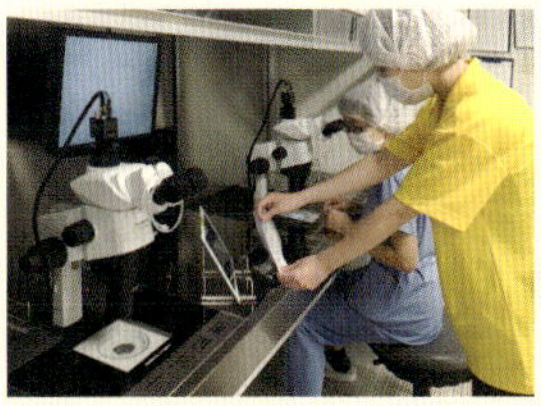

胚移植が始まります。移植前に手術室と培養室とで、これから胚移植の準備に入る患者さんの情報をiPadに表示し、確認し合います。表示された患者さんデータと手術室にいる患者さんに間違いがなければ、培養室では次の作業に移ります。胚をカテーテルに吸い上げた後に、パスボックスから手術室へと渡っていきます。

凍結保存
Preservation

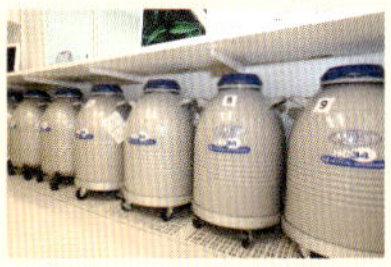

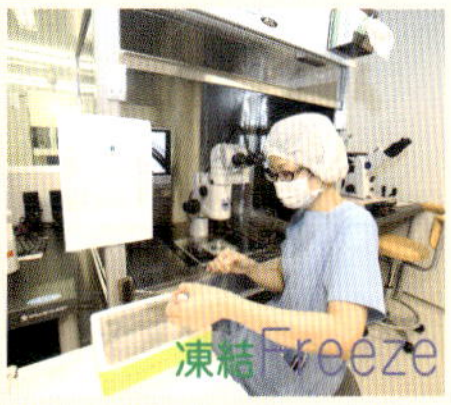

凍結 Freeze

一定期間培養したら、新鮮胚で移植しないものは凍結へ。多くは4細胞期で凍結をしています。慎重に、そして素早く凍結作業をします。凍結胚はタンクに保存されます。

培養室での役割は とても大事です。

見える培養室の設計により、患者さんへの理解が深まる話をしましたが、実際には培養室の仕事はたくさんあります。

ご夫婦の大事な卵子や精子、胚をお預かりし、卵子と精子からは受精の作業を行って胚をつくり育て、お母さんのお腹に戻すまで管理をします。

凍結保存を行うにしてもそれはやがて赤ちゃんへと育つ可能性のある大事な命のもとですから、それら役割の意味大変大きいのです。

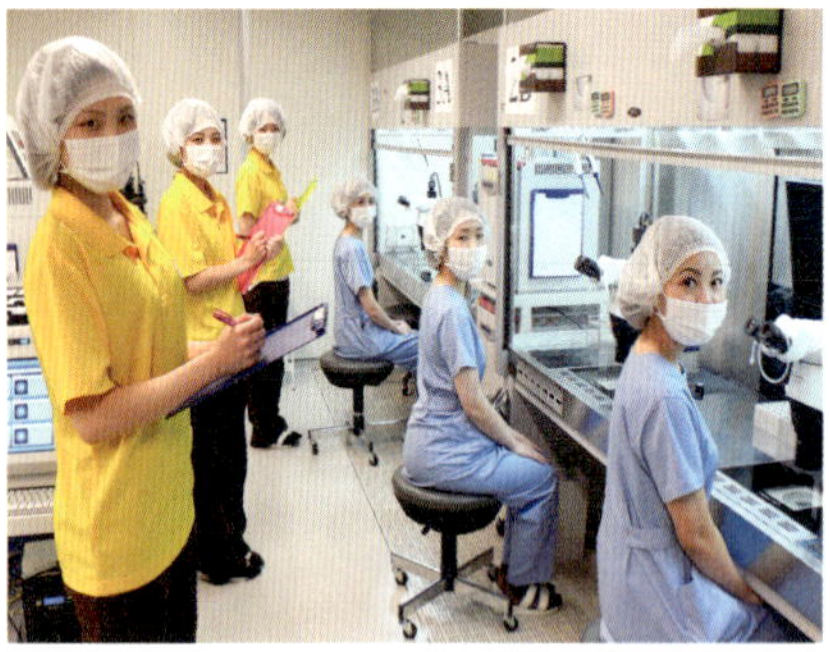

培養室では、メディカルコーディネーターが培養士の作業確認をし、間違いがないようにチェックを行いアシストしています。

スタッフのコミュニケーションが大切！ 看護職も打合せを大切に。

不妊治療は一般の病気とは違い、治療結果を感じとったり、見えることではありません。治療によって妊娠し、出産につながればよいのですが、それは全員に約束できるものではありません。

看護師は、初診から患者さんに接し、医師の診療補助を行い、注射などの処置をしたり処方箋でお薬を渡し説明したり、精神的なケアの必要も多く、打合せも欠かせません。

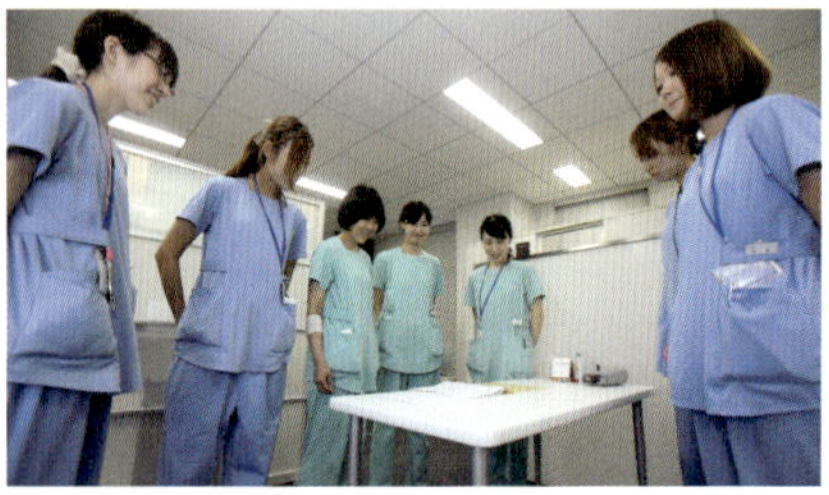

看護師とメディカルコーディネーターでのミーティング。ちょっとした時に意見を出し合い、話し合って考え合っていくことで、ケアの方法や工夫が見つかり進展があります。

医師間のミーティングは、クリニックと治療を進展させる。

不妊治療は、原因がすべて分かるということではありません。そして原因がほぼ分かっているのに、その治療から結果が伴わないこともあります。

そのなかで最善の結果を出すためには、何が必要なのか、医師による検討の場も絶えず必要になってきます。

また、患者さんごとの症例に合わせたミーティングも行い、今後の症例に活かしていきます。

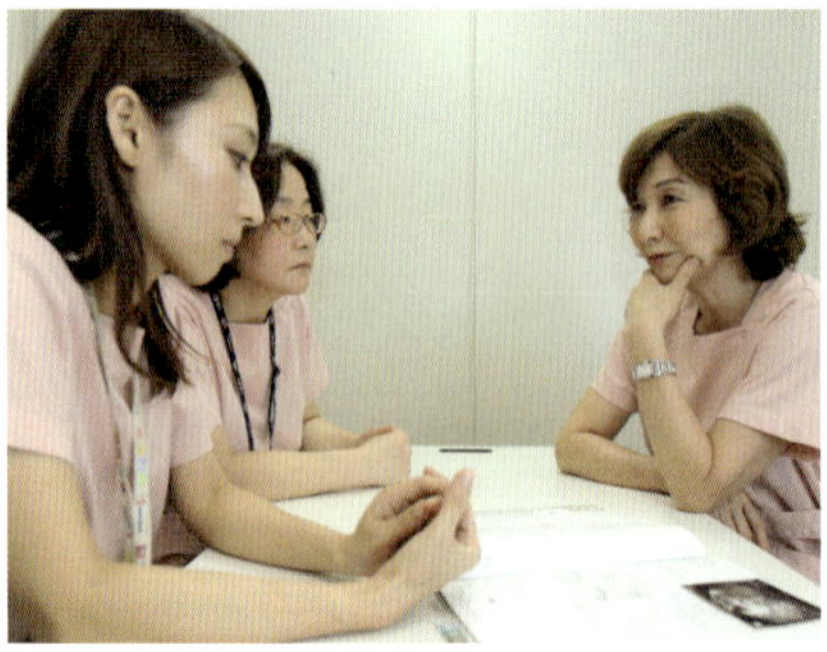

院長のモットーは、『医師は患者さんの不妊原因と最善の治療を読み取るトランスレーター』。その先には最善の治療があります。最善の治療に向けた努力は医師にとっての責務。その努力姿勢は日頃のドクターとのミーティングにもいかんなく発揮されています。今日も女性医師３人で、症例の検証・検討。細かなことも決して見落としません。

ご夫婦の協力が肝心。不妊治療には男性の役割も大切。

最近、不妊の原因の約半分が男性側にあるといわれ、心配もありますが、不妊治療で妊娠に至った夫婦へのアンケートには夫の協力があったと回答した夫婦ほど治療期間が短かったという報告もあります。

妊娠には、卵子と精子が関係してくるのですから当たり前のことですが、男性は女性よりも妊娠への理解や興味に乏しいところもありますから、そこは努力して欲しいところです。

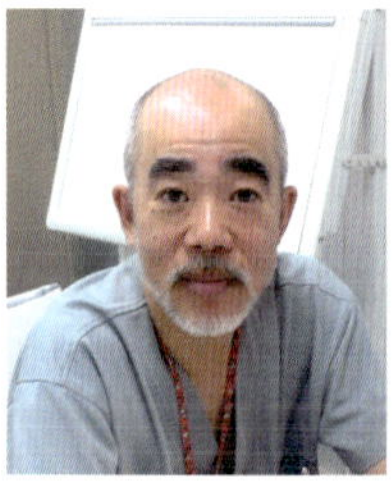

院長と『大学病院時代から18年もの間一緒に不妊治療に携わっているという副院長。不妊治療はゴールの見えないマラソンの様なもの。見える培養室で少しでも安心いただき、さらに不安や心配ごとがあれば、ご相談下さい。一緒にゴールを目指しましょう』とチームワークと患者対応も上々。

はじまりは受付の挨拶から

クリニックへの問い合わせや初診などで、患者さんが最初に接するのは受付です。

つまり受付業務は、クリニックを代表して初めに患者さんに対応するスタッフです。ですから患者さんにとって失礼がないように、丁寧に明るく好印象で接するよう務めています。

診療の場ですから、事務的であっても、テキパキと心地よく対応することが安心につながることもあります。

また、患者さんに応対していて、今日の患者さんの様子はいかがかしら？と、気になることもあります。直接お声をかけるシーンばかりではありませんが、患者さんの様子や印象から心までを気遣えることができれば、そこから診療に役立つことがあるのではないかと考えています。

私たちは、院長のもと、受付であれ小さなトランスレーターになれればいいと思っています。

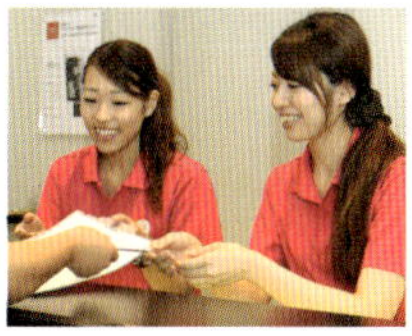

培養室便り

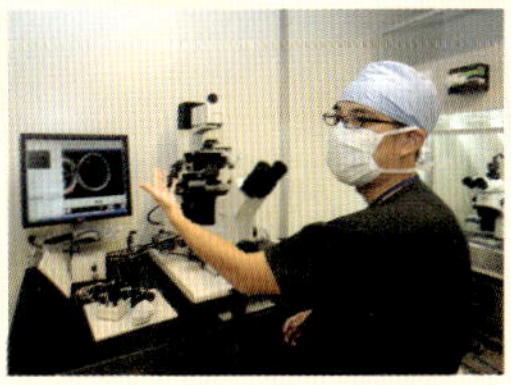

紡錘体の説明をする培養室長。紡錘体は、胚が上手に分割していくためには欠かせないもの。顕微授精の際に紡錘体を傷つけてしまうと、うまく分割しないなどの障害がでると言われています。

4細胞期で凍結するのは…

新鮮胚凍結を４細胞期で行っています。それは４細胞期で、「これは胚盤胞になる確率が高い胚」「これは妊娠する確率が高い胚」と評価ができる独自のシステムがあるからです。そのシステムの判断基準は、これまで妊娠に至った胚のデータを詳細に分析して系統化したものをベースにしています。

たとえば、紡錘体の大きさ、色、胚の分割スピード、１つ１つの細胞の大きさなどです。またフラグメントの様子など、膨大な胚のデータを細かく分析し、比較して導きだした評価です。

４細胞の時期に高精度に胚質を評価できるシステムを構築していますので、胚盤胞培養を行う場合も患者様一人一人の個々の胚がどのくらいの確率で胚盤胞に到達できるかの予測も立てることができますし、２段階胚移植などの特殊な治療の適応も的確に判断することが出来ます。

タイムラプスインキュベーターの導入

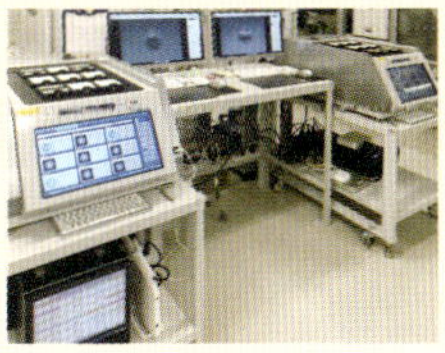

最新のタイムラプスインキュベーターを導入して低ストレスの培養環境の中で受精卵の発育を詳細に観察しながら培養しています。

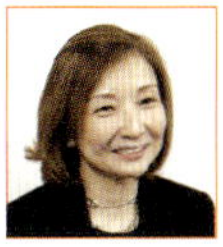

IVF詠田クリニック
詠田 由美 院長
Dr.Nagata Yumi Plofile

1980年、福岡大学医学部を卒業。福岡大学医学部産婦人科白川光一教授、九州厚生年金病院飯野宏部長のもとで産婦人科学を習得。熊本有宏講師のもとで生殖内分泌、フロリダ大学産婦人科にて内視鏡手術を学ぶ。
1989年より福岡大学医学部で体外受精研究を始め、1995年より福岡大学病院不妊治療グループチーフ（福岡大学医学部講師）となり、1999年4月、IVF詠田クリニックを開業。2004年10月、移転して現在に至る

IVF詠田クリニック
電話番号. 092-735-6655
診療科目／『高度生殖医療』『婦人科医療』
診療受付／（月・火・木）9:00～13:00　15:00～17:00
（ 水・金 ）9:00～13:00
（ 土 ）9:00～15:00
休診日 ／祝・祭日

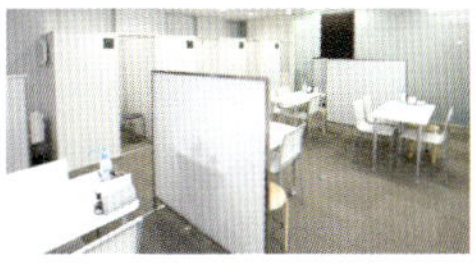

処置室

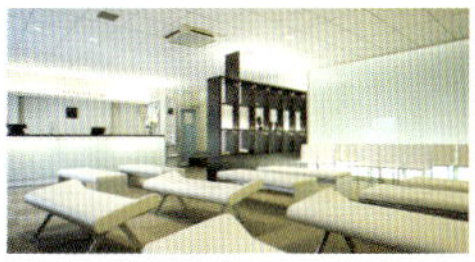

待合室

〒810-0001 福岡市中央区天神1丁目12－1　日之出福岡ビル6Ｆ
JR 博多駅；地下鉄利用 7分

いっぱい話そう。なんでも話そう。そこから赤ちゃんを授かる道をみつけよう！

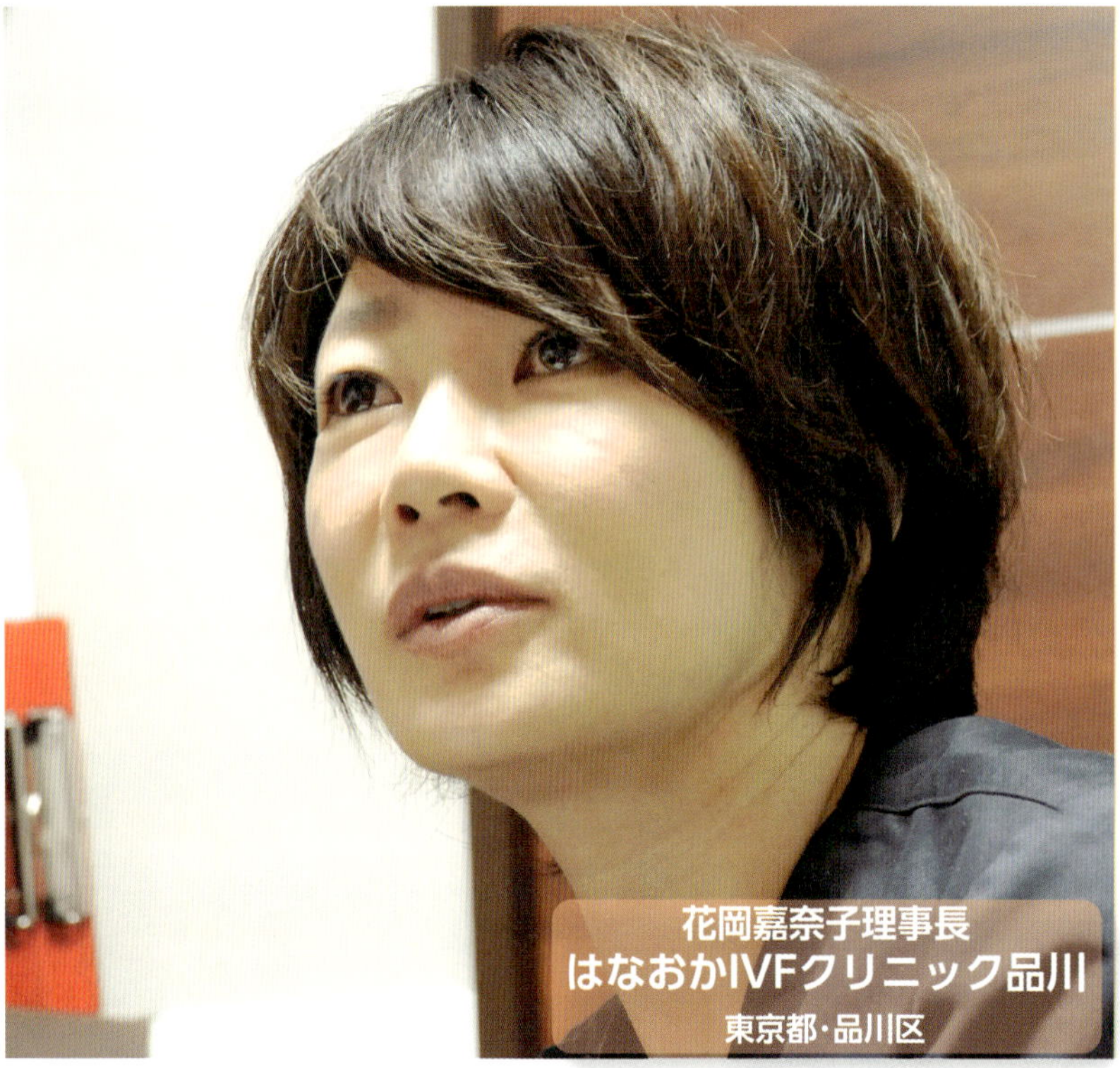

花岡嘉奈子理事長
はなおかIVFクリニック品川
東京都・品川区

不妊治療がスタートし、いろいろな検査を行って治療の方針や治療方法が決まります。

治療方針や治療方法が決まると「あぁ、よかった。これで赤ちゃんが授かる！」と夢や希望が膨むことでしょう。けれども治療をして妊娠できないと「どうして？」という疑問が生まれてきます。

「『これで赤ちゃんができる』という方法で治療に臨んだのに、なぜ赤ちゃんができないの？」

その「なぜ？」「どうして？」をはなおかＩＶＦクリニック品川の花岡嘉奈子先生に伺いました。

検査からわかること わからないこと

不妊治療は検査から始まり、その結果から治療が選択されますが、適応した治療で妊娠ができないというのは、なにが原因なのでしょうか。

みなさんご存知のとおり、不妊治療をスタートさせるときには、検査が必要になります。その検査から原因が分かれば、それに適応した治療からスタートすることができます。例えば、両方の卵管が詰まっていたり、精子がとても少なかったら体外受精をすることになるでしょう。

　また、排卵の様子を6周期ほど見て、ちゃんと排卵していることがわかった、卵管も詰まっていない、精子も十分なのに性生活や人工授精では妊娠ができなかった。このような場合には、卵管采が卵子をピックアップできないピックアップ障害や卵子と精子が受精できていない受精障害、または着床に問題がある着床障害が要因ではないかと推測でき、やはり体外受精が勧められるでしょう。

　けれど、もともと排卵障害がある方で、AMH値が保たれていて年齢も若ければ、これらのことが疑われてもすぐに体外受精ではなく、一般不妊治療での妊娠を目指すのもいいと思います。しかし、年齢が高ければ時間的なことから考えて、体外受精をお勧めするご夫婦が多くなります。

　妊娠を目指す上で、なかなか赤ちゃんが授からないという状態から不妊治療を始められるわけですから、検査で何も問題が見つからなくても、どこかになにか問題を抱えていたり、難しくさせていることがあって、だから妊娠できないわけです。

　ただ、それが検査をすれば、すべて明らかになるというわけではないことが不妊治療で赤ちゃんを授かることの難しさだと思います。

実際、赤ちゃんが授からない原因はわからないことだらけ……

「不妊原因や要因」と「赤ちゃんが授からないこと」とは違うということでしょうか。

　不妊原因が特定され、それに見合う治療をしても赤ちゃんが授からないことは多く、その原因や要因は未だにわからないことだらけと言ってもいいかもしれません。でも、その逆に、可能性も未知数で大きく残っているともいえます。ですから、体外受精をしなければいけないという決まりもありませんし、体外受精をしているご夫婦であっても卵管が詰まっていない、また精子が極端に少ないというご夫婦でなければ、性生活は頻繁に持っていてほしいです。

40歳での不妊治療 妊娠率をどう考える？

年齢を問わず性生活は頻繁に持った方がいいのですね。それから40歳になると妊娠率が極端に下がりますが、これについては年齢が妊娠を難しくさせているのでしょうか。

　40歳の妊娠率は、体外受精であっても5％程度です。この妊娠率をどう考えるのか？というのも大切なことだと思います。

　不妊治療をしない場合の妊娠率が0％であれば、治療をすることによってそれが5％になります。ゼロと5では、まったく意味が違います。ただ、この妊娠率はいろいろな側面から考えることができます。40歳以上の女性が1治療周期の体外受精で妊娠する可能性は5％の確率があると考えるか、1人の人が100回治療をしたら5回妊娠できる確率と考えるか、また100人のうち1回の体外受精で妊娠できる人が5人いるけれど、そのほかの95人は、まったく妊娠できないという確率なのか、それは妊娠率5％ということからだけではわかりません。

　ですから、妊娠率5％という数字に惑わされることなく、また悲観せずに妊娠にチャレンジしてほしいと思います。

不妊治療は 1回の治療周期ではわからないことがある

不妊治療で妊娠するために、これは大事！ということはありますか。

　1回の治療周期で妊娠でき、それが出産へと結びつくように私たちは最善を尽くしますが、なかなか難しいのが現状です。

40歳女性の妊娠率５％の考え方

１治療周期の体外受精で妊娠する可能性は５％
逆から考えると95%妊娠しない可能性がある

1人の40歳女性が100回体外受精するうち５回妊娠する可能性がある **逆を考えると95回は妊娠しない可能性がある**

100人の40歳女性のうち５人は妊娠する可能性がある
逆を考えると95人は妊娠しない可能性がある

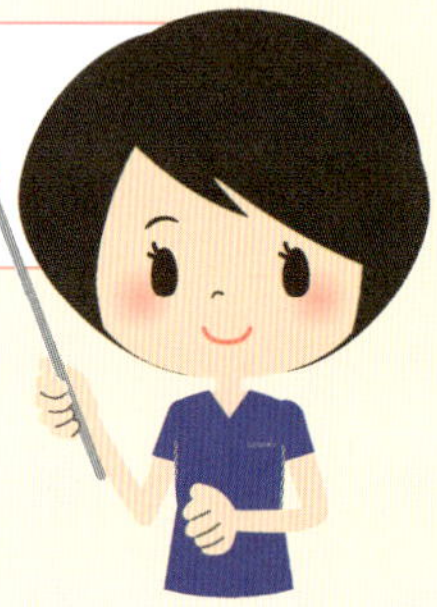
妊娠率５％の考え方は、さまざま。
だからあまり気にしない！

不妊治療で妊娠するためには、データの積み重ねとその人の卵胞の成長や排卵のクセ、生活背景などを知ることも重要なポイントです。

これらのデータやクセ、生活背景は次の治療方針を決めるための大切な判断材料になります。

治療をすることで薬に対する反応の仕方、卵胞の成長の様子、排卵に至るまでの様子を知ることはできますが、生活背景については、患者さんが話をしてくれなければわかりません。どのような食事をしているのか、どのような運動をしているのか、だんだんとお互いが打ち解けていくことで話をしてくれることも増えてきます。

例えば、診察の時にいつもイライラしているような方に、食生活のことや、毎日をどのように送っているのかを尋ねても、1回や2回の診察ではなかなか教えてくれないことがあります。言いにくいこと、指摘されたくないことだから、余計に話してくれないのかもしれません。

診療が進むにつれ、だんだんと打ち解けてくると、何が好きでよく食べているとか、どんな運動をしているかとか、夫婦の様子や性生活のことなどを話してくれるようになります。

これらのことは、とても痩せている方、肌や髪の色艶がよくなくパサパサしている方、何も問題がなさそうに見えるけれど何か気になる方などにも聞いています。

とくに食事については、どのような食事をしているのかを書いてきてもらったり、写真を撮って見せてもらったりしながら、アドバイスをしています。

なかには驚くほど偏った食生活を送っている方もいますが、それでも少しずつ改善することで表情が明るくなり、肌や髪の色艶もよくしっとりとした感じになる方も多いですね。

生活スタイルや食生活については、一度身につけてしまったこととして変えるのは難しいように思われがちですが、自分のためというよりも赤ちゃんのためと考えることで「やらなきゃ！」というスイッチが入るようです。ちゃんとスイッチが入れば生活を見直すことができ、そこから気持ちが明るくなり、また全身状態もよくなっていくこともあるでしょう。

治療も妊娠も出産も、心と体が健康であることがとても大切で、そこには医療だけでは解決できないことが含まれています。それらを少しずつ見直すことで、妊娠の声が近くに聞こえてくることもあるでしょう。

また、短期間で転院している回数が多い方にも注意を払っています。

どこの病院でも短期間で転院されてしまうと、その方のクセや反応の状態などがわからず、治療に反映していくことができません。そのことが赤ちゃんを授かりづらくしているというケースもあるかと思います。中には、そのクセや反応も一度や二度の治療周期ではわかりづらい方もいて、なかなか思うように治療が進まない難しいケースもあります。

ですから、あまり転院を繰り返さず、じっくりと医師と付き合うことも1つの方法だと思います。

どうして妊娠しないの？という疑問や不安は、夫婦、または1人で抱えていても1つもいいことはありません。

「どうして？」「なぜ？」は、たくさん聞いてください。

そして、たくさん話をしてください。その中に、きっと赤ちゃんに繋がるヒントが何か見つかるはずです。

次の治療周期に大切なこと！

1、薬に対する反応の仕方を知ること
同じ薬でも、人によって反応の仕方が違います。周期によって違うこともあります。

2、排卵するまでのクセを知ること
卵胞の成長具合とともに排卵するまでの様子をみてクセを見つけます。

お話してほしいこと！

1、食生活のこと
偏った食生活や食べ過ぎ、食べなさ過ぎをチェックします。野菜不足は、ジューサーを使ったお手製野菜ジュースがおすすめです。好きな野菜や果物で作ってみましょう。
また、１日のうちに食べたものを日記にしてもらっ たり、写真を撮ってもらって確認することもあります。

2、胚移植後の性生活のこと
胚移植後は、妊娠判定まで性生活は控えましょう。 精液に含まれる子宮を収縮させる物質プロスタグランジンなどが着床に影響するようです。

3、辛く思ってること
治療をしていて辛いなと思うことも話してみてください。話すことで気が落ち着くこともあります。とにかく心を軽くしましょう。

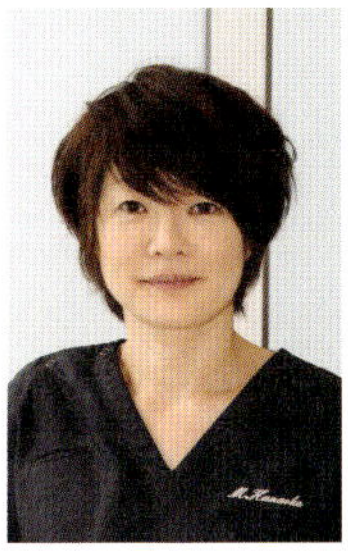

はなおかIVFクリニック品川
花岡 嘉奈子 理事長

Dr.Hanaoka Kanako Plofile

東邦大学医学部卒業
●資格
医学博士、日本産科婦人科学会専門医
生殖医療専門医、産業医、母体保護法指定医
●職歴
東邦大学医学部第一産婦人科 、大森赤十字病院産婦人科
キネマアートクリニック理事長 、はなおかレディースクリニック院長、はなおかIVFクリニック品川開設

はなおかIVFクリニック品川
電話番号. 03-5759-5112
診療科目／『高度生殖医療』『婦人科医療』
診療受付／（月～金）9:00～12:00　15:00～19:00
（　土　）9:00～17:00
土曜はAMより引き続き診療17時まで）
（※最終受付枠 14:30）
休 診 日／日・祝日・年末年始が休診です。
変更情報等、HPでの確認をお願いします。

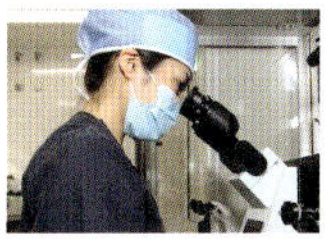

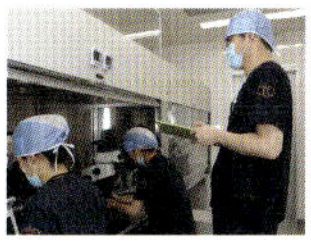

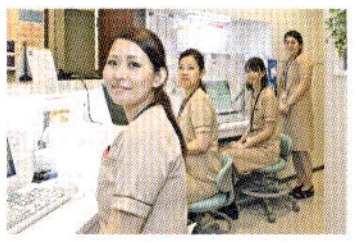

〒141-0032 東京都品川区大崎１丁目11－2　ゲートシティ大崎イーストタワー 1F
JR大崎駅徒歩 90秒　▶羽田空港から電車 30分　▶東京駅から 15分

何も知らないままに治療を受けると不安!? そこで、どのような治療がベストなのかを知り医師としっかり協力し合うことが大切。

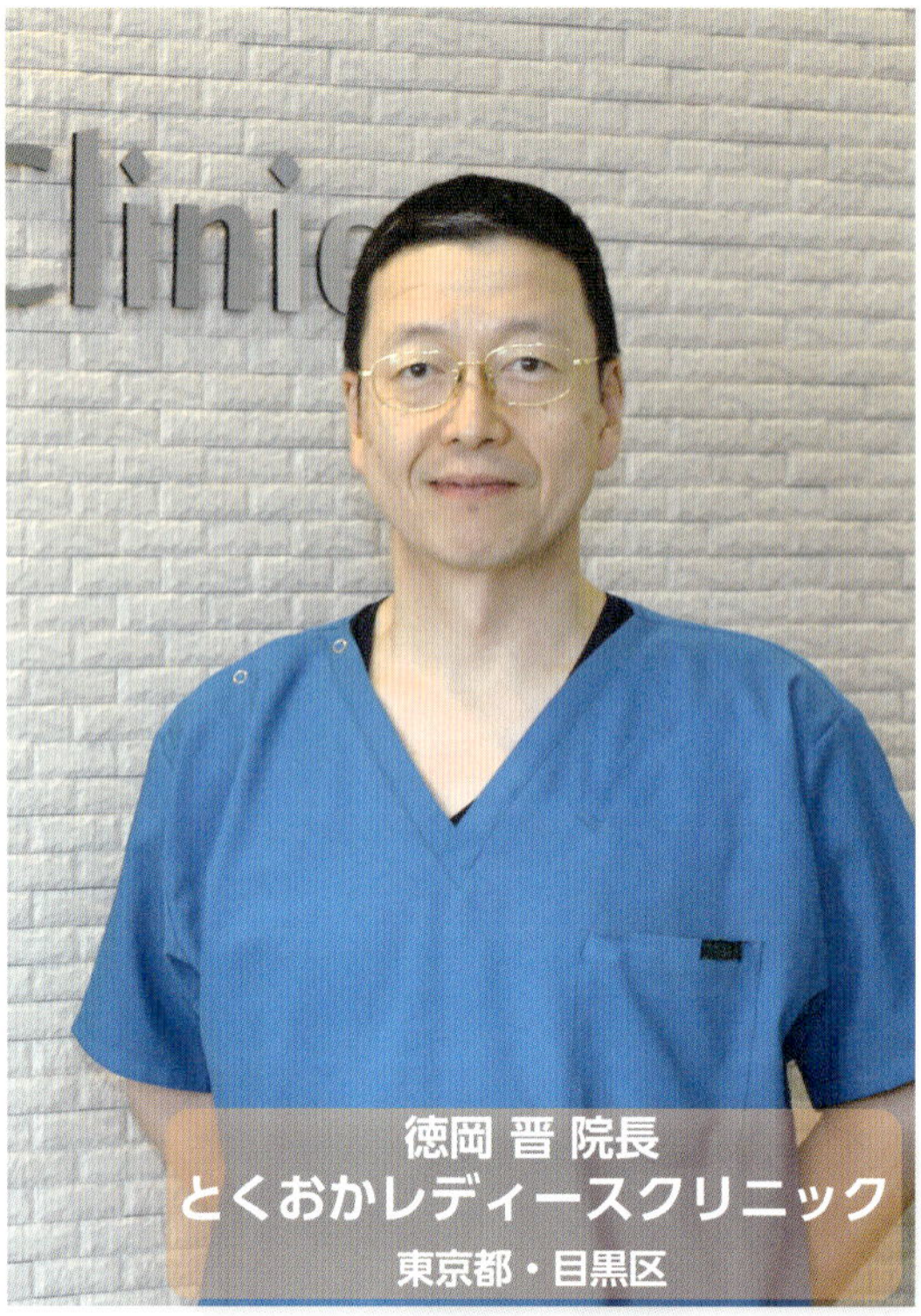

徳岡 晋 院長
とくおかレディースクリニック
東京都・目黒区

勉強会での説明が患者さんの不安を解消、治療にも前向きにします

勉強会が患者さんにご好評のようですが?

私のクリニックでは、開院して間もないころから勉強会として「不妊治療勉強会」を開催しています。その目的は、患者さんに妊娠して出産していくことの基礎知識を知ってもらい、同時に私たちの行っている治療を理解してもらうためです。

通院患者さんの中には、すでに不妊治療を進めている方から、産婦人科で治療を受けてきたけれど妊娠できなかったという方、さまざまな治療段階の方などがいらっしゃいます。

そのような方々の中には、何も知らないままに漠然と治療をしていて「不妊治療は明かりの見えない長いトンネルだ」との不安感だけが先に立ってしまい、不妊治療を怖いもの、痛いものと感じている方が多くいらっしゃいます。その解決法として、はじめに基礎知識を知ってもらい、私たちと進んでいく目的と意識を再度はっきりさせ、その上で短期間でコストもできるだけ抑えて妊娠してもらいたいと考えています。

結果として、患者さん自身が不妊の知識をしっかりと理解することで治療への目的意識も高まり、前向きに治療をする方が増えました。

開院当初と比べて何か変化はありますか?

絶えず変化はあります。ですが最近の傾向として、転院されていらっしゃる方や年齢的な心配を持たれている方、また今までの長い不妊期間から「すぐに体外受精をしたい」とおっしゃる患者さんが増え、検査後は早めに、体外受精を進めたほうがいいだろうと考えられる患者さんが多くなってきました。

ですから、勉強会のテーマも基本をしっかりと理解した上で、新たに「体外受精勉強会」として、体外受精のことを中心にお伝えしていきたいと思っています。

現在の勉強会の内容は、左の表をご覧ください。

いくつになっても妊娠できると思っていたら、それは違います

勉強会は、とてもいい機会のようですが、そこで一番伝えたいことはどんなことですか？

日々、患者さんと接していて感じるのは、何歳になっても妊娠できると思っている方が意外に多いことです。「生理は順調。大体は安定していて年12回ある。だから41歳でも妊娠するはずでしょう」と言われる方もいます。

妊娠のメカニズムについては未だ解明されていないこともありますが、卵子は年齢とともに質が低下し、染色体に異常を持つ卵子になる確率が上がるのは事実ですし、また数は減ります。ですから、月経がある限り妊娠できるというのは大きな間違いなのです。

ただ、この事実については、学校の保健体育でも教えてくれません。「避妊をしなさい」という指導はするけれど、年齢を重ねるにつれて妊娠しづらくなるということは教えてくれないことも関係しているのでしょう。

勉強会は、夫婦で参加されるのがよいですね

参加は夫婦が一緒に参加するのがよいとのことですが？

不妊治療については、実はよくわかっていないのは男性の方です。奥様が38歳くらいで結婚して、自分はさらに年上の40代で、それでも普通に妊娠できると思っている方が案外多いのです。そのため、診察の際に奥様に体外受精を勧めても、ご家庭で相談するとご主人が反対されるというケースも多いため、まずは勉強会にご夫婦で参加して一度話を聞いてほしいと伝えます。実際、勉強会に参加すると男性の意識が変化するのがわかります。みなさん、うなずきながら必死にメモを取り、聞いてくれています。

最初から二人で参加すれば妊娠も不妊の知識も共有でき、時間の短縮にもつながりますし、協力の度合いも違ってきます。

治療への理解と医師への信頼

医師への信頼も違ってくるのでしょうか？

治療をする上で、医師との信頼関係はとても大切です。日頃の診療もそうですが、勉強会にはそれを深める役目もあり、それは良い結果につながりやすくなることだと考えています。

とくおかレディースクリニック 不妊治療勉強会の内容

不妊治療を有効に受けるコツ 院長 徳岡 晋

1. 卵子の形成と数について
2. 卵子と精子の違い
3. 一般不妊治療から高度生殖医療へ
4. 不妊の原因について
5. 月ごとの妊娠数・移植数について
6. 年代別にみる体外受精の妊娠率
7. 日本における生殖医療の現状
8. 日頃、何に気をつければ良いか

妊娠の仕組みと体外受精 胚培養士

1. 妊娠の仕組み
2. 治療方法の説明（タイミング、人工授精、体外受精）
3. 体外受精をすすめる理由
4. 体外受精の流れ（IVF、ICSI）
5. 妊娠率について
6. 培養室の紹介・機器の説明
7. 取り違い防止の対策について

とくおかレディースクリニック

電話番号. 03-5701-1722
診療科目／婦人科（婦人病・不妊治療）
診療受付／午前 10：00~13：00
午後 15：00~19：00
ARTのみ／木曜日・土曜日の午後
日曜日・祝日
〒152-0031 東京都目黒区中根1-3-1
三井住友銀行都立大学駅前支店6F
東急東横線都立大学駅 徒歩1分

とくおかレディースクリニック
徳岡 晋 医師
Dr.Tokuoka Susumu Plofile

防衛医科大学卒業後、同校産婦人科学講座へ入局し臨床研修。「子宮内膜症における腹腔内免疫環境の検討」にて学位（医学博士）取得。
大学病院、自衛隊中央病院、木場公園クリニック勤務後独立し、2005年、とくおかレディースクリニックを開設。2010年、より駅の近くに移転して現在に至る。

日本生殖医学会（専門医取得）

胎児の疾患や異常をチェック！
お腹の赤ちゃんは無事に生まれてくるかな!?
不安を抱えて過ごすよりも胎児エコーで確認を。

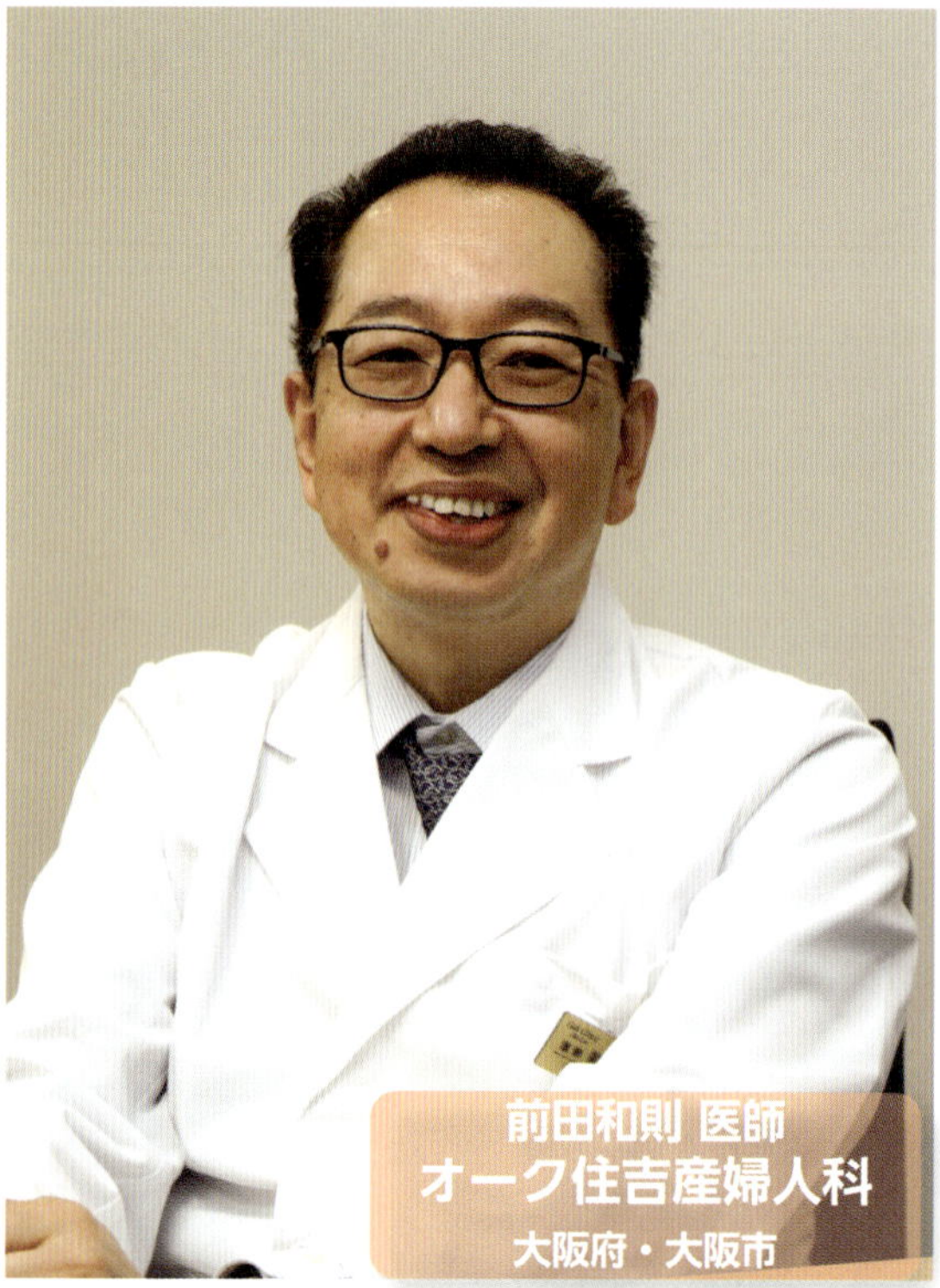

前田和則 医師
オーク住吉産婦人科
大阪府・大阪市

胎児エコーでどのようなことがわかるのでしょう?

妊娠すると定期健診でエコー検査がありますが、胎児エコーはどのように違うのですか?

妊娠後、定期的に行なうエコー検査では主に胎児の大きさを計測し、順調に発育しているかを確認しますが、胎児エコーは胎児に異常がないかを確認するものです。主に首の後ろのむくみを計測し、さらに鼻骨の有無や、へその緒から流れてくる血流の確認、心臓の弁の逆流がないかなどの確認をします。非常に小さな部位の確認になるため、性能の良い超音波診断装置が必要なのですが、確認する医師の技術と経験も欠かせません。

また、胎児の位置によっては、確認できないこともあり、お母さんに少し歩いてきてもらうことで胎児の位置をかえ、検査を行うケースもあります。

リスクのないスクリーニング検査から

胎児エコーを実施している医療施設は限定されるとのことですが、どのような時に実施を?

イギリスでは妊娠したらほぼ全員、胎児エコーを受けることになっています。しかし日本は違い、希望された方のみ、同意をいただいて行っています。特に高齢で妊娠されると赤ちゃんに異常がないか心配する方も多いので、そのような場合にもご利用いただけます。

胎児エコーはあくまでもスクリーニング検査です。確定的な検査をご希望される場合は、羊水検査などが必要になります。ただ、流産リスクもあり、検査のハードルは高くなります。赤ちゃんの状態を確認したいけれど、いきなり本格的な検査を受けるのには抵抗があるという場合も有効だと思います。

初期には染色体異常 中期は心臓疾患を確認

胎児エコーはいつ、どのくらいの頻度で行うのですか?

初期のスクリーニングと中期

のスクリーニングを実施しています。

初期のスクリーニングは主に染色体異常に関連した胎児の異常を見つけるためのもので、だいたい、妊娠11週後半から14週未満の間で行います。異常は妊娠11週ころから見えるようになりますが、週数を重ねると見えなくなってしまうので14週までの間に行うのが適切です。

中期のスクリーニング検査は大体、妊娠20週以降に行い、主に心臓を確認します。心臓は初期のスクリーニングでも確認しますが、あまり細かい部位までは確認できません。中期になって初めて確認できるようになります。

胎児の奇形で一番多いのが心臓の奇形です。大体1000人に8人くらいの割合で心臓奇形が見られます。そのうち重篤な疾患は1000人に4人くらいです。年間500人程度の出産を行っている施設であれば、2人か3人は重篤な心臓疾患が見られることになります。

出産前から準備することで治療成績は向上

胎児エコーで異常が見つかった場合、どのような対処ができるのでしょうか?

たとえば胎児エコーをきっかけに重篤な心臓疾患が見つかった場合、出産後すぐに手術ができるように準備をすることができます。分娩施設は高度な治療を受けられる施設へ転院し、出産時には心臓外科医がスタンバイすることも可能です。たとえ専門医だとしても、前もって準備できたほうが、スムーズに治療を進められます。生まれてから疾患があることがわかり、そこから準備をして治療をするよりも治療成績は向上していると聞いています。

お母さんも出産してから赤ちゃんの病気を知るよりも、出産前にわかっていることで心の準備ができるようです。

元気な赤ちゃんを抱っこしていただくサポートを

不妊治療の延長で胎児エコーを行っているのですか?

不妊治療を受けられる方は年齢が高い方が多いため、胎児の染色体異常も増える傾向にあります。念願かなって妊娠することができ、嬉しい気持ちがある一方で、お腹の子どもは無事に生まれてくるだろうかと不安になる方も多いようです。

不妊治療は、妊娠したら診療終了というわけではありません。妊娠中の不安な気持ちを取り除き、無事に元気な赤ちゃんを抱っこしていただくことも大切な役目だと思っています。

そのためにも、胎児エコーを診療に取入れ、母子ともに安心して分娩施設に移っていただけるよう、診療を整えています。

実際には、検査で大半の方が異常なく、不安を軽減して出産へと気持ちを切り替えています。

不安な気持ちを和らげるお手伝いができることは、医師にとっても幸いなことです。

Oak Clinic Sumiyoshi

オーク住吉産婦人科

電話番号. 06-4398-1000

診療科目／『高度生殖医療』『婦人科医療』

診療受付／9：00～13：00　14：00～16：00　17：00～19：00
日曜　10：00～12：00

休 診 日／ありませんが土曜夜間　日曜午後夜間が休診です。

〒557-0045 大阪府大阪市西成区玉出西2-7-9

地下鉄 四ツ橋線 玉出駅5番出口徒歩0分

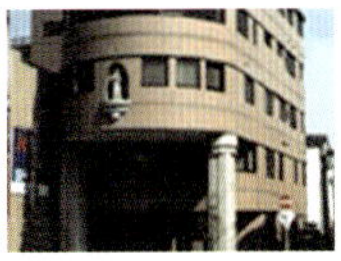

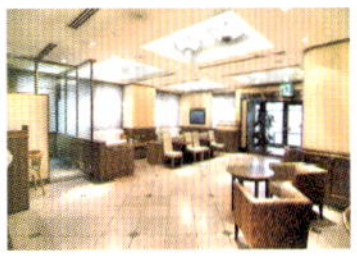

オーク住吉産婦人科

前田 和則 医師

Dr.Maeda Kazunori Plofile

京都府立医科大学卒業。京都府立医科大学付属病院にて臨床研修、公立南丹病院（現 京都中部総合医療センター）、明石市立市民病院、京都第二赤十字病院、京都山城総合医療センター等を経て当院入職。約30年間に渡って周産期、不妊治療、婦人科手術、癌化学療法等の全般に亘って携わる。

最近は胎児エコー、とくに胎児心臓スクリーニング外来に力を入れている。

日本産科婦人科学会専門医・指導医、母体保護法指定医、日本胎児心臓病学会会員

体外受精のクリニックを2016年に開院。できるだけ早く赤ちゃんを授かって欲しい！その思いで自分が信じる治療を推し進めています。

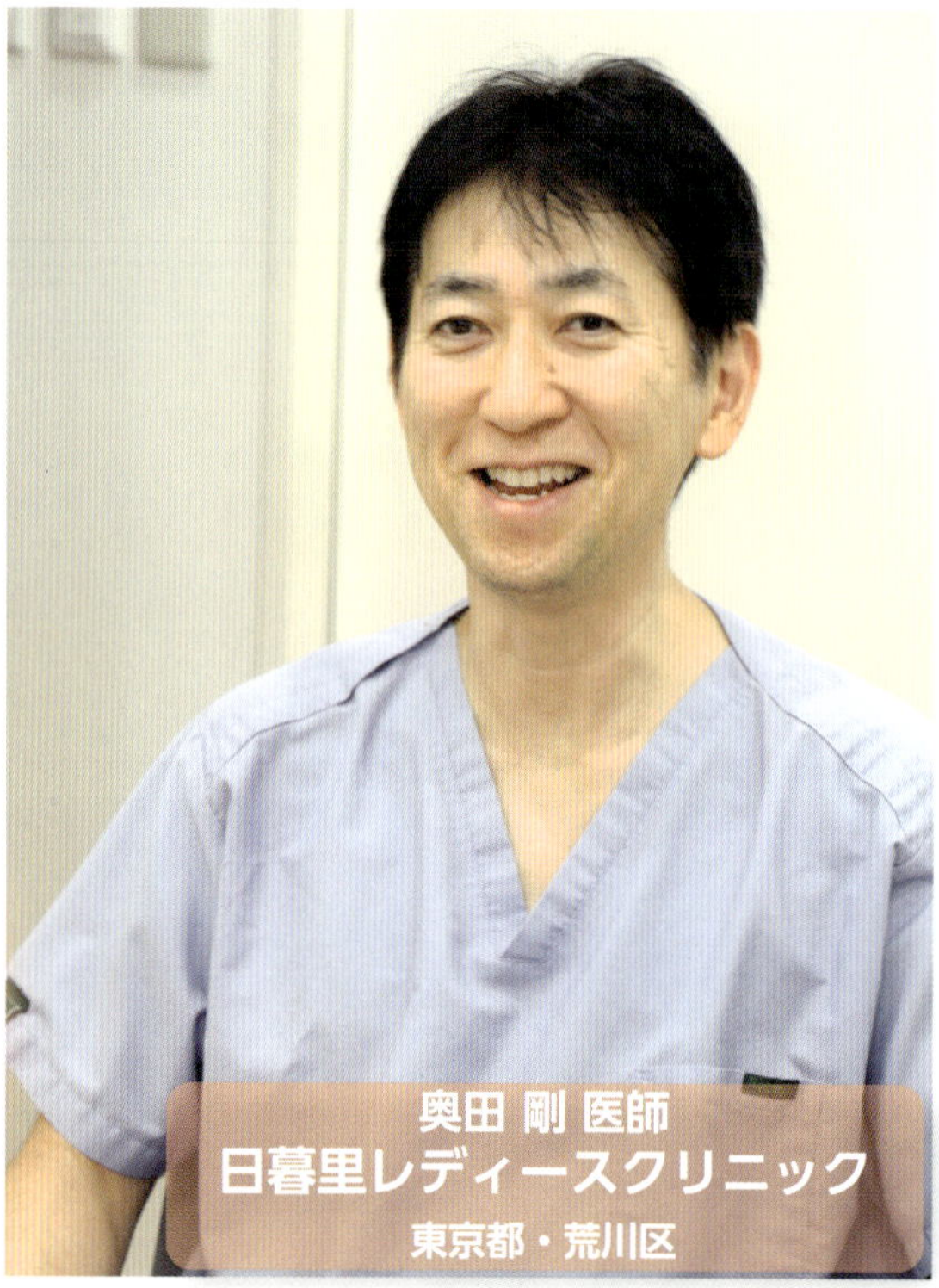

奥田 剛 医師
日暮里レディースクリニック
東京都・荒川区

開院しての現状と私の治療方針

開院されていかがでしょう？

はじめは患者さんご夫婦がどのくらい来てくださるか心配しておりました。しかし、開院して1年が経った現在、予想を上回る患者さんがいらっしゃっています。その影響で、大変心苦しいのですが患者さんの人数制限をさせていただく状況もでております。

患者さんお一人おひとりをクオリティ高く、丁寧に診るためには診察に時間がかかりますが、その影響で他の患者さんの待ち時間が長くなることが生じていたのです。

なかには医師やスタッフを増やして対応すればよいのではないかという見方もあるでしょう。しかし、体外受精には色々な治療方法がありますから、自分が習得して納得している技術で治療を行うためには、可能な限り私が診療を行なうことが肝心だと思っています。

また、そのためにも、自分の健康管理に十分に気をつけるようにしています。

体外受精は刺激周期が主体

具体的には、体外受精はどのような治療周期で？

患者さんご夫婦には、できるだけ早く結果を出してあげたいという思いから、当院では体外受精の治療周期は、刺激周期を主体としています。卵子を多く採れる方からは、なるべくたくさん採った方が良い結果が得られ、確率的にも多くの卵子があれば、いい卵子との出会いも多くなりますし、そこから妊娠という結果も早くでると考えているからです。

もちろん、その方向性で良いかはAMHやエコー診断の結果、年齢などから判断し、その方やその周期に最も合った方法を提案させていただいています。

移植は凍結胚盤胞移植

移植はどのような方法で？

移植は凍結胚盤胞移植を主体で行っています。それにより母体の移植環境が整い、生命力の強い選別された胚を移植できます。

仮に胚盤胞まで育たなかったケースでも、次周期へのアプローチが早められます。体外受精の費用は決して安くはありませんから治療費用の効果的な使い方を考慮しても、良い卵との出会いを早めて行くことがベストと考えています。

もちろん、新鮮胚移植や初期胚移植がよいと判断した場合は、それをお勧めしています。あくまでもそれぞれのご夫婦にとっての最適な治療方法をご提案しています。

スタッフについて

スタッフのキャリアやチームワークはいかがですか？

診療を充実させるために、スタッフ間の連携を大切にしています。看護師、培養士、受付事務と大きく3つのチームに分かれていますが、それぞれの仕事に壁をつくらず、理解し合い、助け合うことで1つのチームとなり、患者さんをサポートしています。

今後はどのような目標を？

最後に、先生が今後していきたいことはなんでしょう？

大学との共同研究などができれば良いと思っています。また、生殖医療に関わる人材の育成もとても重要と考えています。

そしてなにより、10年後も20年後も将来にわたって『子どもが欲しい』と願うご夫婦の側に在り続けられる小さな病院でいたいですね。

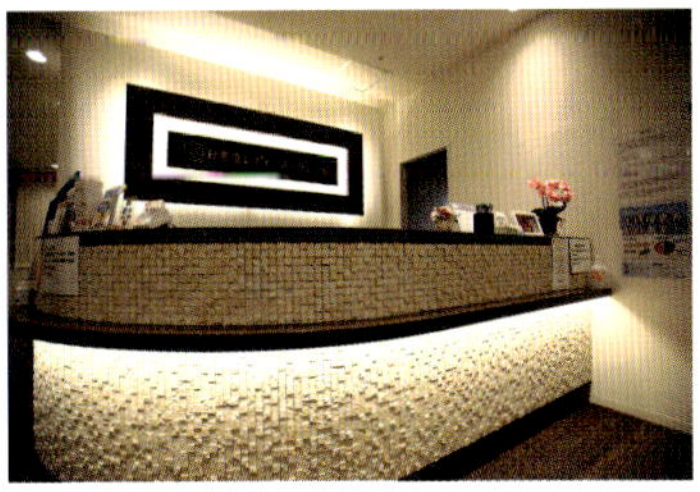

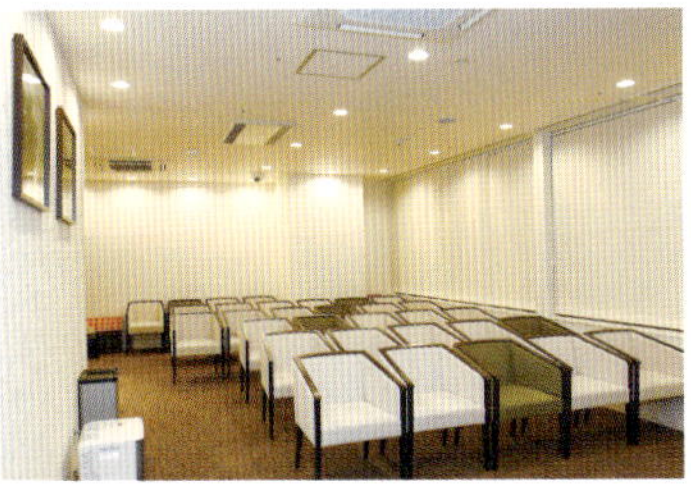

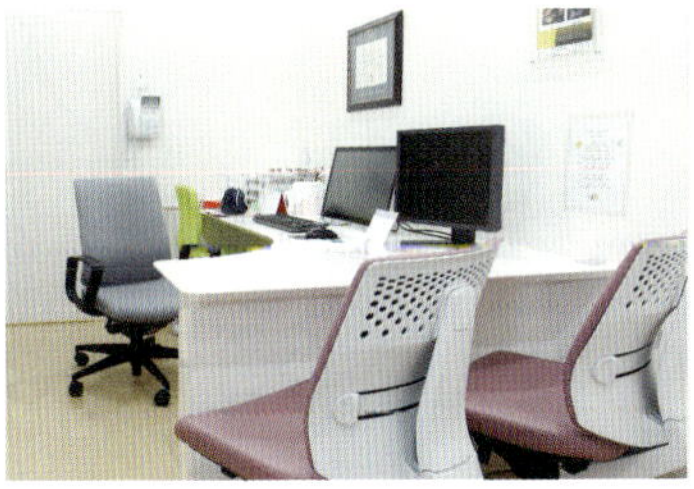

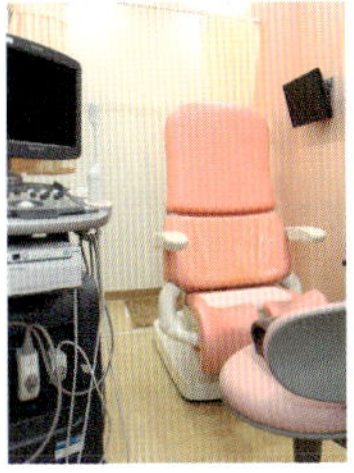

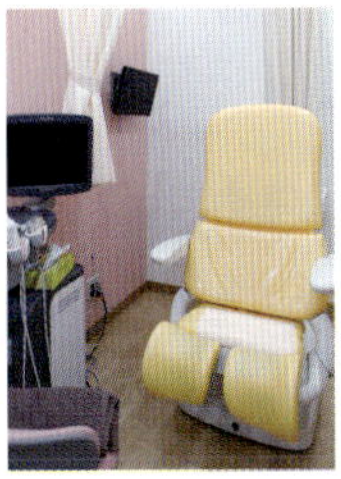

日暮里レディースクリニック

奥田 剛 医師

Dr.Okuda Tuyoshi Plofile

1991年　昭和大学医学部卒業
1991年　札幌医科大学救急集中治療部勤務
1992年　昭和大学藤が丘病院外科系臨床研修医
1994年　昭和大学産婦人科学教室入局
1995年　福島赤十字病院産婦人科勤務
2000年　社会保険蒲田総合病院産婦人科医長
2001年　カリフォルニア大学サンデイエゴ校研究員
2007年　せんぽ東京高輪病院婦人科医長
2009年　昭和大学産婦人科学教室助教
2010年　昭和大学産婦人科学教室専任講師
2013年　京野アートクリニック高輪勤務
2015年　津田沼IVFクリニック副院長
2016年　日暮里レディースクリニック開設
　　　　昭和大学産婦人科学教室兼任講師

- 日本産科婦人科学会（産婦人科専門医・指導医）
- 日本生殖医学会（生殖医療専門医）
- 日本卵子学会（生殖補助医療胚培養士）
- 臨床研修指導医

日暮里レディースクリニック

電話番号. 03-5615-1181

診療科目／『高度生殖医療』『婦人科医療』

診療受付／月～木　9:00-13:00 14:30-19:00
　　　　　土　　　9:00-13:00 14:00-16:00

休 診 日／金曜、日曜、祝祭日

〒557-0045 東京都荒川区西日暮里2-20-1 ステーションポートタワー5F

ＪＲ・京成・舎人ライナー日暮里駅から徒歩1分

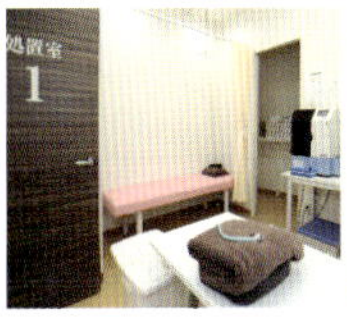

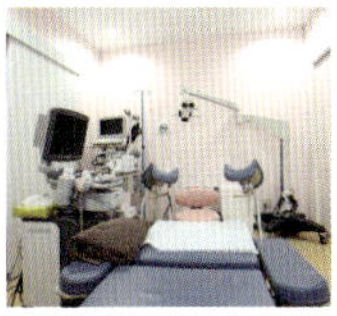

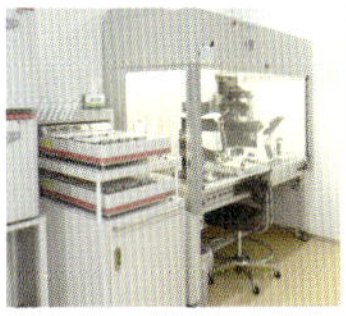

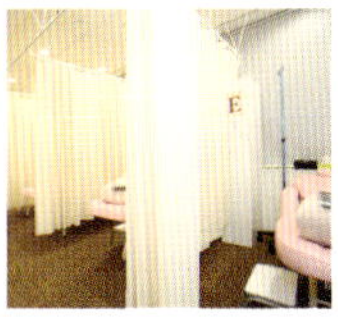

開院したクリニックで不妊症も不育症も診ています！

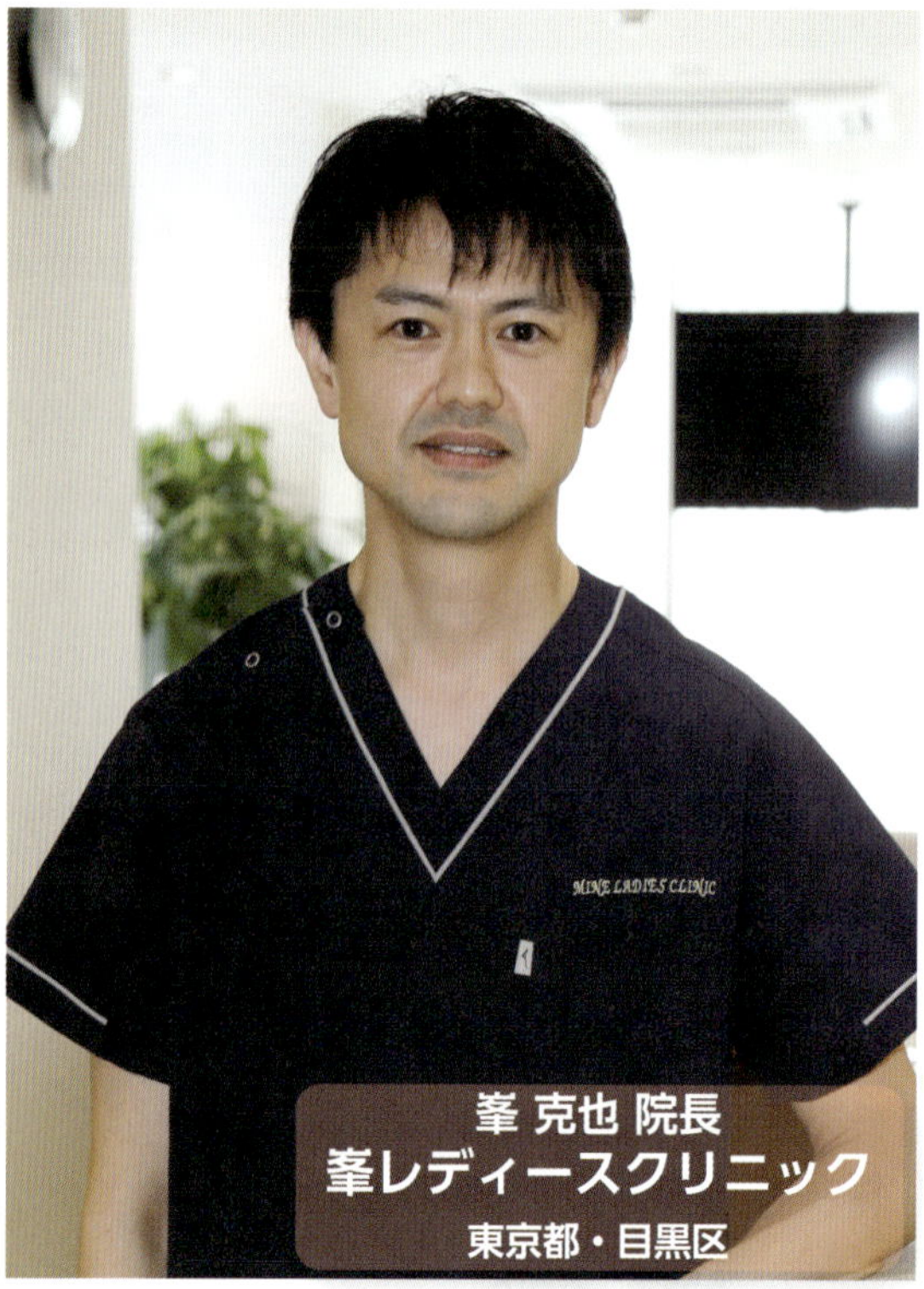

治療環境を良くしよう！と、クリニックを開院

クリニックの開院の理由は？

大学病院で産婦人科医をしている時に、生殖医療専門外来の立ち上げに関わることになり、そこでの経験が大きかったと思います。大学病院の婦人科には妊婦さんもいれば更年期の女性もいるという状況で、そこに不妊治療の患者さんもいました。そこで不妊に悩まれて治療を受ける女性にとっては、あまり居心地のいい環境ではなかったと思います。

診療を続ける中で、その辛い思いを知り、不妊に悩む患者さんの気持ちに応えるために、診療時間枠を配慮するなどしていました。その後の改装で、生殖医療外来として妊婦さんたちの産婦人科と分けることができ、治療環境を良くすることの大切も学びました。

また、不妊症だけでなく、お子さんが欲しいご夫婦の中には不育症で悩まれている方もいます。ちょうど日本医科大学産婦人科教授の竹下俊行先生が不育症診療も専門とされていて、厚生労働省不育症研究班のメンバーであったことから、私も参加させていただくことができました。そこで、さまざまな研究や調査に携わり、不育症治療に関することを学び、実際に多くの患者さんを診てきました。

このようなことを大きな糧として、より患者さんご夫婦の役に立ちたいと新しいクリニックをオープンしました。

クリニックが大切にしていること

先生が大切にしていることは何ですか？

いかなる状況、状態であっても子どもを望むご夫婦に寄り添い、声を聴きながら診療を進めていくことが基本だと考えています。

診療では、ご夫婦のプライベートの深い部分のお話を聞く必要もありますから、患者さんに「この先生なら安心！」と思って話してもらえるよう心がけています。

ただ、医師と言えど男性ですので、話しにくいこともあるかと思います。そのような時には相談室で看護師がゆっくり対応するようにしています。

そのほか、初診時や、次の診察日に処置や検査がある時にも、看護師が必ず診察後にお話をするようにしています。

看護師の中には不妊症看護認定看護師もおりますので、より専門的なケア、対応ができるように態勢を整えました。

不妊治療も不育症治療も残念な結果になることもありますから、そんな時こそ少しでも患者さんのお気持ちに寄り添えればよいと常に考えています。

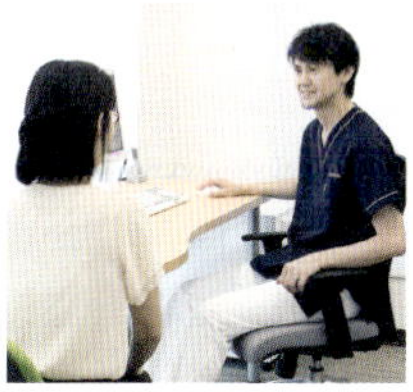

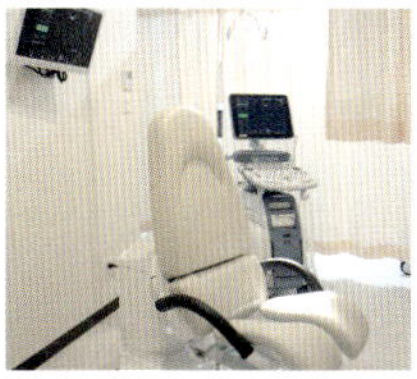

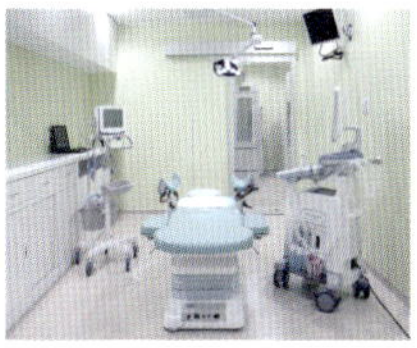

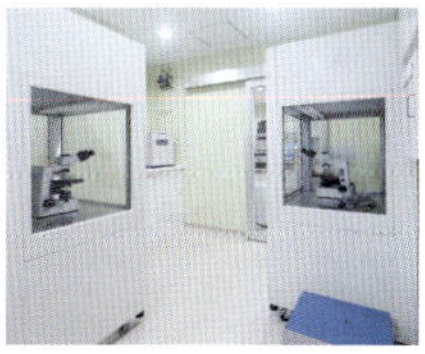

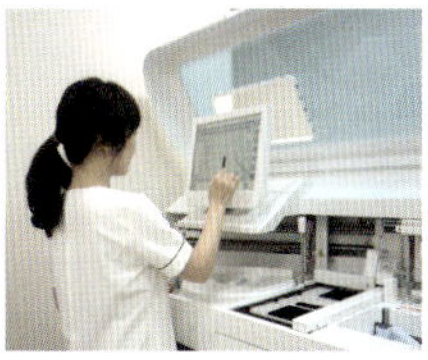

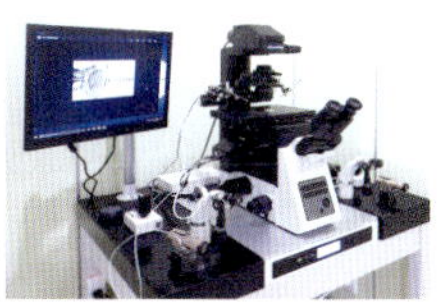

不妊症も不育症も専門医として

不妊と不育と両方を診療するメリットは？

私の場合、幸いにも不妊治療だけでなく不育症治療についてもトレーニングを受けることができました。厚生労働省不育症研究班の調査や研究に携わることもでき、より専門的に、多角的に診ることができます。

例えば、何度も体外受精を繰り返すけれど、なかなか着床しない場合、不妊症の観点から診るか、不育症の観点から診るかは、とても難しいものです。

年齢を重ねれば女性は妊娠しづらくなりますが、それが卵子の質が要因とは言い切れない場合もあります。私が携わった木場公園クリニックと日本医科大学が共同で行った調査に、不妊症の方に不育症のリスク因子があるかを調べたものがあります。

不妊症の方でも、不育症のリスクを持った方は流産しやすいのではないかと考えていましたが、実際には不育症のリスク因子を持ちながら流産することなく妊娠をして出産をされている方も多くいました。

そのため、流産の経験がないのであれば、不育症のリスク因子を持っていても、あえて投薬などの治療は必要ないのではないかとのデータを得ています。

例えば「流産したことはないけれど検査をしたら不育症のリスク因子があるから薬を」となりがちですが、やはり薬には副作用もありますし、赤ちゃんへの影響も完全には解明されていませんから、医学的なデータをもとにその都度、大事なことを説明していくことができます。

不妊症のご夫婦も不育症のご夫婦もどちらもお子さんを授かりたいという願いでいます。その願いに応えられるよう精一杯務めます。

自由が丘
峯レディースクリニック

電話番号. 03-5731-8161

診療科目／『不妊症治療全般』『不育症治療』『ブライダルチェック』『子宮がん検診』

診療受付／（月～土）AM／ 8:30～11:30
（月～木）PM／15:00～18:00

休 診 日／ 金、土、の午後　日、祝日
変更情報等、HPでの確認をお願いします。

〒152-0035　東京都目黒区自由が丘2-10-4
ミルシェ自由が丘４F
東急東横線、大井町線「自由が丘駅」徒歩30秒

峯レディースクリニック
峯 克也 医師

Dr.Mine Katsuya Plofile

<経歴>
日本医科大学医学部卒業
日本医科大学大学院女性生殖発達病態学卒業
日本医科大学産婦人科学教室　病院講師・生殖医療主任歴任
日本医科大学産婦人科学教室　非常勤講師
厚生労働省研究班「不育治療に関する再評価と新たなる治療法の開発に関する研究」研究協力者
峯レディースクリニック院長

<資格>
医学博士／日本産科婦人科学会産婦人科専門医／日本生殖医学会生殖医療専門医／臨床遺伝専門医制度委員会臨床遺伝専門医／日本産科婦人科内視鏡学会技術認定医（腹腔鏡・子宮鏡）／東京都難病指定医／日本受精着床学会評議員

夫婦二人の卵子と精子で子どもが授かり幸せな家族ができる、それが不妊治療です。

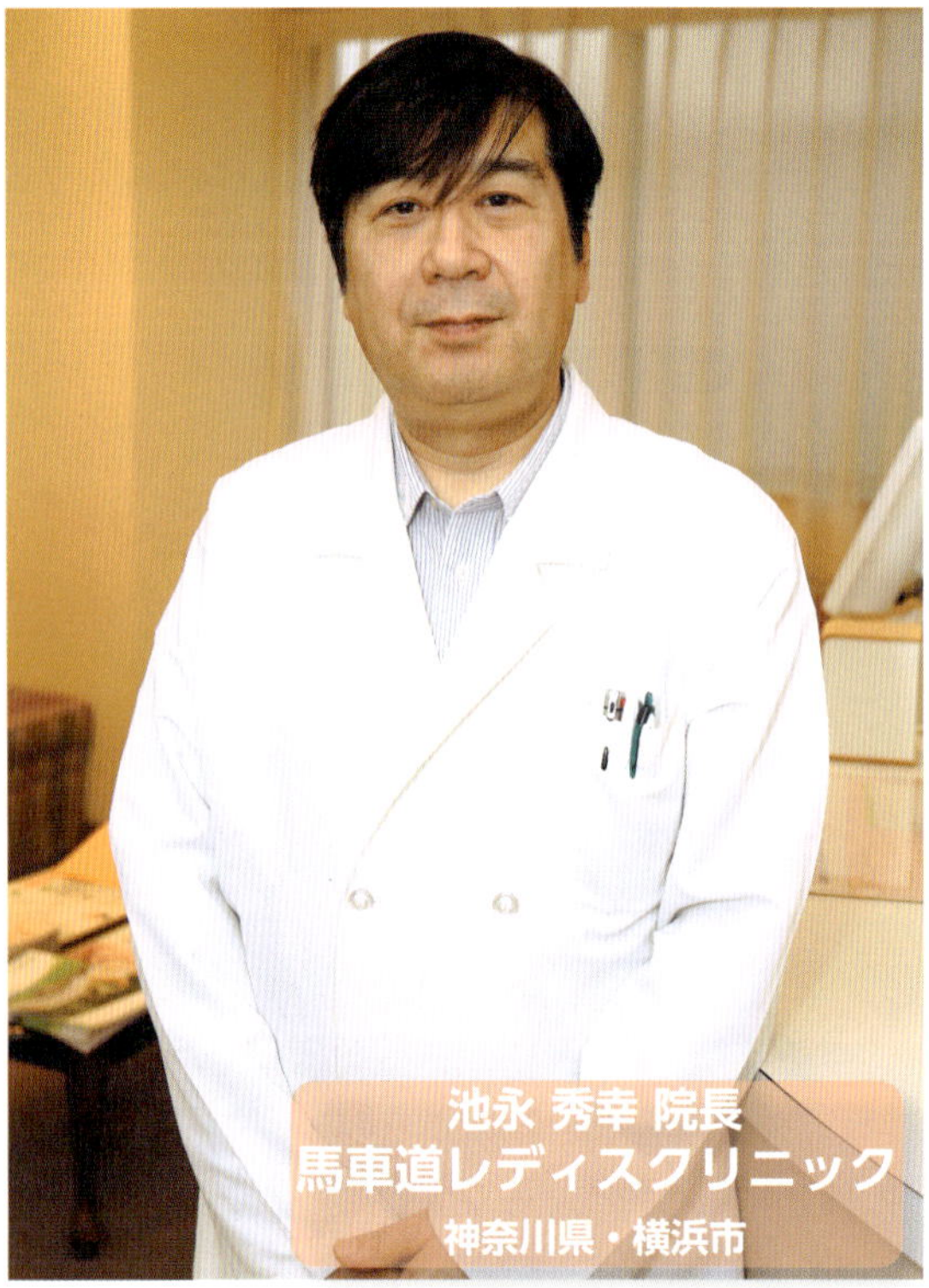

池永 秀幸 院長
馬車道レディスクリニック
神奈川県・横浜市

開院して16年経っても強く思っていること

時が経っても変わらぬ池永先生がいますが、どのようなお気持ちで不妊治療を？

開院当時と比べ、今は治療の環境もずいぶん良くなっています。検査にしても新しい機器が登場し、インキュベーターも個別型やタイムラプス型などができ、培養液の質も向上しています。胚盤胞到達率も上がり、凍結保存の安定化で、今では凍結胚盤胞融解胚移植がオーソドックスなスタイルになり、妊娠率は当時の倍まで伸びています。

もちろん、排卵誘発法も一つでなく、刺激法による欠点、つまりOHSS（卵巣過剰刺激症候群）の発症を補うようにアンタゴニスト法もあれば、低刺激周期や自然周期もあります。

これらの方法が増えた1つに、結婚や出産の高年齢化があります。ただ、治療には限界があるため、医師はさらなる工夫に手を尽くしているのが現状かと思います。

海外では、卵子提供や精子提供による体外受精や、代理母などが行われている国もあり、日本でも独自の考えでドナーの関わる生殖医療を行っている医師もいるようですが、それは不妊治療ではなく、別の意味での生殖医療だと思います。

私の不妊治療の定義は、不妊治療を志したころ、また開院した当初と変わっておりません。

それは、『不妊治療は、子どもを望む夫婦の卵子と精子で行うもので、子どもを授かれば、そこには家族の幸せがある』ということです。

その幸せへの協力ができることが、医師の醍醐味であり喜びなのです。

それを強く思っていますから、治療の工夫に磨きをかけ、患者さんそれぞれへのアプローチを大事にしながら診療しています。

そして、治療費は開院当時から値上げしておりません。

自然妊娠にこだわった不妊治療を大切にしています

先生が大事にされているアプローチとはどんなことでしょう

私は不妊治療専門の医師として、体外受精（顕微授精含む）もおこなっていますが、つねに自然妊娠にこだわっています。なぜなら、子どもは夫婦に授かるものですから、夫婦の自然な愛情を大切にしていきたいと思っているのです。

なかでもタイミング療法を大事にしています。

治療では、タイミング療法か人工授精か、または体外受精で行くか、この判断は検査やご夫婦の様子から早めに結果を出します。

結果、体外受精であれば、先に話したように進歩とともに、妊娠率も上がってきました。しかし、自然妊娠となるタイミング療法での妊娠率は低いままです。その低い妊娠率のなかでいかに妊娠させることができるか、それも医師としてのやりがいかと思っています。

また、妊娠のはじまりは性生活で膣内に精子が射精されること。そして子宮に入り込むことです。それができるのは排卵期ですから、このとき、子宮は精子から何らかの信号を受けとっているのではないかと考えています。そこで、体外受精での凍結胚融解胚移植を行うときに、一般的には禁欲を伝えているかと思いますが、私は性生活をするように伝えています。

そして、この方法で今まで妊娠できなかった患者さんが妊娠するケースがあります。もちろん戻す胚は1個ですが、性生活をすることで心配していた多胎は全く起きていません。このことから胚移植時には、基本、性生活を持っていただくようにしています。

アプローチのなかでは、それが大きなことです。

お子さんができたら大切に育てましょう

患者さんにお伝えしたいことはありますか？

不妊治療でお子さんが授かったら、ぜひ大切に育てて、幸せな家庭を築いていって下さい。それが夫婦の願いでもあり、私の願いでもあるのです。

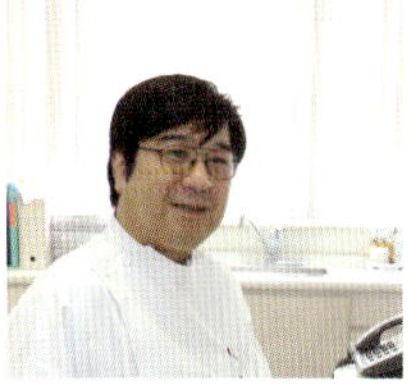
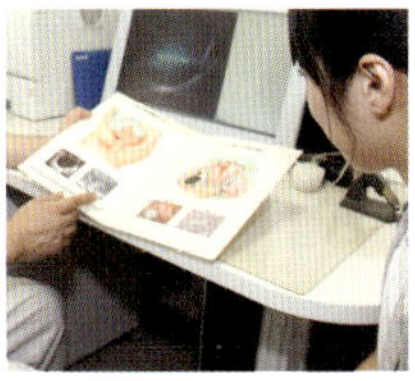
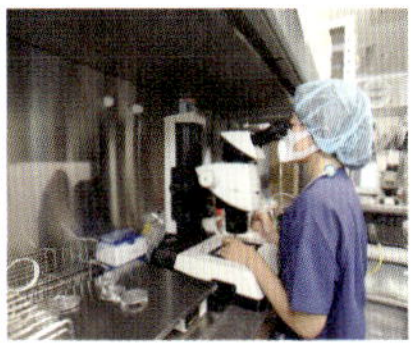
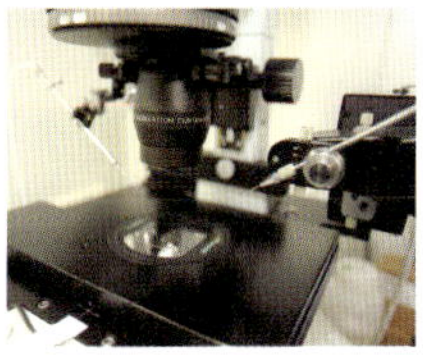
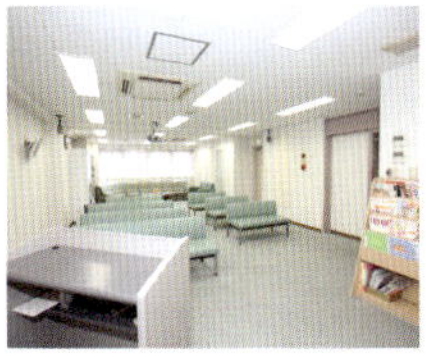
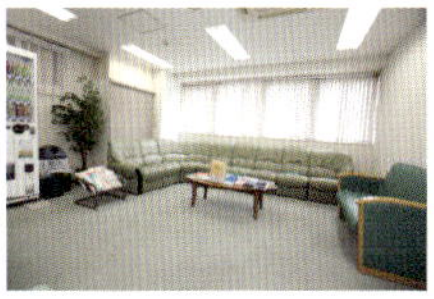

馬車道レディスクリニック
Bashamichi Ladies Clinic

電話番号. 045-228-1680
診療科目／『不妊症治療全般』『不育症治療』『ブライダルチェック』『子宮がん検診』
診療受付／（月水木金）AM／ 9:00～13:00
（月水木金）PM／15:00～19:00
休 診 日／火、土日の午後
変更情報等、HPでの確認をお願いします。

〒231-0012 神奈川県横浜市中区相生町4-65-3
馬車道メディカルスクエア5階
東JR関内駅 北口徒歩５分
みなとみらい線 馬車道駅 徒歩２分

馬車道レディスクリニック
池永 秀幸 院長
Dr.Ikenaga Yukihide Plofile

＜経歴＞
東邦大学医学部卒業

東邦大学大森病院で久保春海教授の体外受精グループにて研究・診察に従事。医局長を経て2001年に当クリニック開院

医学博士
日本産科婦人科学会専門医
日本生殖医学会会員
日本受精着床学会会員
日本卵子学会会員
日本IVF学会 評議員伝専門医／日本産科婦人科内視鏡学会技術認定医（腹腔鏡・子宮鏡）／東京都難病指定医／日本受精着床学会評議員

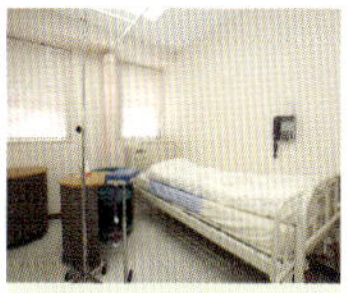
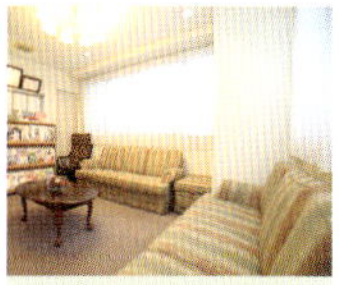
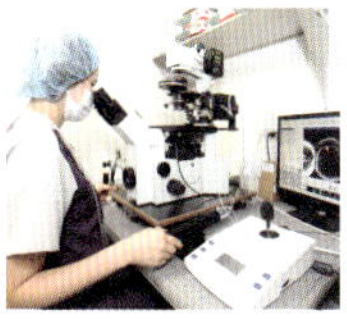
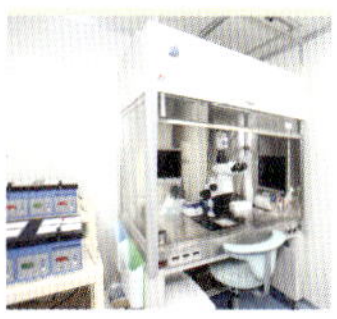

子どもが欲しい人を子育てまで導くこと。それが不妊治療の大きな役目です。必要な時には私たちにお任せください。

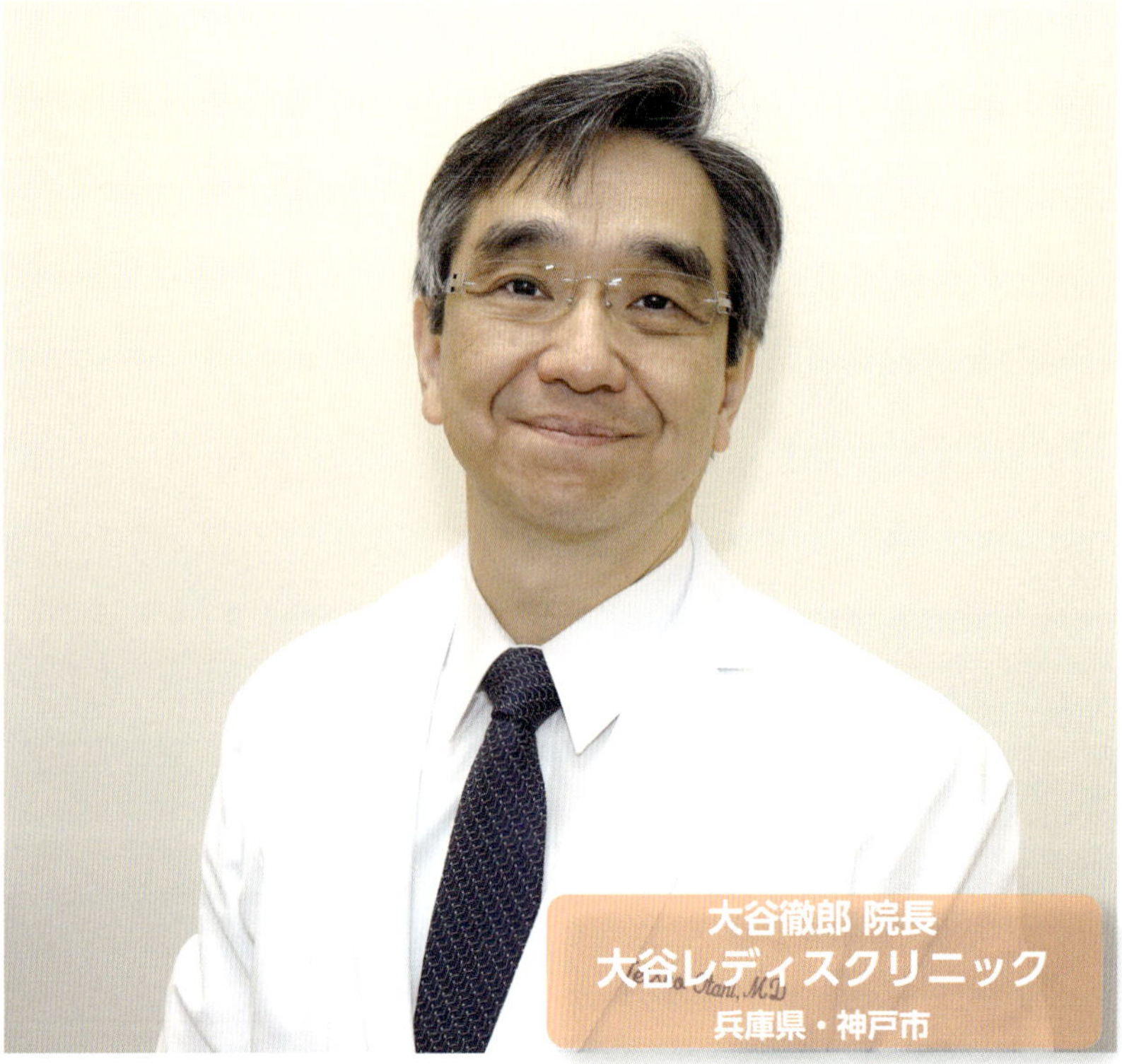
大谷徹郎 院長
大谷レディスクリニック
兵庫県・神戸市

不妊治療は確実に進歩しています。それは、技術面だけでなく、アメニティーの面でも快適に、そして心の面でもカウンセリング対応でより親切にと工夫されているようです。

実際に不妊治療施設がどのようなところで、どのような実績を築いているのか、大谷レディスクリニックにうかがいました。

あなたが治療を必要とした時、きっと参考になるお話です。

クリニックの開設と医師の思い

クリニックにはそれぞれ方針がありますが、大谷先生の方針は？

私自身も7年間、不妊で悩んだ経験があります。それがきっかけで医療の場で不妊を専門とするようになりました。ですから、不妊症の辛さはよくわかります。そして、新しい命を授かったときの喜びと感動もわかります。

私の原点はここにあり、ご夫婦が新しい命を授かれるのに、お手伝いをさせて頂ければこれ以上の喜びはありません

また、当院へは不妊症だけでなく不育症で悩まれる患者さんも全国から訪れてくるため、少しでも良い環境で受診していただけるよう配慮し、スタッフが

一丸となって「一人でも多くの命が誕生するよう」一生懸命に治療にあたっています。

新施設で5年以上が過ぎ多くの患者さんに恵まれて

駅近に新設して5年以上過ぎ、すっかり街にも溶け込んで、多くのご夫婦のもとにお子さんが誕生していますね。

私の方針は以前から、『ご夫婦をしっかり診ていくこと』です。そして多くのお子さんが誕生しています。その喜びはひとしおです。新設当初、産科の医師として地元で沢山の分娩を扱ってきた父は、私が生殖医療を専門としてここにクリニックを新設した時には何かと心配もしていました。

今、父は他界していませんが、自分の街に、そして国に、子どもを望むご夫婦のもとに新しい命が誕生することの尊さを同じように喜び、ご夫婦のお手伝いができることを誇りに思っています。

開院以来、順次整えてきた設備も、ご覧いただいたように、キッズルーム（診察状況もモニターで表示）はじめ、予約システムの院内設置など、アメニティの部分も充実して落ち着いてきました。

患者さんも、地元だけでなく遠方からも多くのご夫婦がこられ、忙しさとともに5年以上が過ぎました。おかげさまで診療実績を重ね、ご夫婦とたくさんの幸せも見てまいりました。

スタッフと院内の様子

スタッフ構成や院内の配置などはどのような様子ですか。

私のクリニックには、大きく受付部門と看護部門、培養部門があり、庶務を扱う担当もいます。そして、医師が診察から種々の治療を行い、カウンセラーは相談に応えます。

院内には、診察室、内診室、レントゲン室、手術室、カウンセリングルームなどがあり、生殖医療の要となる培養室（クリーンルーム）があります。

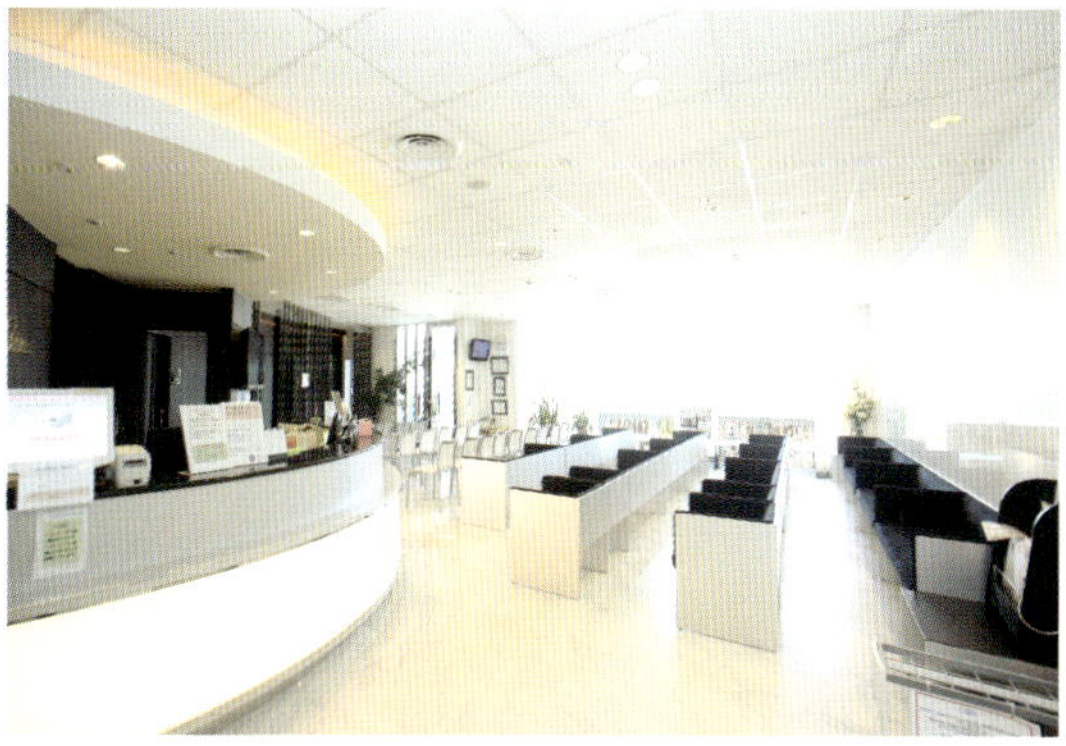
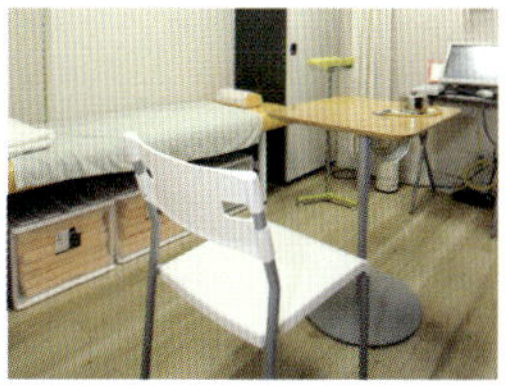
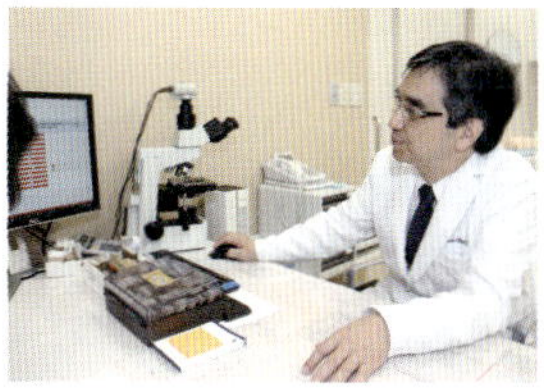
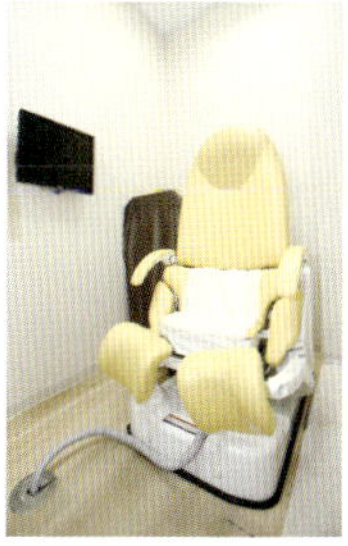
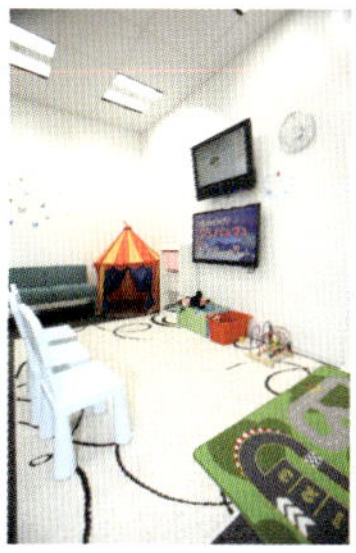
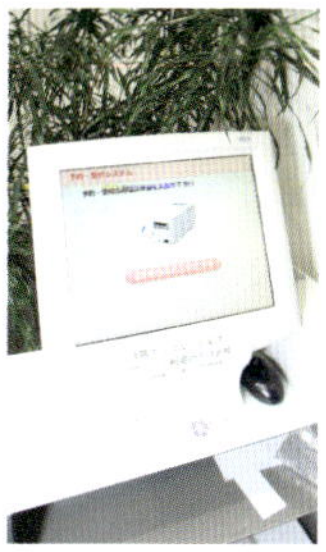
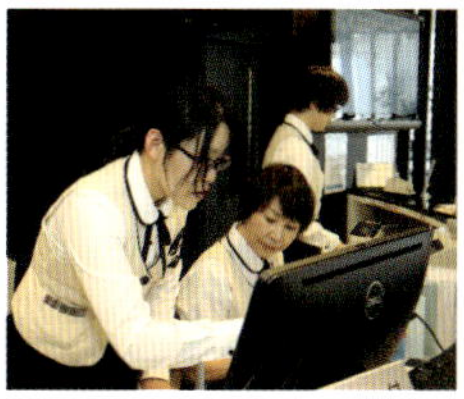
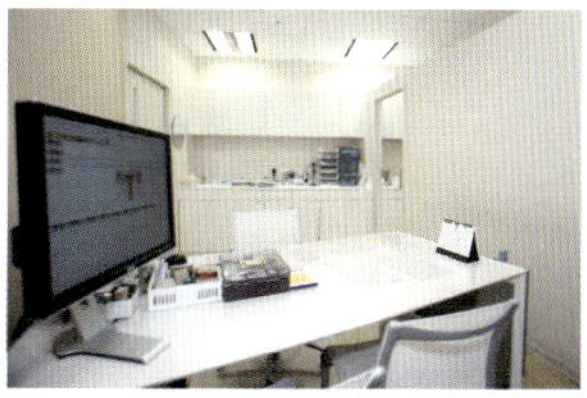
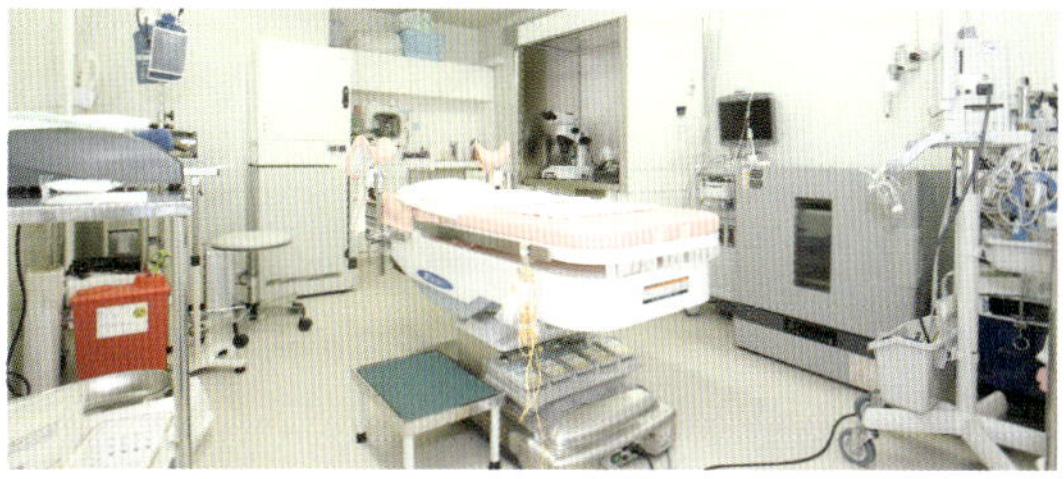

大谷レディスクリニックの院内の様子。受付と待合室ロビー、院長診察風景、処置室、診察台とキッズルーム、予約システム、診察室、手術室。とてもクリーンな印象です。

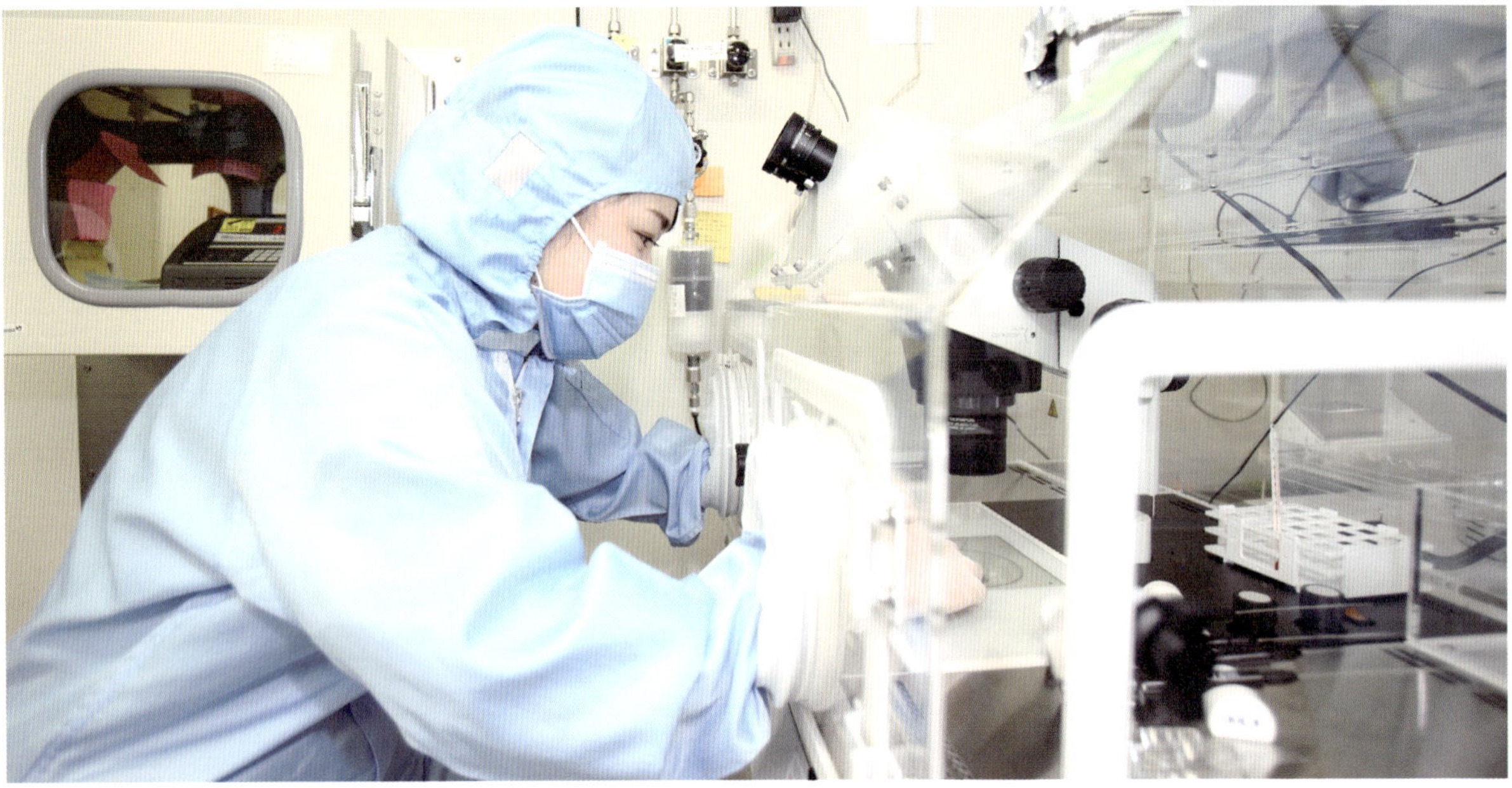

保育器型のクリーンベンチは、密封感もあり、外気の影響を受けにくく、こだわりの作業台です。

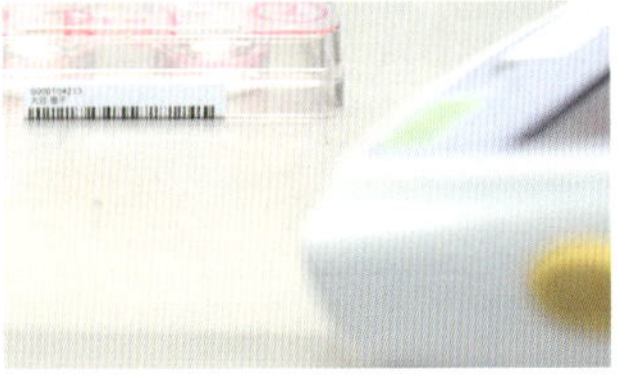

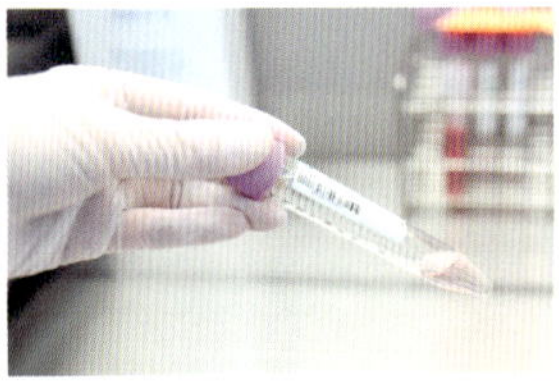

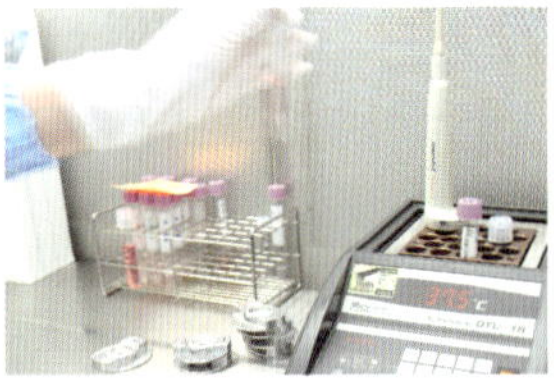

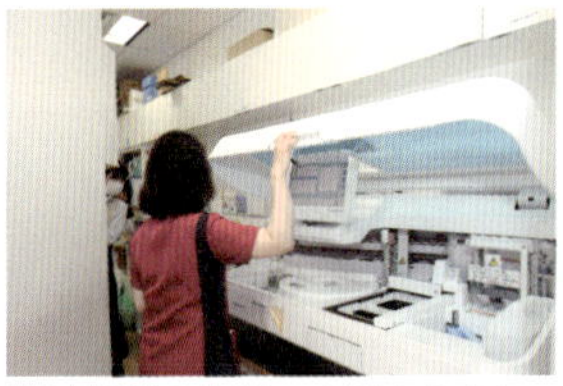

検体確認は、バーコードで行い（下段左）、取り違い防止のための注意も万全です。下段中央２枚の写真は、精液調整の作業。右はホルモン検査のための装置と作業中のスタッフ。上の写真にはパスボックスも見え、検卵作業もこのクリーンベンチで行われています。

受付を担当するスタッフは、患者さんと最初にお会いするスタッフです。日々の診療でも待合室の患者さんと医師の診察との間で細心の注意を払い、庶務もこなしています。

看護師は、患者さんと医師の架け橋となり、医師のフォローとともに患者ケアを行います。

不妊治療は月経周期とともにあり、患者さんのホルモン検査がとても重要ですから、最新の検査機器を設置しています。

培養士は、体外受精時に活躍し、ご夫婦の大切な精子と卵子を預かり、受精培養管理を行うため、採卵から移植まで重責を担います。

治療の実績と妊娠の様子

治療の実績はいかがでしょう

現在、患者さんの平均年齢は41歳です。最高齢の患者さんが51歳で最高齢出産が47歳です。

昨年は、胚移植が約１５００あり、出産が約６００件ほどありました。

詳細は『体外受精実施施設完全ガイドブック２０１７版』（不妊治療情報センター）をご覧ください。

当院では自由参加（無料）の説明会があり、妊娠や不妊症、そして体外受精など治療の説明をしています。また、説明会に出られない方や個人的に質問を希望される方には電子メールによる相談窓口もあります。

治療では体外受精の件数が年間で約２２００件あり、一般不妊治療も約同数行っています。

一般不妊治療で妊娠される方もいらっしゃいますが、体外受精の方が妊娠率は高いです。一般妊娠時よりも多胎率は低いですが、どちらも、流産はある程度の割合で起きています。

いろいろな状況がありますが、ご夫婦にとって最高の結果がでるよう診療していますから、ご自身で妊娠力を取り戻して生活圏での元気を確保され、治療に頼る部分はしっかり治療施設に

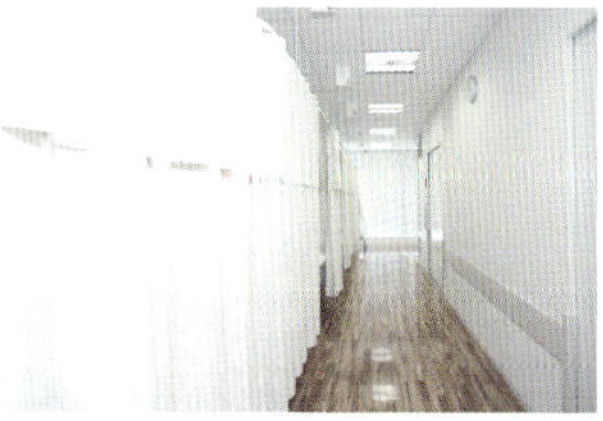
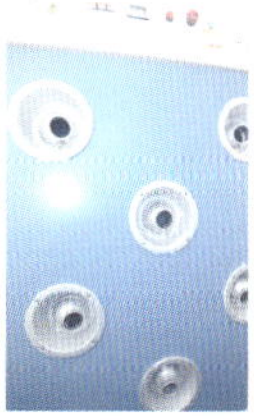
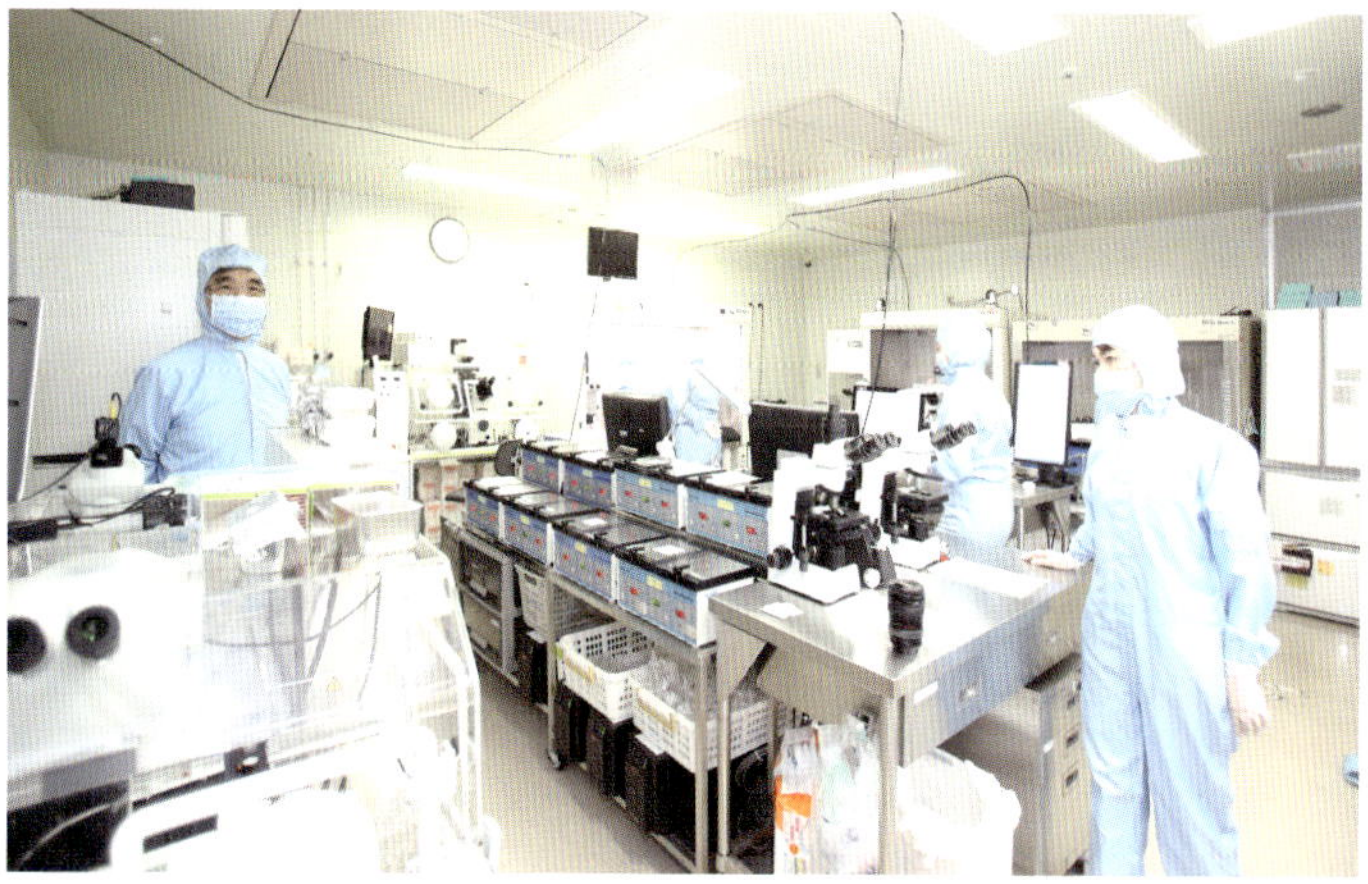
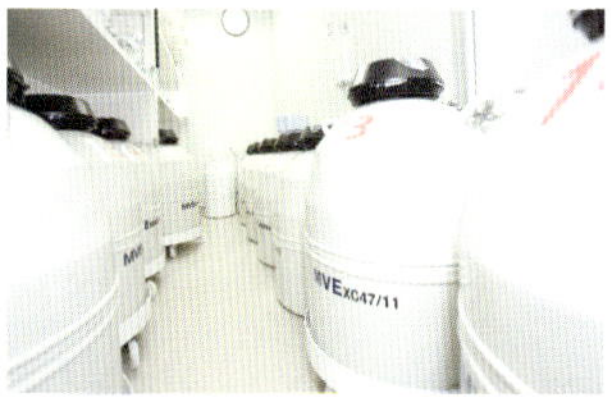
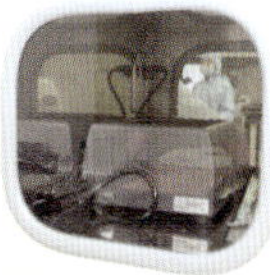

培養室はクリーンに設計。入室時には手洗い、マスク、着帽しエアシャワーを浴びます。インキュベーターがセンターに並び、クリーンベンチは、保育器型も使用、採卵手術時に培養室との卵子の受渡窓となるパスボックス、凍結保存のタンクや、患者さんの安静室など専用の設備があります。

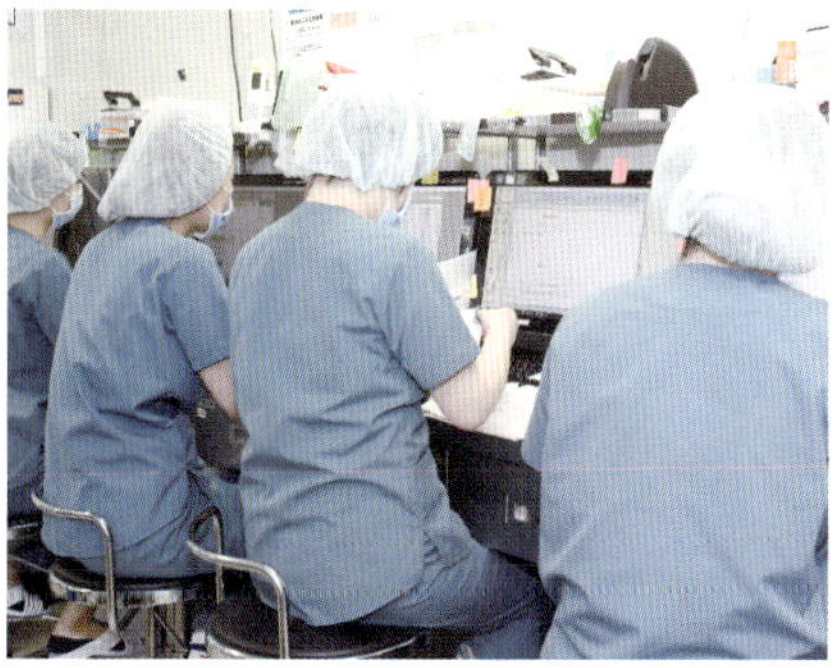
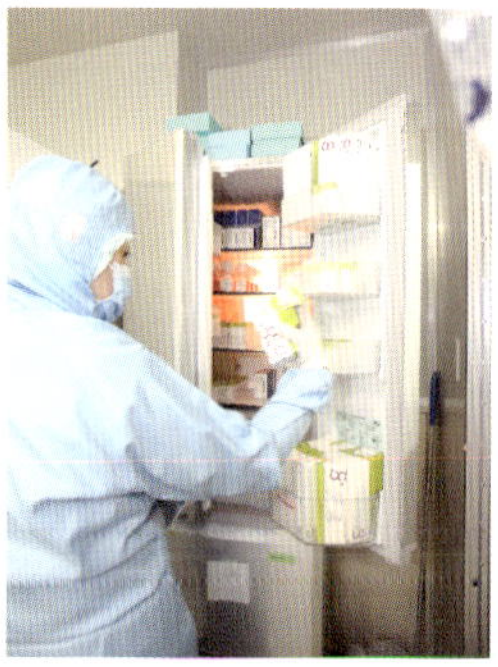
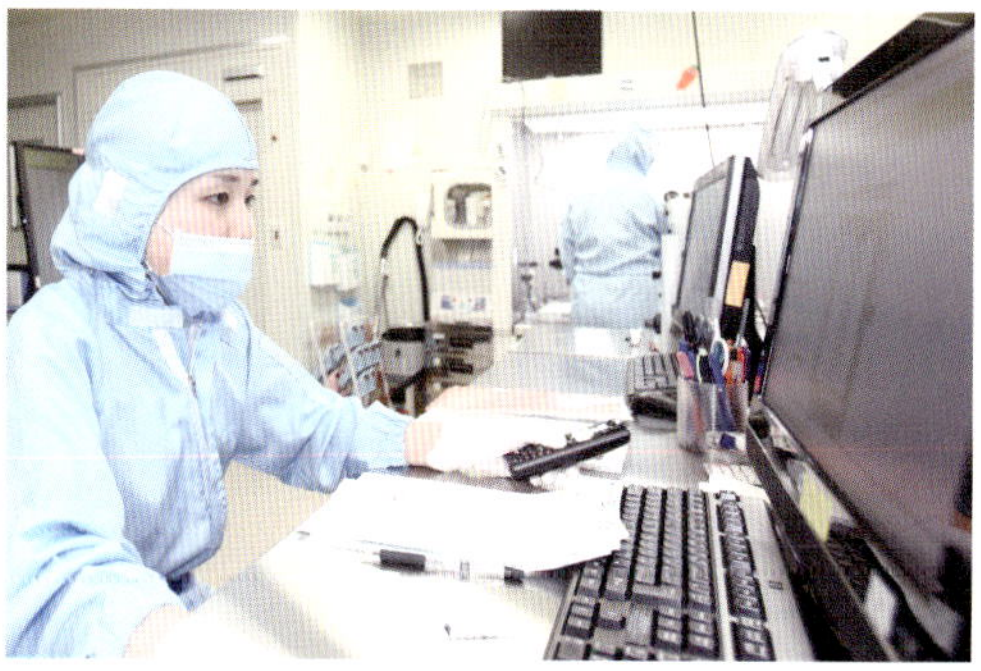

培養室スタッフは女性が多く、作業中は真剣です。培養液など試薬の保管も大切で、培養液をきらすことは卵子や精子、胚にとってもダメージとなることもあります。また、培養室のお手本はお母さんのお腹であり、培養室はその環境を模擬し、温度や空調、照明なども管理されています。

ご相談下さい。今後もさらに情報はご提供していきたいと思います。

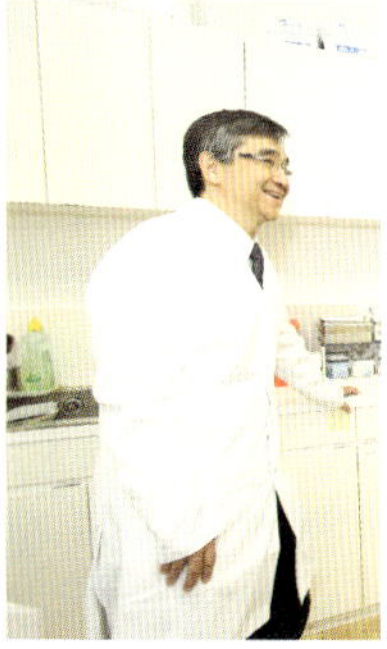

大谷レディスクリニック

大谷 徹郎 院長

Dr.Ohtani Tetsuo Plofile

1979年	神戸大学医学部卒業
1984年	神戸大学大学院博士課程修了 医学博士 米国ワシントン大学、オーストラリア メルボルン大学附属ロイヤルウイメンズホスピタル生殖医療科、ドイツキール大学医学部産婦人科に学ぶ
1995年	兵庫県で最初の顕微授精に成功
1996年	神戸大学医学部附属病院助教授
1997年	日本初の腹腔鏡下子宮筋腫核出術に成功
2000年	大谷産婦人科　不妊センター　院長
2011年	大谷レディスクリニック　院長

大谷レディスクリニック
Otani LADIES CLINIC

大谷レディスクリニック

電話番号. 078-261-3500

診療科目／『高度生殖医療』『婦人科医療』

診療受付／（月～金）9:00～13:00 15:00～19:00
（ 土 ）9:00～15:00
（ 日 ）9:00～14:30
祝・祭日は予約のみ

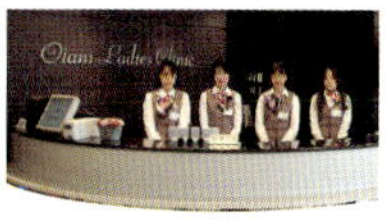
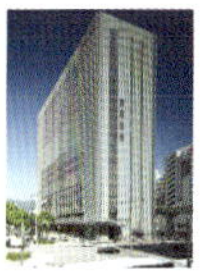
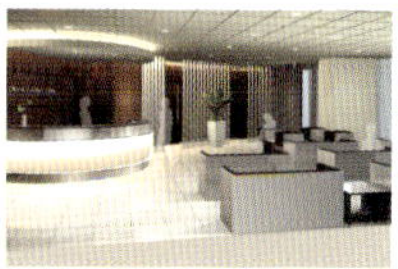

〒651-0096 神戸市中央区雲井通7-1-1 ミント神戸15F
JR三ノ宮駅、阪神・阪急三宮駅 駅前ビル15階

着床に適した時期と環境を知る「次世代の検査」

アイジェノミクスERA《エラ》、EMMA《エマ》＆ALICE《アリス》

<世界トップクラスの子宮内膜・着床専門家>

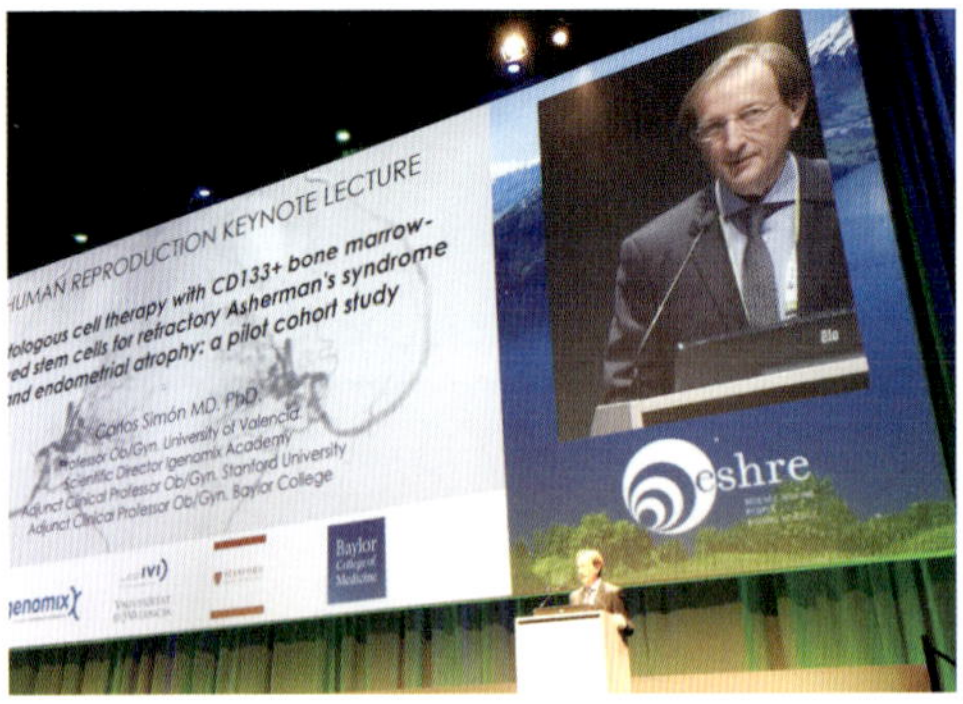

カルロス・シモン教授プロフィール

1961年 スペイン生まれ
生殖内分泌専門医および研究者
2007年 バレンシア大学医学部産婦人科教授
2013年 スタンフォード大学医学部産婦人科教授
2009年より Igenomix社の最高科学責任者
2011年 Medical InvestigationにてPrize Jaime I 受賞
2016年 ASRM Distinguished Research Award 受賞

最先端技術の検査が、日本の品質でさらに進化します

アイジェノミクスは、スペインのバレンシアに本社のある検査器機メーカーで、米国やイギリスなど世界13か所（2017年12月現在）に自社検査施設をもつ企業です。

そして、2017年3月に、アジア・オセアニア地域を統括する機関として、東京・中央区に株式会社アイジェノミクス・ジャパンを設立しました。この目的は、アジア諸国、特に日本を中心に検査をさらに提供し、不妊治療の役に立とうとするものです。

では、どのように役に立つのでしょう。

そもそもアイジェノミクスという企業は、世界的に注目されている研究者や大学、企業との共同研究によって得られたデータを元に、独自の技術で医療現場に『着床時期の適正』を検査するシステムを提供するとともに『子宮内膜着床能』の研究を進めています。それが分かれば、体外受精で着床にいたらない夫婦に良い結果をもたらすからです。そして、これら開発功績は高く評価され、最高技術責任者のカルロス・シモン教授は2016年にASRMでDistinguished Research Award を受賞し、ESHRE2017のヨーロッパ生殖医学会の開会基調講演者として招待されました。

同年11月、日本の生殖医学会においても、世界的なランダム化比較試験で有効性が確認されている最先端の検査として海外招請講演「着床前の胚はどのように母体と対話するのか−着床と成人病の関係」に招待され、高い評価を得ました。

1回の検査で子宮内膜の検査が可能に！

2018年春、アイジェノミクスは最新検査技術により、ERA(子宮内膜着床能検査)、EMMA(子宮内における菌の環境)とALICE(子宮内膜感染症検査)が1回の検査で同時に結果が分かるようになります。

ERA《エラ》検査

（図1）

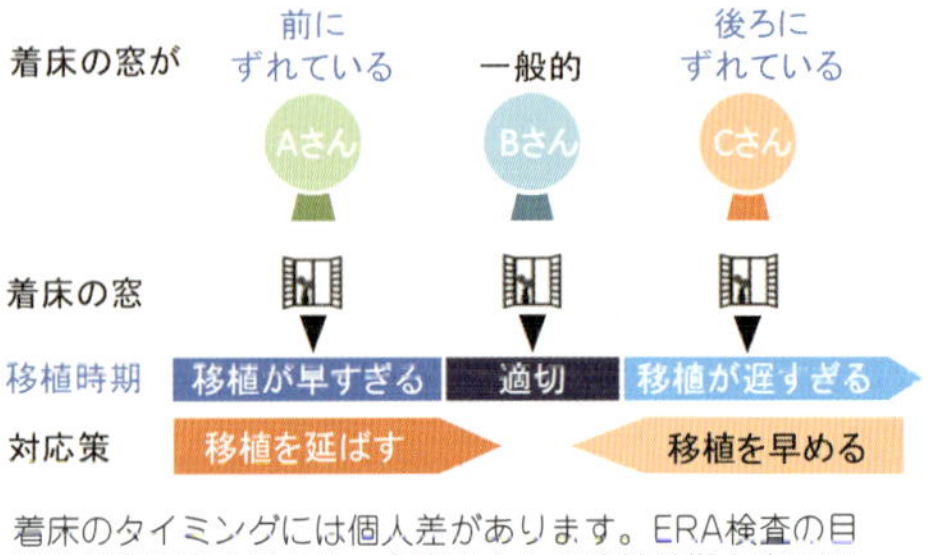

着床のタイミングには個人差があります。ERA検査の目的は着床の窓を見つけ、各患者さんの移植時期を窓の時期に合わせるように調整します。

EMMA《エマ》検査

同社の研究結果により、子宮内の乳酸菌が多い方が妊娠率、妊娠継続率、生児出産率のいずれにおいても高いことが示されました。

ALICE《アリス》検査

子宮内膜炎の原因となる菌を明らかにします。

（図2）

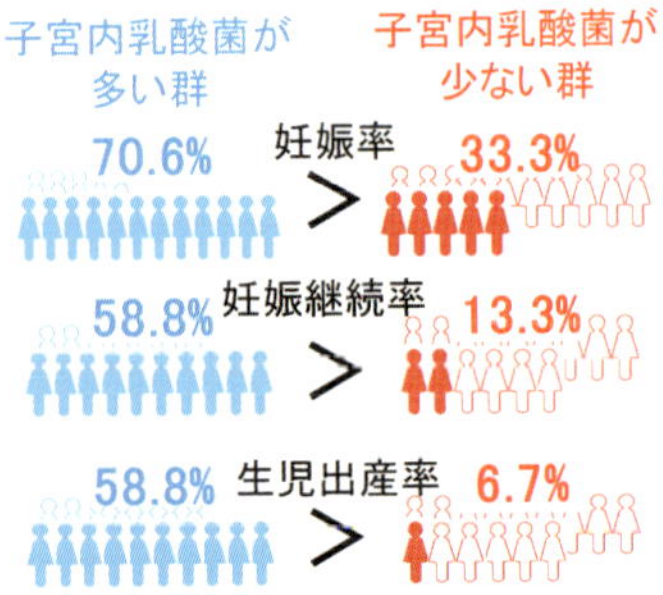

Moreno and Simon et al., AJOG, 2016

<子宮が秘める謎を解き明かす>

- **ERA:** 子宮内膜着床能検査
- **EMMA:** 子宮内マイクロバイオーム検査
- **ALICE:** 子宮内感染症検査

➡3つの検査を1度の生検で解析！
➡2週間以内に結果を報告！

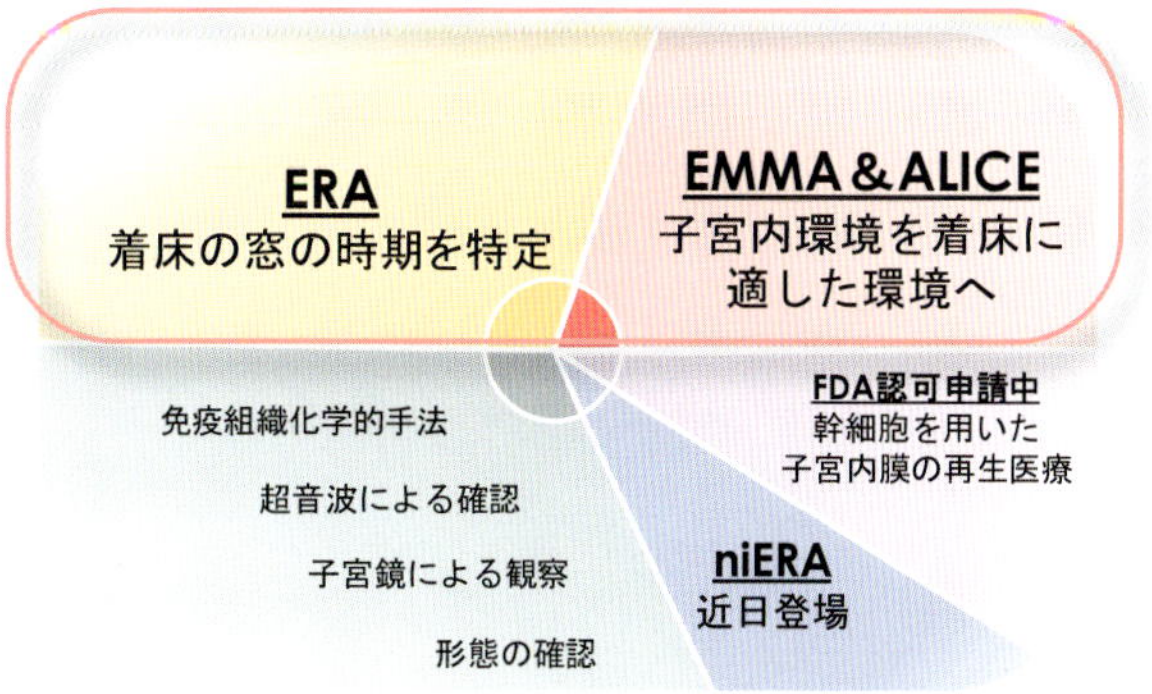

ERA(エラ)検査では、最適な着床の時期である「着床の窓」を特定し、大切な胚を子宮に戻す時間を定めることができます(図1参照)。

EMMA(エマ)検査では、子宮内に常在している菌を調べ、その中でも着床の手助けをする乳酸菌の割合が9割以上あるかどうかを調べます。子宮内における乳酸菌の割合が9割以上存在することで、妊娠率、継続妊娠率および生児出産率が向上することがわかっています(図2参照)。

ALICE(アリス)検査では、子宮内における感染症に関する菌がないかどうかを調べます。ERA検査によって、着床の窓の時期を特定し、EMMAとALICEの両検査によって、子宮内において着床に最もよい環境かどうかを確認します。

これらERAとEMMAとALICEの3検査は妊娠の効率を高めることを目的とし、その結果として経済性も高められるでしょう。

患者さんを第1優先に

このアイジェノミクス、まずは不妊治療にかかわる遺伝子検査を日本及びアジアで普及させ、より多くの不妊症・不育症の患者さんを助けることをミッションとし、既存のクリニックを通して患者さんを第一優先に、様々な検査を提供しています。

それには、Mito Score検査を主力サービスとし、カップルの遺伝子疾患保因者検査(CGT)や残留受胎生成物検査(POC)、また海外向けには着床前診断(PGD)や着床前異数性検査(PGT-A)などがあります。

チームの思いは赤ちゃんを授かりたいと願う患者さんのため

アイジェノミクスのスタッフは、大手外資系の遺伝子検査機器メーカー出身者が多く、「患者さんのために尽くす」という信念を社員全員が持っているようです。

そのために、クリニックなど医療機関を通して、患者さんの思いに応えていく努力を続けています。

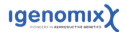

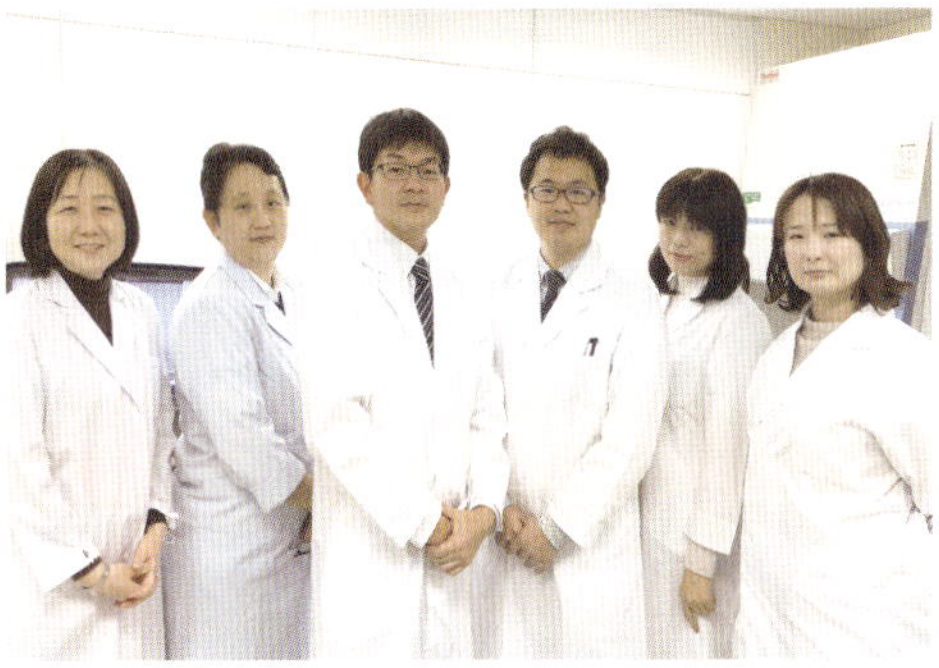

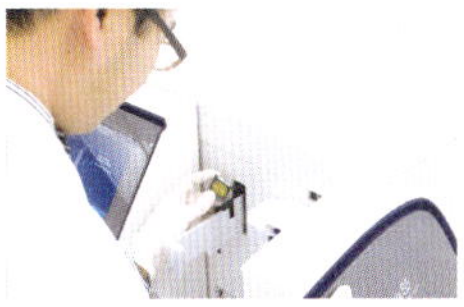

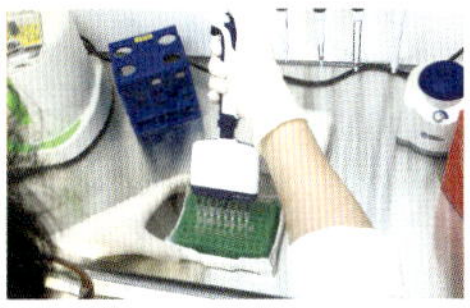

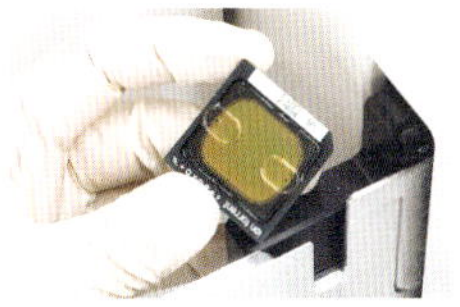

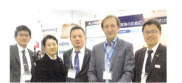

igenomix PIONEERS IN REPRODUCTIVE GENETICS
株式会社アイジェノミクス・ジャパン
東京都中央区日本橋人形町2-7-10 エル人形町 4F
TEL：03-6667-0456
http://www.igenomix.jp

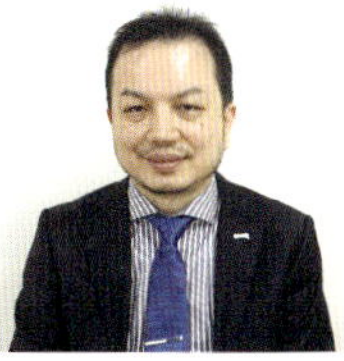

日本法人代表 張 博文(Andy Chang) プロフィール

1999年 清華大学（台湾）卒業
2005年 京都大学大学院にて博士号を取得、Meryland University(米国) Medical Schoolの研究員に就任
2011年 マイクロアレイの最大手Affymetrix社にて技術部長を経て、APAC事業開発ディレクターに就任
2017年 Temple University JapanにおいてMBA取得(首席)
2017年 Igenomix Japan 日本法人代表 兼 APAC事業開発ディレクター

ふたりで勉強会に行ってみよう！

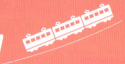

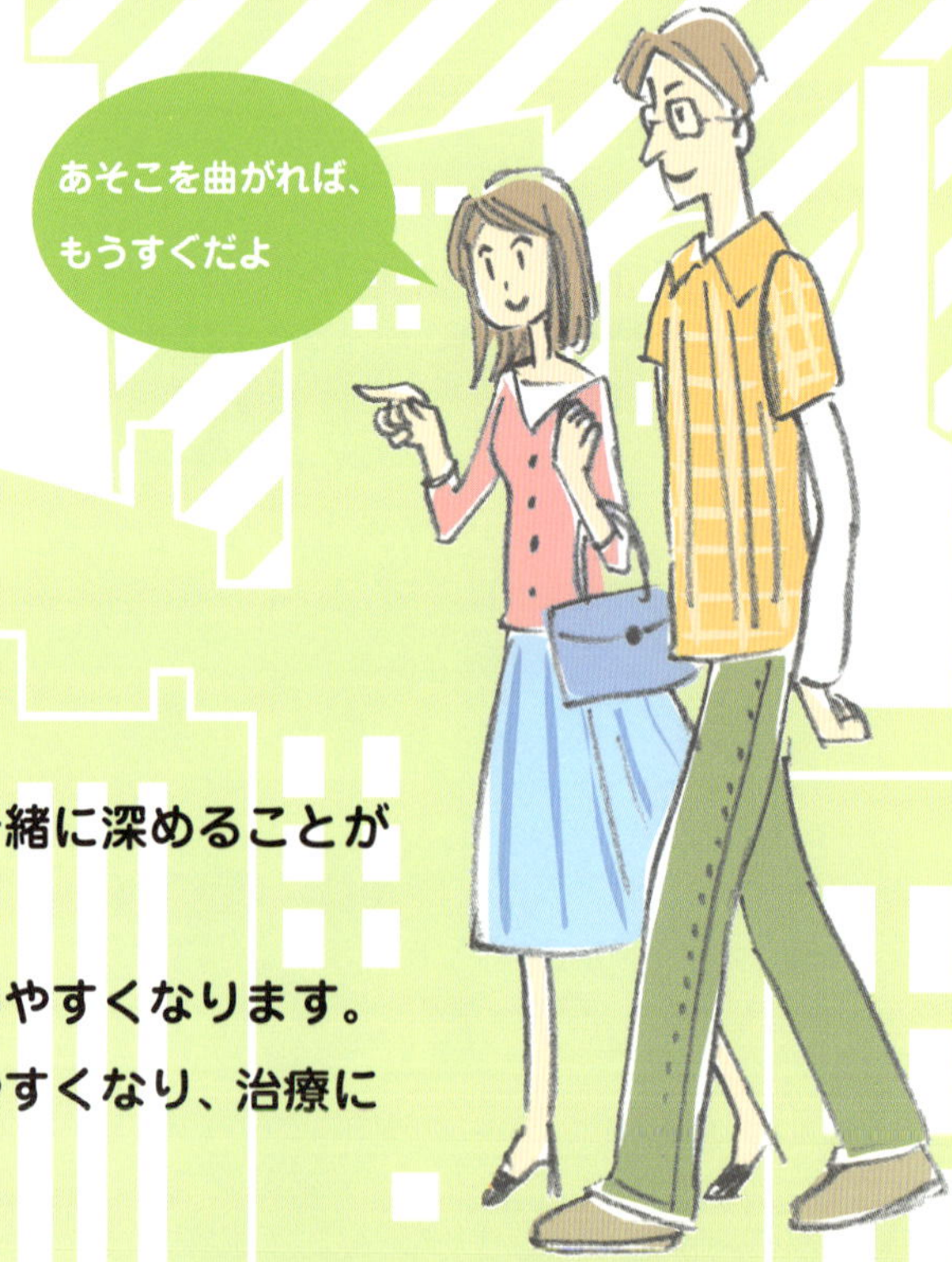

ふたりで勉強会に行くメリットは？

★ 妊娠や出産、不妊治療に関する知識を一緒に深めることができます。

★ 不妊治療を進めるうえで、情報を共有しやすくなります。

★ ふたりが協力しあって治療に取り組みやすくなり、治療にかかるストレスの軽減につながります。

このコーナーでは全国で行われている不妊セミナー・勉強会や説明会の紹介をしています。

Seminar

△ △ △

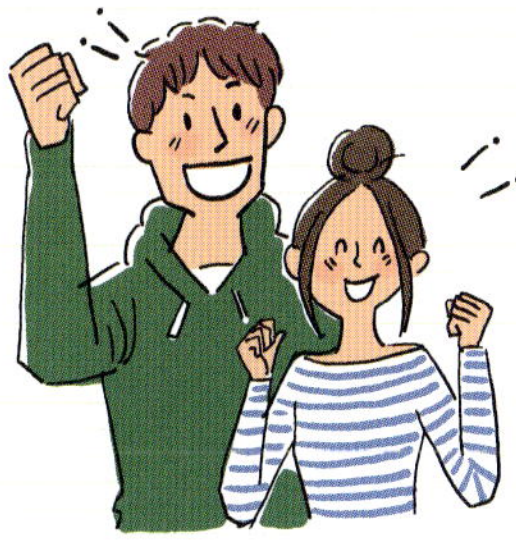

夫婦で参加すれば理解はさらに深まります

病院やクリニックで行われている勉強会・説明会では、医師が日頃から患者さんにお伝えしたい治療方針や内容など、参加者にとても丁寧に、あるときは個性的にお話するシーンが見られます。そこで患者さん夫婦は、妊娠していくための具体的な知識や、情報を得ることができます。

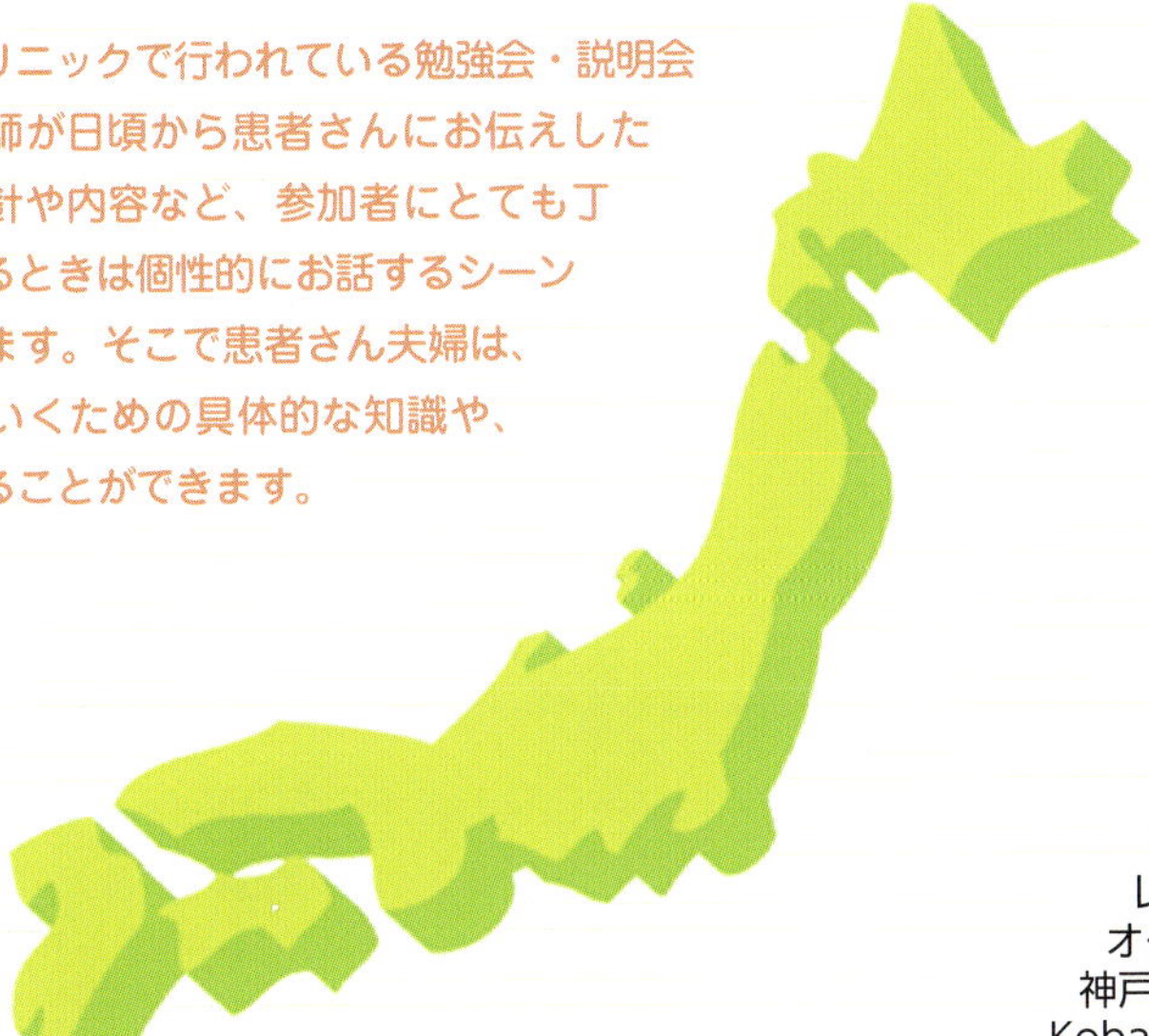

恵愛生殖医療医院
あいだ希望クリニック
Natural ART Clinic 日本橋
新橋夢クリニック
京野アートクリニック高輪
はなおかIVFクリニック品川
はらメディカルクリニック
とくおかレディースクリニック
峯レディースクリニック
二軒茶屋ウィメンズクリニック
杉山産婦人科 新宿
Shinjuku ART Clinic
松本レディースクリニック 不妊センター
みなとみらい夢クリニック
神奈川レディースクリニック
レディースクリニック北浜
オーク住吉産婦人科
神戸元町夢クリニック
Kobaレディースクリニック

Saitama Access 東武東上線・東京メトロ有楽町線・副都心線 和光市駅南口 徒歩1分

恵愛生殖医療医院

埼玉県和光市本町 3-13 タウンコートエクセル 3F
TEL: 048-485-1185

http://www.tenderlovingcare.jp

参加予約▶TEL：048-485-1185

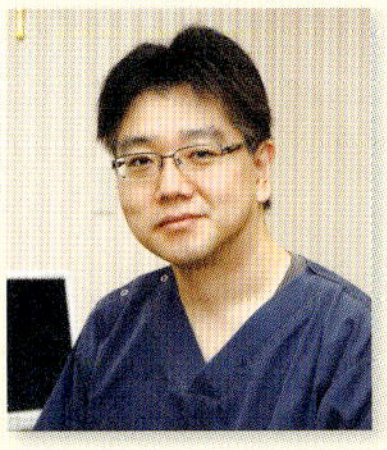

林 博 医師

■名称…………生殖医療セミナー
■日程…………原則土曜日15時半~約1時間半程度
■開催場所……当院内
■予約…………必要
■参加費用……無料
■参加…………他院の患者様 OK
■個別相談……無し

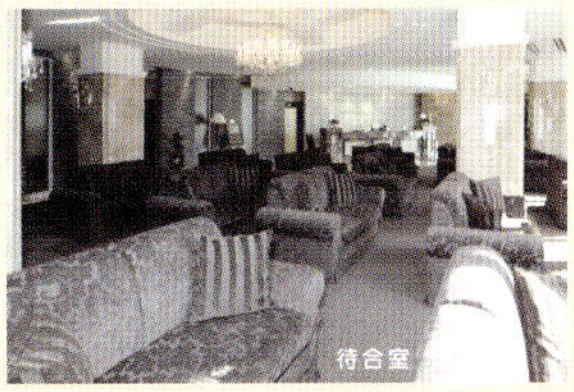

待合室

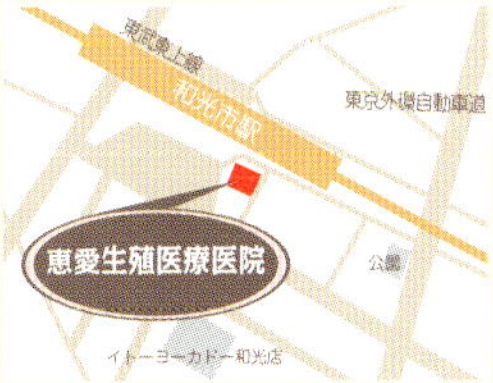

●世の中には不妊症や不育症に関しては情報があふれていますが、なかには誤った情報もあります。正しい知識をより深めてもらうための講義形式のセミナーです。ぜひご夫婦でご参加ください。(他院で治療中の患者様は、事前の受付、予約が必要です)

Tokyo Access JR 神田駅より 徒歩３分

あいだ希望クリニック

http://www.aidakibo.com

東京都千代田区神田鍛冶町３-４ oak 神田鍛冶町ビル２F
TEL: 03-3254-1124

参加予約▶ ホームページの申込みフォームより

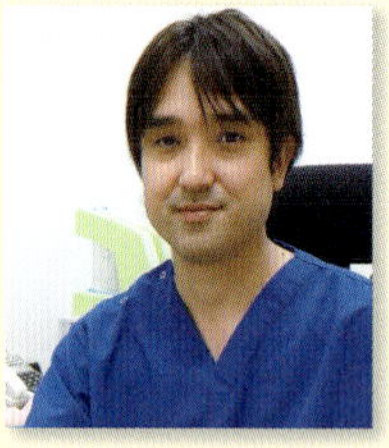
会田拓也 医師

■名称…………自然周期体外受精セミナー
■日程…………月１回
■開催場所……クリニック内
■予約…………必要
■参加費用……無料
■参加…………他院の患者様 OK
■個別相談……無し

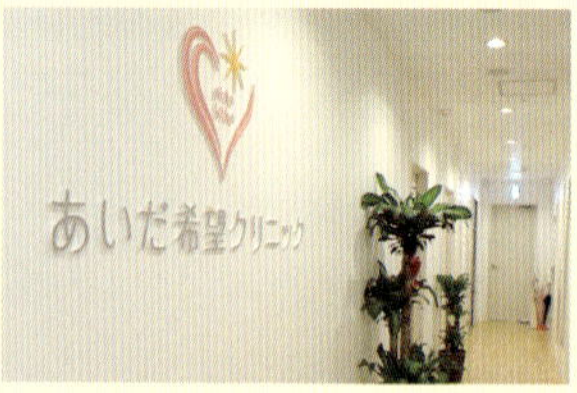

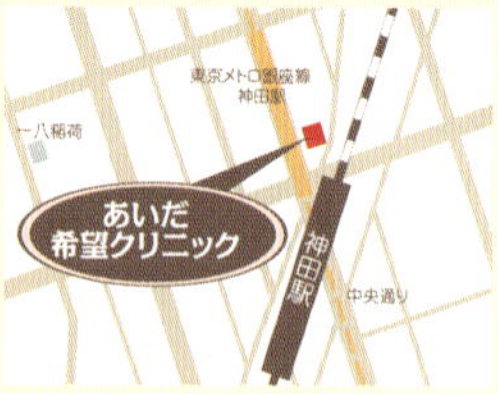

●体外受精治療を考えているご夫婦にむけ、自然周期体外受精セミナーを開催しています。体外受精に対する疑問、不安をセミナーを通して解決してみませんか？ お一人での参加も可能です。

Tokyo Access 東京メトロ銀座線、東西線、都営浅草線日本橋駅（B6 出口）直結

Natural ART Clinic 日本橋

http://www.naturalart.or.jp/session/

東京都中央区日本橋２-７-１ 東京日本橋タワー８F
TEL: 03-6262-5757

参加予約▶ ホームページの申込みフォームより

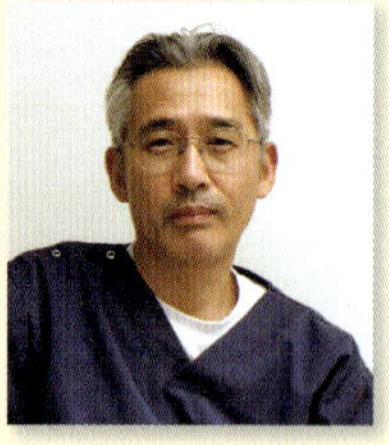
寺元章吉 医師

■名称…………体外受精説明会
■日程…………月１回ほど
■開催場所……野村コンファレンスプラザ日本橋など
■予約…………必要
■参加費用……無料
■参加…………他院の患者様 OK
■個別相談……無し

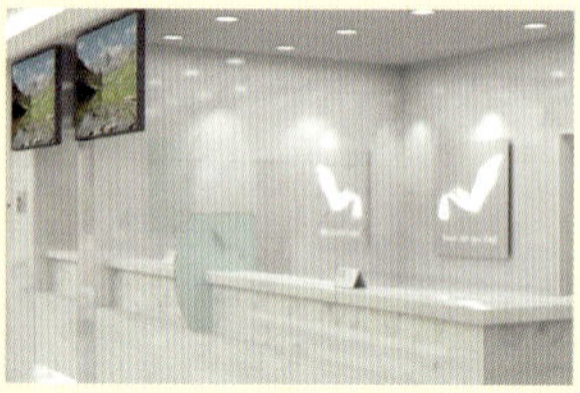

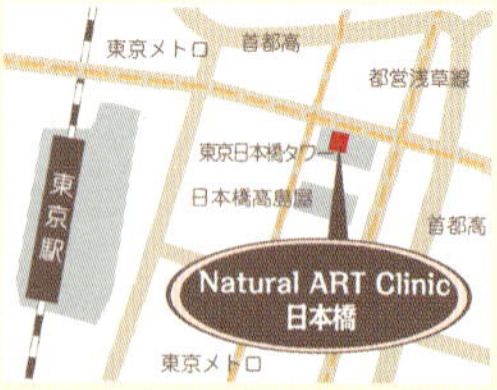

●定期的（月一回ほど）に体外受精説明会を行っております。医師はじめ培養士・看護師・検査技師・受付による当院の体外受精方法・方針を専門的な知識を織り込みご説明いたします。

Tokyo Access JR 新橋駅日比谷口 徒歩２分、地下鉄銀座線・都営浅草線新橋駅８番出口 徒歩１分、地下鉄都営三田線内幸町駅Ａ１出口 徒歩１分

新橋夢クリニック

http://www.yumeclinic.net/session/

東京都港区新橋２-５-１ EXCEL 新橋
TEL: 03-3593-2121

参加予約▶ ホームページの申込みフォームより

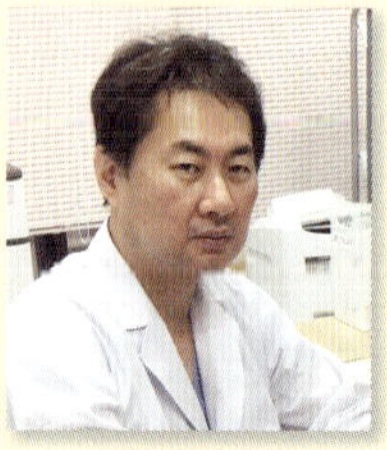
瀬川智也 医師

■名称…………体外受精説明会
■日程…………月１回程
■開催場所……TKP 新橋カンファレンスセンターなど
■予約…………必要
■参加費用……無料
■参加…………他院患者様 OK
■個別相談……無し

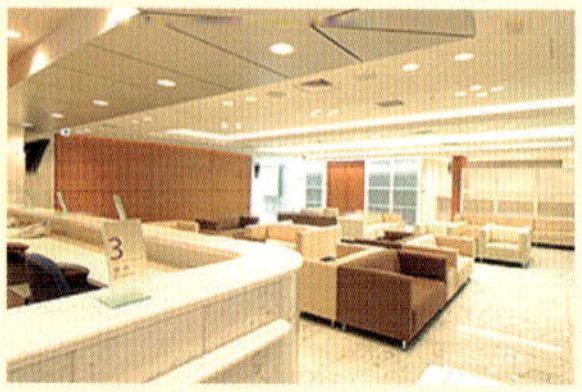

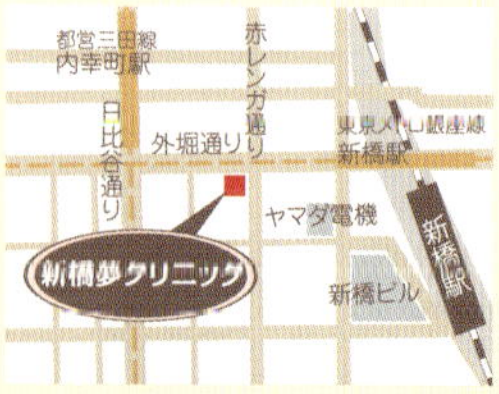

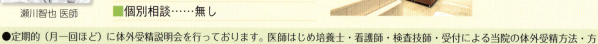

●定期的（月一回ほど）に体外受精説明会を行っております。医師はじめ培養士・看護師・検査技師・受付による当院の体外受精方法・方針を専門的な知識を織り込みご説明いたします。

Tokyo Access JR 品川駅高輪口 徒歩 5 分

京野アートクリニック高輪

http://ivf-kyono.com

東京都港区高輪 3-13-1 高輪コート 5F
TEL: 03-6408-4124

参加予約 ▶ ホームページの申込みフォームより

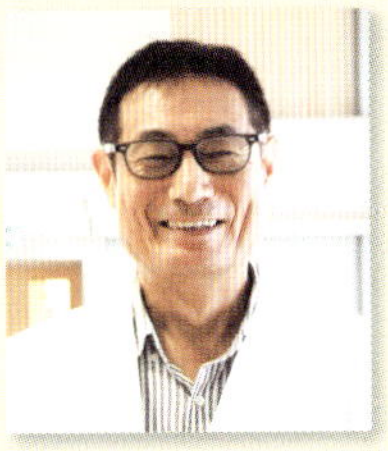

京野廣一 医師

■名称…………妊活セミナー
■日程…………月 1 回(土曜)
■開催場所……TKP 品川カンファレンスセンター ANNEX
■予約…………必要
■参加費用……無料
■参加…………他院の患者様 OK
■個別相談……無し

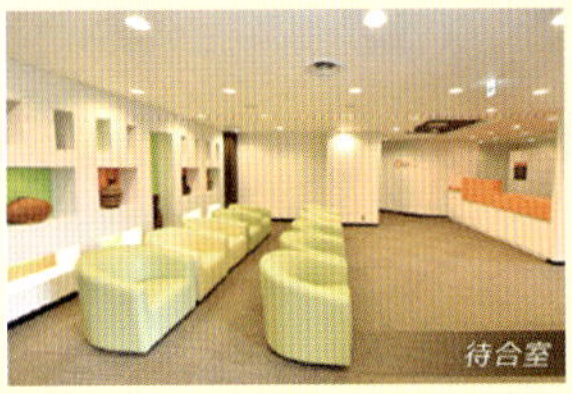

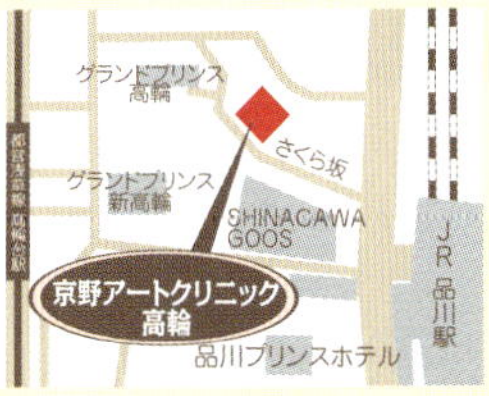

●当院の妊活セミナーは、不妊治療の全般（一般不妊治療から高度生殖医療まで）について、また、無精子症も含めた男性不妊、卵管鏡下卵管形成術、未熟卵体外成熟培養など、当院の治療方法・方針をご説明致します。

Tokyo Access JR 大崎駅 南改札口より 徒歩 1 分半

はなおか IVF クリニック品川

http://www.ivf-shinagawa.com

東京都品川区大崎 1－11－2 ゲートシティ大崎イーストタワー 1F
TEL: 03-5759-5112

参加予約 ▶ TEL：03-5759-5112

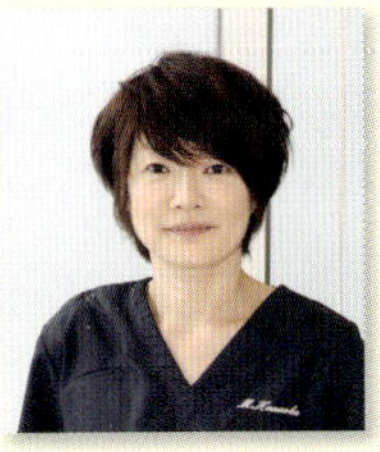

花岡嘉奈子 医師

■名称…………IVF 勉強会
■日程…………毎月 1 回
■開催場所……ゲートシティーホール
■予約…………必要
■参加費用……無料
■参加…………他院の患者様 OK
■個別相談……無し

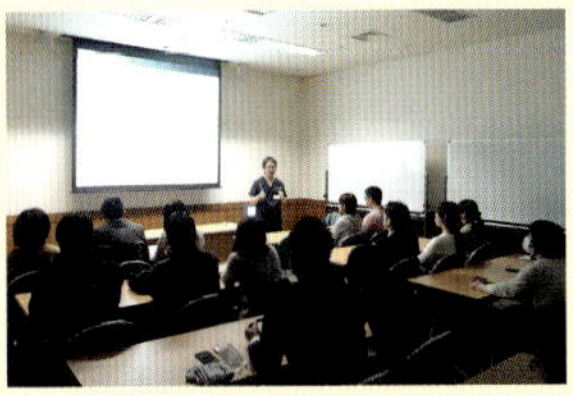

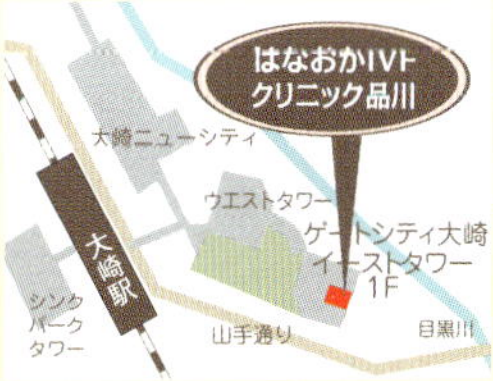

●正智院長と胚培養士が当院の ART 治療について詳しくお話しさせていただきます。映像とお話と、とてもわかりやすい勉強会ですので、早い段階で参加され正しい知識をつけ、安心して治療をお受けいただきたいと思います。

Tokyo Access JR 山手線、総武線、都営大江戸線 代々木駅 徒歩 5 分　JR 千駄ヶ谷駅 徒歩 7 分　東京メトロ副都心線北参道駅 徒歩 5 分

はらメディカルクリニック

http://www.haramedical.or.jp

東京都渋谷区千駄ヶ谷 5-8-10
TEL: 03-3356-4211

参加予約 ▶ ホームページの申込みフォームより

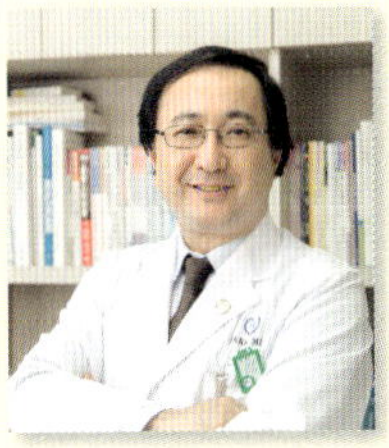

原　利夫 医師

■名称…………体外受精説明会
■日程…………2ヶ月に 1 回
■開催場所……SYD ホール
■予約…………必要
■参加費用……無料
■参加…………他院患者様 OK
■個別相談……有り

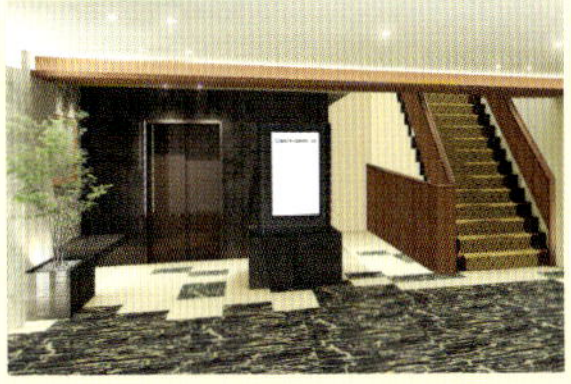

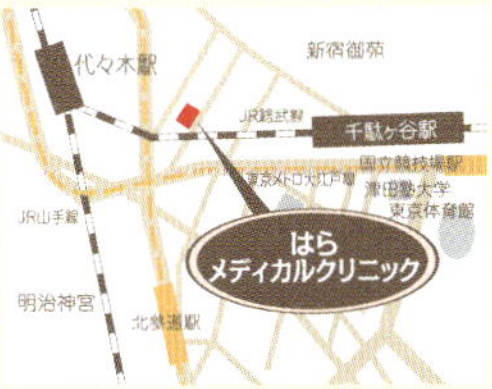

●【説明会･勉強会】はらメディカルクリニックでは、①体外受精説明会/2 カ月に 1 回　②42 歳からの妊活教室/年 4 回　③不妊治療の終活を一緒に考える会/年 4 回　④おしゃべりサロン（患者交流会）/年 2 回を開催しています。
それぞれの開催日程やお申込は HP をご覧ください。

Tokyo Access 東急東横線都立大学駅 徒歩 30 秒

とくおかレディースクリニック

http://www.tokuoka-ladies.com

東京都目黒区中根 1 - 3 - 1　三井住友銀行ビル 6 F
TEL: 03-5701-1722

参加予約 ▶ TEL ：03-5701-1722

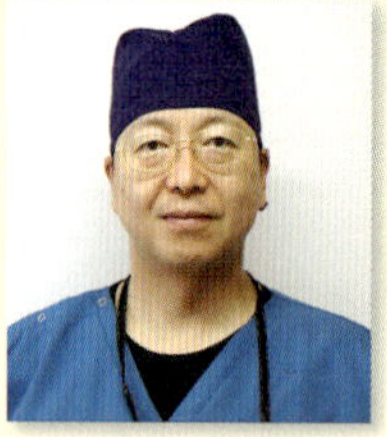

徳岡　晋 医師

- 名称…………不妊治療勉強会
- 日程…………毎月２回
- 開催場所……クリニック内
- 予約…………必要
- 参加費用……無料
- 参加…………他院患者様 OK
- 個別相談……有り

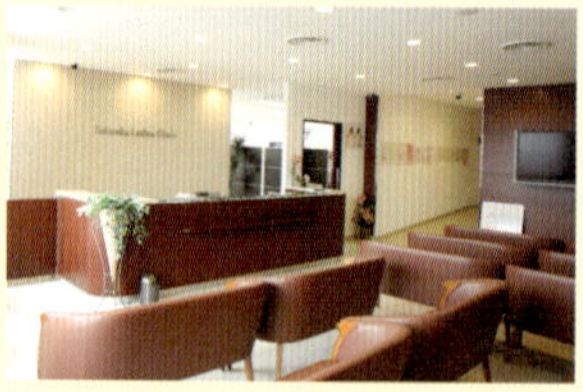

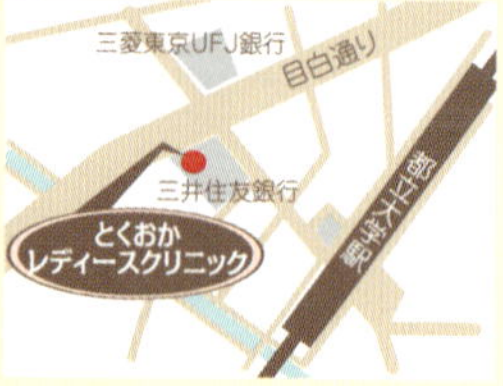

●毎月第２土曜と第４水曜の２回、「不妊治療勉強会」を無料開催しております。院長と主任胚培養士が当院の ART 治療について詳しくお話しさせていただきます。映像とお話と、とてもわかりやすい勉強会ですので、早い段階でご参加されて治療の知識をつけていただけるよう、お勧めしております。（会場はクリニック待合室１ 予約制）

Tokyo Access 東急東横線、大井町線「自由が丘駅」徒歩 30 秒

峯レディースクリニック

http://mine-lc.jp/

東京都目黒区自由が丘 2-10-4 ミルシェ自由が丘 4F
TEL: 03-5731-8161

参加予約 ▶ TEL ：03-5731-8161

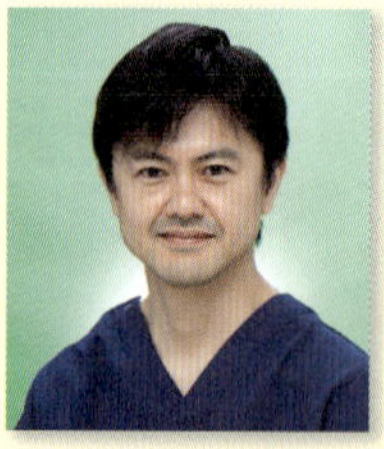

峯 克也 医師

- 名称…………体外受精説明会
- 日程…………毎月第４土曜※13：30～
- 開催場所……院内
- 予約…………必要
- 参加費用……無料
- 参加…………他院患者様 OK
- 個別相談……有り

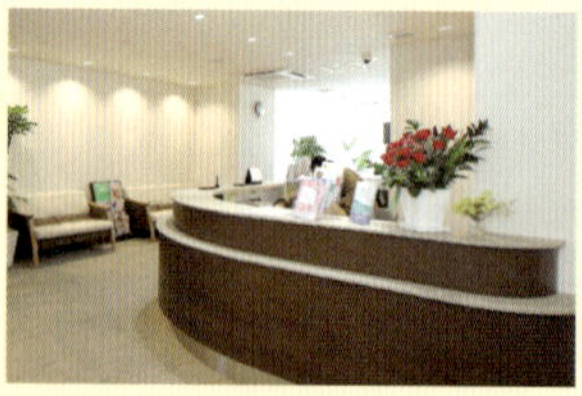

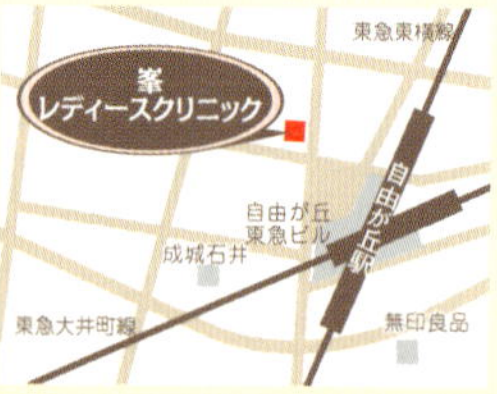

●当院での体外受精の治療方法やスケジュールを院長、看護師、培養士よりわかりやすく説明いたします。詳細な資料もお配りします。体外受精をお考えのご夫婦。体外受精について知りたいご夫婦。おひとり様でも参加は可能ですが、ぜひご夫婦でお越しください。※第４土曜日が祝日の場合は変更になります。

Tokyo Access 東急田園都市線三軒茶屋駅 徒歩３分、東急世田谷線三軒茶屋駅 徒歩４分

三軒茶屋ウィメンズクリニック

http://www.sangenjaya-wcl.com

東京都世田谷区太子堂 1 -12-34- 2 F
TEL: 03-5779-7155

参加予約 ▶ TEL ：03-5779-7155

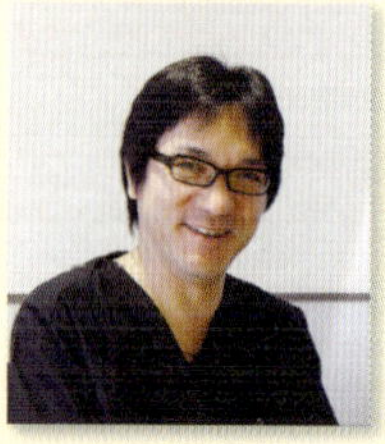

保坂 猛 医師

- 名称…………体外受精説明会
- 日程…………毎月開催
- 開催場所……クリニック内
- 予約…………必要
- 参加費用……無料
- 参加…………他院患者様 OK
- 個別相談……有り

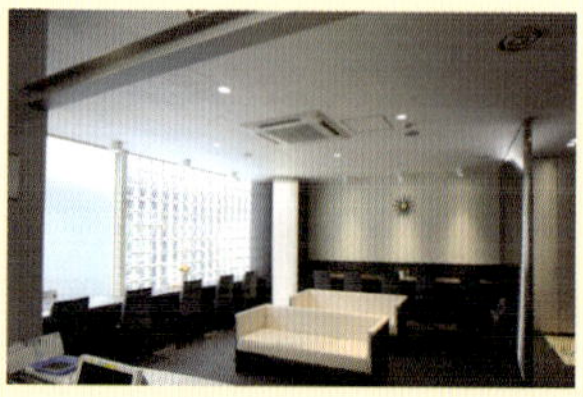

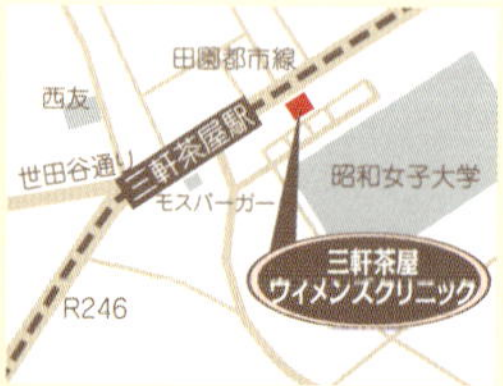

●体外受精説明会をはじめ、胚培養士や不妊症認定看護師による相談会なども実施しております。
お気軽にご相談ください。

Tokyo　Access 新宿駅 地上出口 7 よりすぐ

杉山産婦人科 新宿

http://www.sugiyama.or.jp/shinjuku/index

東京都新宿区西新宿 1-19-6 山手新宿ビル
TEl: 03-5381-3000

参加予約 ▶ ホームページの申込みフォームより

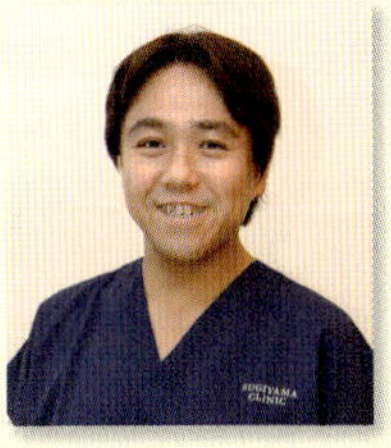

杉山力一 医師

- 名称…………体外受精講習会
- 日程…………毎月 1 回（土曜又は日曜日）
- 開催場所……杉山産婦人科 新宿セミナーホール
- 予約…………必要
- 参加費用……無料
- 参加…………他院患者様 OK
- 個別相談……無し

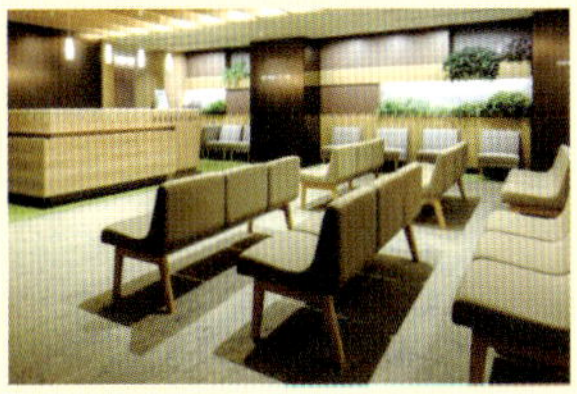

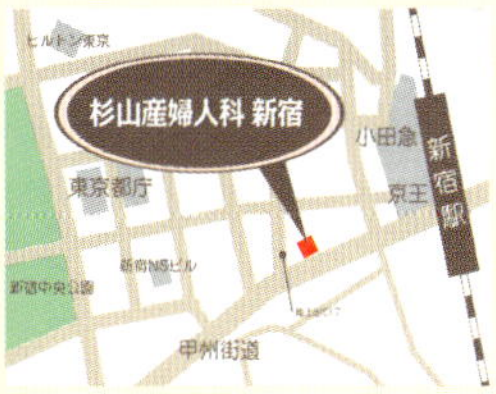

●当院の体外受精講習会は、当院の特徴と腹腔鏡についてお話しいたします。ご年齢的に考えてもお時間がある原因不明不妊症には、体外受精のまえに積極的に腹腔鏡をお勧めしていきます。この機会にぜひ、あらためて妊娠の仕組みをご理解していただき、今後の治療に役立てていただきたいと思います。

Tokyo　Access 東京メトロ丸ノ内線　西新宿駅 2 番出口 徒歩 3 分、都営大江戸線　都庁前駅 C 8 番出口より徒歩 3 分、JR 新宿駅西口 徒歩 10 分

Shinjuku　ART Clinic

http://www.shinjukuart.com

東京都新宿区西新宿 6-8-1　住友不動産新宿オークタワー 3F
TEl: 03-5324-5577

参加予約 ▶ ホームページの申込みフォームより

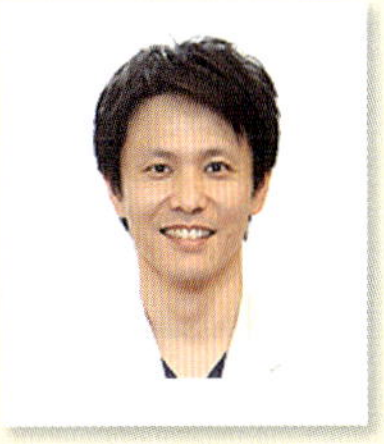

阿部 崇 医師

- 名称…………不妊治療説明会
- 日程…………毎月 1 回（土曜又は日曜日）
- 開催場所……ベルサール新宿グランド コンファレンスセンター
- 予約…………必要
- 参加費用……無料
- 参加…………他院患者様 OK
- 個別相談……有り

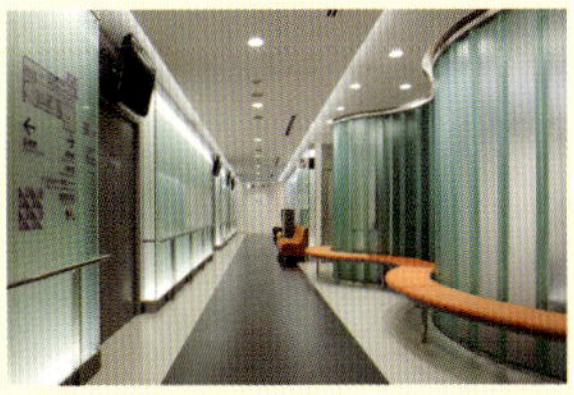

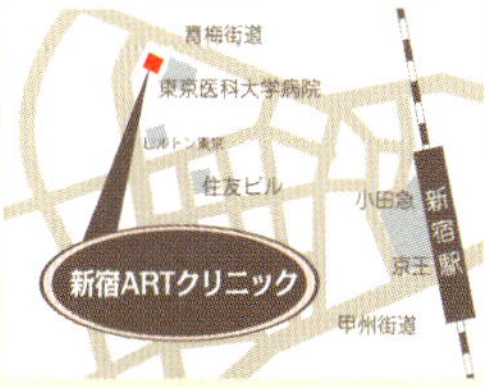

●現在不妊症でお悩みの方、不妊治療をしている方で、これから体外受精を受けようと考えている方々のために説明会を開催しています。当院の体外受精を中心とした治療方法・方針をスライドやアニメーションを使ってわかりやすくご説明します。なお、ご夫婦での参加はもちろん、当院に通院されていない方も参加可能です。

Tokyo　Access JR 山手線・東京メトロ丸ノ内線・有楽町線・副都心線・東武東上線・西武池袋線　池袋駅 東口北 徒歩 6 分

松本レディースクリニック 不妊センター

http://www.matsumoto-ladies.com

東京都豊島区東池袋 2-60-3 グレイスロータリービル 1 F
TEL:03-5958-5633

参加予約 ▶ TEL ：03-5958-5633

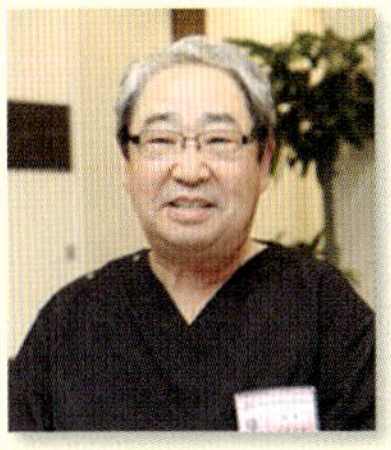

松本和紀 医師

- 名称…………IVF 教室(体外受精教室)
- 日程………… 毎月第 1 ～ 3 土曜日
- 開催場所……院内
- 予約…………必要
- 参加費用……無料
- 参加…………他院患者様 OK
- 個別相談……有り

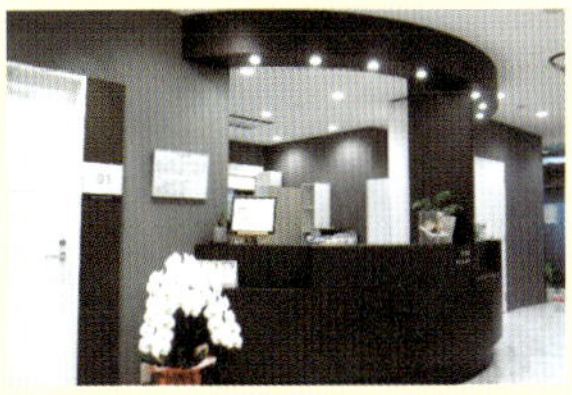

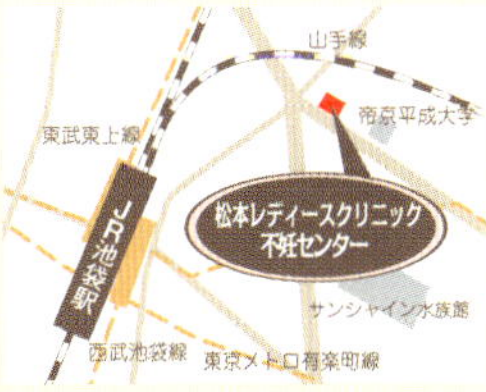

●高度な不妊治療である体外受精、もしくは顕微授精をご希望の患者様向け説明会となっております。「とりあえず話を聞いてみたい」という方も、お気軽にご参加ください。実際どのような治療を行うのか、イラストやビデオを使って詳しくご説明いたします。※当院で体外受精をされる場合には、事前に受講していただいております。

Kanagawa　Access みなとみらい線みなとみらい駅 4番出口すぐ

みなとみらい夢クリニック

神奈川県横浜市西区みなとみらい3-6-3 MMパークビル2F
TEL: 045-228-3131

http://www.mm-yumeclinic.com

参加予約▶ホームページの申込みフォームより

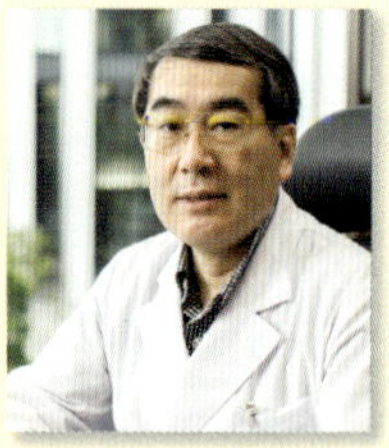

貝嶋弘恒 医師

- 名称…………患者様説明会
- 日程…………毎月1回開催
- 開催場所……MM パークビル3F
- 予約…………必要
- 参加費用……無料
- 参加…………他院患者様 OK
- 個別相談……有り

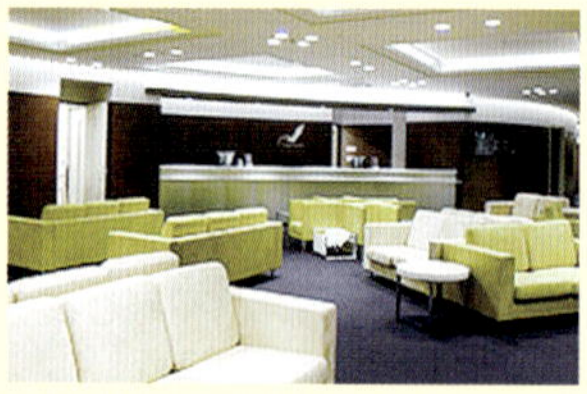

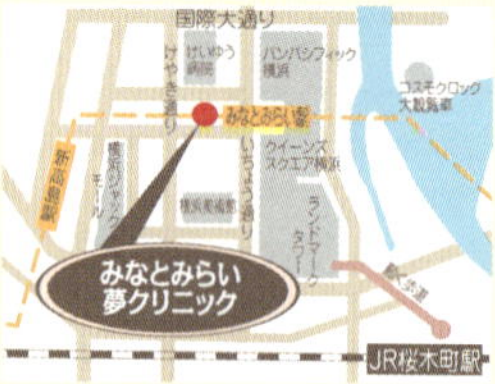

●一般の方（現在不妊症でお悩みの方、不妊治療中の方）向け説明会、当院に通院中の方向け説明会を、それぞれ隔月で開催しております。当院の体外受精を中心とした治療方法・方針をスライドやアニメーションを使ってわかりやすく説明し、終了後は個別に質問にもお答えしております。 詳細はホームページでご確認下さい。

Kanagawa　Access JR 東海道線・横浜線東神奈川駅 徒歩5分、東急東横線東白楽駅 徒歩7分、京急本線仲木戸駅 徒歩8分

神奈川レディースクリニック

神奈川県横浜市神奈川区西神奈川1-11-5 ARTVISTA 横浜ビル
TEL: 045-290-8666

http://www.klc.jp

参加予約▶TEL ：045-290-8666

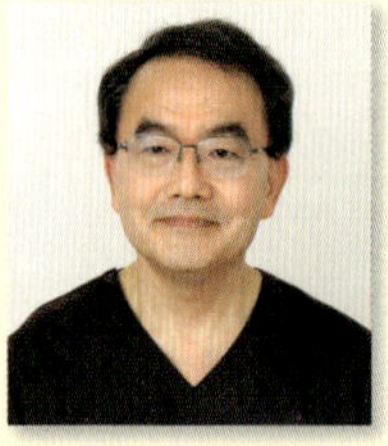

小林淳一 医師

- 名称…………不妊・不育学級
- 日程…………毎月第1日曜14:00～15:00
- 開催場所……当院 6F 待合室
- 予約…………必要
- 参加費用……無料
- 参加…………他院患者様 OK
- 個別相談……有り

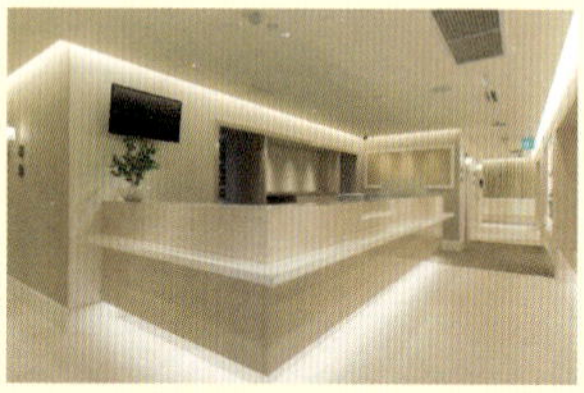

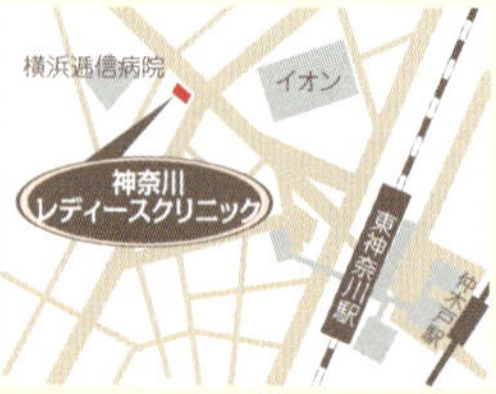

●「不妊／不育症とは」「検査／治療の進め方」「当クリニックの治療」について直接院長が説明します。不妊治療をこれから始めたいと考えている方、治療を始めてまだ間もない方などお気軽にご参加ください。体外受精のお話もあります。

Osaka　Access 地下鉄堺筋線・京阪本線「北浜駅」タワー直結/南改札口4番出口

レディースクリニック北浜

大阪府大阪市中央区高麗橋1-7-3 ザ・北浜プラザ3F
TEL: 06-6202-8739

http://www.lc-kitahama.jp

参加予約▶TEL ：06-6202-8739

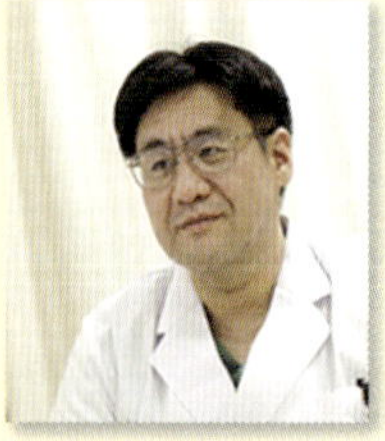

奥　裕嗣 医師

- 名称…………体外受精(IVF)無料セミナー
- 日程…………毎月第2土曜16:30～18:00
- 開催場所……クリニック内
- 予約…………必要
- 参加費用……無料
- 参加…………他院患者様 OK
- 個別相談……有り

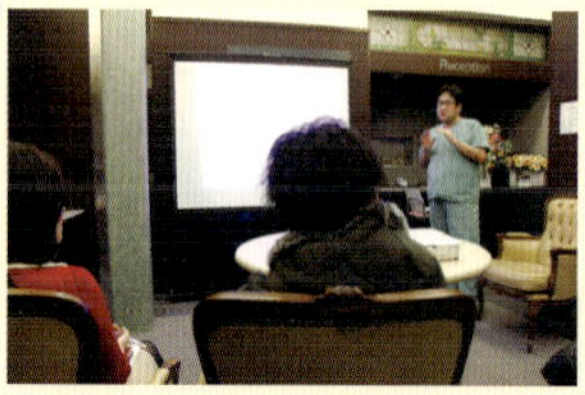

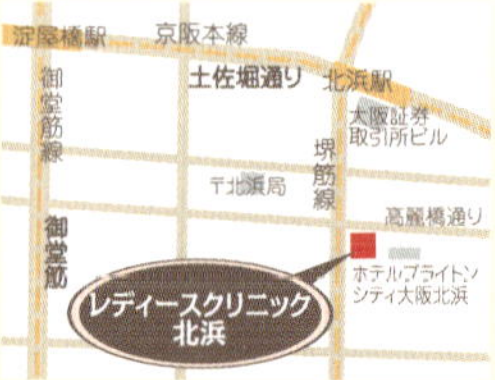

●毎月第2土曜日に体外受精教室を開き、医師はじめ胚培養士、看護師による当院の治療説明を行っています。会場は院内で参加は予約制です。他院に通院中の方で体外受精へのステップアップを考えられている患者さんの参加も歓迎しています。ぜひ、テーラーメイドでフレンドリーな体外受精の説明をお聞きになって、基本的なことを知っていってください。

Osaka Access 地下鉄 四ツ橋線玉出駅　徒歩０分、 南海本線岸里玉出駅 徒歩10分

オーク住吉産婦人科

http://www.oakclinic-group.com

大阪府大阪市西成区玉出西２-７-９
TEL: 06-4398-1000

参加予約▶TEL ：06-4398-1000

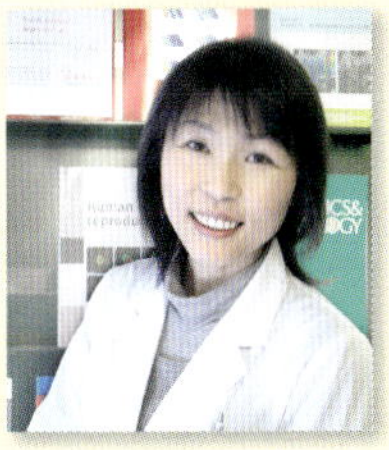

田口早桐 医師

■名称…………体外受精セミナー
■日程…………毎月第２土曜 15～17 時
■開催場所……クリニック内
■予約…………必要
■参加費用……無料
■参加…………他院患者様 OK
■個別相談……有り

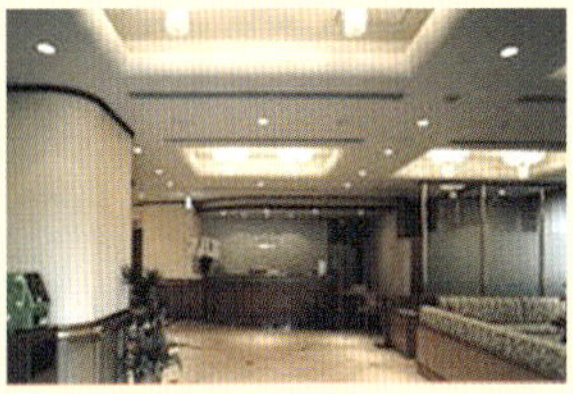

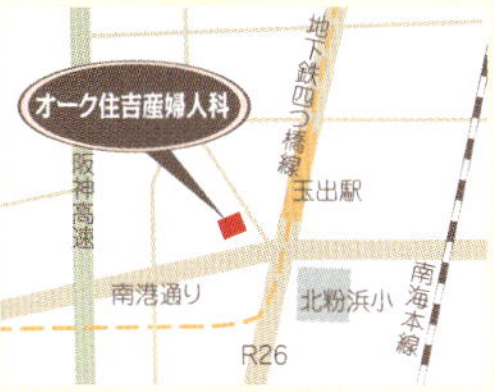

●自らも治療経験のある田口早桐先生のお話や、船曳美也子先生による不妊症の説明、エンブリオロジストによる培養室の特殊技術の解説、体外受精をされたご夫婦の体験談など、盛りだくさんの内容です。セミナーの後は、ご質問にお答えしたり、同じ悩みを持つ方々とお話しできるよう、ラウンジでのお茶会を設けています。

Hyogo Access 地下鉄海岸線旧居留地・大丸前駅 徒歩１分、JR 神戸線・阪神本線 元町駅 徒歩３分、JR 神戸線三宮駅 徒歩８分

神戸元町夢クリニック

http://www.yumeclinic.or.jp

兵庫県神戸市中央区明石町４４ 神戸御幸ビル３Ｆ
TEL:078-325-2121

参加予約▶TEL ：078-325-2121

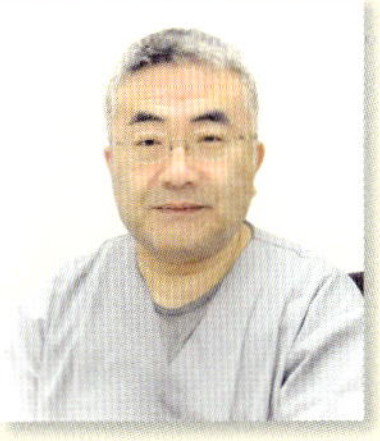

河内谷 敏 医師

■名称…………体外受精説明会
■日程…………不定期 毎月１回
■開催場所……スペースアルファ三宮
■予約…………必要
■参加費用……無料
■参加…………他院患者様 OK
■個別相談……有り

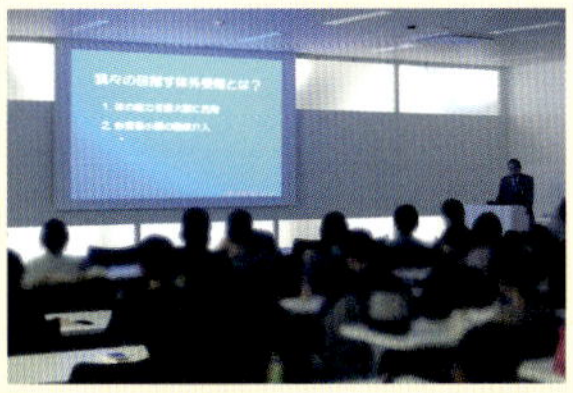

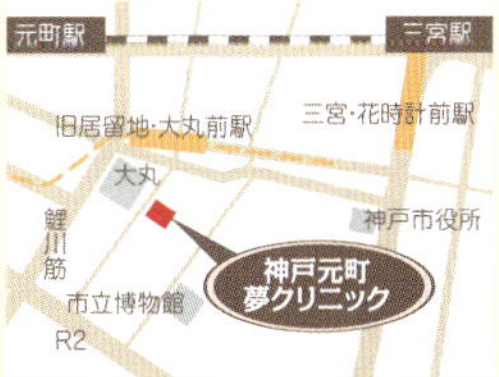

●定期的（月１回ほど）に不妊治療説明会を行っております。医師はじめ培養士による当院の治療方法・方針をご説明いたします。

Hyogo Access JR・山陽電車姫路駅 徒歩６分

Koba レディースクリニック

http://www.koba-ladies.jp

兵庫県姫路市北条口２-18 宮本ビル１Ｆ
TEL: 079-223-4924

参加予約▶TEL ：079-223-4924

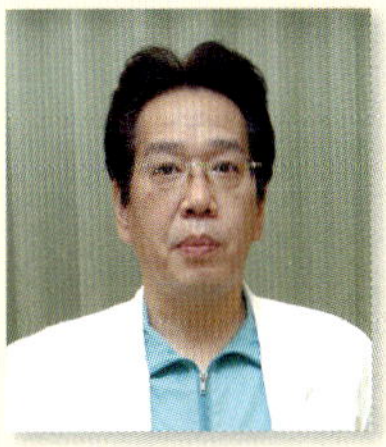

小林眞一郎 医師

■名称…………体外受精セミナー
■日程…………原則第３土曜 14：00～15：40
■開催場所……宮本ビル７Ｆ
■予約…………必要
■参加費用……無料
■参加…………他院患者様 OK
■個別相談……有り

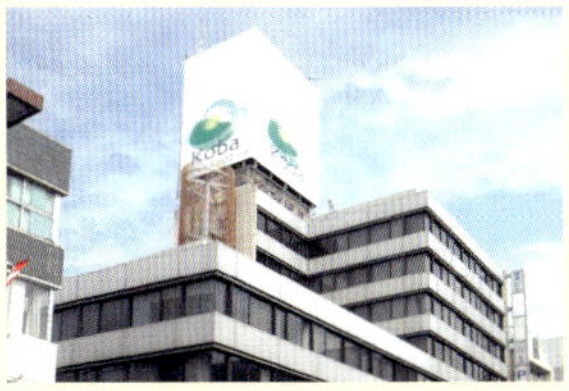

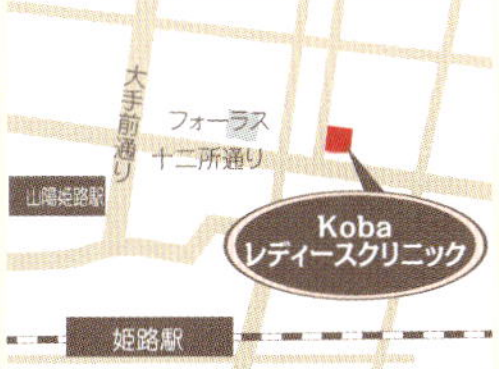

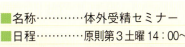

●体外受精（顕微授精）の認識度を UP すること。そして正しい情報を伝えること。一般の患者さんへ　ご主人は、はっきり言って体外受精というものを正しく把握されていませんので、歴史的な流れ、システム、料金、自治体のサポート、合併症などすべてお話しています。

■ i-wish ママになりたい／ピックアップ クリニック紹介コーナー

私たちの不妊治療クリニック

ピックアップ 施設紹介

この病院紹介コーナーは、施設のことが分かるように紹介掲載し、施設所在地地域などでの治療普及を促すとともに、施設側からのメッセージをお伝えするものです。これから治療をお考えの方、お近くのクリニックを参考にとお探しの方、ご覧の上、詳細につきましては、どうぞ、直接各クリニックにお問合せください。(http://www.funin.infoの病院検索メニューからもご覧いただけます)

今回紹介のクリニック

2018

婦人科一般・不妊症・体外受精・顕微授精　●東京都・中央区

オーク銀座レディースクリニック

●TEL.03-3567-0099　URL. http://www.oakclinic-group.com/

大阪で展開するオーク会グループの東京院。オーク住吉産婦人科と同様、最高水準のラボを擁します。

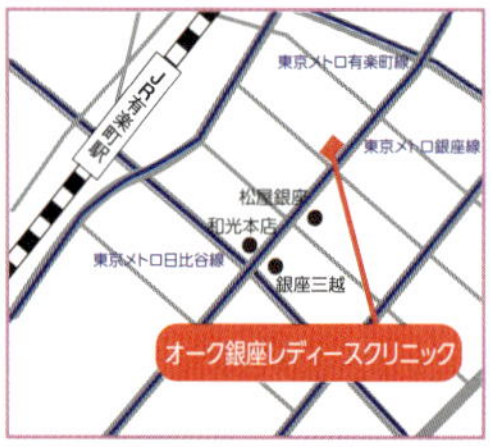

女性の医学を専門とするクリニックグループ、医療法人オーク会の一つで、東京・中央区銀座というアクセスに便利な立地のクリニックです。ここでは、検査から不妊の原因を探り、タイミング法・人工授精はじめ、体外受精・顕微授精まで、お一人おひとりにあった治療を進めています。

最高水準の培養ラボラトリーで全ての受精卵をコンピュータシステムで個別管理。自家発電装置や医療ガス配管など目に見えないところにも安全に配慮しています。不妊治療に年齢制限を設けず、初診は予約なしでその日に診察が可能です。

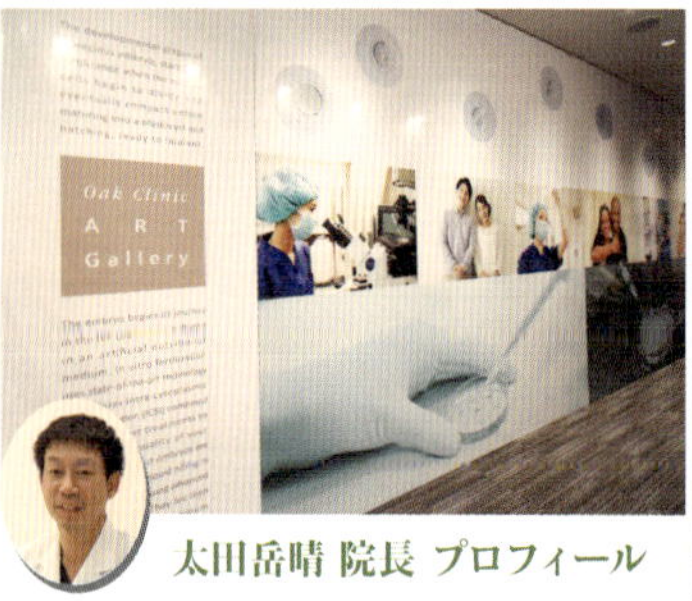

funin.info MEMBER

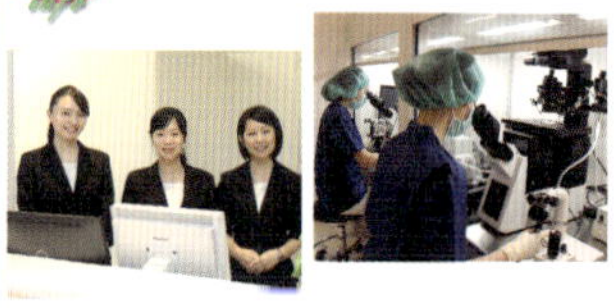

太田岳晴 院長 プロフィール

福岡大学医学部卒業。福岡大学病院、飯塚病院、福岡徳洲会病院を経て、オーク銀座レディースクリニック院長。

診療時間

	月	火	水	木	金	土	日
午前 9:00～13:00	♥	♥	♥	♥	♥	♥	♥
午後 14:00～16:00	♥	♥	♥	♥	♥	♥	休
夕方 17:00～19:00	♥	♥	♥	♥	♥	休	休

★IVF日曜外来（不定期）
※祝日は9：00～13：00

□東京都中央区銀座2-6-12　Okura House 7F
□JR山手線・京浜東北線有楽町駅 徒歩5分、東京メトロ銀座駅　徒歩3分、地下鉄有楽町線銀座１丁目駅　徒歩2分

不妊症・婦人科一般・更年期障害・その他　●千葉県・柏市

中野レディースクリニック

●TEL. 04-7162-0345　URL. http://www.nakano-lc.com

エビデンスに基づいた、イージーオーダーの不妊治療。

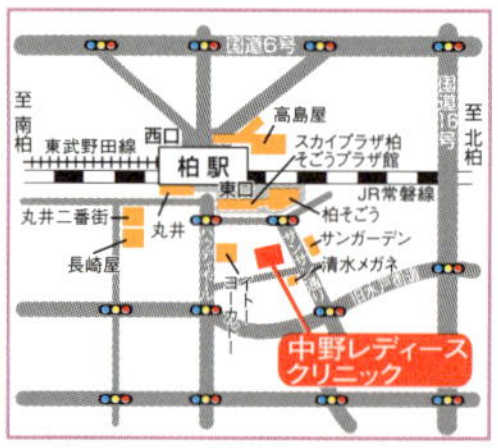

当院では、患者様お一人お一人の治療効果が高いレベルで実現できるよう、エビデンスに基づいた治療を行います。

そして、最終的に一人でも多くの方が妊娠できるよう、それぞれの方に合ったイージーオーダーの不妊治療をご提供しております。

不妊治療は、加齢とともに条件が悪くなりますから、みなさま、早めに私たちクリニックをお訪ねください。

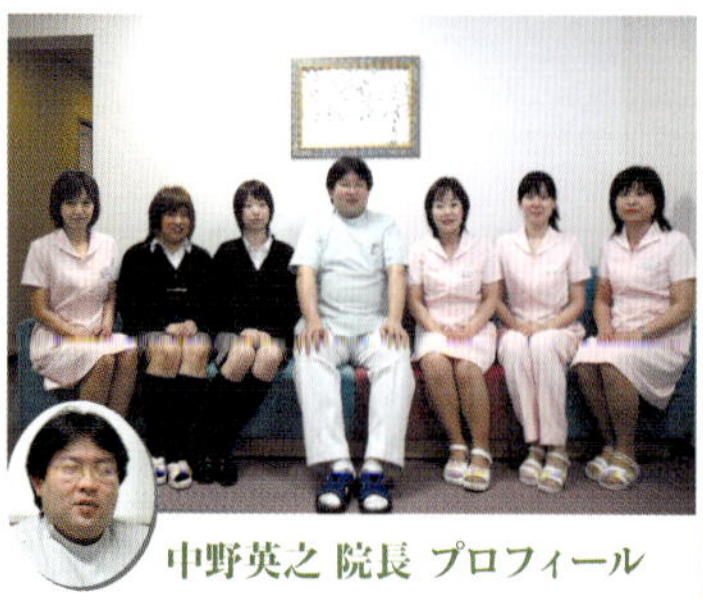

funin.info MEMBER

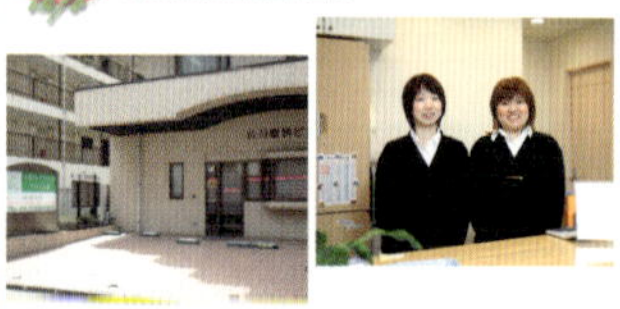

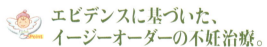

中野英之 院長 プロフィール

平成４年 東邦大学医学部卒業、平成８年 東邦大学大学院修了。
この間、東邦大学での初めての顕微授精に成功。
平成９年 東京警察病院産婦人科に出向。吊り上げ式腹腔鏡の手技を習得、実践する。
平成13年 宗産婦人科病院副院長。
平成17年 中野レディースクリニックを開設。医学博士。
日本生殖医学会認定生殖医療専門医。

診療時間

	月	火	水	木	金	土	日
午前 9:00～12:30	♥	♥	♥	♥	♥	♥	休
午後 3:00～ 5:00	♥	♥	♥	♥	♥	休	休
夕方 5:00～ 7:00	♥	休	♥	休	♥	休	休

※土曜午後、日･祝日は休診。
※初診の方は、診療終了1時間前までにご来院下さい。

□千葉県柏市柏2-10-11-1F
□JR常磐線柏駅東口より徒歩3分

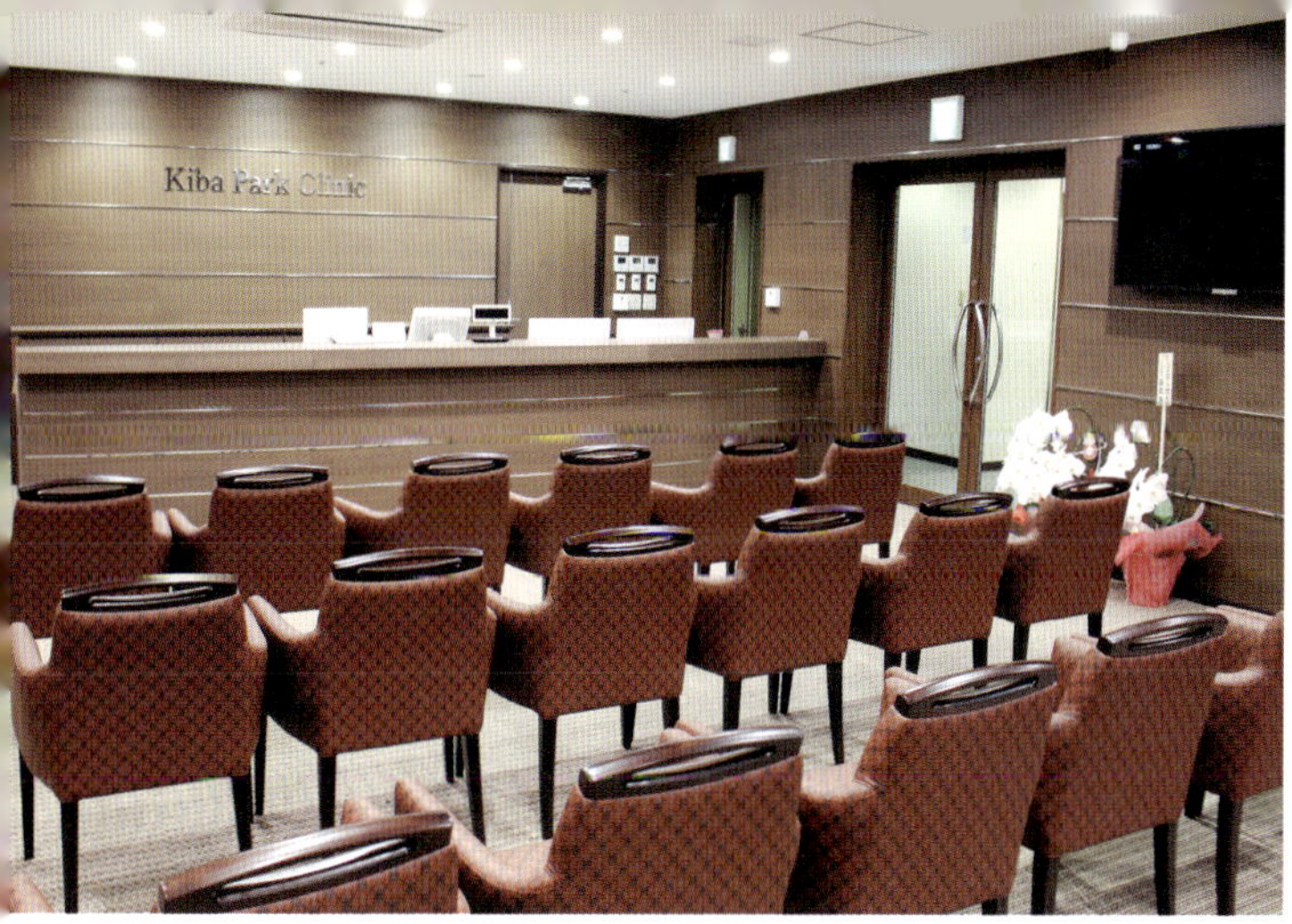

一般不妊症・体外受精・顕微授精・不育症

●東京都・江東区

木場公園クリニック・分院

●TEL. 03-5245-4122　URL. http://www.kiba-park.jp

世界トップレベルの医療を提供させていただきます。

不妊症の治療は長時間を要することもあり、今後の治療方針や将来のことに不安を抱いている方も多く、心のケアを大事にしていかなければなりません。

当クリニックでは、心理カウンセラー、臨床遺伝専門医が患者様の心の悩みをバックアップさせていただきます。

一般の不妊症治療で妊娠されない方には、生殖補助技術を用いた体外受精・顕微授精を実施いたします。

ご夫婦の立場に立った生殖専門医による大学病院レベルの高品位な技術と、欧米スタイルの心の通った女性・男性不妊症の診察・検査・治療を行わせていただきます。

funin.info MEMBER

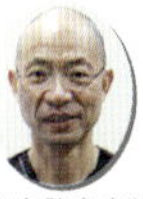

吉田 淳 理事長 プロフィール

昭和61年愛媛大学医学部卒業。同年５月より東京警察病院産婦人科に勤務。平成３年より池下チャイルドレディースクリニックに勤務。平成４年日本産婦人科学会専門医を取得。
その後、女性不妊症・男性不妊症の診療・治療・研究を行う。平成９年日本不妊学会賞受賞。平成11年1月木場公園クリニックを開業。「不妊症はカップルの問題」と提唱し、日本で数少ない女性不妊症・男性不妊症の両方を診察・治療できるリプロダクション専門医である。

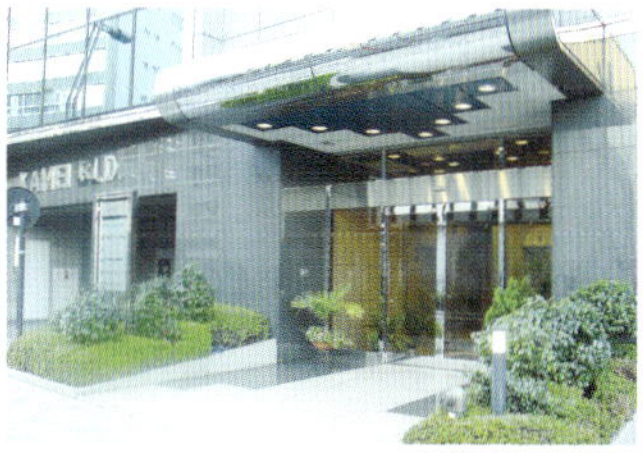

「不妊症はカップルの病気」
木場公園クリニック・分院は、カップルで受診しやすいクリニックを目指して、設計・運営しています。エントランスの雰囲気はごくシンプルで、男性だけでも入りやすいです。カップルで診察を待つ人が多いので、待合室に男性がいてもなんの違和感もありません。また、多目的ホールではセミナーなどを行っています。

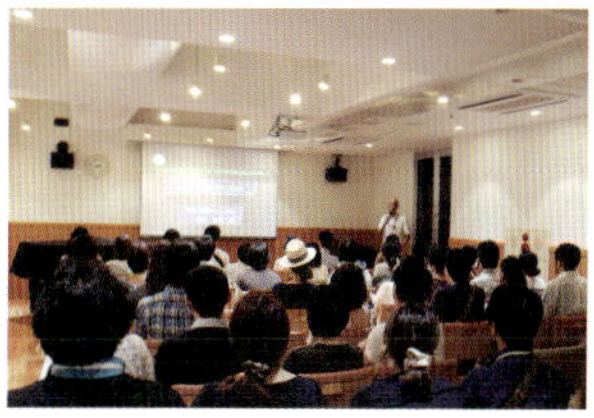

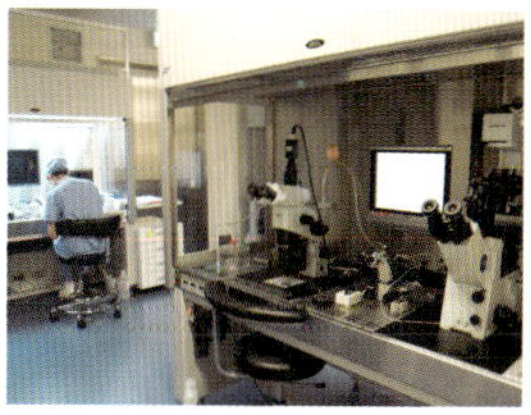

診療時間

	月	火	水	木	金	土	日
午前 9:00～12:00	♥	♥	♥	♥	♥	▲	休
午後 1:30～ 4:30	♥	♥	♥	♥	♥	休	休

※土曜・祝日の午前は8:30～13:00。

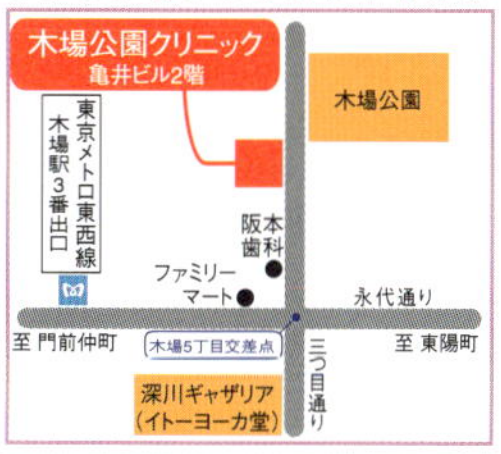

□東京都江東区木場2-17-13 亀井ビル2F･3F･5～7F
□東京メトロ東西線木場駅3番出口より徒歩2分

婦人科一般・不妊症・体外受精・顕微授精

●東京都・目黒区

とくおかレディースクリニック

●TEL.03-5701-1722　URL. http://www.tokuoka-ladies.com

最先端の技術と不妊カウンセリングを提供しています。

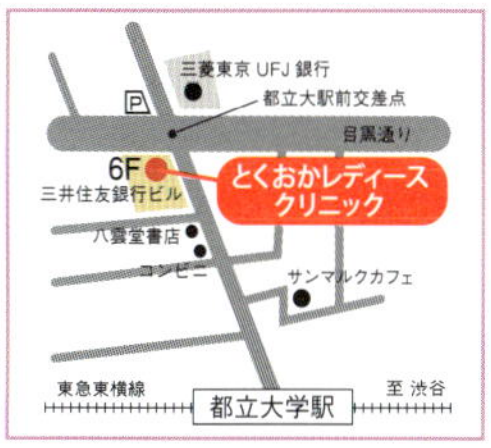

当院は、より夫婦で取り組んでいただけるよう男性不妊・女性不妊の両方から丁寧に治療方針を組み立て、患者様一人ひとりにあった治療を行います。

不妊治療は夫婦二人の夢と希望があって臨むもの。決して辛いだけのものにして欲しくないと、私たちは考えます。

ご夫婦しっかりと手を取り合って、不妊治療というものを乗り越える事で、本当の幸せを手にされて下さい。

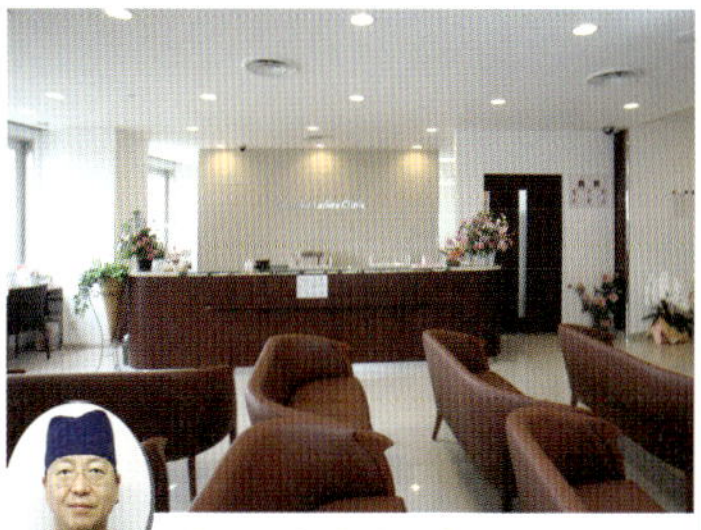

funin.info MEMBER

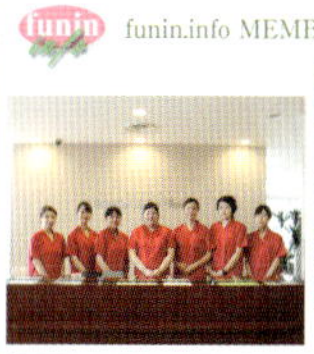

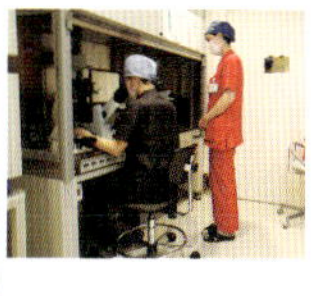

徳岡 晋 院長 プロフィール

防衛医科大学校卒業、同校産婦人科学講座入局。防衛医科大学校附属病院にて臨床研修。防衛医科大学校医学研究科（医学博士取得課程）入学。『子宮内膜症における腹腔内免疫環境の検討』にて学位。自衛隊中央病院（三宿）産婦人科勤務。防衛医科大学校付属病院勤務。木場公園クリニック（不妊症専門）勤務。5年間の木場公園クリニック勤務後独立。とくおかレディースクリニック開設。

診療時間

	月	火	水	木	金	土	日
午前 10:00～13:00	♥	♥	♥	※	♥	♥	※
午後 3:00～ 7:00	♥	♥	♥	※	♥	★	※

※不妊外来ARTの予約診療
★予約・手術のみ

□東京都目黒区中根1-3-1
三井住友銀行ビル6F
□東急東横線都立大学駅 徒歩1分

不妊症・婦人科一般

●東京都・港区

芝公園かみやまクリニック

●TEL. 03-6414-5641　URL. http://www.s-kamiyamaclinic.com

不妊症はご夫婦の問題です。ご夫婦に合った最適な治療をご提供いたします。

医療不信や医療の質が問題となる現在、我々は患者様が何を一番求められているかを見極める事が大切だと考えています。当院では、排卵誘発剤の使用や人工授精、体外受精を画一的に行うのではなく、ご夫婦のご希望に添えるよう、段階を追って進めて参ります。

不妊症の原因の半数近くは、男性にも原因があるといわれています。しかし、不妊症は女性の問題とする考え方が、広く認められています。そこで当院では、ご夫婦を同時に診療して、お二人の問題として考えていきます。男性不妊症、性機能障害の治療にも、積極的に取り組んでいます。

月に一回、妊娠準備学級（無料）を行っていますので、何でもお気軽にご相談下さい。詳しくはＨＰをご覧ください。

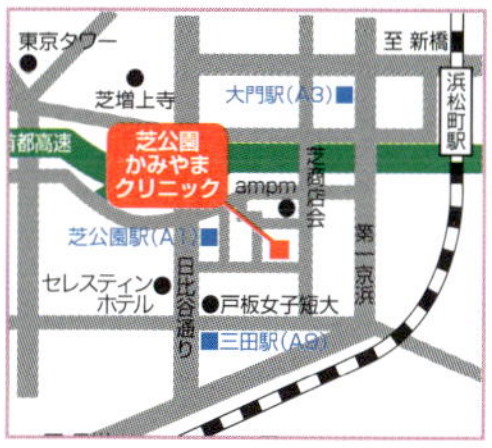

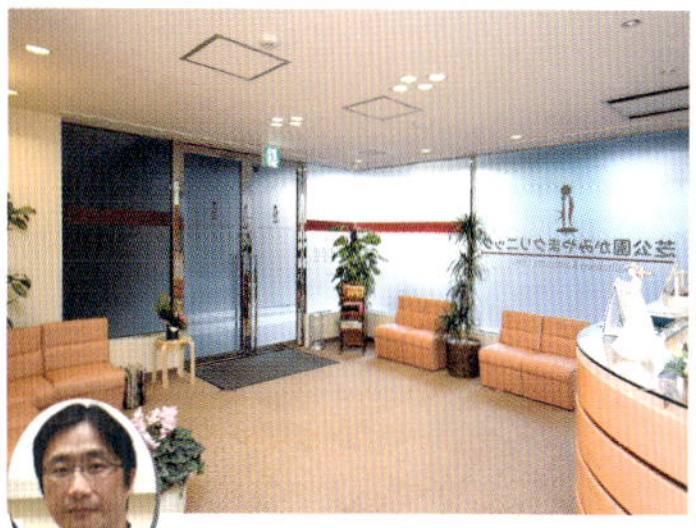

funin.info MEMBER

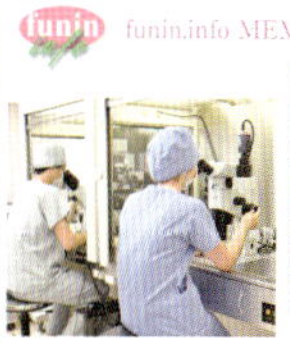

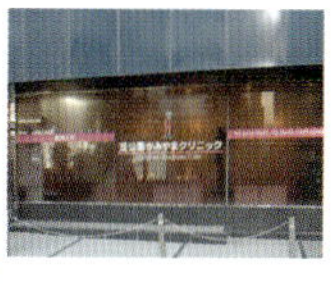

神山 洋 院長 プロフィール

昭和60年3月昭和大学医学部卒業。平成2年3月昭和大学医学部大学院医学研究科外科系産婦人科修了。平成4年5月医学博士授与。平成13年7月米国 Diamond Institute infertility and Menopauseにて体外受精の研修。平成14年10月虎の門病院産婦人科医員不妊外来担当。平成17年6月芝公園かみやまクリニック院長に就任。

診療時間

	月	火	水	木	金	土	日
午前 10:00～13:00	♥	♥	♥	休	♥	♥	休
午後 4:00～ 7:00	♥	♥	♥	★	♥	休	休

※木曜午前、土曜の午後、日曜・祝日は休診。
★医師から指示のある方のみ。
※お電話にてご予約の上、ご来院下さい。

□東京都港区芝2-9-10 ダイユウビル1F
□都営三田線 芝公園駅 A1出口より徒歩3分、
JR山手線田町駅 三田口･浜松町駅 南口より徒歩9分、
都営大江戸線･都営浅草線大門駅 A3出口より徒歩9分

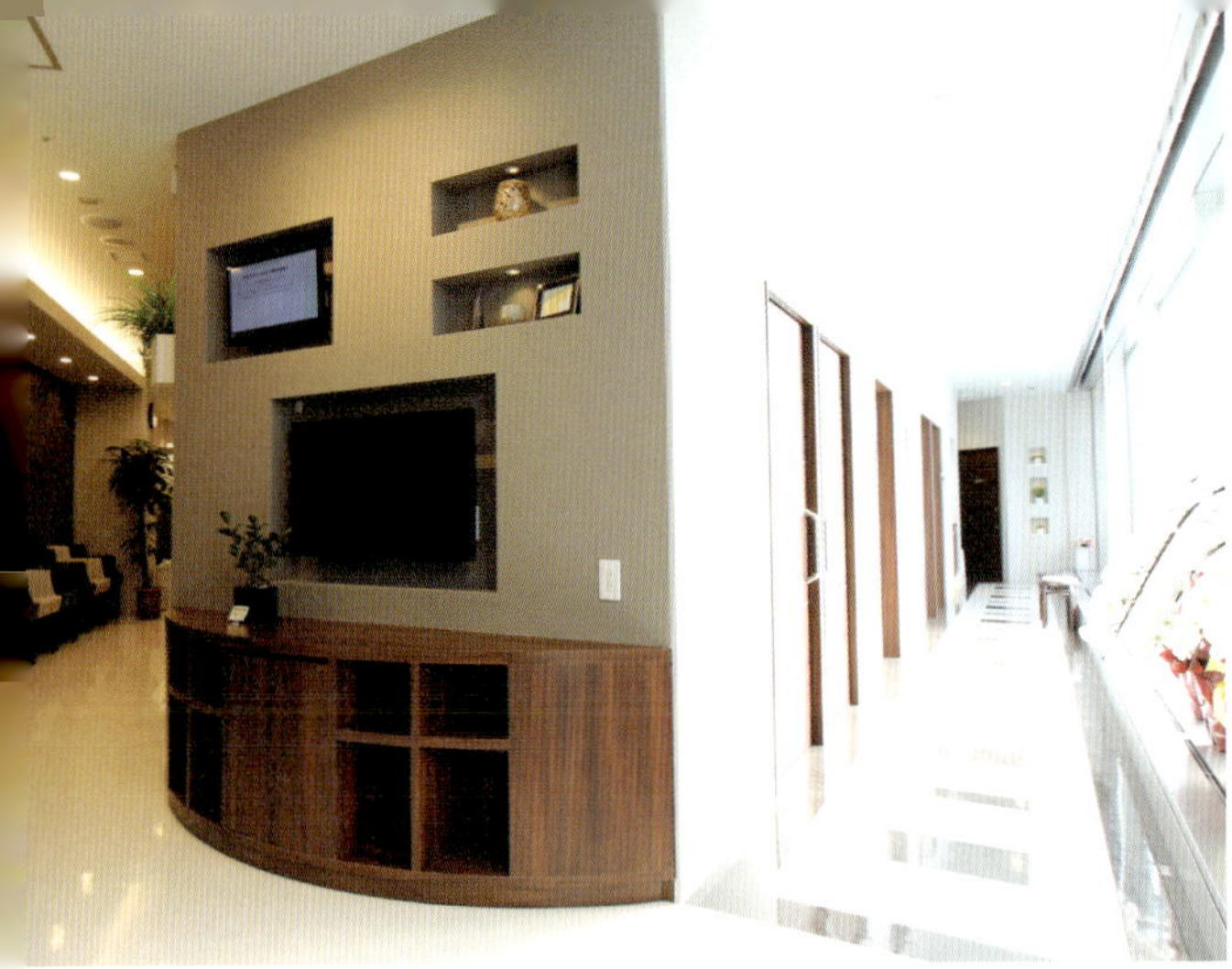

一般不妊症・体外受精・顕微授精

●東京都・品川区

はなおかIVFクリニック品川

●TEL. 03-5759-5112　URL.http://www.ivf-shinagawa.com/

患者様ごとに一番合った治療方法で妊娠を目指します。

生殖医療においては東邦大学・研究チームで15年以上も不妊治療と研究に携わり、キネマARTクリニックの理事長を経て、2014年10月に大崎に当クリニックをOPENしました。

患者様の不妊背景は皆違います。今はかなり精密に卵巣予備能（正確には残りの卵子の数）が把握できます。それと合わせ、ホルモン値・子宮内膜・卵管・精子の状態を総合的に判断し、その患者様に一番合った治療方法を考えていきます。

私たちは患者様の数だけ治療内容があると思っております。その患者様にどの方法が一番適切かをよく検討し、治療計画を綿密に立て、できるだけ短期間で妊娠して卒業していただきたいのです。

私たちは型にはまった治療はしません。一人でも多くの患者様にお母様になってほしいのです。毎回「今回の治療で卒業しましょう！」という気持ちで戦っていきます。

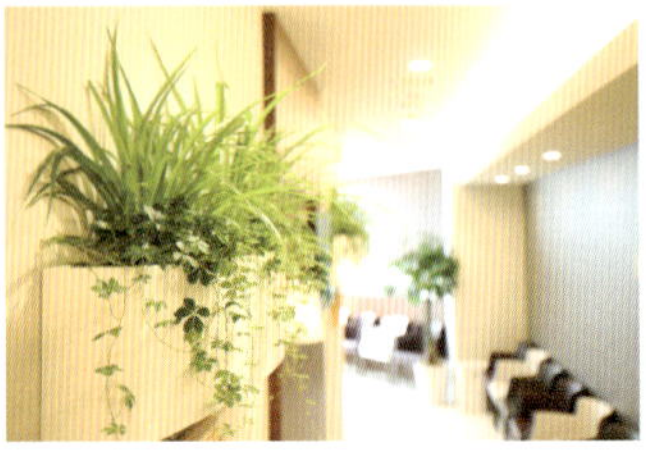

大森にある『はなおかレディースクリニック』が、患者さまの希望を叶えるために、一般不妊治療から高度生殖医療まで行える専門性の高いクリニックを品川にオープン。雰囲気もよく場所も大崎駅より徒歩90秒！多彩な都市機能が集結した、“ゲートシティ大崎”の中にあります。

funin.info MEMBER

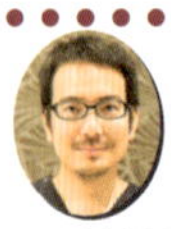

花岡正智院長 プロフィール

●東邦大学医学部卒業、三井記念病院産婦人科、国立成育医療センター病院勤務などを経て2008年はなおかレディースクリニック副院長。2014年10月～　はなおかIVFクリニック品川 院長

医学博士。臨床遺伝専門医。周産期専門医。

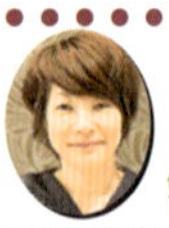

花岡嘉奈子 理事長 プロフィール

●東邦大学医学部卒業、東邦大学医療センター産婦人科にて生殖医療チームに所属。キネマアートクリニック理事長を勤めた後、はなおかレディースクリニック院長、はなおかIVFクリニック品川理事長。

医学博士。日本生殖医学会認定生殖医療専門医。

診療時間

	月	火	水	木	金	土	日
午前 9:00～12:00	♥	♥	♥	♥	♥	♥	休
午後 3:00～ 7:00	♥	♥	♥	♥	♥	★	休

★土曜午後は午前から引き続き17:00まで。★男性外来・第1、第3土曜日14:00～16:30まで。14:00以降のご予約はWEBからはお取りできません。お電話にてお問合せ下さい。

□東京都品川区大崎1-11-2　ゲートシティ大崎イーストタワー1F
□JR大崎駅南改札口より徒歩1分半

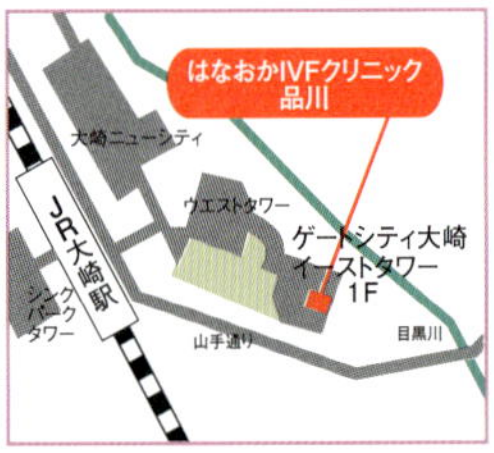

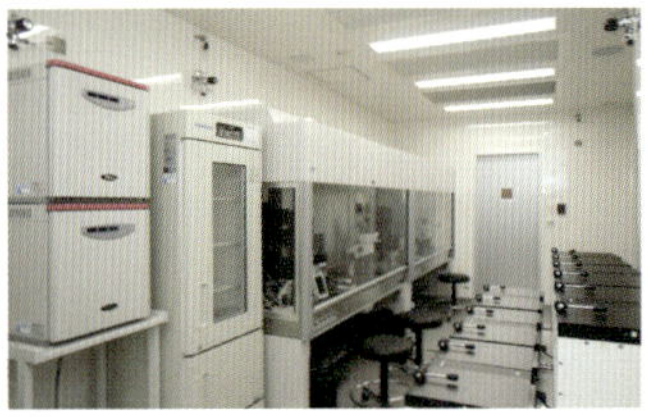

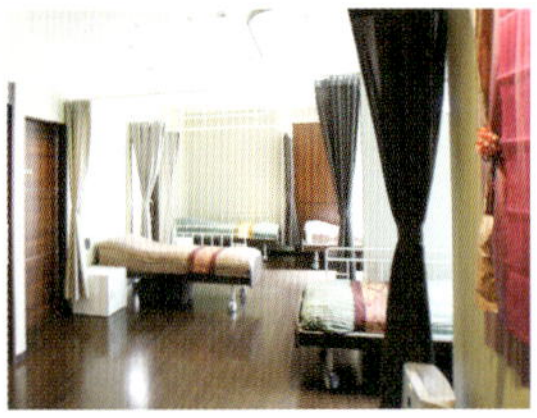

不妊症・産科・婦人科・小児科・内科

●神奈川県・横浜市

菊名西口医院

●TEL.045-401-6444　URL. http://www.kikuna-nishiguchi-iin.jp

約6割の方が自然妊娠！プラス思考で妊娠に向けてがんばってみませんか？

できる限り、自然に近い妊娠につながる不妊治療を心がけ、妊娠後のアフターフォローまで責任を持って診ることが、私たち菊名西口医院のモットーです。

そのため、外来の妊婦さんも約半数は不妊治療を経た妊娠成功者ですし、小児科の約3割はそのご夫婦のお子さんです。

「妊婦がいる外来は通院したくない」、「子どもがいる外来は通院したくない」というお気持ちは十分に受け止めています。だからこそ、そのご夫婦のように「妊娠できるんだ！」と、プラス思考で妊娠に向けてがんばってみませんか。

無理のない範囲で、根気強く。基礎体温をつける気持ちになれないほど落ち込んだら、何カ月でも待ちます。通院をしばらく休んでも良いのですよ。

…「待つことも治療」ですから。

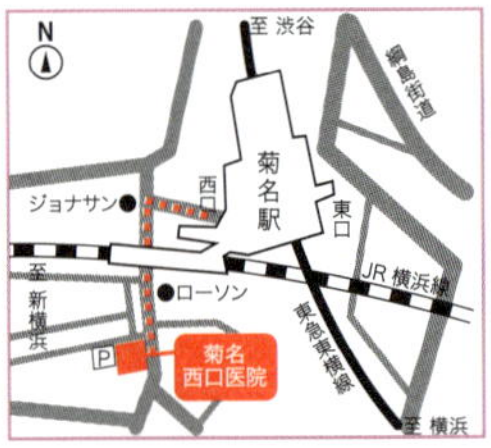

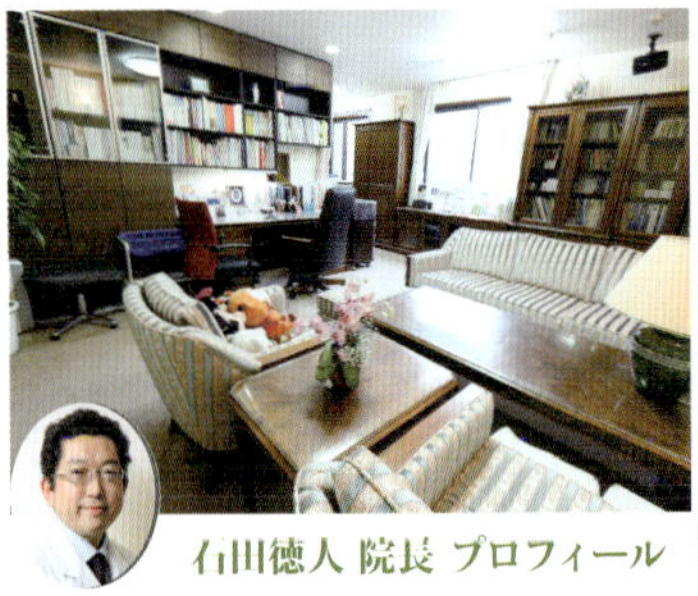

石田徳人 院長 プロフィール

平成2年金沢医科大学卒業。同年聖マリアンナ医科大学産婦人科入局。平成8年聖マリアンナ医科大学大学院修了。平成8年カナダMcGill大学生殖医学研究室客員講師。平成9年聖マリアンナ医科大学産婦人科医長。平成13年菊名西口医院開設。
日本産科婦人科学会専門医。日本生殖医学会会員。日本受精着床学会会員、高度生殖技術研究所会員。男女生み分け研究会会員。母体保護法指定医。医学博士。

funin.info MEMBER

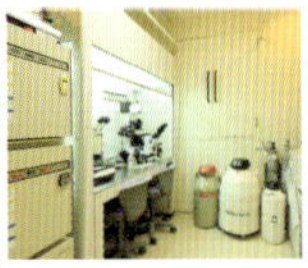

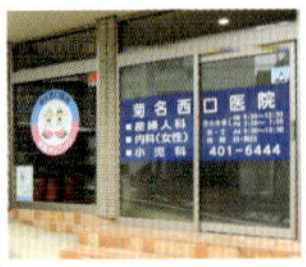

診療時間

	月	火	水	木	金	土	日
午前 9:30～12:30	♥	♥	♥	♥	♥	♥	休
午後 3:30～ 7:00	♥	♥	♥	休	♥	休	休

※木・土曜午後、日曜・祝日は休診。
※土曜午後、日曜・祝日は体外受精や顕微授精などの特殊治療を行う患者さんのみを完全予約制にて行っています。
※乳房外来、小児予防接種は予約制。

□神奈川県横浜市港北区篠原北1-3-33
□JR横浜線・東急東横線 菊名駅西口より徒歩1分
医院下に駐車場4台有り。（車でお越しの方は、その旨お伝え下さい。）

不妊症・婦人科一般・産科・更年期障害・その他

●東京都・豊島区

小川クリニック

●TEL.03-3951-0356　URL. http://www.ogawaclinic.or.jp

希望に沿った治療の提案で、無理のない妊娠計画が実現。

不妊治療の基本は、なるべく自然状態に近い形で妊娠を計ることです。むやみくもに最新治療の力を借りることは、避けなければなりません。

まず、タイミング法より始め、漢方療法、排卵誘発剤、人工授精などその人の状態により徐々にステップアップしていきます。

当院では開院以来、高度生殖医療（体外受精、顕微授精など）の治療に到達する前に多くの方々が妊娠されています。

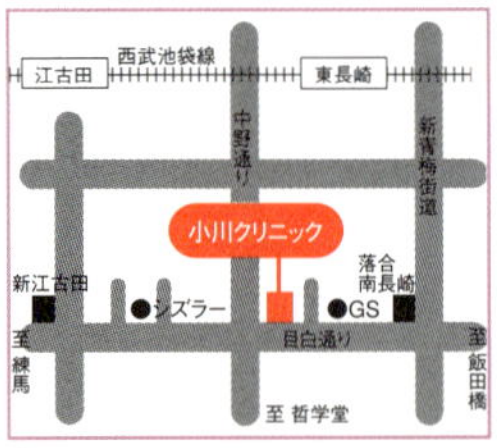

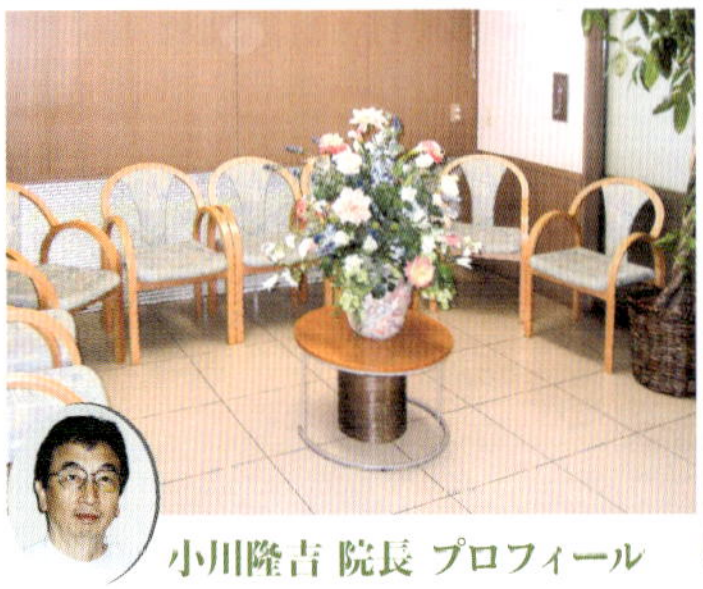

小川隆吉 院長 プロフィール

1949年生まれ。医学博士。元日本医科大学産婦人科講師。1975年日本医科大学卒業後、医局を経て1995年4月まで都立築地産院産婦人科医長として勤務。セックスカウンセラー・セラピスト協会員。日本生殖医学会会員。1995年6月不妊症を中心とした女性のための総合クリニック、小川クリニックを開院。著書に「不妊の最新治療」「ここが知りたい不妊治療」「更年期を上手に乗り切る本」「30才からの安産」などがある。

funin.info MEMBER

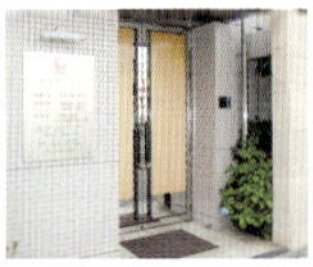

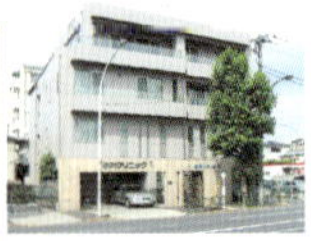

診療時間

	月	火	水	木	金	土	日
午前 9:00～12:00	♥	♥	♥	♥	♥	♥	休
午後 3:00～ 6:00	♥	♥	休	♥	♥	休	休

※水・土曜の午後、日・祝日は休診。緊急の際は、上記に限らず電話連絡の上対応いたします。

□東京都豊島区南長崎6-7-11
□西武池袋線東長崎駅、地下鉄大江戸線落合南長崎駅より徒歩8分

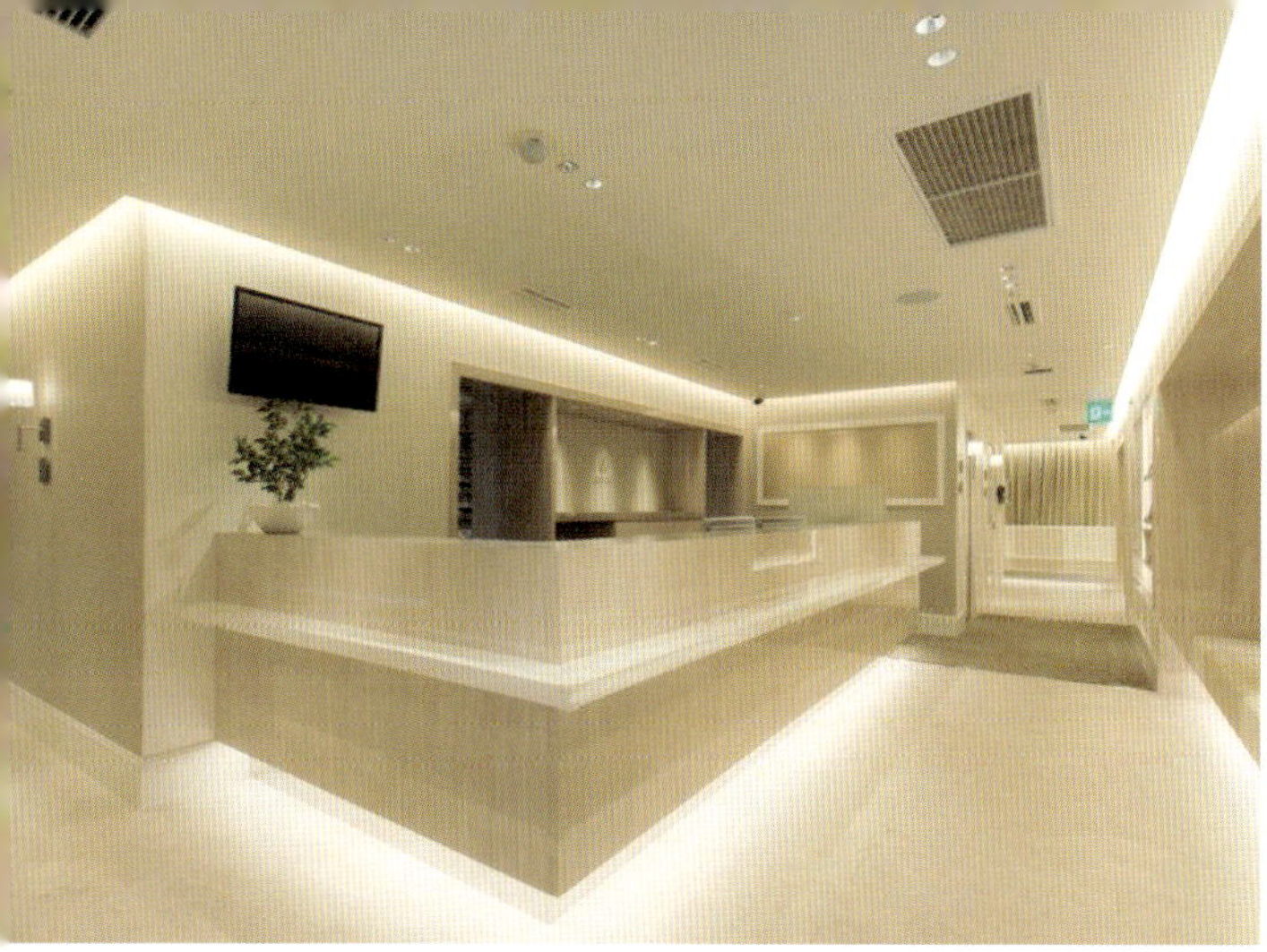

不妊不育IVFセンター・婦人科一般

●神奈川県・横浜市

神奈川レディースクリニック

●TEL. 045-290-8666　URL. http://www.klc.jp

患者様お一人おひとりのお気持ちを大切に納得のいく治療を進めていきます。

不妊・不育の治療をされている患者様の身近な存在として、気軽に活用できるクリニックでありたいというのが当クリニックのモットーです。不妊治療は、患者様の体調やお気持ちにいかに寄り添うかが大切となります。治療へのストレスや不安を少しでもとり除いて治療に臨んでいただくための多くの相談窓口を設けており、疑問や悩みをお気軽に相談できるようになっています。

不妊・不育症の原因は様々あり、複雑です。患者様のお気持ちを大切に医師・培養士・看護師がチームとして治療を進めてまいります。

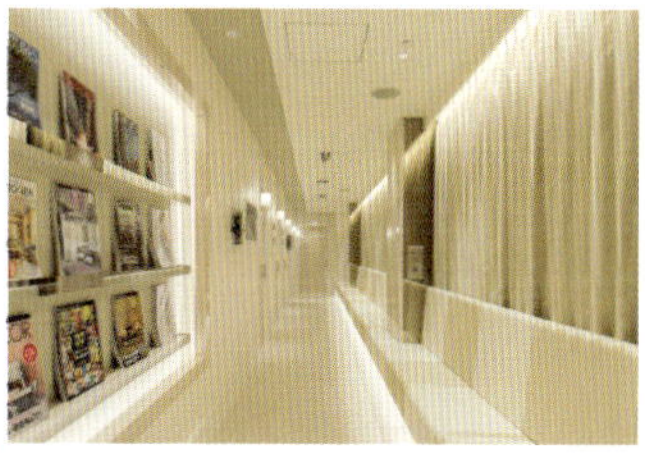

緊急時や入院の必要な方は、近隣の医療機関と提携し、24時間対応にて診療を行っております。また、携帯電話から診察の順番がわかる、受付順番表示システムを導入しております。

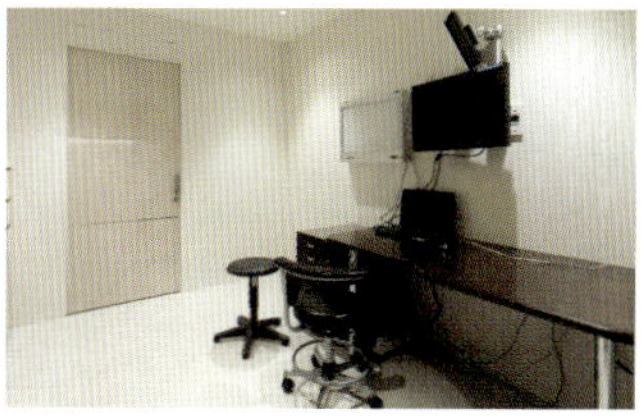

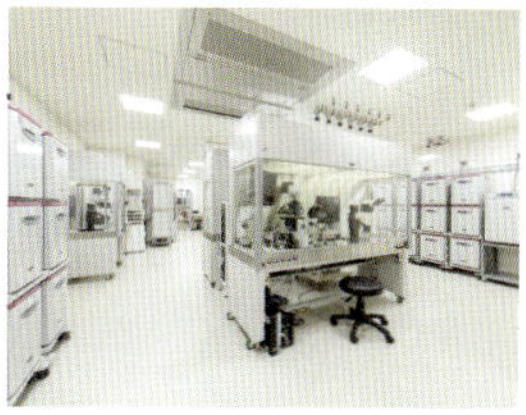

funin.info MEMBER

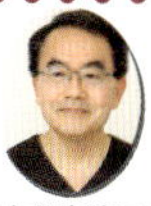

小林淳一院長 プロフィール

昭和56年慶應義塾大学医学部卒業。慶應義塾大学病院にて習慣流産で学位取得。
昭和62年済生会神奈川県病院にて、IVF·不育症を専門に外来を行う。平成9年新横浜母と子の病院にて、不妊不育IVFセンターを設立。平成15年6月神奈川レディースクリニックを設立し、同センターを移動する。医学博士。日本産科婦人科学会専門医。母体保護法指定医。日本生殖医学会、日本受精着床学会、日本卵子学会会員。

診療時間	月	火	水	木	金	土	日
午前 8:30〜12:30	♥	♥	♥	★	♥	▲	▲
午後 2:00〜 7:00	♥	♥	♥	★	♥	休	休

▲土·日(第2·第4)·祝日の午前は8:30〜12:00、午後休診
水曜午後は2:00〜7:30。
★木曜、第1·第3·第5日曜の午前は予約制。

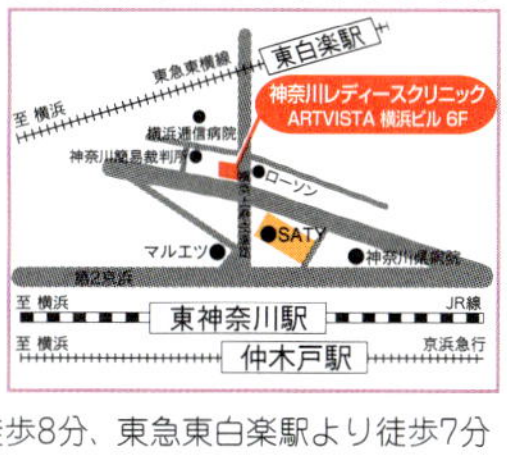

□神奈川県横浜市神奈川区西神奈川1-11-5
ARTVISTA 横浜ビル
□JR東神奈川駅より徒歩5分、京急仲木戸駅より徒歩8分、東急東白楽駅より徒歩7分

不妊症・婦人科一般・ダイエット外来

●大阪府・大阪市

オークなんばレディースクリニック

●TEL. 06-4396-7520　URL. http://www.oakclinic-group.com/

なんばパークスタワー内にある最先端の高度な医療を提供する不妊治療・婦人科専門クリニック

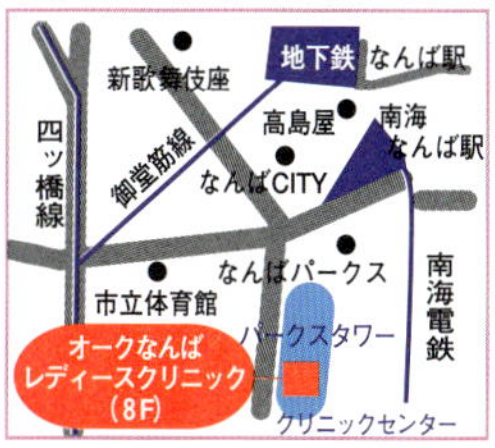

女性の医学を専門とするクリニックグループ、医療法人オーク会の一つで、なんばパークス・パークスタワー8階のクリニックフロアにあります。自家発電装置や医療ガス配管など、目に見えないところでも安全のための配慮がされています。

体外受精では、何度も通院が必要な卵胞チェックや注射をなんばで行い、採卵や移植などは本院のオーク住吉産婦人科で行うといった、連携した診療が可能です。

排卵障害に効果のある、独自の短期集中ダイエット外来も設置しています。

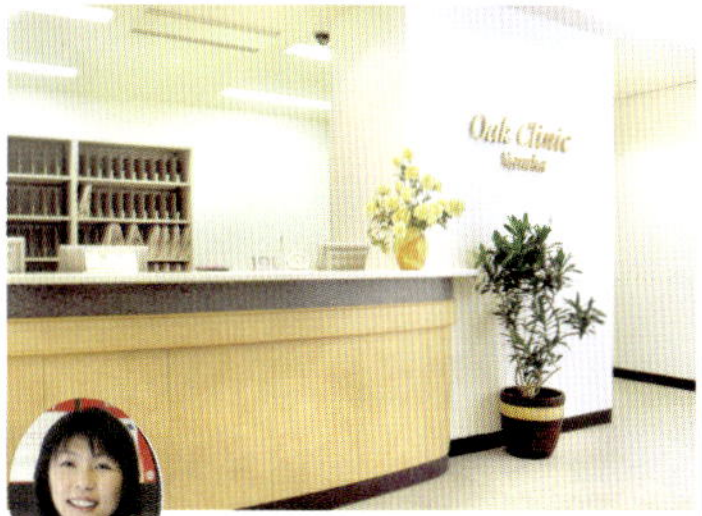

funin.info MEMBER

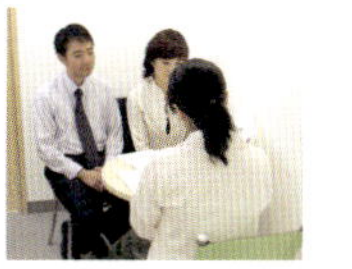

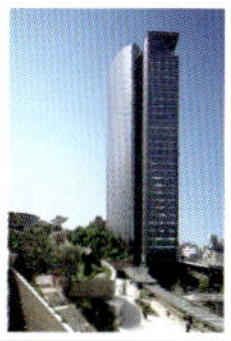

田口早桐 院長 プロフィール

川崎医科大学卒業。兵庫医科大学大学院にて抗精子抗体による不妊症について研究。兵庫医科大学病院、府中病院、オーク住吉産婦人科を経て当院で活躍。医学博士、産婦人科専門医。麻酔科標榜医、細胞診指導医。

診療時間	月	火	水	木	金	土	日
午前 10:00〜13:00	♥	♥	♥	♥	♥	♥	休
午後 14:30〜16:30	休	休	休	休	♥	休	休
夕方 17:00〜19:00	休	♥	♥	♥	♥	休	休

□大阪府大阪市浪速区難波中2-10-70 パークスタワー8F
□南海なんば駅徒歩3分　御堂筋線なんば駅徒歩5分

不妊症・婦人科一般・ダイエット外来

●大阪府・大阪市

オーク梅田レディースクリニック

●TEL. 06-6348-1511　URL. http://www.oakclinic-group.com/

本院のオーク住吉産婦人科と連携している最先端の不妊治療・婦人科専門クリニック

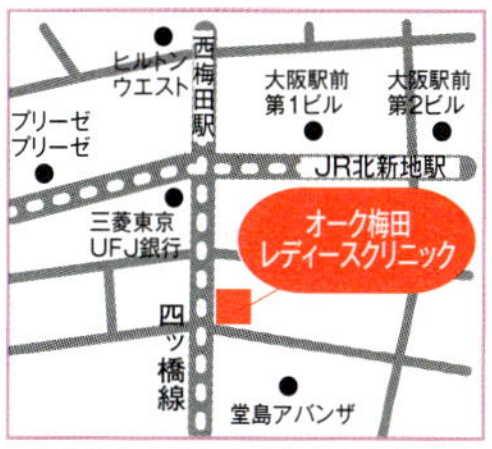

女性の医学を専門とするクリニックグループ、医療法人オーク会の一つで西梅田の堂島アバンザ横という、アクセスに便利な立地です。

医療ガス配管など、目に見えないところでも安全のための配慮がなされております。

体外受精では、何度も通院が必要な卵胞チェックや注射などは梅田で行い、採卵や移植などは本院で行うといった、連携した診療が可能です。また、「オーク式ダイエット」という独自の短期集中ダイエット・プログラムを開発し、排卵障害の改善にも効果を上げております。

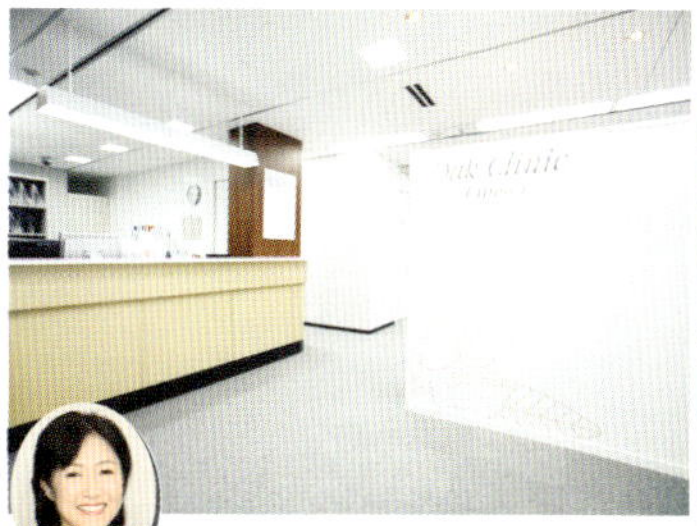

funin.info MEMBER

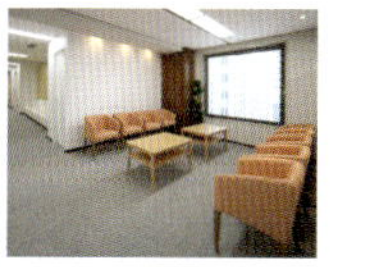

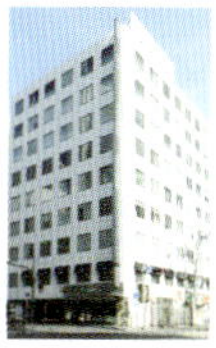

船曳美也子 医師 プロフィール

神戸大学文学部心理学科、兵庫医科大学卒業
兵庫医科大学、西宮中央市民病院、パルモア病院を経て当院へ。
エジンバラ大学で未熟児の培養法などを学んだ技術と自らの不妊体験を生かし、当院・オーク住吉産婦人科で活躍する医師。産婦人科専門医。

診療時間	月	火	水	木	金	土	日
午前 10:00〜13:00	♥	♥	♥	♥	♥	♥	休
午後 14:30〜16:30	休	♥	休	休	休	休	休
夕方 17:00〜19:00	♥	♥	♥	♥	♥	休	休

□大阪府大阪市北区曽根崎新地1-3-16　京富ビル9F
□地下鉄四つ橋線西梅田駅、JR東西線
北新地駅C60出口すぐ。JR大阪駅より徒歩7分

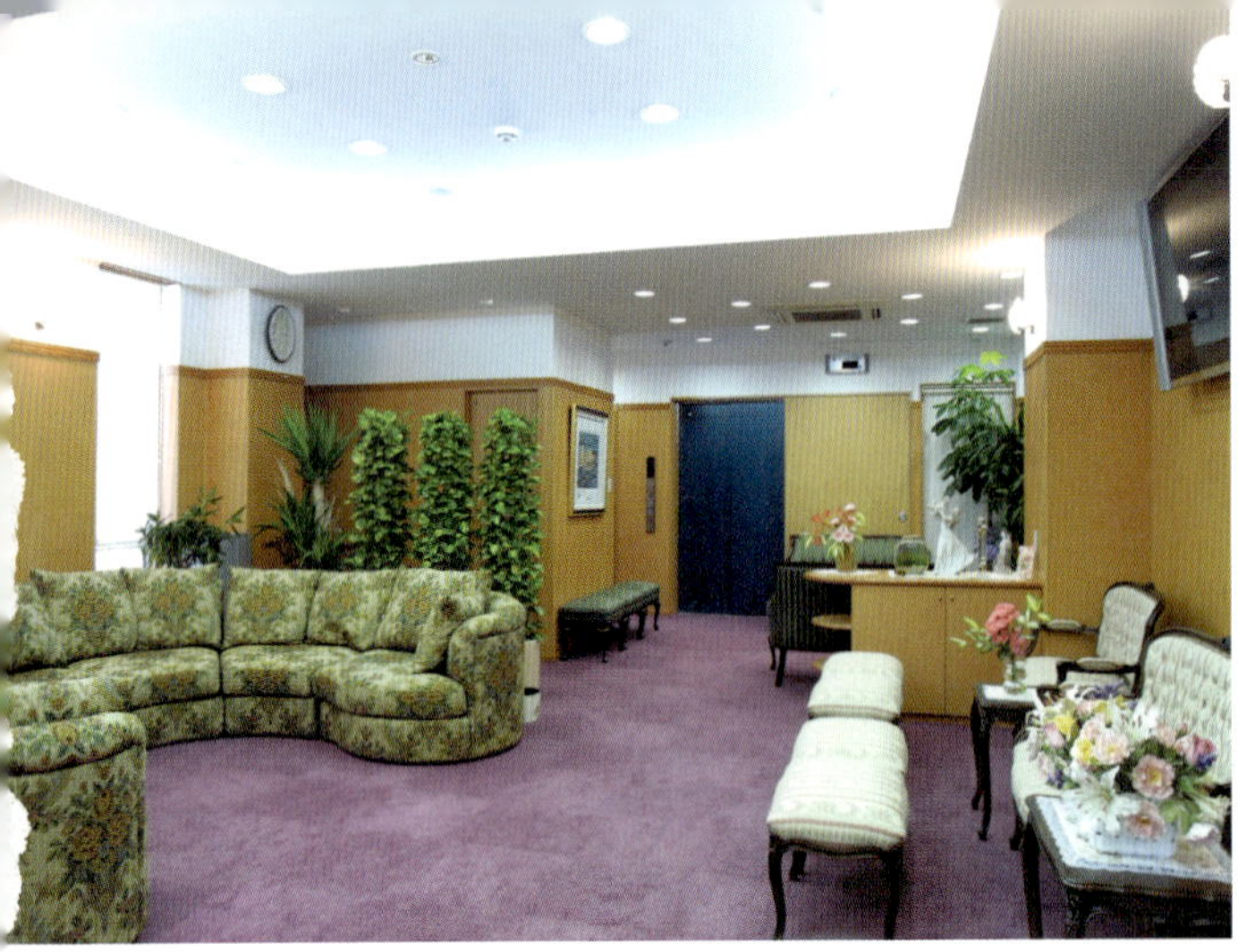

不妊症専門

●京都府・京都市

田村秀子婦人科医院

●TEL. 075-213-0523　URL. http://www.tamura-hideko.com/

心の持ち方や考え方、生活習慣などを聞き、その人だけのオーダーメイドな治療の提案。

「これから病院に行くんだ」という気持ちでなく、もっとリラックスした気持ちで、たとえばレストランに食事に行く時やウィンドウショッピングの楽しさ、ホテルでお茶をする時の心地良さで来ていただけるような病院を目指しています。

また、不妊症は子どもが欲しくても自分ではどうしようもなく、かつ未体験のストレスとの戦いでもありますから、できればここに来たら、お姫さまのように自分主体でゆとりや自信を持てる雰囲気を作るよう心がけています。

我々は皆様が肩の力を抜いて通院して下さってこそ、治療の最大の効果を発揮できるものと思っております。ですから、そんな雰囲気作りに、これからも力を注いでいきたいと思っています。

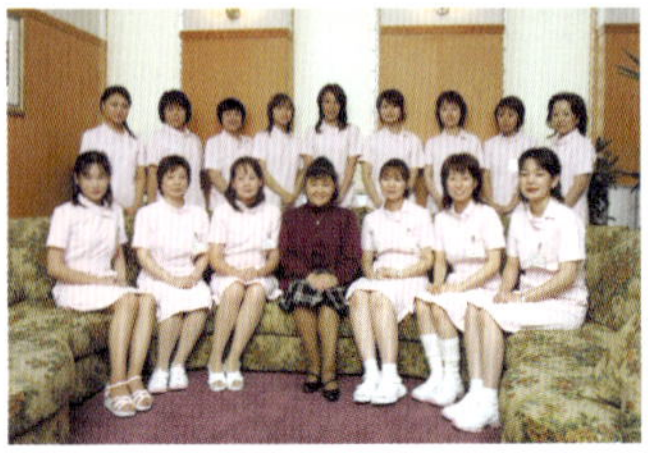

やわらかくあたたかいカラーリング。アロマテラピーによる心地よい匂い。さらに、冷たさを感じないようにと医療機器に覆いかけられたクロスなど、院内には細かな配慮がなされている。体外受精のあとに安静室（個室）でもてなされる軽食も好評。

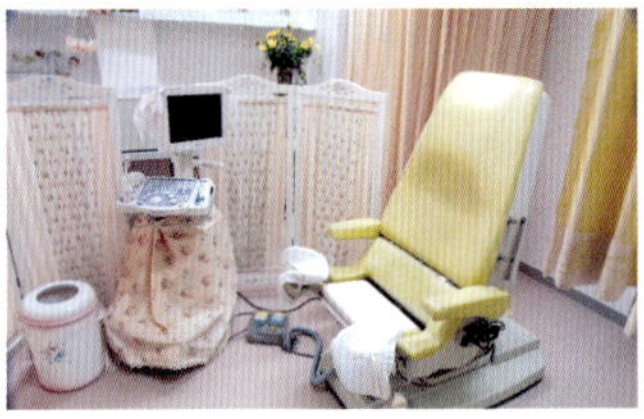

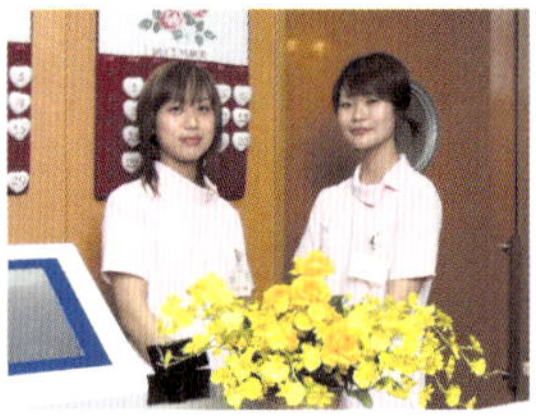

funin.info MEMBER

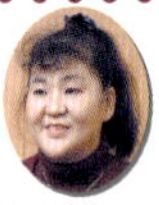

田村秀子 院長 プロフィール

昭和58年、京都府立医科大学卒業。平成元年同大学院修了。同年京都第一赤十字病院勤務。
平成3年、自ら治療し、妊娠13週での破水を乗り越えてできた双子の出産を機に義父の経営する田村産婦人科医院に勤務して不妊部門を開設。
平成7年より京都分院として田村秀子婦人科医院を開設。平成15年8月、現地に発展移転。
現在、自院、田村産婦人科医院、京都第二赤十字病院の3施設で不妊外来を担当。
専門は生殖内分泌学。医学博士。

診療時間

	月	火	水	木	金	土	日
午前 9:30～12:00	♥	♥	♥	♥	♥	♥	休
午後 1:00～ 3:00	♥	♥	♥	♥	♥	休	休
夕方 5:00～ 7:00	♥	♥	♥	♥	♥	休	休

※日・祝祭日

□京都府京都市中京区御池高倉東入ル御所八幡町229
□市営地下鉄烏丸線 御池駅1番出口 徒歩3分

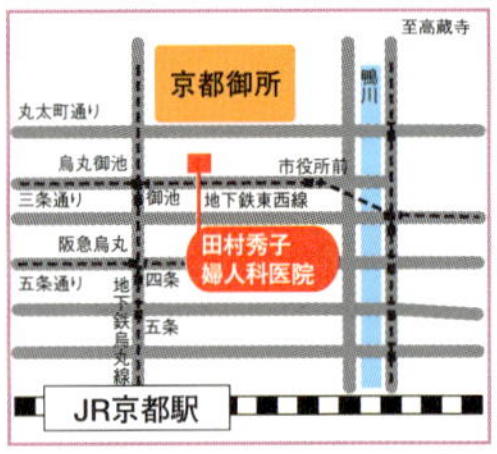

不妊症・産婦人科・新生児内科・麻酔科

●愛媛県・松山市

つばきウイメンズクリニック

●TEL.089-905-1122　URL. http://www.tsubaki-wc.com/

生殖医療、無痛分娩、ヘルスケアを中心に地域に根差した「かかりつけ産婦人科」

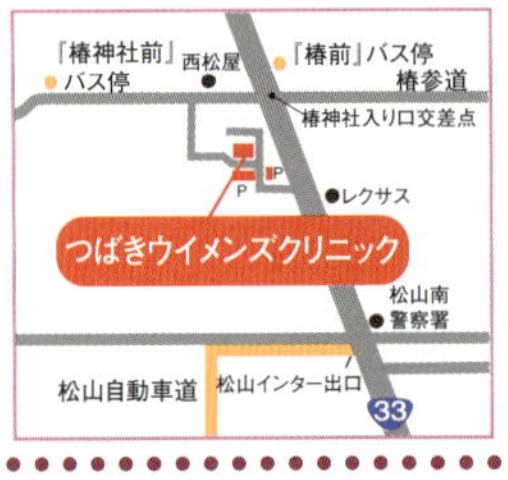

テーラーメイドの生殖医療を信念とし、より効果的な治療法を提供。体「内」受精にも注力し、積極的にFT（卵管鏡下卵管形成術）などの手術も取り入れ、不必要な体外受精の予防にも努めています。高度生殖医療では高い人間性と優れた技術をもった胚培養士が高水準な培養技術を追求。妊娠後も同クリニックでの管理が可能で、無痛分娩も提供し、感動的な出産を追求。また女性医学の見地から女性の生涯にわたる健康をサポートします。

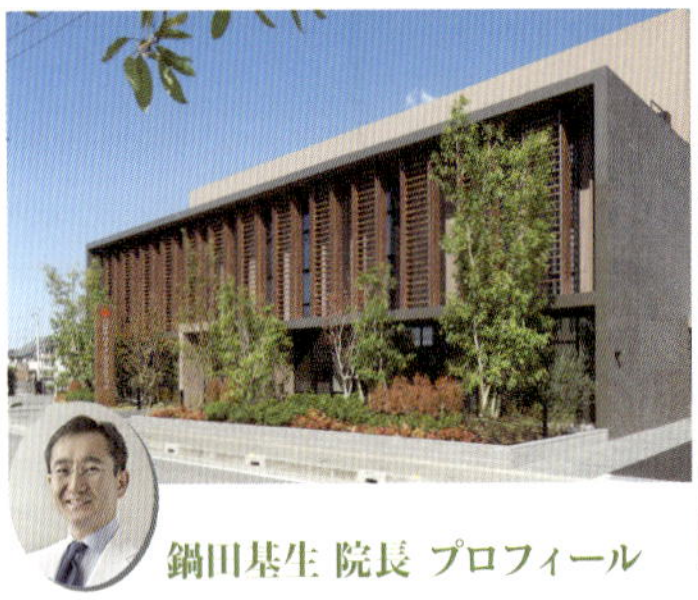

funin.info MEMBER

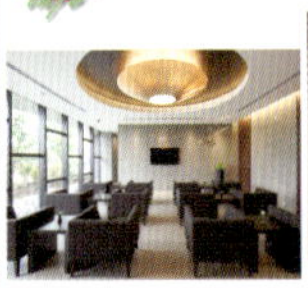

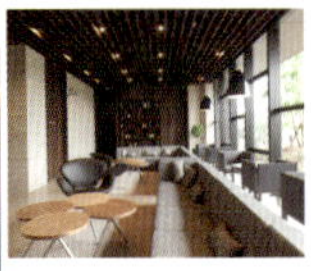

鍋田基生 院長 プロフィール

久留米大学医学部医学科卒業。愛媛大学医学部附属病院産婦人科講師、外来医長を経て現職。生殖医学、子宮内膜症の研究を中心に生殖医療の発展に寄与。県内唯一の女性医学専門医でもあり、女性のライフステージに合せた女性医療を提供する。
・医学博士・愛媛大学医学部非常勤講師・生殖医療専門医・漢方専門医・女性医学専門医・抗加齢医学専門医・管理胚培養士・日本卵子学会代議員

診療時間

	月	火	水	木	金	土	日
午前 9:00～12:00	♥	♥	♥	♥	♥	♥	休
午後 3:00～ 6:00	♥	♥	休	♥	♥	▲	休

※水曜の午後、日・祝日は休診。
▲土曜午後は3:00～5:00。

□愛媛県松山市北土居5-11-7
□伊予鉄道バス「椿前」バス停より徒歩約4分／「椿神社前」バス停より徒歩約9分

不妊症・リプロダクションセンター・体外受精ラボラトリー・サージセンター

●大阪府・大阪市

オーク住吉産婦人科

●TEL. 06-4398-1000　URL. http://www.oakclinic-group.com/

体外受精や内視鏡手術など、高度先端医療を行う年中無休の不妊治療専門センター

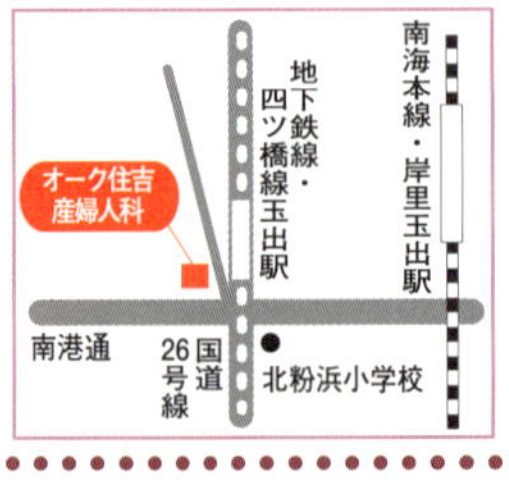

24時間365日体制の高度不妊治療施設です。

国際水準の培養ラボラトリーがきめ細かくサポートし、顕微授精やAHA、TESEなどに対応。体外受精には積極的なコースと、税別18万5千円を切る体に優しい自然なコースをご用意。

不育外来や男性不妊外来も設けています。

毎月第2土曜日の15時からは無料の体外受精セミナーを実施。動画を使っての最新治療法の解説や体外受精の体験談などを聞いていただき、患者様同士の交流の場も設けています。

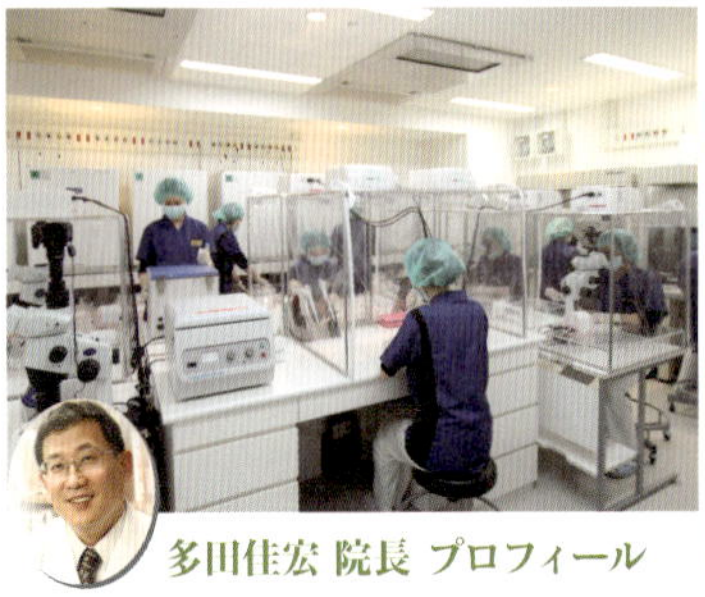

funin.info MEMBER

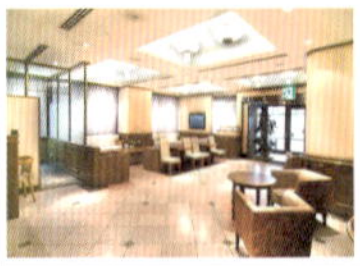

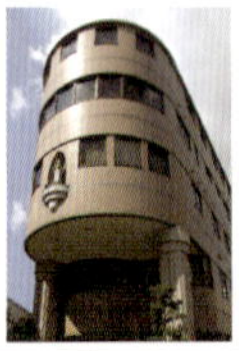

多田佳宏 院長 プロフィール

京都府立医科大学卒業。同大学産婦人科研修医、国立舞鶴病院、京都府立医科大学産婦人科修練医、京都市立病院、松下記念病院などを経て当院へ。女性の不妊治療の診察とともに、男性不妊も担当。医学博士。産婦人科専門医。

診療時間

	月	火	水	木	金	土	日
午前 9:00～13:00	♥	♥	♥	♥	♥	♥	●
午後 14:00～16:00	♥	♥	♥	♥	♥	♥	休
夕方 17:00～19:00	♥	♥	♥	♥	♥	休	休

※土曜夜・日・祝日の昼・夜は休診。●日・祝日は10:00～12:00
卵巣刺激のための注射、採卵、胚移植は日・祝日も行います。

□大阪府大阪市西成区玉出西2-7-9
□地下鉄四ツ橋線玉出駅5番出口徒歩0分
南海本線岸里玉出駅徒歩10分

LIST

全国の不妊治療 病院＆クリニック 2018

最寄りの病院（クリニック）はどこにあるの…？
あなたの街で不妊治療を受けるためのお役立ち情報です
より詳しく紹介したピックアップガイダンスは
以下の内容にてご案内しています

●印は日本産科婦人科学会のART登録施設で、体外受精の診療を行っている施設です（2017年12月現在）

病院情報、ピックアップガイダンスの見方／各項目のチェックについて

●あいうえおクリニック
Tel.000-000-0000　あいうえお市000-000　since 1999.5

医師2名　培養士2名
心理士1名(内部)

診療日		月	火	水	木	金	土	日	祝祭日
	am	●	●	●	●	●	●		
	pm	●		●		●			

予約受付時間　8・9・10・11・12・13・14・15・16・17・18・19・20・21・22時

◆倫理・厳守宣言
医師／する ……■
培養士／する ……■

ブライダルチェック＝○　婦人科検診＝○

夫婦での診療 …………●
患者への治療説明 ……●
使用医薬品の説明 ……●
治療費の詳細公開 ……●
治療費助成金扱い …有り
タイミング療法 …………●
人工授精 ……………………●
人工授精（AID）…………×
体外受精 ……………………●
顕微授精 ……………………●
自然・低刺激周期採卵法 ○
刺激周期採卵法(FSH,hMG) ●
凍結保存 ……………………●
男性不妊 ○連携施設あり
不育症 ………………………×
妊婦検診 ………10週まで
2人目不妊通院配慮 ……●
腹腔鏡検査 ………………×
漢方薬の扱い …………×
新薬の使用 ……………△
カウンセリング ………△
運動指導 ………………×
食事指導 ………………×
女性医師がいる ………×

料金目安
初診費用　2500円～
体外受精費用　35万～40万
顕微授精費用　40万～45万

私たちの街のクリニック紹介コーナーにピックアップガイダンスを設けました。ピックアップガイダンスは不妊治療情報センター・funin.info（不妊インフォ）にある情報内で公開掲載を希望されたあなたの街の施設です。

◆倫理・厳守宣言 ってな～に？

不妊治療では、精子や卵子という生命の根源を人為的に操作する行為が含まれます。倫理的にも十分気をつけなければならない面がありますから、その確認の意志表示を求めました。読者や社会への伝言として設けてみました。ノーチェックは□、チェックは■です。ご参考に！

ただし、未チェックだからといって倫理がないというわけではありません。社会での基準不足から、回答に躊躇していたり、チェックして後で何かあったら…と心配されての結果かもしれません。ともかく医療現場でのこの意識は大切であって欲しいですね。

◆ブライダルチェック ってな～に？

結婚を控えている方、すでに結婚され妊娠したいと考えている方、または将来の結婚に備えてチェックをしたい方などが、あらかじめ妊娠や分娩を妨げる婦人科的疾患や問題を検査することです。女性ばかりでなく男性もまた検査を受けておく対象となります。

◆料金目安 この見方って？

初診費用は、検査をするかどうか、また保険適用内かどうかでも違ってきます。一般的な目安としてご覧ください。数百円レベルの記載の所は、次回からの診療でより詳しく検査が行なわれるものと考えましょう。

顕微授精は体外受精プラス費用の回答をいただいた場合にはプラスを表示させていただきました。

○＝実施している
●＝常に力を入れて実施している
△＝検討中である
×＝実施していない

病院選びや受診時のご参考に！

不妊治療費助成制度が全国的に実施される中、患者様がより安心して受診でき、信頼できる病院情報が求められています。この情報にはいろいろな要素が含まれます。ピックアップガイダンスの内容を見ながら、あなたの受診、病院への問合せなどに前向きに、無駄のない治療をおすすめ下さい！

山形大学医学部附属病院
Tel.023-628-1122 山形市飯田西

国井クリニック
Tel.0237-84-4103 寒河江市中郷

ゆめクリニック
Tel.0238-26-1537 米沢市東

米沢市立病院
Tel.0238-22-2450 米沢市相生町

すこやかレディースクリニック
Tel.0235-22-8418 鶴岡市東原町

たんぽぽクリニック
Tel.0235-25-6000 鶴岡市大字日枝

山形県立河北病院
Tel.0237-73-3131 西村山郡河北町

宮城

京野アートクリニック
Tel.022-722-8841 仙台市青葉区

東北大学病院
Tel.022-717-7000 仙台市青葉区

今泉産婦人科
Tel.022-234-3421 仙台市青葉区

桜ヒルズウイメンズクリニック
Tel.022-279-3367 仙台市青葉区

たんぽぽレディースクリニックあすと長町
Tel.022-738-7753 仙台市太白区

仙台ソレイユ母子クリニック
Tel.022-248-5001 仙台市太白区

仙台ARTクリニック
Tel.022-741-8851 仙台市宮城野区

うつみレディスクリニック
Tel.0225-84-2868 東松島市赤井

大井産婦人科医院
Tel.022-362-3231 塩竈市新富町

スズキ記念病院
Tel.0223-23-3111 岩沼市里の杜

福島

いちかわクリニック
Tel.024-554-0303 福島市南矢野目

福島県立医科大学附属病院
Tel.024-547-1111 福島市光が丘

アートクリニック産婦人科
Tel.024-523-1132 福島市栄町

福島赤十字病院
Tel.024-534-6101 福島市入江町

乾マタニティクリニック
Tel.024-925-0705 郡山市並木

あべウイメンズクリニック
Tel.024-923-4188 郡山市富久山町

ひさこファミリークリニック
Tel.024-952-4415 郡山市中ノ目

太田西ノ内病院
Tel.024-925-1188 郡山市西ノ内

寿泉堂綜合病院
Tel.024-932-6363 郡山市駅前

あみウイメンズクリニック
Tel.0242-37-1456 会津若松市八角町

会津中央病院
Tel.0242-25-1515 会津若松市鶴賀町

いわき婦人科
Tel.0246-27-2885 いわき市内郷綴町

茨城

いがらしクリニック
Tel.0297-62-0936 龍ヶ崎市栄町

筑波大学附属病院
Tel.029-853-3900 つくば市天久保

つくばARTクリニック
Tel.029-863-6111 つくば市竹園

青森

エフ・クリニック
Tel.017-729-4103 青森市浜田

レディスクリニック・セントセシリア
Tel.017-738-0321 青森市筒井八ツ橋

青森県立中央病院
Tel.017-726-8111 青森市東造道

八戸クリニック
Tel.0178-22-7725 八戸市柏崎

たけうちマザーズクリニック
Tel.0178-20-6556 八戸市石堂

下北医療センターむつ総合病院
Tel.0175-22-2111 むつ市小川町

婦人科 さかもとともみクリニック
Tel.0172-29-5080 弘前市早稲田

弘前大学医学部付属病院
Tel.0172-33-5111 弘前市本町

安斎レディスクリニック
Tel.0173-33-1103 五所川原市一ツ谷

岩手

岩手医科大学付属病院
Tel.019-651-5111 盛岡市内丸

畑山レディスクリニック
Tel.019-613-7004 盛岡市北飯岡

さくらウイメンズクリニック
Tel.019-621-4141 盛岡市中ノ橋通

産科婦人科吉田医院
Tel.019-622-9433 盛岡市若園町

平間産婦人科
Tel.0197-24-6601 奥州市水沢区

岩手県立二戸病院
Tel.0195-23-2191 二戸市堀野

秋田

藤盛レィディーズクリニック
Tel.018-884-3939 秋田市東通仲町

中通総合病院
Tel.018-833-1122 秋田市南通みその町

秋田大学医学部附属病院
Tel.018-834-1111 秋田市広面

清水産婦人科クリニック
Tel.018-893-5655 秋田市広面

設楽産婦人科内科クリニック
Tel.018-816-0311 秋田市外旭川

市立秋田総合病院
Tel.018-823-4171 秋田市川元松丘町

秋田赤十字病院
Tel.018-829-5000 秋田市上北手猿田

あきたレディースクリニック安田
Tel.018-857-4055 秋田市土崎港中央

池田産婦人科クリニック
Tel.0183-73-0100 湯沢市字両神

大曲母子医院
Tel.0187-63-2288 大曲市福住町

佐藤レディースクリニック
Tel.0187-86-0311 大仙市戸蒔

大館市立総合病院
Tel.0186-42-5370 大館市豊町

山形

山形市立病院済生館
Tel.023-625-5555 山形市七日町

山形済生病院
Tel.023-682-1111 山形市沖町

レディースクリニック高山
Tel.023-674-0815 山形市嶋北

北海道

さっぽろARTクリニック
Tel.011-700-5880 札幌市北区

札幌マタニティ・ウイメンズホスピタル
Tel.011-746-5505 札幌市北区

北海道大学病院
Tel.011-716-1161 札幌市北区

札幌白石産科婦人科病院
Tel.011-862-7211 札幌市白石区

青葉産婦人科クリニック
Tel.011-893-3207 札幌市厚別区

五輪橋マタニティクリニック
Tel.011-571-3110 札幌市南区

手稲渓仁会病院
Tel.011-681-8111 札幌市手稲区

セントベビークリニック
Tel.011-215-0880 札幌市中央区

金山生殖医療クリニック
Tel.011-200-1122 札幌市中央区

斗南病院
Tel.011-231-2121 札幌市中央区

円山レディースクリニック
Tel.011-614-0800 札幌市中央区

時計台記念クリニック
Tel.011-251-1221 札幌市中央区

神谷レディースクリニック
Tel.011-231-2722 札幌市中央区

札幌厚生病院
Tel.011-261-5331 札幌市中央区

札幌医科大学医学部付属病院
Tel.011-611-2111 札幌市中央区

おおこうち産婦人科
Tel.011-233-4103 札幌市中央区

福住産科婦人科クリニック
Tel.011-836-1188 札幌市豊平区

KKR札幌医療センター
Tel.011-822-1811 札幌市豊平区

美加レディースクリニック
Tel.011-833-7773 札幌市豊平区

琴似産科婦人科クリニック
Tel.011-612-5611 札幌市西区

札幌東豊病院
Tel.011-704-3911 札幌市東区

秋山記念病院
Tel.0138-46-6660 函館市石川町

製鉄記念室蘭病院
Tel.0143-44-4650 室蘭市知利別町

岩城産婦人科
Tel.0144-38-3800 苫小牧市緑町

とまこまいレディースクリニック
Tel.0144-73-5353 苫小牧市弥生町

レディースクリニックぬまのはた
Tel.0144-53-0303 苫小牧市北栄町

エナレディースクリニック
Tel.0133-72-8688 石狩市花川南9条

森産科婦人科病院
Tel.0166-22-6125 旭川市7条

東光マタニティクリニック
Tel.0166-34-8803 旭川市東光10条

みずうち産科婦人科医院
Tel.0166-31-6713 旭川市豊岡4条

旭川医科大学附属病院
Tel.0166-65-2111 旭川市緑が丘

帯広厚生病院
Tel.0155-24-4161 帯広市西6条

慶愛病院
Tel.0155-22-4188 帯広市東3条

釧路赤十字病院
Tel.0154-22-7171 釧路市新栄町

北見レディースクリニック
Tel.0157-31-0303 北見市大通東

中村記念愛成病院
Tel.0157-24-8131 北見市高栄東町

熊谷総合病院
Tel.048-521-0065　熊谷市中西
平田クリニック
Tel.048-526-1171　熊谷市肥塚
Women's Clinic ひらしま産婦人科
Tel.048-722-1103　上尾市原市
上尾中央総合病院
Tel.048-773-1111　上尾市柏座
みやざきクリニック
Tel.0493-72-2233　比企郡小川町

千葉

高橋ウイメンズクリニック
Tel.043-243-8024　千葉市中央区
千葉メディカルセンター
Tel.043-261-5111　千葉市中央区
千葉大学医学部附属病院
Tel.043-226-2121　千葉市中央区
亀田IVFクリニック幕張
Tel.043-296-8141　千葉市美浜区
みやけウィメンズクリニック
Tel.043-293-3500　千葉市緑区
川崎レディースクリニック
Tel.04-7155-3451　流山市東初石
ジュノ・ヴェスタクリニック八田
Tel.047-385-3281　松戸市牧の原
大川レディースクリニック
Tel.047-341-3011　松戸市馬橋
松戸市立病院
Tel.047-363-2171　松戸市上本郷
本八幡レディースクリニック
Tel.047-322-7755　市川市八幡
東京歯科大学市川総合病院
Tel.047-322-0151　市川市菅野
さち・レディースクリニック
Tel.047-495-2050　船橋市印内町
北原産婦人科
Tel.047-465-5501　船橋市習志野台
共立習志野台病院
Tel.047-466-3018　船橋市習志野台
津田沼IVFクリニック
Tel.047-455-3111　船橋市前原西
窪谷産婦人科IVFクリニック
Tel.04-7136-2601　柏市柏
中野レディースクリニック
Tel.04-7162-0345　柏市柏
さくらウィメンズクリニック
Tel.047-700-7077　浦安市北栄
パークシティ吉田レディースクリニック
Tel.047-316-3321　浦安市明海
順天堂大学医学部附属浦安病院
Tel.047-353-3111　浦安市富岡
そうクリニック
Tel.043-424-1103　四街道市大日
東邦大学医学部附属佐倉病院
Tel.043-462-8811　佐倉市下志津
高橋レディースクリニック
Tel.043-463-2129　佐倉市ユーカリが丘
日吉台レディースクリニック
Tel.0476-92-1103　富里市日吉台
成田赤十字病院
Tel.0476-22-2311　成田市飯田町
淡路ウィメンズクリニック
Tel.043-440-7820　八街市八街
増田産婦人科
Tel.0479-73-1100　匝瑳市八日市場
旭中央病院
Tel.0479-63-8111　旭市イ
宗田マタニティクリニック
Tel.0436-24-4103　市原市根田
重城産婦人科小児科
Tel.0438-41-3700　木更津市万石
薬丸病院
Tel.0438-25-0381　木更津市富士見

JCHO群馬中央病院
Tel.027-221-8165　前橋市紅雲町
群馬大学医学部附属病院
Tel.027-220-7111　前橋市昭和町
横田マタニティーホスピタル
Tel.027-234-4135　前橋市下小出町
いまいウイメンズクリニック
Tel.027-221-1000　前橋市東片貝町
前橋協立病院
Tel.027-265-3511　前橋市朝倉町
神岡産婦人科
Tel.027-253-4152　前橋市石倉町
ときざわレディスクリニック
Tel.0276-60-2580　太田市小舞木町
光病院
Tel.0274-24-1234　藤岡市本郷
クリニックオガワ
Tel.0279-22-1377　渋川市石原
宇津木医院
Tel.0270-64-7878　佐波郡玉村町

埼玉

セントウィメンズクリニック
Tel.048-871-1771　さいたま市浦和区
JCHO埼玉メディカルセンター
Tel.048-832-4951　さいたま市浦和区
すごうウィメンズクリニック
Tel.048-650-0098　さいたま市大宮区
秋山レディースクリニック
Tel.048-663-0005　さいたま市大宮区
大宮レディスクリニック
Tel.048-648-1657　さいたま市大宮区
かしわざき産婦人科
Tel.048-641-8077　さいたま市大宮区
大宮中央総合病院
Tel.048-663-2501　さいたま市北区
あらかきウィメンズクリニック
Tel.048-838-1107　さいたま市南区
丸山記念総合病院
Tel.048-757-3511　さいたま市岩槻区
大和たまごクリニック
Tel.048-757-8100　さいたま市岩槻区
ソフィア祐子レディースクリニック
Tel.048-253-7877　川口市西川口
永井マザーズホスピタル
Tel.048-959-1311　三郷市上彦名
産婦人科菅原病院
Tel.048-964-3321　越谷市越谷
ゆうレディースクリニック
Tel.048-967-3122　越谷市南越谷
獨協医科大学越谷病院
Tel.048-965-1111　越谷市南越谷
スピカレディースクリニック
Tel.0480-65-7750　加須市南篠崎
中村レディスクリニック
Tel.048-562-3505　羽生市中岩瀬
埼玉医科大学病院
Tel.049-276-1297　入間郡毛呂山町
埼玉医科大学総合医療センター
Tel.049-228-3674　川越市鴨田
恵愛生殖医療医院
Tel.048-485-1185　和光市本町
大塚産婦人科
Tel.048-479-7802　新座市片山
ウィメンズクリニックふじみ野
Tel.049-293-8210　富士見市ふじみ野西
ミューズレディスクリニック
Tel.049-256-8656　ふじみ野市霞ヶ丘
吉田産科婦人科医院
Tel.04-2932-8781　入間市野田
瀬戸病院
Tel.04-2922-0221　所沢市金山町
さくらレディスクリニック
Tel.042-992-0371　所沢市くすのき台

筑波学園病院
Tel.029-836-1355　つくば市上横場
遠藤産婦人科医院
Tel.0296-20-1000　筑西市中舘
根本産婦人科医院
Tel.0296-77-0431　笠間市八雲
江幡産婦人科病院
Tel.029-224-3223　水戸市備前町
石渡産婦人科病院
Tel.029-221-2553　水戸市上水戸
植野産婦人科医院
Tel.029-221-2513　水戸市五軒町
岩崎病院
Tel.029-241-8700　水戸市笠原町
小塙医院
Tel.0299-58-3185　小美玉市田木谷
原レディスクリニック
Tel.029-276-9577　ひたちなか市笹野町
福地レディースクリニック
Tel.0294-27-7521　日立市鹿島町

栃木

宇都宮中央クリニック
Tel.028-636-1121　宇都宮市馬場通り
平尾産婦人科医院
Tel.028-648-5222　宇都宮市鶴田
かわつクリニック
Tel.028-639-1118　宇都宮市大寛
福泉医院
Tel.028-639-1122　宇都宮市下栗町
ちかざわLadie'sクリニック
Tel.028-638-2380　宇都宮市城東
高橋あきら産婦人科医院
Tel.028-663-1103　宇都宮市東今泉
かしわぶち産婦人科
Tel.028-663-3715　宇都宮市海道町
済生会 宇都宮病院
Tel.028-626-5500　宇都宮市竹林町
獨協医科大学病院
Tel.0282-86-1111　下都賀郡壬生町
那須赤十字病院
Tel.0287-23-1122　大田原市中日原
匠レディースクリニック
Tel.0283-21-0003　佐野市奈良渕町
佐野厚生総合病院
Tel.0283-22-5222　佐野市堀米町
城山公園すずきクリニック
Tel.0283-22-0195　佐野市久保町
中央クリニック
Tel.0285-40-1121　下野市薬師寺
自治医科大学病院
Tel.0285-44-2111　下野市薬師寺
石塚産婦人科
Tel.0287-36-6231　那須塩原市三島
国際医療福祉大学病院
Tel.0287-37-2221　那須塩原市井口

群馬

セントラル・レディース・クリニック
Tel.027-326-7711　高崎市東町
高崎ARTクリニック
Tel.027-310-7701　高崎市あら町
産科婦人科舘出張　佐藤病院
Tel.027-322-2243　高崎市若松町
セキールレディースクリニック
Tel.027-330-2200　高崎市栄町
矢崎医院
Tel.027-344-3511　高崎市剣崎町
上条女性クリニック
Tel.027-345-1221　高崎市栗崎町
公立富岡総合病院
Tel.0274-63-2111　富岡市富岡

はらメディカルクリニック
Tel.03-3356-4211　渋谷区千駄ヶ谷

篠原クリニック
Tel.03-3377-6633　渋谷区笹塚

みやぎしレディースクリニック
Tel.03-5731-8866　目黒区八雲

とくおかレディースクリニック
Tel.03-5701-1722　目黒区中根

峯レディースクリニック
Tel.03-5731-8161　目黒区自由が丘

三軒茶屋ウィメンズクリニック
Tel.03-5779-7155　世田谷区太子堂

梅ヶ丘産婦人科
Tel.03-3429-6036　世田谷区梅丘

藤沢レディースクリニック
Tel.03-5727-1212　世田谷区喜多見

国立生育医療研究センター
Tel.03-3416-0181　世田谷区大蔵

ローズレディースクリニック
Tel.03-3703-0114　世田谷区等々力

陣内ウィメンズクリニック
Tel.03-3722-2255　世田谷区奥沢

田園都市レディースクリニック二子玉川
Tel.03-3707-2455　世田谷区玉川

にしなレディースクリニック
Tel.03-5797-3247　世田谷区用賀

用賀レディースクリニック
Tel.03-5491-5137　世田谷区上用賀

池ノ上産婦人科
Tel.03-3467-4608　世田谷区上北沢

御苑アンジェリカクリニック
Tel.03-6380-5565　新宿区内藤町

慶應義塾大学病院
Tel.03-3353-1211　新宿区信濃町

杉山産婦人科
Tel.03-5454-5666　新宿区西新宿

東京医科大学病院
Tel.03-3342-6111　新宿区西新宿

新宿ARTクリニック
Tel.03-5324-5577　新宿区西新宿

うつみやす子レディースクリニック
Tel.03-3368-3781　新宿区西新宿

加藤レディスクリニック
Tel.03-3366-3777　新宿区西新宿

国立国際医療研究センター病院
Tel.03-3202-7181　新宿区戸山

東京女子医科大学病院
Tel.03-3353-8111　新宿区河田町

東京山手メディカルセンター
Tel.03-3364-0251　新宿区百人町

桜の芽クリニック
Tel.03-6908-7740　新宿区高田馬場

新中野女性クリニック
Tel.03-3384-3281　中野区本町

藤間産婦人科医院
Tel.03-3372-5700　中野区弥生町

河北総合病院
Tel.03-3339-2121　杉並区阿佐ヶ谷北

めぐみクリニック
Tel.03-5335-6401　杉並区天沼

荻窪病院 虹クリニック
Tel.03-5335-6577　杉並区荻窪

慶愛クリニック
Tel.03-3987-3090　豊島区東池袋

松本レディースクリニック 不妊センター
Tel.03-5958-5633　豊島区東池袋

池袋えざきレディースクリニック
Tel.03-5911-0034　豊島区池袋

小川クリニック
Tel.03-3951-0356　豊島区南長崎

帝京大学医学部附属病院
Tel.03-3964-1211　板橋区加賀

荘病院
Tel.03-3963-0551　板橋区板橋

日本大学医学部附属板橋病院
Tel.03-3972-8111　板橋区大谷口上町

赤坂レディースクリニック
Tel.03-5545-4123　港区赤坂

檜町ウィメンズクリニック
Tel.03-3589-5622　港区赤坂

山王病院 リプロダクションセンター
Tel.03-3402-3151　港区赤坂

クリニック ドゥ ランジュ
Tel.03-5413-8067　港区北青山

たて山レディスクリニック
Tel.03-3408-5526　港区南青山

東京HARTクリニック
Tel.03-5766-3660　港区南青山

北里研究所病院
Tel.03-3444-6161　港区白金

京野レディースクリニック高輪
Tel.03-6408-4124　港区高輪

城南レディスクリニック品川
Tel.03-3440-5562　港区高輪

秋葉原ART Clinic
Tel.03-5807-6888　台東区上野

日本医科大学付属病院 女性診療科
Tel.03-3822-2131　文京区千駄木

順天堂大学医学部附属順天堂医院
Tel.03-3813-3111　文京区本郷

東京大学医学部附属病院
Tel.03-3815-5411　文京区本郷

東京医科歯科大学医学部附属病院
Tel.03-5803-5684　文京区湯島

中野レディースクリニック
Tel.03-5390-6030　北区王子

東京北医療センター
Tel.03-5963-3311　北区赤羽台

日暮里レディースクリニック
Tel.03-5615-1181　荒川区西日暮里

臼井医院
Tel.03-3605-0381　足立区東和

池上レディースクリニック
Tel.03-5838-0228　足立区伊興

アーク米山クリニック
Tel.03-3849-3333　足立区西新井栄町

真島クリニック
Tel.03-3849-4127　足立区関原

東京慈恵会医科大学葛飾医療センター
Tel.03-3603-2111　葛飾区青戸

あいウイメンズクリニック
Tel.03-3829-2522　墨田区錦糸

大倉医院
Tel.03-3611-4077　墨田区墨田

木場公園クリニック・分院
Tel.03-5245-4122　江東区木場

東峯婦人クリニック
Tel.03-3630-0303　江東区木場

五の橋レディスクリニック
Tel.03-5836-2600　江東区亀戸

はなおかレディースクリニック
Tel.03-5767-5285　品川区南大井

クリニック飯塚
Tel.03-3495-8761　品川区西五反田

はなおかIVFクリニック品川
Tel.03-5759-5112　品川区大崎

昭和大学病院
Tel.03-3784-8000　品川区旗の台

東邦大学医療センター大森病院
Tel.03-3762-4151　大田区大森西

とちぎクリニック
Tel.03-3777-7712　大田区山王

大森赤十字病院
Tel.03-3775-3111　大田区中央

キネマアートクリニック
Tel.03-5480-1940　大田区蒲田

ファティリティクリニック東京
Tel.03-3477-0369　渋谷区東

日本赤十字社医療センター
Tel.03-3400-1311　渋谷区広尾

恵比寿つじクリニック <男性不妊専門>
Tel.03-5768-7883　渋谷区恵比寿南

千葉

ファミール産院
Tel.0470-24-1135　館山市北条

亀田総合病院　ARTセンター
Tel.04-7092-2211　鴨川市東町

東京

杉山産婦人科　丸の内
Tel.03-5222-1500　千代田区丸の内

あいだ希望クリニック
Tel.03-3254-1124　千代田区神田鍛冶町

日本大学病院
Tel.03-3293-1711　千代田区神田駿河台

小畑会浜田病院
Tel.03-5280-1166　千代田区神田駿河台

三楽病院
Tel.03-3292-3981　千代田区神田駿河台

杉村レディースクリニック
Tel.03-3264-8686　千代田区五番町

エス・セットクリニック<男性不妊専門>
Tel.03-6262-0745　千代田区神田岩本町

日本橋ウィメンズクリニック
Tel.03-5201-1555　中央区日本橋

Natural ART Clinic 日本橋
Tel.03-6262-5757　中央区日本橋

八重洲中央クリニック
Tel.03-3270-1121　中央区八重洲

黒田インターナショナルメディカルリプロダクション
Tel.03-3555-5650　中央区新川

こやまレディースクリニック
Tel.03-5859-5975　中央区勝どき

聖路加国際病院
Tel.03-3541-5151　中央区明石町

銀座こうのとりレディースクリニック
Tel.03-5159-2077　中央区銀座

はるねクリニック銀座
Tel.03-5250-6850　中央区銀座

両角レディースクリニック
Tel.03-5159-1101　中央区銀座

オーク銀座レディースクリニック
Tel.03-3567-0099　中央区銀座

銀座レディースクリニック
Tel.03-3535-1117　中央区銀座

楠原ウィメンズクリニック
Tel.03-6274-6433　中央区銀座

銀座すずらん通りレディスクリニック
Tel.03-3569-7711　中央区銀座

銀座ウイメンズクリニック
Tel.03-5537-7600　中央区銀座

虎の門病院
Tel.03-3588-1111　港区虎ノ門

新橋夢クリニック
Tel.03-3593-2121　港区新橋

いわきたえこレディースクリニック
Tel.03-3593-6321　港区新橋

東京慈恵会医科大学附属病院
Tel.03-3433-1111　港区西新橋

浜松町大門レディースクリニック
Tel.03-6403-4105　港区浜松町

芝公園かみやまクリニック
Tel.03-6414-5641　港区芝

リプロダクションクリニック東京
Tel.03-6228-5351　港区東新橋

六本木レディースクリニック
Tel.0120-853-999　港区六本木

オリーブレディースクリニック麻布十番
Tel.03-6804-3208　港区麻布十番

赤坂見附宮崎産婦人科
Tel.03-3478-6443　港区元赤坂

美馬レディースクリニック
Tel.03-6277-7397　港区赤坂

横浜市立大学医学部附属市民総合医療センター
Tel.045-261-5656　横浜市南区
東條ARTクリニック
Tel.045-841-0501　横浜市港南区
東條ウイメンズホスピタル
Tel.045-843-1121　横浜市港南区
天王町レディースクリニック
Tel.045-442-6137　横浜市保土ヶ谷区
福田ウイメンズクリニック
Tel.045-825-5525　横浜市戸塚区
塩崎産婦人科
Tel.046-889-1103　三浦市南下浦町
愛育レディーズクリニック
Tel.046-277-3316　大和市南林間
塩塚クリニック
Tel.046-228-4628　厚木市旭町
海老名レディースクリニック
Tel.046-236-1105　海老名市中央
矢内原ウィメンズクリニック
Tel.0467-50-0112　鎌倉市大船
湘南レディースクリニック
Tel.0466-55-5066　藤沢市鵠沼花沢町
山下湘南夢クリニック
Tel.0466-55-5011　藤沢市鵠沼石上町
メディカルパーク湘南
Tel.0466-41-0331　藤沢市湘南台
神奈川ARTクリニック
Tel.042-701-3855　相模原市南区
北里大学病院
Tel.042-778-8415　相模原市南区
ソフィアレディスクリニック
Tel.042-776-3636　相模原市中央区
長谷川レディースクリニック
Tel.042-700-5680　相模原市緑区
みうらレディースクリニック
Tel.0467-59-4103　茅ヶ崎市東海岸南
平塚市民病院
Tel.0463-32-0015　平塚市南原
牧野クリニック
Tel.0463-21-2364　平塚市八重咲町
須藤産婦人科医院
Tel.0463-77-7666　秦野市南矢名
伊勢原協同病院
Tel.0463-94-2111　伊勢原市桜台
東海大学医学部附属病院
Tel.0463-93-1121　伊勢原市下糟屋

レディースクリニックマリアヴィラ
Tel.042-566-8827　東大和市上北台

神奈川

川崎市立川崎病院
Tel.044-233-5521　川崎市川崎区
近藤産婦人科
Tel.044-411-3894　川崎市中原区
日本医科大学武蔵小杉病院
Tel.044-733-5181　川崎市中原区
ノア・ウィメンズクリニック
Tel.044-739-4122　川崎市中原区
南生田レディースクリニック
Tel.044-930-3223　川崎市多摩区
新百合ヶ丘総合病院
Tel.044-322-9991　川崎市麻生区
聖マリアンナ医科大学病院 生殖医療センター
Tel.044-977-8111　川崎市宮前区
みなとみらい夢クリニック
Tel.045-228-3131　横浜市西区
神奈川レディースクリニック
Tel.045-290-8666　横浜市神奈川区
横浜HARTクリニック
Tel.045-620-5731　横浜市神奈川区
菊名西口医院
Tel.045-401-6444　横浜市港北区
アモルクリニック
Tel.045-475-1000　横浜市港北区
なかむらアートクリニック
Tel.045-534-6534　横浜市港北区
CMポートクリニック
Tel.045-948-3761　横浜市都筑区
かもい女性総合クリニック
Tel.045-929-3700　横浜市都筑区
産婦人科クリニックさくら
Tel.045-911-9936　横浜市青葉区
田園都市レディースクリニック
Tel.045-988-1124　横浜市青葉区
済生会横浜市東部病院
Tel.045-576-3000　横浜市鶴見区
元町宮地クリニック<男性不妊>
Tel.045-263-9115　横浜市中区
馬車道レディスクリニック
Tel.045-228-1680　横浜市中区

ときわ台レディースクリニック
Tel.03-5915-5207　板橋区常盤台
渡辺産婦人科医院
Tel.03-5399-3008　板橋区高島平
ウイメンズ・クリニック大泉学園
Tel.03-5935-1010　練馬区東大泉
池下レディースクリニック吉祥寺
Tel.0422-27-2965　武蔵野市吉祥寺本町
うすだレディースクリニック
Tel.0422-28-0363　武蔵野市吉祥寺本町
武蔵境いわもと婦人科クリニック
Tel.0422-31-3737　武蔵野市境南町
杏林大学医学部附属病院
Tel.0422-47-5511　三鷹市新川
ウィメンズクリニック神野
Tel.0424-80-3105　調布市国領町
幸町IVFクリニック
Tel.042-365-0341　府中市府中町
貝原レディースクリニック
Tel.042-352-8341　府中市府中町
ジュンレディースクリニック小平
Tel.042-329-4103　小平市喜平町
立川ARTレディースクリニック
Tel.042-527-1124　立川市曙町
井上レディスクリニック
Tel.042-529-0111　立川市富士見町
小泉産婦人科医院
Tel.042-626-7070　八王子市八幡町
みなみ野レディースクリニック
Tel.042-632-8044　八王子市西片倉
南大沢婦人科皮膚科クリニック
Tel.0426-74-0855　八王子市南大沢
西島産婦人科医院
Tel.0426-61-6642　八王子市千人町
みむろウィメンズクリニック
Tel.042-710-3609　町田市原町田
ひろいウィメンズクリニック
Tel.042-850-9027　町田市森野
町田市民病院
Tel.042-722-2230　町田市旭町
松岡レディスクリニック
Tel.042-479-5656　東久留米市東本町
日本医科大学附属多摩永山病院
Tel.042-371-2111　多摩市永山
こまちレディースクリニック
Tel.042-357-3535　多摩市落合

関東

関東地区／ピックアップ クリニックガイダンス　PICK UP

●ときざわレディスクリニック　太田市
Tel.0276-60-2580　太田市小舞木町256　since 2005.4

医師1名　培養士3名
心理士0名
◆倫理・厳守宣言
医　師/する…■
培養士/する…■

診療日	月	火	水	木	金	土	日	祝祭日
am	●	●	●	●	●	●		
pm	●		●		●			

予約受付時間　8・9・10・11・12・13・14・15・16・17・18・19・20・21・22時

ブライダルチェック＝○　婦人科検診＝○

夫婦での診療 …●
患者への治療説明 …●
使用医薬品の説明 …●
治療費の詳細公開 …●
治療費助成金扱い …有り
タイミング療法 …○
人工授精 …●
人工授精（AID） …×
体外受精 …●
顕微授精 …●
自然・低刺激周期採卵法 ●
刺激周期採卵法(FSH,hMG) ●
凍結保存 …●
男性不妊 …●
不育症 …○
妊婦健診 …○10週まで
2人目不妊通院配慮 …○
腹腔鏡検査 …×
漢方薬の扱い …○
新薬の使用 …●
カウンセリング …●
運動指導 …△
食事指導 …△
女性医師がいる …×

料金目安
初診費用 1,000円～
体外受精費用 27万～35万円
顕微授精費用 32万～40万円

●秋山レディースクリニック　さいたま市
Tel.048-663-0005　さいたま市大宮区大成町3-542　since 2003.2

医師1名　培養士1名
心理士0名
◆倫理・厳守宣言
医　師/する…■
培養士/する…■

診療日	月	火	水	木	金	土	日	祝祭日
am	●	●		●	●	●		
pm	●	●		●	●			

予約受付時間　8・9・10・11・12・13・14・15・16・17・18・19・20・21・22時

ブライダルチェック＝●　婦人科検診＝●

夫婦での診療 …●
患者への治療説明 …●
使用医薬品の説明 …●
治療費の詳細公開 …●
治療費助成金扱い …有り
タイミング療法 …●
人工授精 …●
人工授精（AID） …×
体外受精 …●
顕微授精 …●
自然・低刺激周期採卵法 ●
刺激周期採卵法(FSH,hMG) ●
凍結保存 …●
男性不妊 ○連携施設あり
不育症 …●
妊婦健診 …○15週まで
2人目不妊通院配慮 …●
腹腔鏡検査 …×
漢方薬の扱い …●
新薬の使用 …●
カウンセリング …●
運動指導 …×
食事指導 …×
女性医師がいる …×

料金目安
初診費用 1,000円～
体外受精費用 20万円～
顕微授精費用 25万円～

●恵愛生殖医療医院　和光市

Tel.048-485-1185　和光市本町3-13 タウンコートエクセル3F　since 2009.4

医師4名　培養士5名
心理士1名（内部）
◆倫理・厳守宣言
医　師/する…■
培養士/する…■

診療日	月	火	水	木	金	土	日	祝祭日
am	●	●	●	●	●	●		
pm	●	●	●	●	●			

診療受付時間　8・9・10・11・12・13・14・15・16・17・18・19・20・21・22時

ブライダルチェック＝○　婦人科検診＝○

夫婦での診療 ……●
患者への治療説明 ……●
使用医薬品の説明 ……●
治療費の詳細公開 ……●
治療費助成金扱い …有り
タイミング療法 ……●
人工授精 ……●
人工授精（AID） ……×
体外受精 ……●
顕微授精 ……●
自然・低刺激周期採卵法 ●
刺激周期採卵法(FSH,hMG) ●
凍結保存 ……●
男性不妊 ●連携施設あり
不育症 ……●
妊婦健診 ……×
2人目不妊通院配慮 …○
腹腔鏡検査 ……×
漢方薬の扱い ……○
新薬の使用 ……●
カウンセリング ……○
運動指導 ……×
食事指導 ……×
女性医師がいる ……●

料金目安　初診費用 2万円～　体外受精費用 16.8万～40万円　顕微授精費用 22.05万～45万円

●パークシティ吉田レディースクリニック　浦安市

Tel.047-316-3321　浦安市明海5-7-5 パークシティ東京ベイ新浦安ドクターズベイ　since 2004.5

医師1名　培養士1名
心理士0名
◆倫理・厳守宣言
医　師/する…■
培養士/する…■

診療日	月	火	水	木	金	土	日	祝祭日
am	●	●	●	●	●	●	▲	▲
pm	●	●	●		●			

予約受付時間　8・9・10・11・12・13・14・15・16・17・18・19・20・21・22時

ブライダルチェック＝○　婦人科検診＝●　▲日曜・祝日は予約診療

夫婦での診療 ……○
患者への治療説明 ……●
使用医薬品の説明 ……●
治療費の詳細公開 ……●
治療費助成金扱い …有り
タイミング療法 ……●
人工授精 ……●
人工授精（AID） ……×
体外受精 ……●
顕微授精 ……△
自然・低刺激周期採卵法 ●
刺激周期採卵法(FSH,hMG) ●
凍結保存 ……○
男性不妊 ○連携施設あり
不育症 ……●
妊婦健診 ……○34週まで
2人目不妊通院配慮 …○
腹腔鏡検査 ……×
漢方薬の扱い ……●
新薬の使用 ……○
カウンセリング ……○
運動指導 ……○
食事指導 ……○
女性医師がいる ……×

料金目安　初診費用 5,000円～　体外受精費用 30万～35万円　顕微授精費用 ―

●中野レディースクリニック　柏市

Tel.04-7162-0345　柏市柏2-10-11-1F　since2005.4

医師1名　培養士2名
心理士0名
◆倫理・厳守宣言
医　師/する…■
培養士/する…■

診療日	月	火	水	木	金	土	日	祝祭日
am	●	●	●	●	●	●		
pm	●	▲	●	▲	●			

予約受付時間　8・9・10・11・12・13・14・15・16・17・18・19・20・21・22時

ブライダルチェック＝△　婦人科検診＝●　▲火・木曜は午後5時まで

夫婦での診療 ……●
患者への治療説明 ……●
使用医薬品の説明 ……●
治療費の詳細公開 ……○
治療費助成金扱い …有り
タイミング療法 ……●
人工授精 ……●
人工授精（AID） ……×
体外受精 ……●
顕微授精 ……●
自然・低刺激周期採卵法 ●
刺激周期採卵法(FSH,hMG) ●
凍結保存 ……●
男性不妊 ●連携施設あり
不育症 ……●
妊婦健診○12～30週まで
2人目不妊通院配慮 …○
腹腔鏡検査 ……●
漢方薬の扱い ……○
新薬の使用 ……●
カウンセリング ……△
運動指導 ……△
食事指導 ……△
女性医師がいる ……×

料金目安　初診費用　体外受精費用 30万～35万円　顕微授精費用 40万～45万円

男性不妊専門　エス・セットクリニック　千代田区

Tel.03-6262-0745　千代田区神田岩本町1-5 清水ビル7F　since 2012.9

医師6名　培養士0名
心理士0名
◆倫理・厳守宣言
医　師/する…■
培養士/する…■

診療日	月	火	水	木	金	土	日	祝祭日
am						●	●	●
pm	●	●	●	●	●	●	●	●

予約受付時間　8・9・10・11・12・13・14・15・16・17・18・19・20・21・22時

ブライダルチェック＝●　婦人科検診＝×　※完全予約制

夫婦での診療 ……●
患者への治療説明 ……●
使用医薬品の説明 ……●
治療費の詳細公開 ……●
治療費助成金扱い ……△
タイミング療法 ……×
人工授精 ……×
人工授精（AID） ……×
体外受精 ……×
顕微授精 ……×
自然・低刺激周期採卵法 ×
刺激周期採卵法(FSH,hMG) ×
凍結保存 ……●
男性不妊 ……●
不育症 ……×
妊婦健診 ……×
2人目不妊通院配慮 …●
腹腔鏡検査 ……×
漢方薬の扱い ……●
新薬の使用 ……●
カウンセリング ……●
運動指導 ……×
食事指導 ……○
女性医師がいる ……×

料金目安　初診費用 5,400円～　体外受精費用 ―　顕微授精費用 ―

●赤坂レディースクリニック　港区

Tel.03-5545-4123　港区赤坂5-4-7 The Hexagon 4F　since 2016.4

医師1名　培養士2名
心理士0名
◆倫理・厳守宣言
医　師/する…■
培養士/する…■

診療日	月	火	水	木	金	土	日	祝祭日
am	●	●		●	●	●		
pm	●	●		●	●	▲		

予約受付時間　8・9・10・11・12・13・14・15・16・17・18・19・20・21・22時

ブライダルチェック＝○　婦人科検診＝×　▲土曜午後は17:00まで

夫婦での診療 ……●
患者への治療説明 ……●
使用医薬品の説明 ……●
治療費の詳細公開 ……●
治療費助成金扱い …有り
タイミング療法 ……●
人工授精 ……●
人工授精（AID） ……×
体外受精 ……●
顕微授精 ……●
自然・低刺激周期採卵法 ●
刺激周期採卵法(FSH,hMG) ●
凍結保存 ……●
男性不妊 ○連携施設あり
不育症 ……○
妊婦検診 ……○10週まで
2人目不妊通院配慮 …●
腹腔鏡検査 ……×
漢方薬の扱い ……●
新薬の使用 ……●
カウンセリング ……○
運動指導 ……×
食事指導 ……×
女性医師がいる ……●

料金目安　初診費用 2万円～　体外受精費用 20万円～　顕微授精費用 25万円～

●新橋夢クリニック　港区

Tel.03-3593-2121　港区新橋2-5-1 EXCEL新橋　since 2007.04

医師7名　培養士22名
心理士0名
◆倫理・厳守宣言
医　師/する…■
培養士/する…■

診療日	月	火	水	木	金	土	日	祝祭日
am	●	●	●	●	●	●	●	●
pm	●	●	●	●	●			

予約受付時間　8・9・10・11・12・13・14・15・16・17・18・19・20・21・22時

ブライダルチェック＝×　婦人科検診＝×

夫婦での診療 ……●
患者への治療説明 ……●
使用医薬品の説明 ……●
治療費の詳細公開 ……●
治療費助成金扱い …有り
タイミング療法 ……×
人工授精 ……×
人工授精（AID） ……×
体外受精 ……●
顕微授精 ……●
自然・低刺激周期採卵法 ●
刺激周期採卵法(FSH,hMG) ×
凍結保存 ……●
男性不妊 ……●
不育症 ……×
妊婦健診 ……○10週まで
2人目不妊通院配慮 …○
腹腔鏡検査 ……×
漢方薬の扱い ……×
新薬の使用 ……○
カウンセリング ……×
運動指導 ……×
食事指導 ……×
女性医師がいる ……○

料金目安　HPを参照 http://www.yumeclinic.net

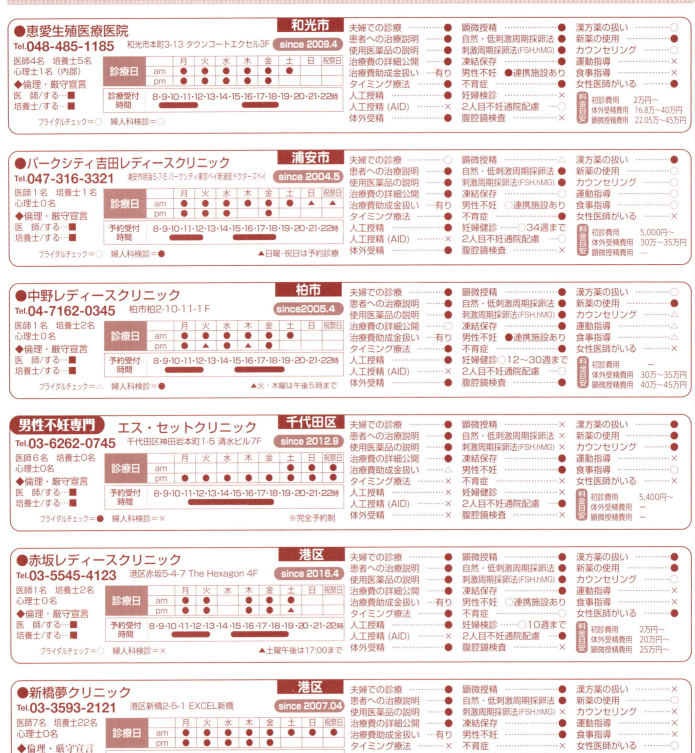

関東

関東地区／ピックアップ クリニックガイダンス　PICK UP

●はなおかIVFクリニック品川　品川区

Tel.03-5759-5112　品川区大崎1-11-2　ゲートシティ大崎イーストタワー　since 2014.10

医師2名　培養士4名
心理士1名 カウンセラー1名

診療日	月	火	水	木	金	土	日	祝祭日
am	●	●	●	●	●	●		★
pm	●	●	●	●	●	▲		★

予約受付時間　8・9・10・11・12・13・14・15・16・17・18・19・20・21・22時

◆倫理・厳守宣言
医　師/する…■
培養士/する…■

ブライダルチェック＝△　婦人科検診＝×　▲土曜午後は15時～16時半　★祝祭日は特殊外来

- 夫婦での診療 …●
- 患者への治療説明 …●
- 使用医薬品の説明 …●
- 治療費の詳細公開 …●
- 治療費助成金扱い …有り
- タイミング療法 …●
- 人工授精 …●
- 人工授精（AID） …×
- 体外受精 …●
- 顕微授精 …●
- 自然・低刺激周期採卵法 ●
- 刺激周期採卵法(FSH,hMG) ●
- 凍結保存 …●
- 男性不妊 …連携施設あり
- 不育症 …○
- 妊婦検診 …○6週まで
- 2人目不妊通院配慮 …△
- 腹腔鏡検査 …△
- 漢方薬の扱い …○
- 新薬の使用 …●
- カウンセリング …●
- 運動指導 …○
- 食事指導 …○
- 女性医師がいる …●

料金目安
初診費用　5,000円～
体外受精費用
顕微授精費用　成功報酬制度

●はらメディカルクリニック　渋谷区

Tel.03-3356-4211　渋谷区千駄ヶ谷5-8-10　since1991.6

医師6名 培養士9名
心理士1名(内部)

診療日	月	火	水	木	金	土	日	祝祭日
am	●	●	●	●	●	●		●
pm	●	●	●	●	●	●		

予約受付時間　8・9・10・11・12・13・14・15・16・17・18・19・20・21・22時

◆倫理・厳守宣言
医　師/する…■
培養士/する…■

ブライダルチェック＝○　婦人科検診＝×

- 夫婦での診療 …●
- 患者への治療説明 …●
- 使用医薬品の説明 …●
- 治療費の詳細公開 …●
- 治療費助成金扱い …有り
- タイミング療法 …●
- 人工授精 …●
- 人工授精（AID） …●
- 体外受精 …●
- 顕微授精 …●
- 自然・低刺激周期採卵法 ●
- 刺激周期採卵法(FSH,hMG) ●
- 凍結保存 …●
- 男性不妊 …●
- 不育症 …●
- 妊婦健診 …×
- 2人目不妊通院配慮 …×
- 腹腔鏡検査 …×
- 漢方薬の扱い …●
- 新薬の使用 …●
- カウンセリング …●
- 運動指導 …●
- 食事指導 …●
- 女性医師がいる …○

料金目安
初診費用　810円～
体外受精費用　173,250～40万円
顕微授精費用　193,250～50万円

●三軒茶屋ウィメンズクリニック　世田谷区

Tel.03-5779-7155　世田谷区太子堂1-12-34-2F　since2011.2

医師1名 培養士3名
心理士0名

診療日	月	火	水	木	金	土	日	祝祭日
am	●	●	●	●	●	●		
pm	●	●	●		●			

予約受付時間　8・9・10・11・12・13・14・15・16・17・18・19・20・21・22時

◆倫理・厳守宣言
医　師/する…■
培養士/する…■

ブライダルチェック＝○　婦人科検診＝○

- 夫婦での診療 …●
- 患者への治療説明 …●
- 使用医薬品の説明 …●
- 治療費の詳細公開 …●
- 治療費助成金扱い …有り
- タイミング療法 …●
- 人工授精 …●
- 人工授精（AID） …×
- 体外受精 …●
- 顕微授精 …●
- 自然・低刺激周期採卵法 ●
- 刺激周期採卵法(FSH,hMG) ●
- 凍結保存 …●
- 男性不妊 ○連係施設あり
- 不育症 …○
- 妊婦健診 …○8週まで
- 2人目不妊通院配慮 …△
- 腹腔鏡検査 …×
- 漢方薬の扱い …○
- 新薬の使用 …○
- カウンセリング …△
- 運動指導 …×
- 食事指導 …×
- 女性医師がいる …×

料金目安
初診費用　2,500円～
体外受精費用　21万～28万円
顕微授精費用　26万～38万円

●荻窪病院 虹クリニック　杉並区

Tel.03-5335-6577　杉並区荻窪4-32-2 東洋時計ビル8階/9階　since 2008.12

医師7名　培養士4名
心理士0名

診療日	月	火	水	木	金	土	日	祝祭日
am	●	●	●	●	●	●		
pm	●	●	●	●	●	●		

診療受付時間　8・9・10・11・12・13・14・15・16・17・18・19・20・21・22時

◆倫理・厳守宣言
医　師/する…■
培養士/する…■

ブライダルチェック＝○　婦人科検診＝×

- 夫婦での診療 …●
- 患者への治療説明 …●
- 使用医薬品の説明 …●
- 治療費の詳細公開 …●
- 治療費助成金扱い …有り
- タイミング療法 …○
- 人工授精 …●
- 人工授精（AID） …×
- 体外受精 …●
- 顕微授精 …●
- 自然・低刺激周期採卵法 ●
- 刺激周期採卵法(FSH,hMG) ●
- 凍結保存 …●
- 男性不妊 ○連携施設あり
- 不育症 …○
- 妊婦検診 …○8週まで
- 2人目不妊通院配慮 …△
- 腹腔鏡検査 …×
- 漢方薬の扱い …○
- 新薬の使用 …●
- カウンセリング …●
- 運動指導 …△
- 食事指導 …△
- 女性医師がいる …×

料金目安
初診費用　5,000円～
体外受精費用　40万～50万円
顕微授精費用　40万～60万円

●松本レディースクリニック 不妊センター　豊島区

Tel.03-5958-5633　豊島区東池袋2-60-3　グレイスロータリービル1F　since1999.12

医師11名 培養士6名
心理士1名

診療日	月	火	水	木	金	土	日	祝祭日
am	●	●	●	●	●	●	●	●
pm	●	●		●	●	●		

予約受付時間　8・9・10・11・12・13・14・15・16・17・18・19・20・21・22時

◆倫理・厳守宣言
医　師/する…■
培養士/する…■

ブライダルチェック＝●　婦人科検診＝●

- 夫婦での診療 …●
- 患者への治療説明 …●
- 使用医薬品の説明 …●
- 治療費の詳細公開 …●
- 治療費助成金扱い …有り
- タイミング療法 …●
- 人工授精 …●
- 人工授精（AID） …×
- 体外受精 …●
- 顕微授精 …●
- 自然・低刺激周期採卵法 ●
- 刺激周期採卵法(FSH,hMG) ●
- 凍結保存 …●
- 男性不妊 …○
- 不育症 …○
- 妊婦健診 …×
- 2人目不妊通院配慮 …○
- 腹腔鏡検査 …×
- 漢方薬の扱い …●
- 新薬の使用 …△
- カウンセリング …○
- 運動指導 …×
- 食事指導 …×
- 女性医師がいる …●

料金目安
初診費用　3,000円～
体外受精費用　27万円～
顕微授精費用　29万円～

●ウイメンズ・クリニック大泉学園　練馬区

Tel.03-5935-1010　練馬区東大泉1-27-19　アラウダ大泉ビル3～5F　since 2005.11

医師5名　培養士7名
心理士1名（内部）

診療日	月	火	水	木	金	土	日	祝祭日
am	●	●	●	●	●	●		
pm		●	●		●			

予約受付時間　8・9・10・11・12・13・14・15・16・17・18・19・20・21・22時

◆倫理・厳守宣言
医　師/する…■
培養士/する…■

ブライダルチェック＝ー　婦人科検診＝○

- 夫婦での診療 …○
- 患者への治療説明 …●
- 使用医薬品の説明 …○
- 治療費の詳細公開 …●
- 治療費助成金扱い …有り
- タイミング療法 …●
- 人工授精 …●
- 人工授精（AID） …×
- 体外受精 …●
- 顕微授精 …●
- 自然・低刺激周期採卵法 ●
- 刺激周期採卵法(FSH,hMG) ●
- 凍結保存 …●
- 男性不妊 ○連携施設あり
- 不育症 …○
- 妊婦健診 …○12週まで
- 2人目不妊通院配慮 …●
- 腹腔鏡検査 …●
- 漢方薬の扱い …○
- 新薬の使用 …○
- カウンセリング …●
- 運動指導 …△
- 食事指導 …△
- 女性医師がいる …○

料金目安
初診費用　15,000円～
体外受精費用　16万円～
顕微授精費用　22万円～

●幸町IVFクリニック

府中市

Tel.042-365-0341　府中市府中町1-18-17 コンテント府中1F・2F　since 1990.4

医師3名　培養士3名
心理士0名
◆倫理・厳守宣言
医　師/する…■
培養士/する…■

診療日	月	火	水	木	金	土	日	祝祭日
am		●	●	●	●	●	●	
pm		●	●	●	●	▲	▲	

予約受付時間　8・9・10・11・12・13・14・15・16・17・18・19・20・21・22時

ブライダルチェック＝×　婦人科検診＝○　▲土日の受付時間は15:00～16:00

- 夫婦での診療 ……●
- 患者への治療説明 ……●
- 使用医薬品の説明 ……●
- 治療費の詳細公開 ……○
- 治療費助成金扱い …有り
- タイミング療法 ……×
- 人工授精 ……×
- 人工授精（AID） ……×
- 体外受精 ……●
- 顕微授精 ……●
- 自然・低刺激周期採卵法 ●
- 刺激周期採卵法(FSH,hMG) ●
- 凍結保存 ……●
- 男性不妊 ●連携施設あり
- 不育症 ……○
- 妊婦健診 ……○10週まで
- 2人目不妊通院配慮 …△
- 腹腔鏡検査 ……×
- 漢方薬の扱い ……○
- 新薬の使用 ……●
- カウンセリング ……△
- 運動指導 ……△
- 食事指導 ……△
- 女性医師がいる ……×

料金目安
- 初診費用　850円～
- 体外受精費用　33万～36万円
- 顕微授精費用　39万～55万円

●みなとみらい夢クリニック

横浜市

Tel.045-228-3131　横浜市西区みなとみらい3-6-3　MMパークビル2F　since 2008.2

医師5名　培養士20名
心理士0名
◆倫理・厳守宣言
医　師/する…■
培養士/する…■

診療日	月	火	水	木	金	土	日	祝祭日
am	●	●	●	□	●	●	★	□
pm	●	■	●		●	■		

予約受付時間※　8・9・10・11・12・13・14・15・16・17・18・19・20・21・22時

ブライダルチェック＝×　婦人科検診＝×
■火曜・土曜午後は14:30～16:30　★指定患者様のみ
□木曜・祝日は8:30～13:00　※診療時間に準ずる

- 夫婦での診療 ……●
- 患者への治療説明 ……●
- 使用医薬品の説明 ……●
- 治療費の詳細公開 ……●
- 治療費助成金扱い …有り
- タイミング療法 ……●
- 人工授精 ……●
- 人工授精（AID） ……×
- 体外受精 ……●
- 顕微授精 ……●
- 自然・低刺激周期採卵法 ●
- 刺激周期採卵法(FSH,hMG) ×
- 凍結保存 ……●
- 男性不妊 ……●
- 不育症 ……●
- 妊婦検診 ……9週まで
- 2人目不妊通院配慮 …●
- 腹腔鏡検査 ……×
- 漢方薬の扱い ……○
- 新薬の使用 ……○
- カウンセリング ……○
- 運動指導 ……×
- 食事指導 ……×
- 女性医師がいる ……●

料金目安
- 初診費用　4,000円～
- 体外受精費用　34.5万円～
- 顕微授精費用　上記+3,2万～

●神奈川レディースクリニック

横浜市

Tel.045-290-8666　横浜市神奈川区西神奈川1-11-5 ARTVISTA横浜ビル　since 2003.6

医師3名　培養士13名
心理士0名
◆倫理・厳守宣言
医　師/する…■
培養士/する…■

診療日	月	火	水	木	金	土	日	祝祭日
am	●	●	●	●	●	●	●	●
pm	●	●	●	△	●			

診療受付時間　8・9・10・11・12・13・14・15・16・17・18・19・20・21・22時

ブライダルチェック＝×　婦人科検診＝○　※受付順番システム導入（携帯で順番確認可能）△完全予約

- 夫婦での診療 ……●
- 患者への治療説明 ……●
- 使用医薬品の説明 ……●
- 治療費の詳細公開 ……●
- 治療費助成金扱い …有り
- タイミング療法 ……●
- 人工授精 ……●
- 人工授精（AID） ……×
- 体外受精 ……●
- 顕微授精 ……●
- 自然・低刺激周期採卵法 ●
- 刺激周期採卵法(FSH,hMG) ●
- 凍結保存 ……●
- 男性不妊 ●連携施設あり
- 不育症 ……●
- 妊婦健診 ……×
- 2人目不妊通院配慮 …●
- 腹腔鏡検査 ……×
- 漢方薬の扱い ……●
- 新薬の使用 ……●
- カウンセリング ……●
- 運動指導 ……○
- 食事指導 ……○
- 女性医師がいる ……×

料金目安
- 初診費用　6,000～ 2万円
- 体外受精費用　38万～42万円
- 顕微授精費用　40万～45万円

●馬車道レディスクリニック

横浜市

Tel.045-228-1680　横浜市中区相生町4-65-3 馬車道メディカルスクエア　since 2001.4

医師2名　培養士5名
心理士0名
◆倫理・厳守宣言
医　師/する…■
培養士/する…■

診療日	月	火	水	木	金	土	日	祝祭日
am	●		●	●	●	●	●	
pm	●		●	●	●			

予約受付時間　8・9・10・11・12・13・14・15・16・17・18・19・20・21・22時

ブライダルチェック＝○　婦人科検診＝×　※予約受付は24時間対応

- 夫婦での診療 ……●
- 患者への治療説明 ……●
- 使用医薬品の説明 ……●
- 治療費の詳細公開 ……●
- 治療費助成金扱い …有り
- タイミング療法 ……●
- 人工授精 ……●
- 人工授精（AID） ……×
- 体外受精 ……●
- 顕微授精 ……●
- 自然・低刺激周期採卵法 ●
- 刺激周期採卵法(FSH,hMG) ●
- 凍結保存 ……●
- 男性不妊 ○連携施設あり
- 不育症 ……×
- 妊婦健診 ……○10週まで
- 2人目不妊通院配慮 …●
- 腹腔鏡検査 ……×
- 漢方薬の扱い ……○
- 新薬の使用 ……●
- カウンセリング ……△
- 運動指導 ……△
- 食事指導 ……△
- 女性医師がいる ……○

料金目安
- 初診費用　5,000円～
- 体外受精費用　25万～30万円
- 顕微授精費用　32万～37万円

●福田ウイメンズクリニック

横浜市

Tel.045-825-5525　横浜市戸塚区品濃町550-3　木村ビル2F　since 1993.8

医師1名　培養士4名
心理士0名
◆倫理・厳守宣言
医　師/する…■
培養士/する…■

診療日	月	火	水	木	金	土	日	祝祭日
am	●	●	●	●	●	●		
pm	●	●	●		●			

予約受付時間　8・9・10・11・12・13・14・15・16・17・18・19・20・21・22時

ブライダルチェック＝○　婦人科検診＝○

- 夫婦での診療 ……●
- 患者への治療説明 ……●
- 使用医薬品の説明 ……●
- 治療費の詳細公開 ……●
- 治療費助成金扱い …有り
- タイミング療法 ……●
- 人工授精 ……●
- 人工授精（AID） ……×
- 体外受精 ……●
- 顕微授精 ……●
- 自然・低刺激周期採卵法 ●
- 刺激周期採卵法(FSH,hMG) ●
- 凍結保存 ……●
- 男性不妊 ●連携施設あり
- 不育症 ……○
- 妊婦健診 ……○
- 2人目不妊通院配慮 …●
- 腹腔鏡検査 ……×
- 漢方薬の扱い ……○
- 新薬の使用 ……●
- カウンセリング ……○
- 運動指導 ……△
- 食事指導 ……△
- 女性医師がいる ……×

料金目安
- 初診費用　4,620円～
- 体外受精費用　25万～30万円
- 顕微授精費用　30万～35万円

●湘南レディースクリニック

藤沢市

Tel.0466-55-5066　藤沢市鵠沼花沢町1-12 第5相澤ビル5・6F　since 2007.9

医師3名　培養士6名
心理士0名
◆倫理・厳守宣言
医　師/する…■
培養士/する…■

診療日	月	火	水	木	金	土	日	祝祭日
am	●	●	●	●	●	●	●	
pm	●	●	●	●	●			

予約受付時間　8・9・10・11・12・13・14・15・16・17・18・19・20・21・22時

ブライダルチェック＝○　婦人科検診＝●　※再診受付はWEBにて24時間対応

- 夫婦での診療 ……●
- 患者への治療説明 ……●
- 使用医薬品の説明 ……●
- 治療費の詳細公開 ……●
- 治療費助成金扱い …有り
- タイミング療法 ……●
- 人工授精 ……●
- 人工授精（AID） ……×
- 体外受精 ……●
- 顕微授精 ……●
- 自然・低刺激周期採卵法 ●
- 刺激周期採卵法(FSH,hMG) ●
- 凍結保存 ……●
- 男性不妊 ○連携施設あり
- 不育症 ……●
- 妊婦健診 ……32週まで
- 2人目不妊通院配慮 …●
- 腹腔鏡検査 ……×
- 漢方薬の扱い ……●
- 新薬の使用 ……●
- カウンセリング ……●
- 運動指導 ……○
- 食事指導 ……○
- 女性医師がいる ……○

料金目安
- 初診費用　5,000円～
- 体外受精費用　15万～29万円
- 顕微授精費用　19万～35万円

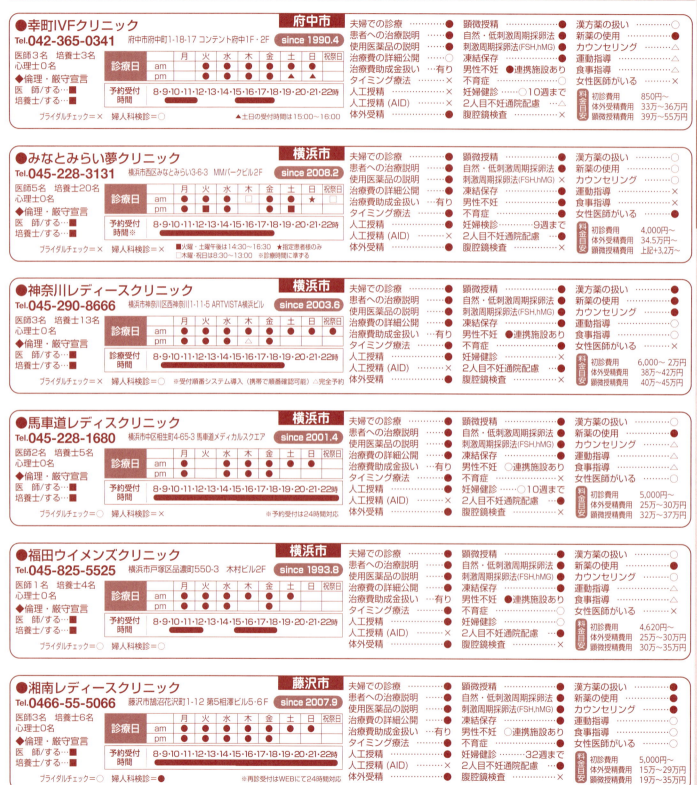

諏訪マタニティークリニック
Tel.0266-28-6100 諏訪郡下諏訪町
ひろおか さくらレディースウィメンズクリニック
Tel.0263-85-0013 塩尻市広丘吉田

岐阜

髙橋産婦人科
Tel.058-263-5726 岐阜市梅ケ枝町
古田産科婦人科クリニック
Tel.058-265-2395 岐阜市金町
岐阜大学医学部附属病院
Tel.058-230-6000 岐阜市柳戸
石原産婦人科
Tel.058-241-3535 岐阜市芥見嵯峨
操レディスホスピタル
Tel.058-233-8811 岐阜市津島町
おおのレディースクリニック
Tel.058-233-0201 岐阜市光町
花林レディースクリニック
Tel.058-393-1122 羽島市竹鼻町
もりレディースクラブクリニック
Tel.0584-74-1888 大垣市河間町
クリニックママ
Tel.0584-73-5111 大垣市今宿
大垣市民病院
Tel.0584-81-3341 大垣市南頬町
東海中央病院
Tel.058-382-3101 各務原市蘇原東島町
久美愛厚生病院
Tel.0577-32-1115 高山市中切町
中西ウィメンズクリニック
Tel.0572-25-8882 多治見市大正町
とまつレディースクリニック
Tel.0574-61-1138 可児市広見
松波総合病院
Tel.058-388-0111 羽島郡笠松町

静岡

小島レディースクリニック
Tel.055-952-1133 沼津市大岡
いながきレディースクリニック
Tel.055-926-1709 沼津市宮前町
沼津市立病院
Tel.055-924-5100 沼津市東椎路
岩端医院
Tel.055-962-1368 沼津市大手町
かぬき岩端医院
Tel.055-932-8189 沼津市下香貫前原
聖隷沼津病院
Tel.0559-52-1000 沼津市本字松下
こまきウィメンズクリニック
Tel.055-972-1057 三島市西若町
三島レディースクリニック
Tel.055-991-0770 三島市南本町
富士市立中央病院
Tel.0545-52-1131 富士市高島町
望月産婦人科医院
Tel.0545-34-0445 富士市比奈
宮崎クリニック
Tel.0545-66-3731 富士市松岡
静岡赤十字病院
Tel.054-254-4311 静岡市葵区
静岡市立静岡病院
Tel.054-253-3125 静岡市葵区
レディースクリニック古川
Tel.054-249-3733 静岡市葵区
静岡レディースクリーック
Tel.054-251-0770 静岡市葵区
俵IVFクリニック
Tel.054-288-2882 静岡市駿河区
静岡市立清水病院
Tel.054-336-1111 静岡市清水区

金沢たまごクリニック
Tel.076-237-3300 金沢市諸江町
うきた産婦人科医院
Tel.076-291-2277 金沢市新神田
鈴木レディスホスピタル
Tel.076-242-3155 金沢市寺町
金沢医科大学病院
Tel.076-286-2211 河北郡内灘町
やまぎしレディスクリニック
Tel.076-287-6066 野々市市藤平田
永遠幸レディスクリニック
Tel.0761-23-1555 小松市小島町
荒木病院
Tel.0761-22-0301 小松市若杉町
川北レイクサイドクリニック
Tel.0761-22-0232 小松市今江町
恵寿総合病院
Tel.0767-52-3211 七尾市富岡町
深江レディースクリニック
Tel.076-294-3336 野々市市郷町

福井

本多レディースクリニック
Tel.0776-24-6800 福井市宝永
福井県立病院
Tel.0776-54-5151 福井市四ツ井
大月産婦人科クリニック
Tel.0776-35-3035 福井市足羽
西ウイミンズクリニック
Tel.0776-33-3663 福井市木田
公立丹南病院
Tel.0778-51-2260 鯖江市三六町
中山クリニック
Tel.0770-56-5588 小浜市多田
福井大学医学部附属病院
Tel.0776-61-3111 吉田郡永平寺町

山梨

薬袋レディースクリニック
Tel.055-226-3711 甲府市飯田
吉田婦人クリニック
Tel.055-226-5566 中巨摩郡昭和町
山梨大学医学部附属病院
Tel.055-273-1111 中央市下河東

長野

吉澤産婦人科医院
Tel.026-226-8475 長野市七瀬中町
長野赤十字病院
Tel.026-226-4131 長野市若里
長野市民病院
Tel.026-295-1199 長野市富竹
篠ノ井総合病院
Tel.026-292-2261 長野市篠ノ井会
佐久市立国保浅間総合病院
Tel.0267-67-2295 佐久市岩村田
佐久平エンゼルクリニック
Tel.0267-67-5816 佐久市長土呂
三浦産婦人科
Tel.0268-22-0350 上田市中央
わかばレディス＆マタニティクリニック
Tel.0263-45-0103 松本市浅間温泉
信州大学医学部附属病院
Tel.0263-35-4600 松本市旭
北原レディースクリニック
Tel.0263-48-3186 松本市島立
菜の花マタニティクリニック
Tel.0265-76-7087 伊那市日影
平岡産婦人科
Tel.0266-72-6133 茅野市ちの

新潟

立川綜合病院不妊体外受精センター
Tel.0258-33-3111 長岡市神田町
長岡レディースクリニック
Tel.0258-22-7780 長岡市新保
セントポーリアウイメンズクリニック
Tel.0258-21-0800 長岡市南七日町
大島クリニック
Tel.025-522-2000 上越市鴨島
菅谷ウィメンズクリニック
Tel.025-546-7660 上越市新光町
源川産婦人科クリニック
Tel.025-272-5252 新潟市東区
木戸病院
Tel.025-273-2151 新潟市東区上木戸
新津産科婦人科クリニック
Tel.025-384-4103 新潟市江南区
産科・婦人科ロイヤルハートクリニック
Tel.025-244-1122 新潟市中央区天神尾
荒川 大桃エンゼルマザークリニック
Tel.025-281-1103 新潟市中央区出来島
新潟大学医歯学総合病院
Tel.025-227-2460 新潟市中央区旭町通
済生会新潟第二病院
Tel.025-233-6161 新潟市西区寺地
荒川レディースクリニック
Tel.025-672-2785 新潟市西蒲区
レディスクリニック石黒
Tel.0256-33-0150 三条市荒町
関塚医院
Tel.0254-26-1405 新発田市小舟町

富山

かみいち総合病院
Tel.076-472-1212 中新川郡上市町
富山赤十字病院
Tel.076-433-2222 富山市牛島本町
小嶋ウィメンズクリニック
Tel.076-432-1788 富山市五福
富山県立中央病院
Tel.0764-24-1531 富山市西長江
女性クリニックWe! TOYAMA
Tel.076-493-5533 富山市根塚町
富山市民病院
Tel.0764-22-1112 富山市今泉北部町
高岡市民病院
Tel.0766-23-0204 高岡市宝町
あいARTクリニック
Tel.0766-27-3311 高岡市下伏間江
済生会高岡病院
Tel.0766-21-0570 高岡市二塚
厚生連高岡病院
Tel.0766-21-3930 高岡市永楽町
黒部市民病院
Tel.0765-54-2211 黒部市三日市
あわの産婦人科医院
Tel.0765-72-0588 下新川郡入善町
津田産婦人科医院
Tel.0763-33-3035 砺波市寿町

石川

石川県立中央病院
Tel.076-237-8211 金沢市鞍月東
吉澤レディースクリニック
Tel.076-266-8155 金沢市稚日野町
金沢大学附属病院
Tel.076-265-2000 金沢市宝町
金沢医療センター
Tel.076-262-4161 金沢市石引

● 森脇レディースクリニック Tel.0561-33-5512 みよし市三好町
● 藤田保健衛生大学病院 Tel.0562-93-2111 豊明市沓掛町
● グリーンベルARTクリニック Tel.0120-822-229 豊田市喜多町
● トヨタ記念病院不妊センター ジョイファミリー Tel.0565-28-0100 豊田市平和町
● ふたばクリニック Tel.0569-20-5000 半田市吉田町
● 原田レディースクリニック Tel.0562-36-1103 知多市寺本新町
● 江南厚生病院 Tel.0587-51-3333 江南市高屋町
● 小牧市民病院 Tel.0568-76-4131 小牧市常普請
● 浅田レディース勝川クリニック Tel.0568-35-2203 春日井市松新町
公立陶生病院 Tel.0561-82-5101 瀬戸市西追分町
● 中原クリニック Tel.0561-88-0311 瀬戸市山手町
一宮市立市民病院 Tel.0586-71-1911 一宮市文京
● つかはらレディースクリニック Tel.0586-81-8000 一宮市浅野居森野
● 可世木レディスクリニック Tel.0586-47-7333 一宮市平和

三重

● こうのとりWOMAN'S CAREクリニック Tel.059-355-5577 四日市市諏訪栄町
● 慈芳産婦人科 Tel.059-353-0508 四日市市ときわ
● みのうらレディースクリニック Tel.059-380-0018 鈴鹿市磯山
● ヨナハ産婦人科小児科病院 Tel.0594-27-1703 桑名市大字和泉
金丸産婦人科 Tel.059-229-5722 津市観音寺町
● 三重大学病院 Tel.059-232-1111 津市江戸橋
● 西山産婦人科 Tel.059-232-0123 津市栗真中山町
山本産婦人科 Tel.059-235-2118 津市雲出本郷町
● 済生会松阪総合病院 Tel.0598-51-2626 松阪市朝日町
本橋産婦人科 Tel.0596-23-4103 伊勢市一之木
武田産婦人科 Tel.0595-64-7655 名張市鴻之台
● 森川病院 Tel.0595-21-2425 伊賀市上野忍町

川合産婦人科 Tel.052-502-1501 名古屋市西区
● 野崎クリニック Tel.052-303-3811 名古屋市中川区
● 金山レディースクリニック Tel.052-681-2241 名古屋市熱田区
● 山口レディスクリニック Tel.052-823-2121 名古屋市南区
名古屋市立緑市民病院 Tel.052-892-1331 名古屋市緑区
● ロイヤルベルクリニック 不妊センター Tel.052-879-6660 名古屋市緑区
● おち夢クリニック名古屋 Tel.052-968-2203 名古屋市中区
飯田レディースクリニック Tel.052-241-0512 名古屋市中区
● いくたウィメンズクリニック Tel.052-263-1250 名古屋市中区
可世木病院 Tel.052-251-8801 名古屋市中区
成田病院 Tel.052-221-1595 名古屋市中区
● おかだウィメンズクリニック Tel.052-683-0018 名古屋市中区
名古屋逓信病院 Tel.052-932-7128 名古屋市東区
上野レディスクリニック Tel.052-981-1184 名古屋市北区
平田レディースクリニック Tel.052-914-7277 名古屋市北区
● 稲垣婦人科 Tel.052-910-5550 名古屋市北区
● 星ケ丘マタニティ病院 Tel.052-782-6211 名古屋市千種区
咲江レディスクリニック Tel.052-757-0222 名古屋市千種区
名古屋市立東市民病院 Tel.052-721-7171 名古屋市千種区
● さわだウイメンズクリニック Tel.052-788-3588 名古屋市千種区
● フラワーベルARTクリニック Tel.0120-822-229 名古屋市千種区
レディースクリニック山原 Tel.052-731-8181 名古屋市千種区
若葉台クリニック Tel.052-777-2888 名古屋市名東区
● あいこ女性クリニック Tel.052-777-8080 名古屋市名東区
● 名古屋大学医学部附属病院 Tel.052-741-2111 名古屋市昭和区
● 名古屋市立大学病院 Tel.052-851-5511 名古屋市瑞穂区
八事レディースクリニック Tel.052-834-1060 名古屋市天白区
平針北クリニック Tel.052-803-1103 日進市赤池町

静岡

● 焼津市立総合病院 Tel.054-623-3111 焼津市道原
浜松医科大学病院 Tel.053-435-2309 浜松市東区
アクトタワークリニック Tel.053-413-1124 浜松市東区
● 聖隷浜松病院 Tel.053-474-2222 浜松市中区
● 西村ウイメンズクリニック Tel.053-479-0222 浜松市中区
● 聖隷三方原病院リプロダクションセンター Tel.053-436-1251 浜松市北区
● 可睡の杜レディースクリニック Tel.0538-49-5656 袋井市可睡の杜
● 西垣ARTクリニック Tel.0538-33-4455 磐田市中泉

愛知

● 豊橋市民病院 総合生殖医療センター Tel.0532-33-6111 豊橋市青竹町
● つつじが丘ウイメンズクリニック Tel.0532-66-5550 豊橋市つつじが丘
● 竹内産婦人科 ARTセンター Tel.0532-52-3463 豊橋市新本町
● 藤澤フラウエンクリニク Tel.0533-84-1180 豊川市四ツ谷町
豊川市民病院 Tel.0533-86-1111 豊川市光明町
エンジェルベルホスピタル Tel.0564-66-0050 岡崎市錦町
● ARTクリニックみらい Tel.0564-24-9293 岡崎市大樹寺
稲垣レディスクリニック Tel.0563-54-1188 西尾市横手町
● 八千代病院 Tel.0566-97-8111 安城市住吉町
G&Oレディスクリニック Tel.0566-27-4103 刈谷市泉田町
セントソフィアクリニック婦人科 Tel.052-551-1595 名古屋市中村区
● ダイヤビルレディースクリニック Tel.052-561-1881 名古屋市中村区
● 浅田レディース名古屋駅前クリニック Tel.052-551-2203 名古屋市中村区
かとうのりこレディースクリニック Tel.052-587-2888 名古屋市中村区
● レディースクリニックミュウ Tel.052-551-7111 名古屋市中村区
かなくらレディスクリニック Tel.052-587-3111 名古屋市中村区
● 名古屋第一赤十字病院 Tel.052-481-5111 名古屋市中村区

中部地区／ ピックアップ クリニックガイダンス PICK UP

●吉澤産婦人科医院

長野市 since 1966.2

Tel.026-226-8475 長野市七瀬中町96

医師１名　培養士4名
不妊カウンセラー5名

◆倫理・厳守宣言
医　師/する…■
培養士/する…■

診療日		月	火	水	木	金	土	日	祝祭日
	am	●	●	●	●	●	●		
	pm	●	●		●	●			

予約受付時間　8・9・10・11・12・13・14・15・16・17・18・19・20・21・22時

ブライダルチェック＝○　婦人科検診＝○

夫婦での診療	○	顕微授精	●	漢方薬の扱い	○
患者への治療説明	○	自然・低刺激周期採卵法	×	新薬の使用	○
使用医薬品の説明	○	刺激周期採卵法(FSH,hMG)	●	カウンセリング	●
治療費の詳細公開	○	凍結保存	●	運動指導	×
治療費助成金扱い	有り	男性不妊	○	食事指導	×
タイミング療法	○	不育症	○	女性医師がいる	×
人工授精	●	妊婦健診	×		
人工授精 (AID)	×	2人目不妊通院配慮	○		
体外受精	●	腹腔鏡検査	×		

料金目安
初診費用　ー
体外受精費用　25万円～
顕微授精費用　30万円～

中部・東海地区／ピックアップ クリニックガイダンス　PICK UP

●操レディスホスピタル　岐阜市

Tel.058-233-8811　岐阜市津島町6-19　since 2001.1

医師3名　培養士3名
心理士1名（内部）
◆倫理・厳守宣言
医　師／する…■
培養士／する…■

診療日	月	火	水	木	金	土	日	祝祭日
am	●	●	●	●	●	●		
pm	●	●	●		●	●		

予約受付時間　8・9・10・11・12・13・14・15・16・17・18・19・20・21・22時

ブライダルチェック＝○　婦人科検診＝●

- 夫婦での診療 ……●
- 患者への治療説明 ……●
- 使用医薬品の説明 ……●
- 治療費の詳細公開 ……●
- 治療費助成金扱い …有り
- タイミング療法 ……●
- 人工授精 ……●
- 人工授精（AID） ……×
- 体外受精 ……●
- 顕微授精 ……●
- 自然・低刺激周期採卵法 ●
- 刺激周期採卵法(FSH,hMG) ●
- 凍結保存 ……●
- 男性不妊 ……●
- 不育症 ……●
- 妊婦健診 ……分娩まで
- 2人目不妊通院配慮 …●
- 腹腔鏡検査 ……×
- 漢方薬の扱い ……●
- 新薬の使用 ……●
- カウンセリング ……●
- 運動指導 ……●
- 食事指導 ……●
- 女性医師がいる ……●

料金目安
初診費用　－
体外受精費用　18万円～
顕微授精費用　上記＋3万円～

●中西ウィメンズクリニック　多治見市

Tel.0572-25-8882　多治見市大正町1-45　since 2003.7

医師4名　培養士5名
心理士0名
◆倫理・厳守宣言
医　師／する…■
培養士／する…■

診療日	月	火	水	木	金	土	日	祝祭日
am	●	●	●	●	●	●		
pm	●	●	●		●			

予約受付時間　8・9・10・11・12・13・14・15・16・17・18・19・20・21・22時

ブライダルチェック＝○　婦人科検診＝○

- 夫婦での診療 ……○
- 患者への治療説明 ……●
- 使用医薬品の説明 ……●
- 治療費の詳細公開 ……●
- 治療費助成金扱い …有り
- タイミング療法 ……●
- 人工授精 ……●
- 人工授精（AID） ……×
- 体外受精 ……●
- 顕微授精 ……●
- 自然・低刺激周期採卵法 ○
- 刺激周期採卵法(FSH,hMG) ●
- 凍結保存 ……●
- 男性不妊　○連係施設あり
- 不育症 ……○
- 妊婦健診 ……●分娩まで
- 2人目不妊通院配慮 …●
- 腹腔鏡検査 ……×
- 漢方薬の扱い ……●
- 新薬の使用 ……○
- カウンセリング ……●
- 運動指導 ……○
- 食事指導 ……○
- 女性医師がいる ……×

料金目安
初診費用　3,000円～
体外受精費用　22万円～
顕微授精費用　上記＋5万円～

●可睡の杜レディースクリニック　袋井市

Tel.0538-49-5656　袋井市可睡の杜31-6　since 2003.11

医師1名　培養士2名
心理士0名
◆倫理・厳守宣言
医　師／する…■
培養士／する…■

診療日	月	火	水	木	金	土	日	祝祭日
am	●	●	●	●	●	●		
pm	●	●		●	●			

予約受付時間　8・9・10・11・12・13・14・15・16・17・18・19・20・21・22時

ブライダルチェック＝●　婦人科検診＝○

- 夫婦での診療 ……●
- 患者への治療説明 ……●
- 使用医薬品の説明 ……●
- 治療費の詳細公開 ……●
- 治療費助成金扱い …有り
- タイミング療法 ……●
- 人工授精 ……●
- 人工授精（AID） ……×
- 体外受精 ……●
- 顕微授精 ……●
- 自然・低刺激周期採卵法 ○
- 刺激周期採卵法(FSH,hMG) ●
- 凍結保存 ……●
- 男性不妊 ……○
- 不育症 ……○
- 妊婦健診 ……×
- 2人目不妊通院配慮 …○
- 腹腔鏡検査 ……×
- 漢方薬の扱い ……●
- 新薬の使用 ……△
- カウンセリング ……×
- 運動指導 ……×
- 食事指導 ……×
- 女性医師がいる ……×

料金目安
初診費用　3,450円～
体外受精費用　20万～40万円
顕微授精費用　上記＋5万円～

●西垣ARTクリニック　磐田市

Tel.0538-33-4455　磐田市中泉1-6-16 天平のまちビル2F　since 2003.5

医師1名　培養士3名
心理士0名
◆倫理・厳守宣言
医　師／する…■
培養士／する…■

診療日	月	火	水	木	金	土	日	祝祭日
am		●	●	●	●	●		
pm	●	●	●		●			

予約受付時間　8・9・10・11・12・13・14・15・16・17・18・19・20・21・22時

ブライダルチェック＝○　婦人科検診＝○

- 夫婦での診療 ……●
- 患者への治療説明 ……●
- 使用医薬品の説明 ……●
- 治療費の詳細公開 ……●
- 治療費助成金扱い …有り
- タイミング療法 ……●
- 人工授精 ……●
- 人工授精（AID） ……×
- 体外受精 ……●
- 顕微授精 ……●
- 自然・低刺激周期採卵法 ●
- 刺激周期採卵法(FSH,hMG) ●
- 凍結保存 ……●
- 男性不妊　○連携施設あり
- 不育症 ……○
- 妊婦健診 ……×
- 2人目不妊通院配慮 …○
- 腹腔鏡検査 ……×
- 漢方薬の扱い ……○
- 新薬の使用 ……○
- カウンセリング ……○
- 運動指導 ……×
- 食事指導 ……×
- 女性医師がいる ……×

料金目安
初診費用　820円～
体外受精費用　13万～33万円
顕微授精費用　17万～38万円

●おち夢クリニック名古屋　名古屋市

Tel.052-968-2203　名古屋市中区丸の内3-19-12 久屋パークサイドビル8F　since 2004.5

医師6名　培養士17名
心理士1名（外部）
◆倫理・厳守宣言
医　師／する…■
培養士／する…■

診療日	月	火	水	木	金	土	日	祝祭日
am	●	●	●	●	△	●	△	●
pm	●	△	●	●				

予約受付時間　8・9・10・11・12・13・14・15・16・17・18・19・20・21・22時

ブライダルチェック＝×　婦人科検診＝×　△指定患者のみ

- 夫婦での診療 ……●
- 患者への治療説明 ……●
- 使用医薬品の説明 ……●
- 治療費の詳細公開 ……●
- 治療費助成金扱い …有り
- タイミング療法 ……○
- 人工授精 ……○
- 人工授精（AID） ……×
- 体外受精 ……●
- 顕微授精 ……●
- 自然・低刺激周期採卵法 ●
- 刺激周期採卵法(FSH,hMG) ×
- 凍結保存 ……●
- 男性不妊　●連携施設あり
- 不育症 ……○
- 妊婦健診 ……8週まで
- 2人目不妊通院配慮 …○
- 腹腔鏡検査 ……×
- 漢方薬の扱い ……○
- 新薬の使用 ……●
- カウンセリング ……●
- 運動指導 ……○
- 食事指導 ……○
- 女性医師がいる ……●

料金目安
初診費用　2万円～
完全自然周期体外受精　16万円～
自然周期体外受精　346,500円～
顕微授精費用　上記＋3万～＋5万円

●おかだウィメンズクリニック　名古屋市

Tel.052-683-0018　名古屋市中区正木4-8-7 れんが橋ビル3F　since 2014.4

医師1名　培養士2名
心理士0名
◆倫理・厳守宣言
医　師／する…■
培養士／する…■

診療日	月	火	水	木	金	土	日	祝祭日
am	●	●	●	●	●	●		
pm	●	●		●	●			

予約受付時間　8・9・10・11・12・13・14・15・16・17・18・19・20・21・22時

ブライダルチェック＝○　婦人科検診＝○

- 夫婦での診療 ……●
- 患者への治療説明 ……●
- 使用医薬品の説明 ……●
- 治療費の詳細公開 ……○
- 治療費助成金扱い …有り
- タイミング療法 ……●
- 人工授精 ……●
- 人工授精（AID） ……×
- 体外受精 ……●
- 顕微授精 ……●
- 自然・低刺激周期採卵法 ●
- 刺激周期採卵法(FSH,hMG) ●
- 凍結保存 ……●
- 男性不妊　○連携施設あり
- 不育症 ……○
- 妊婦検診 ……○24週まで
- 2人目不妊通院配慮 …○
- 腹腔鏡検査 ……×
- 漢方薬の扱い ……○
- 新薬の使用 ……○
- カウンセリング ……△
- 運動指導 ……○
- 食事指導 ……○
- 女性医師がいる ……×

料金目安
初診費用　2,500円～
体外受精費用　25万～35万円
顕微授精費用　30万～40万円

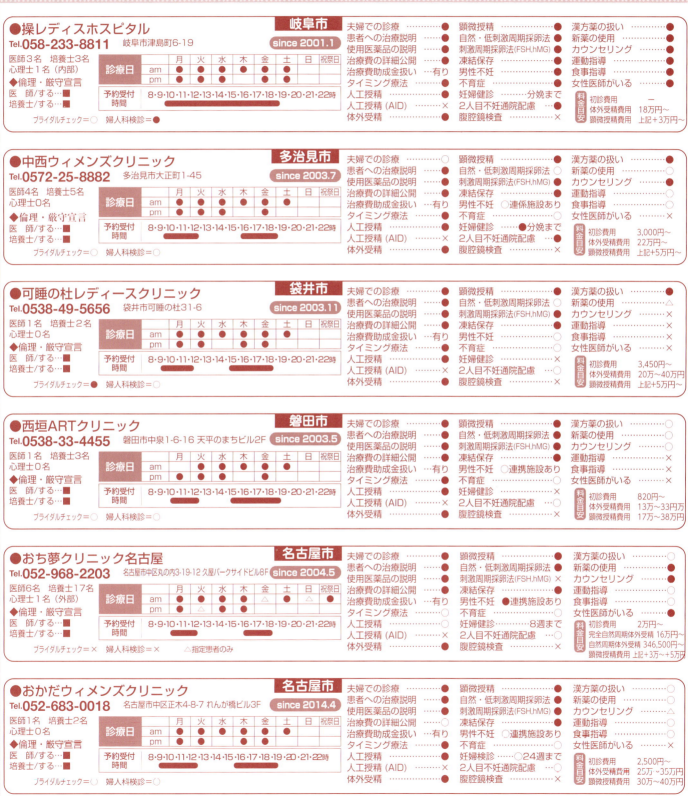

●さわだウィメンズクリニック 名古屋不妊センター

名古屋市

Tel.052-788-3588　名古屋市千種区四谷通1-18-1

since 2001.4

医師２名　培養士5名
心理士０名

◆倫理・厳守宣言
医　師/する…■
培養士/する…■

診療日		月	火	水	木	金	土	日	祝祭日
	am	●	●	●	●	●	●		
	pm	●	●		●	●			

予約受付時間　8･9･10･11･12･13･14･15･16･17･18･19･20･21･22時

ブライダルチェック＝○　婦人科検診＝○

- 夫婦での診療 …………○
- 患者への治療説明 ……●
- 使用医薬品の説明 ……●
- 治療費の詳細公開 ……○
- 治療費助成金扱い …有り
- タイミング療法 ………○
- 人工授精 ………………●
- 人工授精 (AID) ………×
- 体外受精 ………………●
- 顕微授精 ………………●
- 自然・低刺激周期採卵法 ●
- 刺激周期採卵法(FSH,hMG) ●
- 凍結保存 ………………●
- 男性不妊　○連携施設あり
- 不育症 …………………●
- 妊婦健診 ………10週まで
- 2人目不妊通院配慮 …△
- 腹腔鏡検査 ……紹介あり
- 漢方薬の扱い …………●
- 新薬の使用 ……………●
- カウンセリング ………●
- 運動指導 ………………○
- 食事指導 ………………○
- 女性医師がいる ………●

料金目安
- 初診費用　7千～8千円
- 体外受精費用　～30万円
- 顕微授精費用　上記＋5万～7万

大阪市立大学病院
Tel.06-6645-2121　大阪市阿倍野区

● 大阪鉄道病院
Tel.06-6628-2221　大阪市阿倍野区

小川産婦人科
Tel.06-6791-0567　大阪市平野区

● IVFなんばクリニック
Tel.06-6534-8824　大阪市西区

● オークなんばレディースクリニック
Tel.06-4396-7520　大阪市浪速区

● オーク住吉産婦人科
Tel.06-4398-1000　大阪市西成区

● 岡本クリニック
Tel.06-6696-0201　大阪市住吉区

沢井産婦人科医院
Tel.06-6694-1115　大阪市住吉区

● たかせ産婦人科
Tel.06-6855-4135　豊中市上野東

● 園田桃代ARTクリニック
Tel.06-6155-1511　豊中市新千里東町

● たまごクリニック　内分泌センター
Tel.06-4865-7017　豊中市曽根西町

松崎産婦人科クリニック
Tel.072-750-2025　池田市菅原町

● なかむらレディースクリニック
Tel.06-6378-7333　吹田市豊津町

● 吉本婦人科クリニック
Tel.06-6337-0260　吹田市片山町

市立吹田市民病院
Tel.06-6387-3311　吹田市片山町

廣田産婦人科
Tel.06-6380-0600　吹田市千里山西

● 大阪大学医学部附属病院
Tel.06-6879-5111　吹田市山田丘

● 奥田産婦人科
Tel.072-622-5253　茨木市竹橋町

● サンタマリア病院
Tel.072-627-3459　茨木市新庄町

● 大阪医科大学附属病院
Tel.072-683-1221　高槻市大学町

● 後藤レディースクリニック
Tel.072-683-8510　高槻市白梅町

● イワサクリニック セント・マリー不妊センター
Tel.072-831-1666　寝屋川市香里本通町

● ひらかたARTクリニック
Tel.072-861-1124　枚方市大垣内町

折野産婦人科
Tel.072-857-0243　枚方市楠葉朝日

● 関西医科大学附属病院
Tel.072-804-0101　枚方市新町

● 天の川レディースクリニック
Tel.072-861-1124　交野市私部西

● IVF大阪クリニック
Tel.06-6747-8824　東大阪市長田東

なかじまレディースクリニック
Tel.072-929-0506　八尾市東本町

● 京都大学医学部附属病院
Tel.075-751-3712　京都市左京区

● IDAクリニック
Tel.075-583-6515　京都市山科区

細田クリニック
Tel.075-322-0311　京都市右京区

● 身原病院
Tel.075-392-3111　京都市西京区

田村産婦人科医院
Tel.0771-24-3151　亀岡市安町

大阪

● 大阪New ARTクリニック
Tel.06-6341-1556　大阪市北区

● オーク梅田レディースクリニック
Tel.06-6348-1511　大阪市北区

● HORACグランフロント大阪クリニック
Tel.06-6377-8824　大阪市北区

● リプロダクションクリニック大阪
Tel.06-6136-3344　大阪市北区

● 越田クリニック
Tel.06-6316-6090　大阪市北区

● 扇町ARTレディースクリニック
Tel.06-6311-2511　大阪市北区

● うめだファティリティークリニック
Tel.06-6371-0363　大阪市北区

● レディースクリニックかたかみ
Tel.06-6100-2525　大阪市淀川区

かわばたレディスクリニック
Tel.06-6308-7660　大阪市淀川区

● 小林産婦人科
Tel.06-6924-0934　大阪市都島区

● レディースクリニック北浜
Tel.06-6202-8739　大阪市中央区

● 西川婦人科内科クリニック
Tel.06-6201-0317　大阪市中央区

● ウィメンズクリニック本町
Tel.06-6251-8686　大阪市中央区

● 春木レディースクリニック
Tel.06-6281-3788　大阪市中央区

● 脇本産婦人科
Tel.06-6761-5537　大阪市天王寺区

大阪赤十字病院
Tel.06-6771-5131　大阪市天王寺区

聖バルナバ病院
Tel.06-6779-1600　大阪市天王寺区

東産婦人科・眼科
Tel.06-6772-2460　大阪市天王寺区

おおつかレディースクリニック
Tel.06-6776-8856　大阪市天王寺区

都竹産婦人科医院
Tel.06-6754-0333　大阪市生野区

SALAレディースクリニック
Tel.06-6622-0221　大阪市阿部野区

滋賀

● 木下レディースクリニック
Tel.077-526-1451　大津市打出浜

● 桂川レディースクリニック
Tel.077-511-4135　大津市御殿浜

● 竹林ウィメンズクリニック
Tel.077-547-3557　大津市大萱

● 滋賀医科大学医学部附属病院
Tel.077-548-2111　大津市瀬田月輪町

● 希望ヶ丘クリニック
Tel.077-586-4103　野洲市市三宅

ちばレディースクリニック
Tel.077-551-5383　栗東市小柿

甲西　野村産婦人科
Tel.0748-72-6633　湖南市鉗子袋

山崎クリニック
Tel.0748-42-1135　東近江市山路町

● 神野レディースクリニック
Tel.0749-22-6216　彦根市中央町

足立レディースクリニック
Tel.0749-22-2155　彦根市佐和町

● 草津レディースクリニック
Tel.077-566-7575　草津市渋川

● 清水産婦人科
Tel.077-562-4332　草津市野村

南草津 野村病院
Tel.077-561-3788　草津市野路町

産科・婦人科ハピネスバースクリニック
Tel.077-564-3101　草津市矢橋町

橋場レディスクリニック
Tel.0749-63-5555　長浜市南高田町

京都

志馬クリニック四条烏丸
Tel.075-221-6821　京都市下京区

南部産婦人科
Tel.075-313-6000　京都市下京区

● 醍醐渡辺クリニック
Tel.075-571-0226　京都市伏見区

● 京都府立医科大学病院
Tel.075-251-5560　京都市上京区

● 田村秀子婦人科医院
Tel.075-213-0523　京都市中京区

● 足立病院
Tel.075-253-1382　京都市中京区

大野婦人科医院
Tel.075-253-2465　京都市中京区

京都第一赤十字病院
Tel.075-561-1121　京都市東山区

日本バプテスト病院
Tel.075-781-5191　京都市左京区

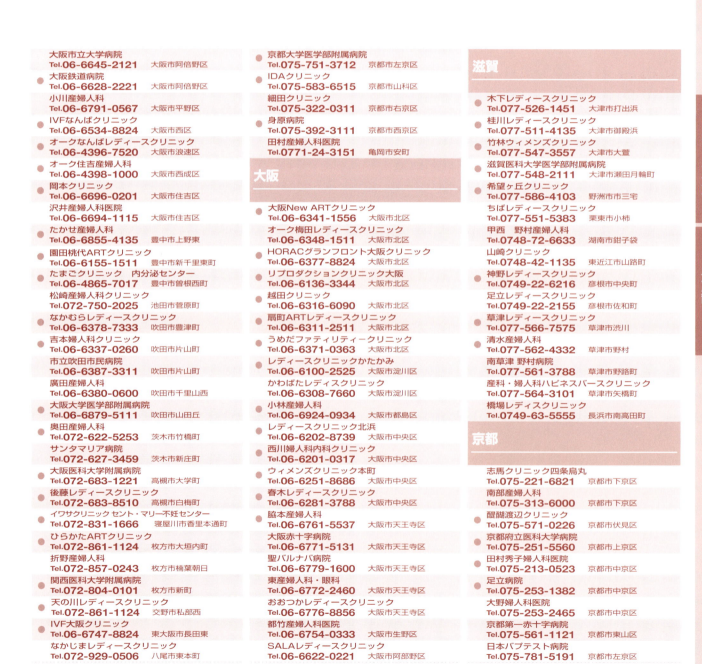

ちくご・ひらまつ産婦人科
Tel.079-424-5163　加古川市加古川町
● オガタファミリークリニック
Tel.0797-25-2213　芦屋市松ノ内町
● 小野レディースクリニック
Tel.0794-62-1103　小野市西本
● 福田産婦人科麻酔科
Tel.0791-43-5357　赤穂市加里屋
● 赤穂中央病院
Tel.0791-45-7290　赤穂市惣門町
公立神崎総合病院
Tel.0790-32-1331　神崎郡神河町

奈良

好川婦人科クリニック
Tel.0743-75-8600　生駒市東新町
高山クリニック
Tel.0742-35-3611　奈良市柏木町
● ASKAレディース・クリニック
Tel.0742-51-7717　奈良市北登美ヶ丘
すぎはら婦人科
Tel.0742-33-9080　奈良市中登美ヶ丘
● 久永婦人科クリニック
Tel.0742-32-5505　奈良市西大寺東町
● 赤崎クリニック・高度生殖医療センター
Tel.0744-43-2468　桜井市谷
桜井病院
Tel.0744-43-3541　桜井市大字桜井
● SACRAレディースクリニック
Tel.0744-23-1199　橿原市上品寺町
奈良県立医科大学病院
Tel.0744-22-3051　橿原市四条町
● 三橋仁美レディースクリニック
Tel.0743-51-1135　大和郡山市矢田町

和歌山

● 日赤和歌山医療センター
Tel.073-422-4171　和歌山市小松原通
● うつのみやレディースクリニック
Tel.073-423-1987　和歌山市美園町
● 和歌山県立医科大学付属病院周産期部
Tel.073-447-2300　和歌山市紀三井寺
● 岩橋産科婦人科
Tel.073-444-4060　和歌山市関戸
いくこレディースクリニック
Tel.073-482-0399　海南市日方
榎本産婦人科
Tel.0739-22-0019　田辺市湊
● 奥村レディースクリニック
Tel.0736-32-8511　橋本市東家

● レディースクリニックごとう
Tel.0799-45-1131　南あわじ市
吉田レディースクリニック
Tel.06-6483-6111　尼崎市西大物町
武庫之荘レディースクリニック
Tel.06-6435-0488　尼崎市南武庫之荘
ウィメンズクリニック布谷
Tel.0797-25-2520　芦屋市船戸町
産科・婦人科衣笠クリニック
Tel.06-6494-0070　尼崎市若王寺
JUNレディースクリニック
Tel.06-4960-8115　尼崎市潮江
● サンタクルス　ザ　シュクガワ
Tel.0798-75-1188　西宮市相生町
● 徐クリニック・ARTセンター
Tel.0798-54-8551　西宮市松籟荘
● スギモトレディースクリニック
Tel.0798-63-0325　西宮市甲風園
● すずきレディースクリニック
Tel.0798-39-0555　西宮市田中町
● 兵庫医科大学病院
Tel.0798-45-6111　西宮市武庫川
山田産婦人科
Tel.0798-41-0272　西宮市甲子園町
明和病院
Tel.0798-47-1767　西宮市上鳴尾町
木内女性クリニック
Tel.0798-63-2271　西宮市高松町
● レディースクリニックTaya
Tel.072-771-7717　伊丹市伊丹
● 近畿中央病院
Tel.072-781-3712　伊丹市車塚
● 小原ウイメンズクリニック
Tel.0797-82-1211　宝塚市山本東
● ベリタス病院
Tel.072-793-7890　川西市新田
● シオタニレディースクリニック
Tel.079-561-3500　三田市中央町
タマル産婦人科
Tel.079-590-1188　篠山市東吹
● 中林産婦人科クリニック
Tel.079-282-6581　姫路市白国
● Kobaレディースクリニック
Tel.079-223-4924　姫路市北条口
● 西川産婦人科
Tel.079-253-2195　姫路市花田町
● 親愛産婦人科医院
Tel.079-271-6666　姫路市網干区
久保みずきレディースクリニック 明石診療所
Tel.078-913-9811　明石市本町
私立 二見レディースクリニック
Tel.078-942-1783　明石市二見町
博愛産科婦人科
Tel.078-941-8803　明石市二見町
● 親愛レディースクリニック
Tel.0794-21-5511　加古川市加古川町

平松産婦人科クリニック
Tel.072-955-8881　藤井寺市藤井寺
船内クリニック
Tel.072-955-0678　藤井寺市藤井寺
● てらにしレディースクリニック
Tel.072-367-0666　大阪狭山市池尻自由丘
● 近畿大学医学部附属病院
Tel.0723-66-0221　大阪狭山市大野東
● ルナレディースクリニック　不妊・更年期センター
Tel.0120-776-778　堺市堺区
● いしかわクリニック
Tel.072-232-8751　堺市堺区
● KAWAレディースクリニック
Tel.072-297-2700　堺市南区
● なかもず河田クリニック
Tel.072-255-4124　堺市北区
小野産婦人科
Tel.072-285-8110　堺市東区
● しんやしき産婦人科
Tel.072-239-5571　堺市東区
徳川レディースクリニック
Tel.072-266-3636　堺市西区
石橋レディスクリニック
Tel.0722-79-1152　堺市中区
老木レディスクリニック
Tel.0725-55-4567　和泉市いぶき野
● 府中のぞみクリニック
Tel.0725-40-5033　和泉市府中町
● 谷口病院
Tel.0724-63-3232　泉佐野市大西
● レオゲートタワーレディースクリニック
Tel.072-460-2800　泉佐野市りんくう往来北

兵庫

神戸大学医学部附属病院
Tel.078-382-5111　神戸市中央区
● 英ウィメンズクリニック さんのみや
Tel.078-392-8723　神戸市中央区
● 神戸元町夢クリニック
Tel.078-325-2121　神戸市中央区
● 山下レディースクリニック
Tel.078-265-6475　神戸市中央区
● 大谷レディスクリニック
Tel.078-261-3500　神戸市中央区
● 神戸アドベンチスト病院
Tel.078-981-0161　神戸市北区
● 中村レディースクリニック
Tel.078-925-4103　神戸市西区
● 久保みずきレディースクリニック 菅原記念診療所
Tel.078-961-3333　神戸市西区
英ウィメンズクリニック たるみ
Tel.078-704-5077　神戸市垂水区
● くぼたレディースクリニック
Tel.078-843-3261　神戸市東灘区

近畿

近畿地区／ピックアップ クリニックガイダンス　PICK UP

●うめだファティリティークリニック　大阪市

Tel.06-6371-0363　大阪市北区豊崎3-17-6　since1992.6

医師5名 培養士5名
心理士1名（外部）

◆倫理・厳守宣言
医　師/する…■
培養士/する…■

診療日		月	火	水	木	金	土	日	祝祭日
	am	●	●	●	●	●	●		
	pm	●	●	●	●	●	●		
	夜診	●	●	●	●	●			

男性外来　毎週木曜日17:30～19:30、第1土曜日17:00～19:00

ブライダルチェック＝×　婦人科検診＝○　予約は24時間受付

夫婦での診療 …………●
患者への治療説明 ……●
使用医薬品の説明 ……●
治療費の詳細公開 ……●
治療費助成金扱い …有り
タイミング療法 ………●
人工授精 ………………●
人工授精（AID） ………×
体外受精 ………………●

顕微授精 ………………●
自然・低刺激周期採卵法 ●
刺激周期採卵法(FSH,hMG) ●
凍結保存 ………………●
男性不妊（MD-TESE可） ●
不育症 …………………●
妊婦健診 ……○16週まで
2人目不妊通院配慮 …○
腹腔鏡検査 ……………●

漢方薬の扱い …………●
新薬の使用 ……………●
カウンセリング ………○
運動指導 ………………×
食事指導 ………………×
女性医師がいる ………●

料金目安
初診費用　3,000円～
体外受精費用　30.45万円～
顕微授精費用　35.7万円～

●神戸元町夢クリニック

神戸市

Tel.078-325-2121 神戸市中央区明石町44 神戸御幸ビル3F since 2008.11

医師9名　培養士12名
心理士0名

◆倫理・厳守宣言
医　師/する…■
培養士/する…■

診療日		月	火	水	木	金	土	日	祝祭日
	am	●	●	●	●	●	●	●	●
	pm	●	●	●	●	●		★	

予約受付時間　8・9・10・11・12・13・14・15・16・17・18・19・20・21・22時

ブライダルチェック＝×　婦人科検診＝×　★男性不妊外来 第2・4日曜14:00～16:00

夫婦での診療 …………●	顕微授精 ……………●	漢方薬の扱い 紹介施設あり
患者への治療説明 ……●	自然・低刺激周期採卵法 ●	新薬の使用 ……………○
使用医薬品の説明 ……●	刺激周期採卵法(FSH,hMG) ×	カウンセリング ………○
治療費の詳細公開 ……●	凍結保存 ……………●	運動指導 ……………×
治療費助成金扱い …有り	男性不妊 ……………●	食事指導 ……………×
タイミング療法 ………○	不育症 ………………○	女性医師がいる ………○
人工授精 ……………○	妊婦健診 ……○10週まで	料金目安 HPを参照 http://www.yumeclinic.or.jp
人工授精 (AID) ………×	2人目不妊通院配慮 …○	
体外受精 ……………●	腹腔鏡検査 …紹介施設あり	

●Kobaレディースクリニック

姫路市

Tel.079-223-4924 姫路市北条口2-18 since2003.6

医師2名　培養士3名
心理士1名（内部）

◆倫理・厳守宣言
医　師/する…■
培養士/する…■

診療日		月	火	水	木	金	土	日	祝祭日
	am	●	●	●	●	●	●		
	pm	●	●		●	●			

予約受付時間　8・9・10・11・12・13・14・15・16・17・18・19・20・21・22時

ブライダルチェック＝×　婦人科検診＝○

夫婦での診療 …………○	顕微授精 ……………●	漢方薬の扱い …………○
患者への治療説明 ……●	自然・低刺激周期採卵法 ○	新薬の使用 ……………○
使用医薬品の説明 ……○	刺激周期採卵法(FSH,hMG) ○	カウンセリング ………●
治療費の詳細公開 ……○	凍結保存 ……………●	運動指導 ……………×
治療費助成金扱い …有り	男性不妊 ●連携施設あり	食事指導 ……………×
タイミング療法 ………○	不育症 ………………○	女性医師がいる ………○
人工授精 ……………○	妊婦健診 …8～10週まで	料金目安 初診費用 1千～3千円
人工授精 (AID) ………×	2人目不妊通院配慮 …●	体外受精費用 30万～35万円
体外受精 ……………●	腹腔鏡検査 …●他施設で	顕微授精費用 35万～40万円

- 笠岡レディースクリニック Tel.0823-23-2828 呉市西中央
- 松田医院 Tel.0824-28-0019 東広島市八本松町

山口

- 周東総合病院 Tel.0820-22-3456 柳井市古開作
- 山下ウイメンズクリニック Tel.0833-48-0211 下松市瑞穂町
- 徳山中央病院 Tel.0834-28-4411 周南市孝田町
- 山口県立総合医療センター Tel.0835-22-4411 防府市大字大崎
- 関門医療センター Tel.083-241-1199 下関市長府外浦町
- 済生会下関総合病院 Tel.083-262-2300 下関市安岡町
- 総合病院山口赤十字病院 Tel.083-923-0111 山口市八幡馬場
- 新山口こうのとりクリニック Tel.083-902-8585 山口市小郡花園町
- 山口大学医学部付属病院 Tel.0836-22-2522 宇部市南小串
- なかむらレディースクリニック Tel.0838-22-1557 萩市大字熊谷町
- 都志見病院 Tel.0838-22-2811 萩市江向

徳島

- 蕙愛レディースクリニック Tel.088-653-1201 徳島市佐古三番町
- 徳島大学病院 Tel.088-631-3111 徳島市蔵本町
- 春名産婦人科 Tel.088-652-2538 徳島市南二軒屋町
- 徳島市民病院 Tel.088-622-5121 徳島市北常三島町
- 中山産婦人科 Tel.0886-92-0333 板野郡藍住町

- さくらクリニック Tel.086-241-8188 岡山市南区
- 三宅医院 生殖医療センター Tel.086-282-5100 岡山市南区
- 岡南産婦人科医院 Tel.086-264-3366 岡山市南区
- ペリネイト母と子の病院 Tel.086-276-8811 岡山市中区
- 岡山愛育クリニック Tel.086-276-8500 岡山市中区
- 赤堀病院 Tel.0868-24-1212 津山市山下
- 石井医院 Tel.0868-24-4333 津山市沼
- 倉敷中央病院 Tel.086-422-0210 倉敷市美和
- 倉敷成人病クリニック 体外受精センター Tel.086-422-2111 倉敷市白樂町
- 落合病院 Tel.0867-52-1133 真庭市落合垂水

広島

- まつなが産科婦人科 Tel.084-923-0145 福山市三吉町
- 幸の鳥レディスクリニック Tel.084-940-1717 福山市春日町
- よしだレディースクリニック内科・小児科 Tel.084-954-0341 福山市新涯町
- 竹中産婦人科クリニック Tel.082-502-8212 広島市中区
- 絹谷産婦人科クリニック Tel.082-247-6399 広島市中区
- 広島HARTクリニック Tel.082-244-3866 広島市南区
- IVFクリニックひろしま Tel.082-264-1131 広島市南区
- 真田病院 Tel.082-253-1291 広島市南区
- 県立広島病院 Tel.082-254-1818 広島市南区
- 香月産婦人科 Tel.082-272-5588 広島市西区

鳥取

- タグチIVFレディースクリニック Tel.0857-39-2121 鳥取市覚寺
- 鳥取県立中央病院 Tel.0857-26-2271 鳥取市江津
- ミオ・ファティリティ・クリニック Tel.0859-35-5211 米子市車尾南
- 鳥取大学医学部附属病院 Tel.0859-33-1111 米子市西町
- 彦名レディスライフクリニック Tel.0859-29-0159 米子市彦名町

島根

- 内田クリニック Tel.0852-55-2889 松江市浜乃木
- 森本産婦人科医院 Tel.0852-25-2250 松江市雑賀町
- 八重垣レディースクリニック Tel.0852-52-7790 松江市東出雲町
- 家族・絆の吉岡医院 Tel.0854-22-2065 安来市安来町
- 島根大学医学部附属病院 Tel.0853-20-2389 出雲市塩冶町
- 島根県立中央病院 Tel.0853-22-5111 出雲市姫原
- 大田市立病院 Tel.0854-82-0330 太田市太田町

岡山

- くにかたウィメンズクリニック Tel.086-255-0080 岡山市北区
- 岡山大学病院 Tel.086-223-7151 岡山市北区
- 名越産婦人科リプロダクションセンター Tel.086-293-0553 岡山市北区
- 岡山二人クリニック Tel.086-256-7717 岡山市北区

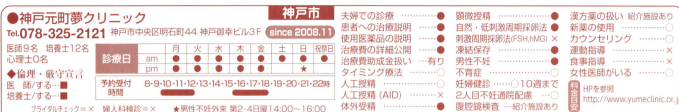

サカタ産婦人科
Tel.0897-55-1103 西条市下島山甲

県立今治病院
Tel.0898-32-7111 今治市石井町

高知

愛宕病院
Tel.088-823-3301 高知市愛宕町

● レディスクリニックコスモス
Tel.088-820-6700 高知市追手筋

● 高知医療センター
Tel.088-837-3000 高知市池

小林レディスクリニック
Tel.088-805-1777 高知市竹島町

北村産婦人科
Tel.0887-56-1013 香美郡野市町

JA高知病院
Tel.088-863-2181 南国市明見字中野

● 高知大学医学部附属病院
Tel.088-886-5811 南国市岡豊町

谷病院
Tel.0877-63-5800 善通寺市原田町

高瀬第一医院
Tel.0875-72-3850 三豊市高瀬町

愛媛

● 梅岡レディースクリニック
Tel.089-943-2421 松山市竹原町

● 矢野産婦人科
Tel.089-921-6507 松山市昭和町

● 福井ウイメンズクリニック
Tel.089-969-0088 松山市星岡町

● つばきウイメンズクリニック
Tel.089-905-1122 松山市北土居

● ハートレディースクリニック
Tel.089-955-0082 東温市野田

● 愛媛大学医学部附属病院
Tel.089-964-5111 東温市志津川

● こにしクリニック
Tel.0897-33-1135 新居浜市庄内町

● 愛媛労災病院
Tel.0897-33-6191 新居浜市南小松原町

徳島県鳴門病院
Tel.0886-85-2191 鳴門市撫養町

木下産婦人科内科
Tel.0884-23-3600 阿南市学原町

香川

● 高松市民病院
Tel.087-834-2181 高松市宮脇町

● 恵生産婦人科医院
Tel.087-833-1533 高松市栗林町

● よつばウィメンズクリニック
Tel.087-885-4103 高松市円座町

● 安藤レディースクリニック
Tel.087-815-2833 高松市多肥下町

香川大学医学部附属病院
Tel.087-898-5111 木田郡三木町

回生病院
Tel.0877-46-1011 坂出市室町

● 厚仁病院
Tel.0877-23-2525 丸亀市通町

● NHO 四国こどもとおとなの医療センター
Tel.0877-62-0885 善通寺市善通寺町

中国・四国地区／ピックアップ クリニックガイダンス PICK UP

●内田クリニック
松江市
since 1997.4

Tel.0120-58-2889 松江市浜乃木2-6-13

医師1名 培養士5名
心理士1名（外部）
◆倫理・厳守宣言
医 師/する…■
培養士/する…■

診療日		月	火	水	木	金	土	日	祝祭日
	am	●	●	●		●	●		
	pm	●	●	●		●			

予約受付時間 8・9・10・11・12・13・14・15・16・17・18・19・20・21・22時

ブライダルチェック＝○ 婦人科検診＝○
※不妊の初診は毎日予約受付（HPで確認）

夫婦での診療	●	顕微授精	●	漢方薬の扱い	●
患者への治療説明	●	自然・低刺激周期採卵法	●	新薬の使用	●
使用医薬品の説明	●	刺激周期採卵法(FSH,hMG)	●	カウンセリング	○
治療費の詳細公開	●	凍結保存	●	運動指導	△
治療費助成金扱い	有り	男性不妊	○	食事指導	○
タイミング療法	●	不育症	○	女性医師がいる	×
人工授精	●	妊婦健診	×		
人工授精（AID）	×	2人目不妊通院配慮	△		
体外受精	●	腹腔鏡検査	×		

料金目安
初診費用 2,510円～
体外受精費用 35万～40万円
顕微授精費用 40万～42万円

●香月産婦人科
広島市
since 2005.7

Tel.082-272-5588 広島市西区己斐本町2-14- 24

医師2名 培養士1名
心理士0名
◆倫理・厳守宣言
医 師/する…■
培養士/する…■

診療日		月	火	水	木	金	土	日	祝祭日
	am	●	●	●	●	●	●		
	pm	●	●	●		●			

予約受付時間 8・9・10・11・12・13・14・15・16・17・18・19・20・21・22時

ブライダルチェック＝● 婦人科検診＝●

夫婦での診療	●	顕微授精	●	漢方薬の扱い	○
患者への治療説明	●	自然・低刺激周期採卵法	●	新薬の使用	○
使用医薬品の説明	●	刺激周期採卵法(FSH,hMG)	●	カウンセリング	△
治療費の詳細公開	●	凍結保存	●	運動指導	○
治療費助成金扱い	有り	男性不妊	●	食事指導	○
タイミング療法	●	不育症	○	女性医師がいる	○
人工授精	●	妊婦健診	●分娩まで		
人工授精（AID）	×	2人目不妊通院配慮	●		
体外受精	●	腹腔鏡検査	×		

料金目安
初診費用 3,000円～
体外受精費用 40万円～
顕微授精費用 45万円～

よしみつ婦人科クリニック
Tel.092-414-5224 福岡市博多区

● 蔵本ウイメンズクリニック
Tel.092-482-5558 福岡市博多区

原三信病院
Tel.092-291-3434 福岡市博多区

● 九州大学病院
Tel.092-641-1151 福岡市東区

● 福岡山王病院
Tel.092-832-1100 福岡市早良区

福岡大学病院
Tel.092-801-1011 福岡市城南区

すみい婦人科クリニック
Tel.092-534-2301 福岡市南区

● 婦人科永田おさむクリニック
Tel.092-938-2209 糟屋郡粕屋町

● 井上 善レディースクリニック
Tel.092-406-5302 福岡市中央区

● アイブイエフ詠田クリニック
Tel.092-735-6655 福岡市中央区

● 古賀文敏ウイメンズクリニック
Tel.092-738-7711 福岡市中央区

● 中央レディスクリニック
Tel.092-736-3355 福岡市中央区

● 天神つじクリニック <男性不妊専門>
Tel.092-739-8688 福岡市中央区

● ガーデンヒルズウィメンズクリニック
Tel.092-521-7500 福岡市中央区

● さのウィメンズクリニック
Tel.092-739-1717 福岡市中央区

● 浜の町病院
Tel.092-721-0831 福岡市中央区

福岡

産婦人科麻酔科いわさクリニック
Tel.093-371-1131 北九州市門司区

● 石松ウイメンズクリニック
Tel.093-474-6700 北九州市小倉南区

● ほりたレディースクリニック
Tel.093-513-4122 北九州市小倉北区

● セントマザー産婦人科医院
Tel.093-601-2000 北九州市八幡西区

● 齊藤シーサイドレディースクリニック
Tel.093-701-8880 遠賀郡芦屋町

野崎ウイメンズクリニック
Tel.092-733-0002 福岡市中央区

宮崎大学医学部附属病院
Tel.0985-85-1510　宮崎市清武町

鹿児島

中江産婦人科
Tel.099-255-9528　鹿児島市中央町

● 鹿児島大学病院　女性診療センター
Tel.099-275-5111　鹿児島市桜ケ丘

マミィクリニック伊集院
Tel.099-263-1153　鹿児島市中山町

● レディースクリニックあいいく
Tel.099-260-8878　鹿児島市小松原

石塚レディースクリニック
Tel.099-222-2509　鹿児島市新屋敷町

● 松田ウイメンズクリニック 不妊生殖医療センター
Tel.099-224-4124　鹿児島市山之口町

中村（哲）産婦人科内科
Tel.099-223-2236　鹿児島市樋之口町

みつお産婦人科
Tel.0995-44-9339　霧島市隼人町

● フィオーレ第一病院
Tel.0995-63-2158　姶良市加治木町

● 竹内レディースクリニック附設高度生殖医療センター
Tel.0995-65-2296　姶良市東餅田

沖縄

● ウイメンズクリニック糸数
Tel.098-869-8395　那覇市泊

産科・婦人科セントペアレント石間
Tel.098-858-0354　那覇市金城

● 豊見城中央病院
Tel.098-850-3811　豊見城市字上田

● 空の森クリニック
Tel.098-998-0011　島尻郡八重瀬町

Naoko女性クリニック
Tel.098-988-9811　浦添市経塚

● うえむら病院 リプロ・センター
Tel.098-895-3535　中頭郡中城村

● 琉球大学附属病院
Tel.098-895-3331　中頭郡西原町

● アドベンチストメディカルセンター産婦人科
Tel.098-946-2833　中頭郡西原町

● やびく産婦人科・小児科
Tel.098-936-6789　中頭郡北谷町

● 熊本大学医学部附属病院
Tel.096-344-2111　熊本市中央区

● ソフィアレディースクリニック水道町
Tel.096-322-2996　熊本市中央区

● 森川レディースクリニック
Tel.096-381-4115　熊本市中央区

● ＡＲＴ女性クリニック
Tel.096-360-3670　熊本市中央区

● 伊井産婦人科病院
Tel.096-364-4003　熊本市中央区

下川産婦人科病院
Tel.0968-73-3527　玉名市中

熊本労災病院
Tel.0965-33-4151　八代市竹原町

● 片岡レディスクリニック
Tel.0965-32-2344　八代市本町

愛甲産婦人科ひふ科医院
Tel.0966-22-4020　人吉市駒井田町

大分

● セント・ルカ産婦人科
Tel.097-547-1234　大分市東大通

● 大川産婦人科・高砂
Tel.097-532-1135　大分市高砂町

別府医療センター
Tel.0977-67-1111　別府市大字内竈

みよしクリニック
Tel.0973-24-1515　日田市三芳小渕町

宇佐レディースクリニック
Tel.0978-33-3700　宇佐市法鏡寺

● 大分大学附属病院
Tel.097-549-4411　由布市挾間町

宮崎

● 古賀総合病院
Tel.0985-39-8888　宮崎市池内町

● とえだウィメンズクリニック
Tel.0985-32-0511　宮崎市高千穂通り

● 渡辺病院
Tel.0982-57-1011　日向市平岩

● 野田産婦人科医院
Tel.0986-24-8553　都城市蔵原町

● 丸田病院
Tel.0986-23-7060　都城市八幡町

福岡

● 福岡東医療センター
Tel.092-943-2331　古賀市千鳥

● 久留米大学病院
Tel.0942-35-3311　久留米市旭町

● いでウィメンズクリニック
Tel.0942-33-1114　久留米市天神町

● 高木病院
Tel.0944-87-0001　大川市酒見

● メディカルキューブ平井外科産婦人科
Tel.0944-54-3228　大牟田市明治町

佐賀

● おおくま産婦人科
Tel.0952-31-6117　佐賀市高木瀬西

長崎

● ART岡本ウーマンズクリニック
Tel.095-820-2864　長崎市江戸町

● 長崎大学病院
Tel.095-849-7200　長崎市坂本町

● みやむら女性のクリニック
Tel.095-849-5507　長崎市川口町

杉田レディースクリニック
Tel.095-849-3040　長崎市松山町

まつお産科・婦人科クリニック
Tel.095-845-1721　長崎市石神町

こうの産婦人科医院
Tel.0957-25-1000　諫早市永昌調

山崎産婦人科医院
Tel.0957-64-1103　島原市湊町

レディースクリニックしげまつ
Tel.0957-54-9200　大村市古町

山下レディースクリニック
Tel.0956-25-5001　佐世保市島瀬町

佐世保共済病院
Tel.0956-22-5136　佐世保市島地町

熊本

● 福田病院
Tel.096-322-2995　熊本市中央区

九州地区／ピックアップ クリニックガイダンス　PICK UP

●アイブイエフ詠田クリニック　福岡市

Tel.092-735-6655　福岡市中央区天神1-12-1-6Ｆ　since1999.4

医師５名　培養士8名
心理士１名

◆倫理・厳守宣言
医　師/する…■
培養士/する…■

診療日		月	火	水	木	金	土	日	祝祭日
	am	●	●	●	●	●	●		
	pm	●	●		●		▲		

予約受付時間　8・9・10・11・12・13・14・15・16・17・18・19・20・21・22時

ブライダルチェック＝×　婦人科検診＝×
▲土曜日は9：00～15：00

夫婦での診療 …………●
患者への治療説明 ……●
使用医薬品の説明 ……●
治療費の詳細公開 ……●
治療費助成金扱い …有り
タイミング療法 ………△
人工授精 ………………●
人工授精（AID） ………×
体外受精 ………………●

顕微授精 ………………●
自然・低刺激周期採卵法 ●
刺激周期採卵法(FSH,hMG) ●
凍結保存 ………………●
男性不妊 ●連携施設あり
不育症 …………………○
妊婦健診………○8週まで
2人目不妊通院配慮 …△
腹腔鏡検査 ……………×

漢方薬の扱い …………△
新薬の使用 ……………●
カウンセリング ………●
運動指導 ………………●
食事指導 ………………○
女性医師がいる ………○

料金目安
初診費用　約5,000円～
体外受精費用　24万円～
顕微授精費用　32万円～

不妊に悩む方への特定治療費支援事業
問い合わせ窓口

＜各地区の助成金などの問合せ窓口です＞

太字は都道府県、政令指定都市、中核市です。

北海道・東北地区

北海道	子ども未来推進局 子育て支援課	tel : 011-231-4111
札幌市	不妊専門相談センター	tel : 011-622-4500
函館市	保健所健康づくり 母子保健課	tel : 0138-32-1533
旭川市	子育て支援部 子育て相談課 母子保健係	tel : 0166-26-2395
青森県	こどもみらい課 家庭支援グループ	tel : 017-734-9303
青森市	保健所健康づくり推進課 健康支援室	tel : 017-743-6111
岩手県	保健福祉部 子ども子育て支援課	tel : 019-629-5459
盛岡市	保健所健康推進課 母子保健担当	tel : 019-603-8303
宮城県	保健福祉部 子育て支援課 助成支援班	tel : 022-211-2532
仙台市	子供未来局 子供保健福祉課	tel : 022-214-8189
秋田県	健康推進課 母子・健康増進班	tel : 018-860-1426
秋田市	子ども未来部子ども健康課	tel : 018-883-1172
山形県	子ども家庭課 母子保健担当	tel : 023-630-2260
山形市	保健センター 母子保健第一係	tel : 023-647-2280
福島県	こども未来局 子育て支援課	tel : 024-521-7174
郡山市	子ども部 子ども支援課	tel : 024-924-3691
いわき市	子ども家庭課 母子保健係	tel : 0246-27-8597

関東地区

茨城県	子ども家庭課 児童育成・母子保健グループ	tel : 029-301-3257
つくば市	健康増進課	tel : 029-836-1111
栃木県	こども政策課	tel : 028-623-3064
宇都宮市	子ども家庭課 子ども給付グループ	tel : 028-632-2296
栃木市	保険医療課	tel : 0282-21-2153
鹿沼市	保健福祉部 健康課	tel : 0289-63-8311
小山市	こども課	tel : 0285-22-9634
日光市	健康課	tel : 0288-21-2756
群馬県	こども未来部 児童福祉課	tel : 027-226-2606
前橋市	前橋保健センター　こども課	tel : 027-220-5703
高崎市	健康課	tel : 027-381-6113
太田市	健康づくり課（太田市保健センター）	tel : 0276-46-5115
埼玉県	保健医療部健康長寿課 母子保健担当	tel : 048-830-3561
さいたま市	保健福祉局 保健所 地域保健支援課	tel : 048-840-2218
川越市	保健医療部 総合保健センター 健康づくり支援課	tel : 049-229-4125
越谷市	保健医療部 市民健康課	tel : 048-978-3511
熊谷市	健康づくり課	tel : 048-528-0601
秩父市	福祉部 保健センター	tel : 0494-22-0648
千葉県	児童家庭課 母子保健担当	tel : 043-223-2332
千葉市	健康支援課	tel : 043-238-9925
船橋市	健康部健康増進課	tel : 047-409-3274
柏市	保健所 地域健康づくり課	tel : 04-7167-1256
東京都	家庭支援課 母子医療助成担当	tel : 03-5320-4375
八王子市	健康部 保健対策課	tel : 042-645-5162
神奈川県	保健医療部健康増進課	tel : 045-210-4786
横浜市	こども家庭課 親子保健係 治療費助成担当	tel : 045-671-3874
川崎市	市民・こども局こども本部 こども家庭課	tel : 044-200-2450
相模原市	保健所 健康企画課	tel : 042-769-8345
横須賀市	こども健康課	tel : 046-824-7141
茅ヶ崎市	保健所 地域保健課 保健指導担当	tel : 0467-38-3314
厚木市	こども家庭課	tel : 046-225-2241
藤沢市	子ども青少年部 こども健康課	tel : 0466-25-1111

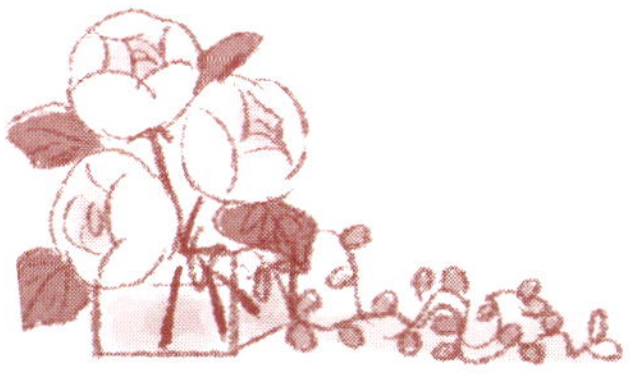

中部・東海地区

新潟県	福祉保健部 健康対策課 母子保健係	tel：025-280-5197
新潟市	保健所 健康増進課	tel：025-226-8157
上越市	健康づくり推進課	tel：025-526-5111
長岡市	子ども家庭課	tel：0258-39-2300
富山県	厚生部 健康課	tel：076-444-3226
富山市	福祉保健部 保健所 健康課	tel：076-428-1153
小矢部市	小矢部市総合保健福祉センター内 健康福祉課	tel：0766-67-8606
高岡市	児童育成課	tel：0766-20-1376
氷見市	氷見市いきいき元気館内 市民部健康課	tel：0766-74-8062
魚津市	魚津市健康センター	tel：0765-24-0415
南砺市	保健センター	tel：0763-52-1767
射水市	健康推進課	tel：0766-82-1954
石川県	健康福祉部 少子化対策監室 子育て支援課	tel：076-225-1421
金沢市	健康総務課	tel：076-220-2233
〃	泉野福祉保健センター	tel：076-242-1131
〃	元町福祉健康センター	tel：076-251-0200
〃	駅西福祉健康センター	tel：076-234-5103
輪島市	健康推進課	tel：0768-23-1136
珠洲市	福祉課 健康増進センター	tel：0768-82-7742
加賀市	こども課	tel：0761-72-7856
かほく市	健康福祉課	tel：076-283-1117
白山市	健康増進課	tel：076-274-2155
福井県	健康福祉部 子ども家庭課	tel：0776-20-0341
福井市	福井市保健センター 母子保健係	tel：0776-28-1256
勝山市	健康長寿課 健康増進グループ	tel：0779-87-0888
敦賀市	健康管理センター	tel：0770-25-5311
山梨県	福祉保健部 健康増進課	tel：055-223-1493
甲府市	健康衛生課	tel：055-237-8950
大月市	福祉保健部 保健課	tel：0554-23-8038
韮崎市	保健福祉センター	tel：0551-23-4310
長野県	健康福祉部 保健疾病対策課	tel：026-235-7141
長野市	健康課	tel：026-226-9960
松本市	健康福祉部 健康づくり課	tel：0263-34-3217
須坂市	健康福祉部 健康づくり課	tel：026-248-1400
岡谷市	健康推進課	tel：0266-23-4811
中野市	健康づくり課	tel：0269-22-2111
千曲市	更埴保健センター	tel：026-273-1111
佐久市	健康づくり推進課	tel：0267-62-3189
岐阜県	健康福祉部 保健医療課	tel：058-272-1111
岐阜市	岐阜市保健所 健康増進課	tel：058-252-7193
飛騨市	市民福祉部 健康生きがい課	tel：0577-73-7483
静岡県	健康福祉部こども未来局 こども家庭課	tel：054-221-3309
静岡市	子ども未来部 子ども家庭課	tel：054-221-1161
浜松市	健康福祉部 健康増進課	tel：053-453-6125
富士宮市	保健センター 母子保健係	tel：0544-22-2727
島田市	健康づくり課 健康指導係	tel：0547-34-3281
富士市	健康対策課 母子保健担当	tel：0545-64-8994
沼津市	保健センター 健康づくり課	tel：055-951-3480
袋井市	浅羽保健センター	tel：0538-23-9222
〃	袋井保健センター	tel：0538-42-7275
焼津市	健康増進課	tel：054-627-4111
掛川市	保健予防課 母子保健係	tel：0537-23-8111
御殿場市	保健センター 健康推進課	tel：0550-82-1111
磐田市	子育て支援課	tel：0538-37-2012
愛知県	健康福祉部児童家庭課 母子保健グループ	tel：052-954-6283
名古屋市	子ども青少年局 子育て支援課	tel：052-972-2629
豊橋市	保健所 こども保健課	tel：0532-39-9153
岡崎市	保健所 健康増進課 母子保健2班	tel：0564-23-6180
豊田市	子ども部 子ども家庭課	tel：0565-34-6636
一宮市	中保健センター	tel：0586-72-1121
〃	西保健センター	tel：0586-63-4833
〃	北保健センター	tel：0586-86-1611
春日井市	青少年子ども部 子ども政策課	tel：0568-85-6170
三重県	健康福祉部 こども家庭局 子育て支援課	tel：059-224-2248
四日市市	福祉総務課	tel：059-354-8163
桑名市	子ども家庭課	tel：0594-24-1172
鈴鹿市	子ども政策部　子ども政策課	tel：0593-82-7661

近畿地区

滋賀県	健康医療福祉部 健康寿命推進課	tel：077-528-3653
大津市	大津市総合保健センター 母子保健グループ健康	tel：077-528-2748
京都府	福祉部 こども未来課	tel：075-414-4581
京都市	健康福祉局 保健衛生推進室 保健医療課	tel：075-222-3411
府内全域	詳しくは各市町村へお尋ね下さい。	
奈良県	保健予防課 保健対策係	tel：0742-27-8661
奈良市	健康増進課	tel：0742-34-5129
和歌山県	健康推進課 母子保健班、各保健所	tel：073-441-2642
和歌山市	和歌山市保健所 地域保健課	tel：073-433-2261
大阪府	保健医療部 保健医療室 地域保健課	tel：06-6944-6698
大阪市	子ども青少年局 子育て支援部	tel：06-6208-9966
堺市	子ども青少年育成部 子ども育成課	tel：072-228-7612
豊中市	保健所 健康増進課	tel：06-6858-2800
高槻市	子ども部 子ども育成室 子ども保健課	tel：072-661-1108
枚方市	保健予防課	tel：072-807-7625
東大阪市	保健所 母子保健・感染症課	tel：072-960-3805
兵庫県	健康福祉部健康局 健康増進課	tel：078-341-7711
神戸市	こども企画育成部 こども家庭支援課	tel：078 322-6513
姫路市	保健所 健康課	tel：0792-89-1641
尼崎市	保健所 健康増進担当	tel：06-4869-3053
西宮市	健康増進グループ	tel：0798-26-3667

中国・四国地区

鳥取県	子育て王国推進室 子育て応援課	tel：0857-26-7148
鳥取市	中央保健センター 母子保健係	tel：0857-20-3196
島根県	健康福祉部 健康推進課	tel：0852-22-6130
岡山県	保健福祉部健康推進課	tel：086-226-7329
岡山市	保健所健康づくり課 母子歯科保健係	tel：086-803-1264
倉敷市	健康づくり課 健康管理係	tel：086-434-9820
呉市	呉市保健所 健康増進課	tel：0823-25-3540
井原市	健康福祉部 健康医療課	tel：0866-62-8224
新見市	新見市保健福祉センター 福祉部 健康づくり課	tel：0866-72-6129
真庭市	健康福祉部 健康推進課	tel：0867-42-1050
広島県	健康福祉局子育て・少子化対策課	tel：082-513-3175
広島市	こども家庭支援課	tel：082-504-2623
福山市	福山市保健所健康推進課	tel：084-928-3421
山口県	健康福祉部 こども政策課	tel：083-933-2947
下関市	保健所　成人保健課	tel：083-231-1446
県内全	詳しくは各健康福祉センターへお尋ね下さい。	
徳島県	保健福祉部 健康増進課	tel：088-621-2220
香川県	子育て支援課	tel：087-832-3285
高松市	保健センター	tel：087-839-2363
三豊市	健康福祉部 子育て支援課	tel：0875-73-3016
愛媛県	健康衛生局 健康増進課	tel：089-912-2400
松山市	健康づくり推進課	tel：089-911-1870
四国中央市	保健センター	tel：0896-28-6054
高知県	健康政策部 健康対策課	tel：088-823-9659
高知市	母子保健課	tel：088-855-7795

九州・沖縄地区

福岡県	保健医療介護部 健康増進課	tel：092-643-3307
北九州市	子ども家庭部 子育て支援課	tel：093-582-2410
福岡市	こども未来局 子ども発達支援課 各区の保健福祉センター 健康課	tel：092-711-4178
久留米市	保健所健康推進課	tel：0942-30-9731
佐賀県	健康福祉部 男女参画・こども局 こども家庭課	tel：0952-25-7056
長崎県	こども家庭課	tel：095-895-2442
長崎市	こども健康課	tel：095-829-1316
佐世保市	子ども未来部 子ども保健課	tel：0956-24-1111
熊本県	子ども未来課	tel：096-383-2209
熊本市	健康福祉子ども局 子ども支援課	tel：096-328-2158
大分県	福祉保健部 こども未来課	tel：097-506-2712
大分市	大分市保健所 健康課	tel：097-536-2562
臼杵市	生涯現役部 保険健康課	tel：0972-63-1111
竹田市	健康増進課	tel：0974-63-4810
別府市	健康づくり推進課	tel：0977-21-1117
宇佐市	子育て支援課 母子保健係	tel：0978-32-1111
宮崎県	福祉保健部 健康増進課	tel：0985-44-2621
宮崎市	宮崎市保健所 健康支援課	tel：0985-29-5286
鹿児島県	保健福祉部 子ども福祉課	tel：099-286-2775
鹿児島市	母子保健課	tel：099-216-1485
霧島市	保健福祉部 健康増進課	tel：0995-45-5111
沖縄県	保健医療部 健康長寿課	tel：098-866-2209
那覇市	那覇市保健所 地域保健課	tel：098-853-7962

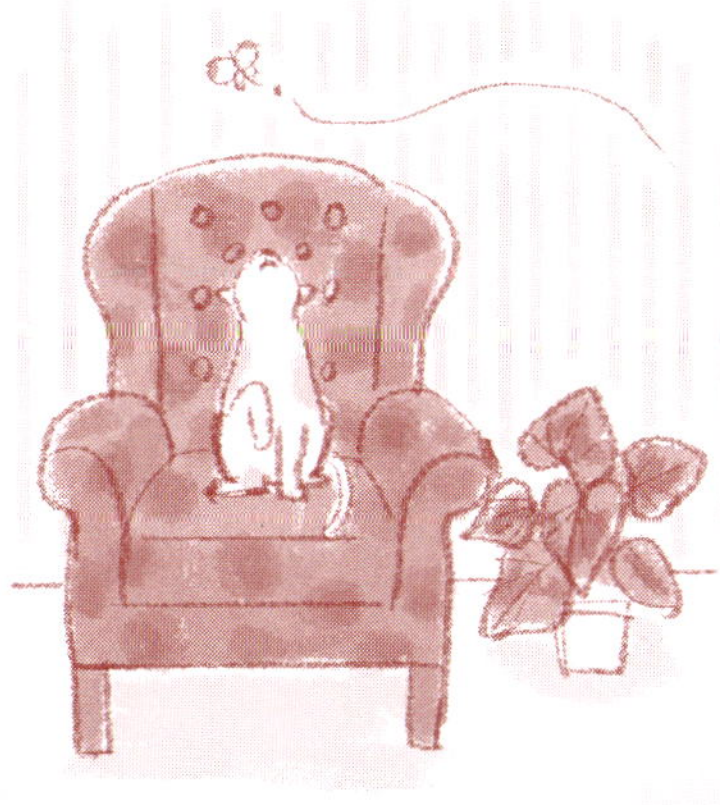

全国の不妊専門相談センター一覧

都道府県、指定都市、中核市が設置している不妊専門相談センターでは、不妊に悩む夫婦に対し、不妊に関する医学的・専門的な相談や不妊による心の悩み等について医師・助産師等の専門家が相談に対応したり、診療機関ごとの不妊治療の実施状況などに関する情報提供を行っています。（各センターの受付は祝祭日と年末年始を除きます）

厚生労働省一覧より（平成28年7月1日現在）

北海道・東北地区

北海道 ●開設場所／旭川医科大学医学部附属病院
（電話、面接方式）予約 **0166-68-2568**
電話及び面接相談日：毎週火曜日　11:00～16:00
面接予約受付：月～金曜日　10:00～16:00

札幌市○開設場所／札幌市不妊専門相談センター
（電話、面接方式）予約 **011-622-4500（専用）FAX：011-622-7221**
一般相談：電話・面接　月～金曜日　8:45～12:15　13:00～17:15
専門相談：面接相談（予約制）
医師による相談…毎月第1・3火曜日午後
不妊カウンセラーによる相談…毎月第2・4月曜日午後

青森県 ●開設場所／弘前大学医学部付属病院
（面接、Eメール方式）予約 各保健所相談窓口

東地方保健所	017-739-5421	五所川原保健所	0173-34-2108
弘前保健所	0172-33-8521	上十三保健所	0176-23-4261
八戸保健所	0178-27-5111	むつ保健所	0175-24-1231

相談日及び時間：金曜日　14:00～16:00
メール相談：サイトのメールフォームより

青森市 ○開設場所／青森市保健所
（面接方式）予約 **017-743-6111** 青森市保健所　健康づくり推進課
面接：月1回　産婦人科医師等による面接　※要予約

岩手県●開設場所／岩手医科大学付属病院
（電話、面接方式）予約 **:019-653-6251**
相談予約：産婦人科外来　火・水曜日　14:30～16:30

宮城県●開設場所／東北大学病院
（電話、面接方式）予約 **022-728-5225**
電話相談：毎週木曜日　15:00～17:00
面接相談：事前に電話で相談の上予約　毎週木曜日　15:00～17:00

秋田県 ●開設場所／秋田大学医学部附属病院
（電話、面接方式）　予約 **:018-884-6234**
電話相談：毎週水・金曜日　12:00～14:00
面接相談：**018-884-6666(予約専用)** 月～金 9:00～17:00
医師・助産師・看護師による相談…
木曜日13:00～15:00　金曜日14:00～16:00
臨床心理士による相談…第1・3水曜日　14:00～16:00

山形県 ●開設場所／山形大学医学部附属病院
（電話、面接方式）予約 **023-628-5571**
電話相談：月・水・金 9:00～12:00
相談日　：火曜日　14:00～16:00

福島県●開設場所／各保健福祉事務所
（電話、面接方式）各保健福祉事務所

県北保健福祉事務所	024-534-4155	会津保健福祉事務所	0242-29-5278
県中保健福祉事務所	0248-75-7810	南会津保健福祉事務所	0241-63-0304
県南保健福祉事務所	0248-22-5647	相双保健福祉事務所	0244-26-1134

相談日時：月～金曜日 9:00～17:00

関東地区

茨城県 ●開設場所／県三の丸庁舎、県南生涯学習センター
（面接方式）予約 **029-241-1130** 茨城県産科婦人科医会
相談日及び時間：県三の丸庁舎　第1･4日曜日 14:00～17:00
第2･3木曜日 17:00～20:00
県南生涯学習センター　第1･3木曜日 18:00～21:00
第2･4日曜日 9:00～12:00
メール相談：http://www.ibaog.jp（サイトのメールフォームより）

栃木県 ●開設場所／とちぎ男女共同参画センター「パルティ」
（電話、面接、Eメール方式）予約 **028-665-8099**
電話相談：火～土曜日及び第4日曜日　10:00～12:30、13:30～16:00
面接相談：毎月1回　14:00～16:00
メール相談：funin.fuiku-soudan@parti.jp

群馬県 ●開設場所／不妊専門相談センター
（面接方式）予約 **027-269-9966**
面接相談：予約受付　月～金曜日 9:00～17:00
相談日　：第1・第3木曜日　10:00～15:00

埼玉県 ●開設場所／埼玉医科大学総合医療センター、埼玉県助産師会
（電話、面接方式）
相談日及び時間：埼玉医科大学総合医療センター　予約 **049-228-3410**
毎週火曜日・金曜日　16:00～17:00
埼玉県助産師会　予約 **048-799-3613**
毎週月曜日・金曜日　10:00～15:00
第1・第3土曜日　11:00～15:00、16:00～19:00

さいたま市 ○開設場所／さいたま市保健所
（電話、面接方式）　相談(予約)専用電話：**048-840-2233**
電話相談：　月・木・金曜日　10:00～16:00
カウンセラーによる面接相談：月1回　10:00～12:00（要予約）

川越市 ○開設場所／埼玉医科大学総合医療センター
（面接方式）　相談(予約)専用電話：**049-228-3674**
相談日：毎週火曜日 17:00～17:30

越谷市 ○開設場所／埼玉医科大学総合医療センター
（面接方式）　相談(予約)専用電話：**049-228-3674**
相談日：毎週金曜日　17:00～17:30

千葉県 ●開設場所／県内４健康福祉センタ
松戸健康福祉センター **043-361-2138**、印旛健康福祉センター **043-483-1134**
長生健康福祉センター **0475-22-5167**、君津健康福祉センター **0438-22-3744**

関東地区

千葉市 ○開設場所／千葉市保健所
（電話方式）**043-238-9925**（健康支援課）
保健師による電話相談：月～金曜日　8:30～17:30
医師・助産師による面接相談：毎月1回水曜日午後（電話で要予約

東京都 ●開設場所／東京都不妊・不育ホットライン
（電話方式）**03-3235-7455**
相談日時：毎週火曜日　10:00～16:00

神奈川県 ●開設場所／ 不妊・不育専門相談センター（平塚保健福祉事務所内）
（電話、面接方式）
助産師電話相談専用電話番号：**0467-58-6010**（相談日のみ）
医師等面接相談予約電話番号：**045-210-4786**（月～金曜日8:30～17:15）
相談日　毎月2～3回　助産師電話相談：9:00～11:30
医師等面接相談：14:00～16:00　（相談日は神奈川県ホームページ参照）

横浜市 ○開設場所／横浜市立大学附属市民総合医療センター
（面接方式）
予約電話番号：こども青少年局こども家庭課親子保健係 **045-671-3874**
（月～金曜日 8:45～17:00受付）
相談日：月2～3回　原則第1水曜日（奇数月）、第2水曜日、第4水曜日　16:00～17:00（年4回、原則第3水曜日 16:30～17:00 男性不妊専門相談日あり）

川崎市 ○開設場所／川崎市ナーシングセンター（川崎市不妊・不育専門相談センター）
（面接方式）**044-711-3995**
面接相談：毎月1回土曜日　9:30～11:30
専門医師や不妊症看護認定看護師による面接

相模原市 ○開設場所／ウェルネスさがみはら
（面接、電話方式）**042-769-8345**（相模原市健康企画課、面接予約兼用）
電話相談：月1回 相談日の午前9:00～11:30
面接相談：月1回 相談日の午後13:00～15:30（事前予約制）

中部・東海地区

新潟県 ●開設場所／新潟大学医歯学総合病院
（電話、面接、Eメール方式）　予約　**025-225-2184**（平日 10:00～16:00）
電話・面接相談：毎週火曜日　16:00～18:00（要予約）
メール相談：sodan@med.niigata-u.ac.jp

富山県 ●開設場所／富山県民共生センター「サンフォルテ」内
（電話、面接方式）　予約　**076-482-3033**
電話相談：火、木、土曜日　9:00～13:00　水、金曜日　14:00～18:00
面接相談：火、木、土曜日　14:00～18:00　水、金曜日　9:00～13:00（要予約）

石川県 ●開設場所／石川県医師会・日赤共同ビル1階
（電話、面接、Eメール方式）　予約 **076-237-1871**
面接相談：月～土曜日　9:30～12:30　火曜日　18:00～21:00　（要予約）
メール相談　funin@pref.ishikawa.lg.jp

福井県 ●開設場所／福井県看護協会会館、福井大学医学部附属病院、NHO敦賀医療センター
（電話、面接方式）予約　**0776-54-0080**
電話相談：毎週月・水曜日、毎月第1・3土曜日、毎月第2・4日曜日 13:30～15:30
医師の面接相談（要予約）：福井大学医学部附属病院　毎週水曜日　14:00～16:00、NHO敦賀医療センター　毎月第２火曜日15:00～16:00

山梨県 ●開設場所／不妊専門相談センター ルピナス
（電話、面接方式）　予約 **055-223-2210**
電話相談：毎週水曜日　15:00～19:00　担当者：保健師
面接相談（要予約/電話相談日に受付）：第2、第3水曜日　15:00～19:00　担当者：医師、心理カウンセラー

長野県 ●開設場所／看護総合センターながの
（電話、面接、Eメール方式）　予約 **0263-35-1012**
電話相談：0263-35-1012（専用）　相談日時：毎週火・木曜日　10:00～16:00
面接相談（要予約/電話相談日に受付）　相談員：不妊相談コーディネーターの場合　毎週火・木曜日　10:00～16:00
産婦人科医師による場合　第4木曜日　13:30～16:00
メール相談 funin@nursen.or.jp　相談員：不妊相談コーディネーター(助産師)

長野市 ○開設場所／長野市保健所
（電話、面接方式）　予約 **026-226-9963**
電話相談：平日8:30～17:00、保健師による相談（随時）
面接相談：毎月第３水曜日の13:00～16:00
不妊カウンセラー（助産師又は保健師）による個別相談(予約制)

岐阜県 ●開設場所／岐阜県健康科学センター内、OKBふれあい会館内
（電話、面接、Eメール方式）　予約 **058-389-8258**
岐阜県健康科学センター
相談日及び時間：月・金曜日　10:00～12:00　13:00～16:00
OKBふれあい会館内（面接のみ）
相談日及び時間：木曜日　10:00～12:00　13:00～14:30
毎月第3土曜日　10:00～12:00（面接のみ）
メール相談：c11223a@pref.gifu.lg.jp

静岡県 ●開設場所／静岡県総合健康センター
（電話、面接方式）予約 **055-991-2006**
電話相談：毎週火・金 10:00～15:00
面接相談（予約制）：月2回（第2、4金曜日）10:00～15:00

愛知県 ●開設場所／名古屋大学医学部附属病院
（電話、面接方式）予約 **052-741-7830**
電話相談：月曜日・木曜日 10:00～13:00、第1・3水曜日 17:00～20:00
面接相談：(医師)火曜日 16:00～17:00、19:00～19:30
(カウンセラー)第1・3月曜日、第2・4木曜日　13:30～14:30
メール相談：ホームページ上で受付

豊田市 ○開設場所／豊田市役所
（面接方式）　予約 **0565-34-6636**
相談日及び相談時間：広報とよた毎月１日号に日時を掲載
不妊症看護認定看護師による相談（１回の相談は45分以内）

三重県 ●開設場所／三重県立看護大学
（電話、面接方式）　予約 **059-211-0041**
電話相談：毎週火曜日　10:00～20:00
面接相談：毎週火曜日（要予約）

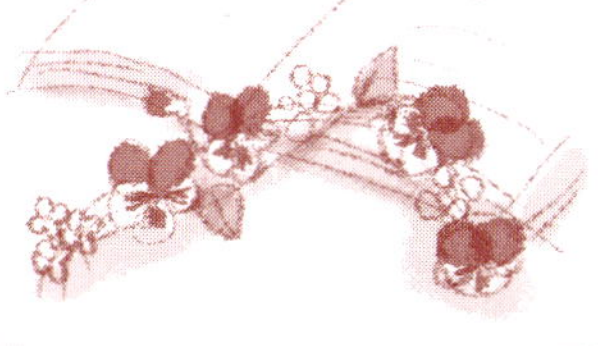

近畿地区

滋賀県 ●開設場所／滋賀医科大学医学部附属病院
（電話、面接、Eメール方式） 予約 **077-548-9083**
電話相談：月曜日～金曜日 9:00～16:00
面接相談：予約が必要
メール相談：http://www.sumsog.jp/（サイトメールフォームより）

大津市 ○開設場所／大津市総合保健センター内
（電話、面接方式） 予約 **077-528-2748**
電話相談：偶数月第4水曜日 13:00～16:00
面接相談：偶数月第4水曜日 13:15から（1人45分まで。電話予約が必要）

京都府 ●開設場所／妊娠出産・不妊ホットコール（きょうと子育てピアサポートセンター内）
（電話、面接方式） 予約 **075-692-3449**
電話相談：火、金曜日 9:15～13:15、14:00～16:00
面接相談：随時実施（要予約） **京都市** ○開設場所／京都府助産師会（京都府助産師会館）
（電話、面接方式） 予約 **075-841-1521**（月～金曜日 10:00～15:00）
相談日：第1，3木曜日 14:00～16:00（ただし，6,9,12,3月は第1木曜日のみ）

大阪府 ●開設場所／ドーンセンター（大阪府立女性総合センター）
（電話、面接方式） 予約 **06-6910-8655**
電話相談：第1・第3水曜日 10:00～19:00 第2・第4水曜日 10:00～16:00
第4土曜日 13:00～16:00（第5水曜日、水曜日の祝日、年末年始を除く）
面接相談：予約・問合せ電話番号 **06-6910-1310**
面接相談予約受付時間：火曜日～金曜日 13:30～18:00 18:45～21:00
土曜日・日曜日 9:30～13:00 13:45～18:00

堺市 ○開設場所／不妊症・不育症相談（堺市総合福祉会館など）
（面接方式） 予約 各保健センター

堺保健センター	072-238-0123	西保健センター	072-271-2012
ちぬが丘保健センター	072-241-6484	南保健センター	072-293-1222
中保健センター	072-270-8100	北保健センター	072-258-6600
東保健センター	072-287-8120	美原保健センター	072-362-8681

面接相談：助産師（要予約）月1回（相談時間45分間）

兵庫県 ●開設場所／男女共同参画センター、兵庫医科大学病院内
（電話、面接方式） 電話 **078-360-1388**
電話相談：毎月第1、3土曜日 10:00～16:00
面接相談：男女共同参画センター(要予約) 予約専用電話：**078-362-3250**
毎月第２土曜日 14:00～17:00 助産師
原則 第４水曜日 14:00～17:00 産婦人科医師
面接相談：兵庫医科大学病院内 毎月第1火曜日 14:00～15:00 産婦人科医師

奈良県 ●開設場所／奈良県医師会館内
（電話、面接方式） 予約 **0744-22-0311**
電話相談：金曜日 13:00～16:00
面接相談：第2金曜日（要予約）13:00～16:00

和歌山県 ●開設場所／こうのとり相談：県内３保健所
（電話、面接方式） 予約 岩出保健所 **0736-61-0049**
湯浅保健所 **0737-64-1294** 田辺保健所 **0739-22-1200**
電話相談：月～金曜日 9:00～17:45（保健師）
面接相談：要予約（医師）
メール相談：e0412004@pref.wakayama.lg.jp

和歌山市 ○開設場所／和歌山市保健所 地域保健課
（電話、面接方式） 予約 **073-488-5120**
保健師による電話相談:(月)～(金)8:30～17:15
医師による面接相談:毎月第1水曜日 13:00～15:15(予約制)

中国・四国地区

鳥取県 ●開設場所／鳥取県東部不妊専門相談センター（鳥取県立中央病院内）
鳥取県西部不妊専門相談センター（ミオ・ファティリティ・クリニック内）
（電話、面接、Eメール方式）
鳥取県立中央病院 ：電話番号**0857-26-2271**
電話・面接相談：毎週火・金曜日 13:00～17:00 第1・第3土曜日 8:30～17:00（要予約）
ＦＡＸ相談：0857-29-3227
メール相談：funinsoudan@pref.tottori.jp
ミオ・ファティリティ・クリニック ：電話番号**0859-35-5223**
電話相談：月～水、金曜日 14:00～17:00
面談相談：木・土曜日 14:00～17:00 （要予約）
メール相談：seibufuninsoudan@mfc.or.jp

島根県 ●開設場所／島根県立中央病院
（電話、面接、Eメール方式） 予約 **0853-21-3584**
電話相談：月～金曜日 15:00～17:00
面接相談：予約により実施 担当：医師
メール相談：funinshimane@spch.izumo.shimane.jp

岡山県 ●開設場所／岡山大学病院内「不妊、不育とこころの相談室」
（電話、面接、Ｅメール方式） 予約 **:086-235-6542**（月・水・金 13:00～17:00）
Q 岡山県保健福祉部健康推進課 tel：086-226-7329

広島県 ●開設場所／広島県不妊専門相談センター（広島県助産師会内）
（電話、面接、Eメール、FAX方式）電話・FAX番号：**082-256-5610**
電話相談：火・水・金曜日 15:00～17:30
面接相談：要予約 金曜日15:00～17:00（助産師） 月1回 医師による相談は電話で確認の上
ＦＡＸ相談：電話相談時間以外に受付、原則１週間以内に返信
メール相談：広島県助産師会のホームページ中のメールフォームより

山口県 ●開設場所／山口県立総合医療センター
（電話、面接、Eメール方式）予約：**0835-22-8803**
電話相談：保健師又は助産師 毎日9:30～16:00
面接相談：要予約 臨床心理士 第1・第3月曜日 14:00～16:00（祝日の場合は他の曜日等に変更）
産婦人科医師 随時（予約後、相談日時を調整）
メール相談：nayam119@ymghp.jp（保健師、助産師）

下関市 ○開設場所／下関市立唐戸保健センター（下関市役所本庁舎新館３階）
（電話、面接方式） 不妊専門相談の開催日は、下関市ホームページ参照
予約・問い合わせ先：下関市保健部成人保健課 083-231-1446

徳島県 ●開設場所／不妊・不育相談室（徳島大学病院内）
（面接方式） 予約 **088-633-7227**
予約受付日：毎週月曜日、木曜日13:30～17:00
相談日：不妊・不育相談日 毎週月・木曜日15:00～17:00

香川県 ●開設場所／不妊相談センター（香川県看護協会内）
（電話、面接、Eメール方式） 予約 **:087-816-1085**
電話相談：月・水・金曜日 13:30～16:30
面接相談：専門医による来所相談：月1回
心理カウンセラーによる来所相談：月2回 14:00～16:30
メール相談：サイトメールフォームより

四国地区

愛媛県 ●開設場所／心と体の健康センター
（電話、面接方式）　予約: 089-927-7117
予約受付日：毎週水曜日13:00〜16:00
電話相談：毎週水曜日 13:00〜16:00
面接相談：毎週水曜日 13:00〜16:00

高知県 ●開設場所／高知医療センター内『ここから相談室』
（電話、面接方式）　予約：tel： 070-5511-1679
予約受付日：電話受付　毎週水曜日13:00〜16:00（メール受付有り）
電話相談：毎週水曜日、毎月第3土曜日 9:00〜12:00
面接相談：毎月第1水曜日 13:00〜16:20
（男性不妊専門相談有り）

九州・沖縄地区

福岡県 ● 開設場所／県内３ヵ所の不妊専門相談センター・女性の健康支援センター
（電話、面接方式）宗像・遠賀保健福祉環境事務所　tel:0940-37-4070 、嘉穂・鞍手保健福祉環境事務所　tel:0948-29-0277、 北筑後保健福祉環境事務所　tel:0946-22-4211

北九州市 ○開設場所／小倉北区役所健康相談コーナー内（専門相談）
（電話、面接方式）　予約 093-571-2305
電話相談：月〜金曜日　9:00〜17:00
医師による面接相談：1回/月（要予約）

福岡市 ○開設場所／福岡市不妊専門相談センター（福岡市役所内）
（電話、面接方式）　予約 080-398-8872
電話相談：月、火、木曜日　10:00〜18:00、水、金曜日　13:00〜19:00、第2・４土曜日　13:00〜17:00
面接相談：一般相談　月、火、木曜日　10:00〜18:00、水、金曜日　13:00〜19:00、第2・４土曜日　13:00〜17:00（予約優先）
専門相談　予約制（月１〜２回）

佐賀県 ●開設場所／佐賀中部保健福祉事務所
（電話、面接方式）　予約 0952-33-2298
電話相談：月〜金曜日　9:00〜17:00
面接相談：月〜金曜日　9:00〜17:00（要予約）

長崎県 ●開設場所／県内8保健所
（電話、面接方式）　予約 各保健所

西彼保健所	095-856-5159	五島保健所	0959-72-3125
県央保健所	0957-26-3306	上五島保健所	0959-42-1121
県南保健所	0957-62-3289	壱岐保健所	0920-47-0260
県北保健所	0950-57-3933	対馬保健所	0920-52-0166

電話及び面接相談：月曜日〜金曜日　9:00〜17:45

熊本県 ● 開設場所／熊本県女性相談センター（熊本県福祉総合相談所内）
（電話、面接方式）　予約 096-381-4340
電話相談：月〜土　9:00〜20:00
面接相談：原則　第4金曜日（午後）　担当：産婦人科医師

大分県 ●開設場所／大分県不妊専門相談センター（大分大学附属病院内）
（電話、面接、Eメール方式）　予約 097-586-6368
電話相談：火〜土曜日　10:00〜16:00
面接相談：生殖医療相談（生殖医療専門医）　毎週金曜日　14:00〜完全予約制
生殖心理相談（生殖心理カウンセラー、臨床心理士））毎月第１・３木曜日　14:00〜完全予約制
メール相談：hopeful@oita-u.ac.jp （随時受付）

宮崎県 ●開設場所／不妊専門相談センター「ウイング」・中央保健所 tel：0985-28-2668・都城保健所 tel:090-8912-5331（専用）・延岡保健所 tel:080-1741-4772（専用）
（電話、面接方式）　予約 保健所により実施日が異なります。 9:30〜15:30

鹿児島県 ● 開設場所／一般相談窓口・県内13保健所

指宿保健所	0993-23-3854	志布志保健所	099-472-1021
加世田保健所	0993-53-2315	鹿屋保健所	0994-52-2105
伊集院保健所	099-273-2332	西之表保健所	0997-22-0012
川薩保健所	0996-23-3165	屋久島保健所	0997-46-2024
出水保健所	0996-62-1636	名瀬保健所	0997-52-5411
大口保健所	0995-23-5103	徳之島保健所	0997-82-0149
姶良保健所	0995-44-7953		

専門相談窓口・鹿児島大学病院　電話番号：099-275-6839
電話相談：毎週月曜日・金曜日　15:00〜17:00
メール相談：funin@pref.kagoshima.lg.jp

沖縄県 ●開設場所／不妊専門相談センター（沖縄県看護協会）
（電話、面接、Eメール方式）　予約 098-888-1176
電話相談：水･木･金曜日　13:30〜16:30
面接相談：原則　第4金曜日（午後）　担当：産婦人科医師
メール相談：woman.h@oki-kango.or.jp

i-wish… ママになりたい　赤ちゃんがほしいご夫婦のための

不妊治療バイブル

不妊治療から妊娠、出産まで

発　行　日 ｜ 平成30年 2月 9日 発行
発　行　人 ｜ 谷高　哲也
構成&編集 ｜ 不妊治療情報センター・funin.info
発　行　所 ｜ 株式会社シオン　電話 03-3397-5877
〒167- 0042　東京都杉並区西荻北2-3-9 グランピア西荻窪 6 F
発　売　所 ｜ 丸善出版株式会社　電話 03-3512-3256
〒101- 0051　東京都千代田区神田神保町2-17 神田神保町ビル 6F
印刷・製本 ｜ シナノ印刷株式会社

本編制作スタッフ

谷高 哲也　松島 美紀　土屋 恵子　織戸 康雄　飯田 早恵　天野 美雪　磯矢 春日　大月 萌　本間 カオリ　植木 美江　阿部 理恵子　木村図芸社　　表紙ベビー：miumoe 田中 智絵

ISBN978-4-903598-58-1